Krankheit und Sehnsucht – Zur Psychosomatik der Sucht

Otto Teischel

Krankheit und Sehnsucht – Zur Psychosomatik der Sucht

Hintergründe – Symptome – Heilungswege

Mit Vorworten von Gerald Hüther und Jutta Menschik-Bendele

Springer VS

Otto Teischel
Psychotherapeutische Praxis
Klagenfurt
Österreich

ISBN 978-3-642-41770-2 ISBN 978-3-642-41771-9 (eBook)
DOI 10.1007/978-3-642-41771-9

Die Deutsche Nationalbibliothek verzeichnet diese Publikation in der Deutschen Nationalbibliografie; detaillierte bibliografische Daten sind im Internet über http://dnb.d-nb.de abrufbar.

Springer VS

Planung und Lektorat: Marion Krämer, Anja Groth
Redaktion: Regine Zimmerschied
Einbandentwurf: eStudio Calamar
Einbandabbildung: © *fotolia*

Gedruckt auf säurefreiem und chlorfrei gebleichtem Papier

Springer VS ist eine Marke von Springer DE. Springer DE ist Teil der Fachverlagsgruppe Springer Science+Business Media
www.springer-vs.de

Für Astrid

Da die Menschen den Tod, das Elend, die Unwissenheit nicht heilen konnten, sind sie, um sich glücklich zu machen, darauf verfallen, nicht daran zu denken …
Das einzige, was uns über unser Elend tröstet, ist die Zerstreuung, und gleichwohl ist dies unser größtes Elend; denn dies hauptsächlich hält uns davon ab, an uns zu denken, und läßt uns unmerklich den Weg verlieren.
(Blaise Pascal, *Gedanken*, 1669)

Der erste Fortschritt eines von der Befremdung befallenen Geistes ist demnach, zu erkennen, daß er die Befremdung mit allen Menschen teilt und daß die Realität in ihrer Ganzheit an dieser Distanz zu sich selbst und zur Welt leidet … Ich empöre mich, also sind wir.
(Albert Camus, *Der Mensch in der Revolte*, 1951)

In der Luft genießt man die volle Freiheit aller drei Dimensionen, nach Jahrhunderten der Verbannung stürzt sich das sehnende Herz in die offenen Arme des Raumes … Jedesmal, wenn ich in einem Flugzeug aufstieg und hinabschauend bemerkte, daß ich vom Boden frei war, trat es mir ins Bewußtsein wie eine große neue Entdeckung: ‚Ich begreife', sagte ich mir, ‚so war's gemeint, jetzt verstehe ich alles.'
(Tania Blixen, *Out of Africa*, 1937)

Vorwort

Im vergangenen Jahr habe ich an meiner Universität versucht, eine Vorlesungsreihe für Medizinstudenten zum Thema „Salutogenese und Selbstheilung" anzubieten. Die für die Genehmigung solcher Lehrangebote zuständige Kommission bat mich um Geduld. Das Problem: Der Lernzielkatalog für das Medizinstudium beschreibt zwar über 100 Lernziele – sie reichen vom sachgemäßen Anlegen eines Wundverbands bis zum Ausfüllen des Totenscheins –, aber Begriffe wie „Salutogenese" oder gar „Selbstheilung" sucht man dort vergebens. Der Erwerb von Kenntnissen über das, was einen Menschen gesund erhält, und über die im Verlauf eines Heilungsprozesses im Körper ablaufenden Reorganisationsprozesse ist als Lernziel für künftige Ärzte nicht vorgesehen.

Noch ist in den Gehirnen der meisten Mediziner, offenbar auch derjenigen, die unsere künftigen Ärzte ausbilden, die Überzeugung fest verankert, dass Menschen deshalb krank werden, weil etwas in ihrem Körper nicht ordnungsgemäß funktioniert, und dass es ihre Aufgabe sei, diesen Defekt ausfindig zu machen, zu reparieren und den Erkrankten auf diese Weise zu heilen. Wer so denkt, kann freilich mit den Erkenntnissen über Salutogenese und Selbstheilung wenig anfangen. Den wird auch ein Buchtitel wie *Krankheit und Sehnsucht* eher verstören.

Aber ist es nicht genau das, worauf es ankommt? War nicht von jeher dieses Verstörende, Unbequeme der Ausgangspunkt, der Motor und die Triebfeder für jede neue Entdeckung, jede neue Erkenntnis und für jede neue Sicht auf die Dinge, zu der jeder Einzelne in seinem Leben irgendwann gefunden hat? Und sind es nicht immer wieder genau diese Irritationen und unbequemen Fragen, die auch ganze Wissenschaftsdisziplinen schließlich zur Herausbildung eines neuen Selbstverständnisses und einer neuartigen Betrachtungsweise der von ihnen untersuchten Phänomene führen?

Gäbe es die Verstörung nicht, müssten wir ja ständig so weitermachen wie bisher. Für jemanden wie mich, der sich mit der Funktionsweise des menschlichen Gehirns befasst, ist es selbstverständlich, dass es ohne vorangehende Irritation, ja bisweilen auch ohne tiefgreifenden Zweifel an sich selbst und an seinen eigenen, bisher entwickelten Überzeugungen keine Weiterentwicklung, keine Neuvernetzung der in seinem Hirn einmal entstandenen Verschaltungsmuster geben kann.

Zu stark darf die Irritation allerdings nicht werden, sonst erlebt man sie als Bedrohung und gerät in eine Krise. Darauf reagiert das Hirn durch Rückgriff auf alte, bewährte Denk-

und Handlungsmuster. Die heißen schlimmstenfalls Angriff, wenn das nicht geht, Flucht, und schließlich, wie es in der Reaktion der Lehrplankommission meiner medizinischen Fakultät auf mein Lehrangebot „Salutogenese und Selbstheilung" deutlich wird, kommt es zu ohnmächtiger Erstarrung. Dann hofft man nur noch, dass so ein Antrag nicht noch einmal gestellt wird.

Wenn das Ausmaß der Verstörung nicht ausreicht oder durch Ignoranz hinreichend unterdrückt werden kann, passiert gar nichts im Gehirn. Dann bleibt alles so, wie es bequemerweise vorher auch schon war.

Die für eine eigene Weiterentwicklung günstige Intensität einer Verstörung lässt sich immer dann erzeugen, wenn es gelingt, andere Personen, z. B. die Vertreter eines ganzen Fachgebiets, die Anhänger einer Sekte oder die Mitglieder einer Partei, in eine Situation zu bringen, in der sie in ein Dilemma mit ihren eigenen Vorstellungen und Überzeugungen geraten.

Und genau das macht Otto Teischel in diesem Buch. Er erklärt, dass wir Menschen etwas empfinden, was wir „Sehnsucht" nennen. Dieses Gefühl entsteht immer dann, wenn wir erkennen, dass die Welt in der wir leben und darin vor allem unsere Beziehungen zu anderen Menschen nicht so sind, wie wir uns das wünschen. Wenn wir dort draußen in der Welt Erfahrungen machen, die wir als schmerzhaft erleben.

Um das zu begreifen, muss man nicht Hirnforscher sein – auch wenn die inzwischen nachweisen können, dass es bei einer durch andere Personen ausgelösten Verletzung und Kränkung zur Aktivierung der gleichen, in die Schmerzverarbeitung involvierten Bereiche der Hirnrinde kommt wie durch körperliche „Beziehungsstörungen", also körperlichen Schmerz.

Und dass jeder Mensch eine Lösung finden muss, um diesen Schmerz abzustellen, dürfte auch jedem einleuchten. Dass diese Lösung nur von der betreffenden, verletzten Person selbst gefunden werden kann, wenn sie mit ihrem Schmerz allein bleibt, ist ebenfalls leicht einsehbar. Dieser Logik wird sich auch jeder Mediziner anschließen können. Er oder sie kennt das ja aus eigener Erfahrung. So weit, so gut.

Aber jetzt geht Otto Teischel in seinem Buch eben noch einen klitzekleinen Schritt weiter. Er nennt diese von einem Menschen zur Überwindung dieser seelischen, durch schmerzliche Beziehungserfahrungen ausgelösten Kränkungen „Krankheit". Krankheit als verzweifelte Sehnsucht, die sich entweder auf psychischer Ebene manifestiert, als Depression, Zwangs- oder Angststörung oder eben als stoffgebundene oder nicht stoffgebundene Sucht. Oder eben Krankheit als verzweifelte Sehnsucht, die sich auf körperlicher Ebene als chronische psychosomatische Symptomatik ihren Weg sucht.

Und dieser klitzekleine Schritt, den Otto Teischel in diesem Buch macht, passt nun eben gar nicht mehr in den Kontext der gegenwärtigen medizinischen Wissenschaft und Praxis. Er verstört das Selbstverständnis derjenigen, die von diesen alten, tradierten Vorstellungen von Krankheit und Heilung geprägt sind.

So bringt er diese Leser genau dorthin, wo etwas Neues entstehen kann, in ein Dilemma von zwei, nicht miteinander vereinbaren Vorstellungen. Die eine: Krankheit ist Ausdruck einer Störung im Körper, die es kompetent zu diagnostizieren und zu therapieren gilt. Die andere: Krankheit ist die körperlich manifestierte Symptomatik einer Sehnsucht, die von dieser betreffenden Person offenbar nur so zu stillen war.

Wunderbar! Was für ein prachtvolles Dilemma. Und wie es für jedes ordentliche Dilemma bezeichnend ist, lässt es sich nicht lösen, indem man sich entweder auf die Seite der einen oder der anderen Vorstellung schlägt. Einmal entstanden, bleibt es ein fortwährendes Ärgernis, eine nach einer Lösung rufende Verstörung. Lösen lässt sich ein Dilemma nicht, indem man entweder das eine oder das andere macht, sondern nur durch eine eigene Transformation, durch die Suche nach einer Vorstellung von Krankheit und Heilung, die über die bisherigen Vorstellungen hinausreicht und sie doch in sich vereint.

Der Name dieser Lösung, die die moderne Medizin in immer mehr Bereichen bereits gefunden hat, mit der sie weiterarbeiten kann, ohne sich selbst weiter infrage stellen zu müssen, die sie aus diesem Dilemma herausführt und ihr ein neues Verständnis von Krankheit und Heilung ermöglicht, heißt „Selbstorganisation" oder vielleicht noch präziser „Autopoiesis".

Alle lebenden Systeme, also jedes Ökosystem, jedes soziale System, jeder Organismus als körperliches System und nicht zuletzt unser eigenes Nervensystem formen sich selbst, gestalten sich selbst und entwickeln ihre jeweiligen strukturellen und funktionellen Merkmale durch fortwährende Anpassung der Beziehungen ihrer jeweiligen Subsysteme an die Erfordernisse der sich ständig verändernden äußeren Lebenswelt. In einer Welt gestörter sozialer Beziehungen wird sich deshalb auch das innere Beziehungssystem, also das körperliche und geistige Regelsystem, eines in dieser Welt lebenden Menschen an diese ungünstigen Rahmenbedingungen anpassen. Wie das geschieht, beschreibt Otto Teischel in diesem Buch.

Und wer das verstanden hat, versteht dann auch ganz von allein, dass niemand einen anderen Menschen heilen kann, dass jede Heilung Ausdruck des gleichen, sich selbst organisierenden Prozesses, nur jetzt unter günstigeren Rahmenbedingungen, ist. So, dass es wieder „heilen" kann.

Und diesen Selbstheilungsprozess möglichst kompetent zu begleiten und unter Zuhilfenahme all dessen zu ermöglichen, was die medizinische Wissenschaft und die Medizintechnik an dazu geeigneten Verfahren und Instrumenten entwickelt haben, ist höchste ärztliche Kunst und zentrale Aufgabe einer zukünftigen Medizin.

Göttingen, im Januar 2014 Gerald Hüther

Vorwort

„Die Entscheidung, ob sich das Leben lohne oder nicht, beantwortet die Grundfrage der Philosophie. Alles andere – ob die Welt drei Dimensionen und der Geist neun oder zwölf Kategorien habe – kommt erst später." Dieses Zitat stammt von Albert Camus aus dessen Essay *Der Mythos von Sisyphos – Ein Versuch über das Absurde*" (1959, S. 50). Hier im Keim verborgen und programmatisch verdichtet, liegen die Ansichten des Philosophen und Psychotherapeuten Otto Teischel über das Wesen des Menschen, die Verrücktheiten des Körpers und der Seele sowie seine Vorstellung von Heilung.

In seinem Werk spielt der Autor mit den Wesensgegensätzen „Sehnsucht", die mit Suchen, Fragen, Hoffen zu tun hat, und „Sucht", die keine Zeit hat zu warten und der Geduld als Qual erscheint. Seiner Überzeugung nach, für die er zahlreiche Belege anführt, ist unsere Gesellschaft „süchtig" strukturiert, in welcher Arbeit, Sex, Drogen, Alkohol, Spiele, Genussmittel im Überfluss angeboten und hemmungslos konsumiert werden. Da die Menschen oft nicht verstehen, was sie sich damit antun, übernimmt der Körper die Rolle des Sprechers. „Der Körper ist der Übersetzer der Seele ins Sichtbare" – erkannte bereits Christian Morgenstern (1922, S. 240).

Die Seele der Menschen erkrankt (für den Autor spielt es keine Rolle, ob die ärztliche Diagnose eher „psychisch", „psychosomatisch" oder „süchtig" lautet), wenn diese nicht mehr unterscheiden kann zwischen „Angst und Schrecken" – bewusstlos, alarmierend, verzweifelt – und „Angst und Bange" – bewusstseinsfähig, kreativ und schützend. So kommt er zu der Erkenntnis, dass „jede Krankheit (Sucht) eines Menschen als Ausdruck oder Auslöser eines gestörten inneren Gleichgewichts gedeutet werden kann". Für ihn sind Alkoholkranke, die trotz besseren Wissens weitertrinken, oder „Arbeitstiere", die trotz Herzschwäche weiterschuften, wie auch Magersüchtige, die notwendig gebrauchte Kalorien wegjoggen, alles Menschen, die Flucht- und Irrwege beschreiten, in der Hoffnung, dass dort ihre Hilfeschreie gehört würden.

In diesem Sinne interpretiert der Autor Krankheit als verzweifelte Sehnsucht, erkannt und erlöst zu werden. Zur Veranschaulichung bringt er (mutig) Beispiele aus der eigenen Lebensgeschichte, (diskret) Fallvignetten aus seiner psychotherapeutischen Praxis und (treffsicher) ausgesuchte Spielfilmszenen. Das Bemühen, psychosomatische Erkrankungen wie Asthma, Rheuma, Krebs, unspezifische Schmerzen psychodynamisch zu deuten, verdient vollen Respekt, weil die Leser das Ringen um Erkenntnis Absatz für Absatz miterleben können.

Ein Motiv taucht in dem Buch immer wieder auf, nämlich das Platon'sche Höhlengleichnis. So wie dort die Menschen gefesselt in der finsteren Höhle sitzen, erlebt auch der Autor den psychisch kranken Menschen in dessen innerem Gefängnis. Von außen erleuchtet ein Feuer die Wand, und die dort vorüberziehenden Schatten werden als Wirklichkeit verstanden. Niemand kommt dort ohne Hilfe heraus – und wenn einer befreit wird, ist er zunächst von der Helligkeit geblendet und will wieder zurück zum Vertrauten, Falschen, um seinen gewohnten Schatten/Film wieder auf der Höhlen-/Leinwand zu sehen. Aber wenn er draußen ausharrt, die Schmerzen aushält und sich an das Helle gewöhnt, mögen ihn die Gefesselten zwar verspotten, aber er ist doch dem wirklichen Leben wieder nah.

So plädiert der Autor für konsequente Abstinenz: „Abwenden, Abschalten und Aussteigen aus der Sucht – hinein und zurück in ein Leben [...]." Das könnte die Aufgabe von Psychotherapeuten sein, den Menschen dabei, notfalls auch gegen seinen Widerstand, zu unterstützen. Otto Teischels Sehnsucht gilt dem träumenden Kind, das sich behaglich zwischen bekömmlicher Nähe und Distanz, Geborgenheit und Freiheit einschaukelt – wenn man es nur lässt und ihm keine Gewalt antut. So kann es eine angemessene Selbstliebe entwickeln, die aus ihrer Fülle heraus die Einfühlung in den Anderen geradezu selbstverständlich und notwendig werden lässt.

Trotz aller kritischen Blicke auf unsere Welt wird der Autor nicht müde, sein Credo immer wieder zu begründen, zu belegen und auszusprechen: „Wir werden gesund durch Sehnsucht nach dem Schönen und bleiben es in jedem wahrhaftigen Augenblick – wie krank von Gewalt wir auch jetzt noch sein mögen."

Dass der Autor mit seinem scharfen Blick für gesellschaftliche Fehlentwicklungen und deren Widerhall in der menschlichen Psyche dennoch so unerschütterlich an das Gute im Menschen glaubt, ist tröstlich und (diesmal im gesunden Sinne) ansteckend. Es ist zu wünschen, dass möglichst viele Leser sich davon „infizieren" lassen.

Klagenfurt, 9. Januar 2014 Jutta Menschik-Bendele

Danksagung

Im Laufe des Lebens gibt es unendlich viele verschiedene Einflüsse auf Körper, Seele und Geist eines Menschen – nährende, stärkende und befreiende ebenso wie gewaltsame, demütigende und unterdrückende.

Wir unterliegen von der Geburt bis zum Tod schicksalhaften Bedingungen, denen wir ohnmächtig ausgeliefert sind, und Einflüssen, gegen die wir uns abzugrenzen versuchen. Doch zu unserem Glück gibt es außerdem wesentliche Bedingungen und Einflüsse, die sich als überaus hilfreich erweisen und uns ein erfülltes Dasein erst ermöglichen, in dem wir uns lebendig und geborgen fühlen können und dazu ermutigt und inspiriert werden, unseren persönlichen Lebensweg schöpferisch zu gestalten. Es sind neben der Natur vor allem andere Menschen und deren Einflüsse, die uns mit ihrer Ausdruckskraft zur Besinnung auf uns selbst und unsere ureigenen Möglichkeiten bringen.

Und so möchte ich hier einige meiner persönlichen „Kraftquellen“ erwähnen – Menschen, deren Denken und Handeln, Worte und Taten, mich bestärkt, befreit und begeistert haben.

Die Auswahl bezieht sich auf für mich ganz besonders bedeutsame, mein Leben begleitende Einflüsse. Es gibt dabei keine Vergleiche untereinander oder mit anderen, hier nicht genannten Personen. Mögen die erwähnten für sich, für mich und für alle anderen sprechen. Einige sind im Buch zitiert, teilweise mehrfach, andere kommen nicht ausdrücklich darin vor, doch die von diesen besonderen und all den unzähligen anderen empfangenen Inspirationen haben nicht nur meine Person beeinflusst, sondern indirekt auch dieses Buch mitgestaltet, indem sie dazu beigetragen haben, mir die Welt und den Menschen nahezubringen und zu erhellen:

Bernhard Grzimek (1909–1987) – Seine Fernsehsendungen und Bücher beflügelten die Naturliebe meiner Kindheit und ließen für mich die „Verhaltensforschung“ als ein einziges großes Abenteuer erscheinen.

Joseph von Eichendorff (1788–1857) – Sein „Taugenichts“ hat schon früh meine Sehnsucht bestärkt und mir die „Romantik“ zur schönen Heimat verklärt – für immer.

Albert Camus (1913–1960) – Seine Revolte gegen Leid und Ungerechtigkeit lehrten mich, wie leidenschaftliches Denken und die Liebe zum Leben zusammengehören: „Ich empöre mich, also sind wir."

Steven Demetre Georgiou (alias **Cat Stevens** alias **Yusuf Islam**) (*1948) – Seine Musik und sein Leben bezeugen für mich zutiefst glaubwürdig die lebenslange Suche eines Menschen nach wahrhaftiger, universeller Liebe jenseits aller Ideologien.

Alice Miller (1923–2010) – Ihr lebenslanges Eintreten für die Würde des Kindes und die Aufklärung über dessen „Drama", das sich fortsetzt, solange Menschen einander Gewalt antun, habe ich immer als Auftrag meiner Verantwortung empfunden. Das Wissen um die eigenen Verletzungen öffnet die Augen und wirkt heilsam für sich selbst und andere.

„Tania" Blixen (1885–1962) – Ihre Sehnsucht nach einem anderen Leben führte sie nach Afrika – an „die Wiege der Menschheit" –, und ihr leidenschaftliches Leben zog auch mich für immer in den Bann dieser „dunkel lockenden Welt".

Peter Handke (*1943) – Die ernsthafte Feierlichkeit seiner Sprache bezeugt für mich die Schönheit unseres Daseins in der Welt. Sein wahrhaftiges Bemühen um die angemessene Wortform für das Wunder vor unseren Augen hat auch mich immer wieder zum Schreiben ermutigt.

Emily Dickinson (1830–1886) – Sie ließ mir „Poesie" als die schöne Stimme einer Sehnsucht begreiflich werden, die in sich selbst ihr Maß findet, wie unerfüllt sie zeitlebens auch bleiben mag.

Edward Burne-Jones (1833–1898) – In seinen traumhaft schönen Bildgestalten fanden für mich Kostbarkeit und Geheimnis der menschlichen Seele einen zeitlos gültigen Ausdruck.

Wim Wenders (*1945) – Seine Filme haben mich „Sehen" gelehrt und alle Sinne beflügelt. Seit *Paris, Texas* (1984) wurde die Magie der Filmsprache für mich ein Weg der Selbsterkenntnis, für den ich auch andere zu begeistern versuche.

Ebenso danke ich allen Menschen, die – schicksalhaft oder freiwillig – einen Teil ihres Lebensweges mit mir gemeinsam gegangen sind (vom Sandkasten bis zum Arbeitsplatz), wie kurze Zeit auch immer: Sie alle haben dadurch, mehr oder weniger bewusst, so oder so, Einfluss auf meine eigene Entwicklung genommen.

Ganz besonders und aus tiefstem Herzen danken möchte ich allen Menschen, die mir Einblicke in ihre persönliche Lebensgeschichte gewährt haben, die mich teilhaben ließen an leidvollen Situationen und glücklichen Momenten, an ihren Krankheiten und Sehnsüchten, indem sie mir ihre Gedanken und Gefühle anvertraut haben, um womöglich gemeinsam zu ein wenig mehr Klarheit und Selbst-Bewusstsein finden zu können. Von ihnen allen habe ich unendlich viel gelernt und lerne noch immer – über sie, über den Menschen „an sich" und über mich selbst.

Ich danke in diesen bewegten Zeiten Herrn Professor **Gerald Hüther** für seine inspirierende, leidenschaftliche Kraft, mit der er sich aus tiefer Überzeugung für die notwendige Veränderung unserer Lebensverhältnisse einsetzt, um endlich von Kindheit an die Befreiung unserer schöpferischen Potenziale zu ermöglichen – sein empathischer Geist und seine freundliche Einladung haben auch die Veröffentlichung dieses Buches begleitet.

Ich danke Frau Professor **Jutta Menschik-Bendele**, deren undogmatische Haltung und menschliche Offenheit seit Studientagen mein psychoanalytisches Interesse befördert haben – ihre Begeisterung für die *Filmdeutung* als „traumhafte" Erkenntnisquelle des Unbewussten wirkte auf mich immer sehr bestärkend.

„Nicht zuletzt" – ebenso könnte dieser Dank gleich am Anfang stehen – danke ich Frau Marion M. Krämer vom Springer-Verlag, die die Veröffentlichung meines Buches überhaupt erst ermöglicht hat. Ihr psychologisches Gespür für die zeitlose Aktualität des Themas, mit dem sie meinen Vorschlag anerkannte und für dessen Realisierung sie sich von Anfang an entschlossen und engagiert eingesetzt hat, war zugleich ein besonders hoffnungsvolles Zeichen für mich: Auch in Zeiten eines allseits vorherrschenden mechanistischen Denkens und materialistischer Fortschrittsgläubigkeit können sich dennoch wieder Perspektiven für einen Blick hinter die Kulissen eröffnen – für eine fundamentale Kritik jener globalen Entfremdung, die den Menschen ganz veräußerlicht und „oberflächlich" macht. Und ihn von den schöpferischen Kräften seines eigenen Selbst so weit entfernt, dass oftmals nur noch seine *Krankheiten* (Süchte) von seiner ursprünglichen *Sehnsucht* künden.

Dank also auch an den Springer-Verlag, der offen und wandlungsfähig genug bleibt, sowie Anja Groth und Regine Zimmerschied, die mein Buch in eine zeitgemäße Form „übersetzt" haben, und allen Mitarbeitern, die darum bemüht sind, ein Buch an die Öffentlichkeit lesender Menschen zu bringen.

Inhaltsverzeichnis

Einleitung: Die Entwicklung einer Idee 1

Es begann mit dem Nachdenken über einen Begriff und seine Herkunft.

Der Begriff *Sucht* war in meiner Arbeit als Psychotherapeut von Beginn an allgegenwärtig. So wie sein begriffliches Pendant, *Sehnsucht*, schon früh nicht nur mein persönliches Interesse als philosophierender, wahrheitssuchender Mensch bezeichnete, sondern mir mit der Zeit zum Inbegriff unserer humanen Leidenschaft wurde. Wir alle ersehnen uns ein schönes Leben, das wir in verheißungsvoller Zuversicht und Liebe verbringen können, sind gleichsam auf der ewigen Suche nach jener „blauen Blume" der Romantik (Novalis, 2001, 1. Kapitel).

Sehnsucht hat mit *Suchen*, *Fragen* und *Hoffen* zu tun, mit der Bereitschaft, uns wach und offen zu halten, aufmerksam und *interessiert* zu bleiben, Grenzen überwinden zu wollen und das Unvermeidliche, derzeit noch Unveränderbare, geduldig zu ertragen. In der Hoffnung auf ein anderes und nach Möglichkeit *schönes* Leben, das noch aussteht, dessen Erreichen wir solange nur ersehnen und vorbereiten können.

Sucht dagegen hat keine Zeit mehr zu warten, hat keine Geduld und auch keine Hoffnung, dass die Verhältnisse sich ändern ließen, dass es, durch eigene Mitwirkung, eine erhellende Lösung geben könnte – eine Überwindung von Schwierigkeiten und Konflikten, die ein angemessenes, gutes Leben ermöglichen und eine wahrhaftige Weiterentwicklung bedeuten würde.

Sucht *glaubt* nicht mehr, sondern verlässt sich nur noch auf ihr „Wissen" um die Wirkung ihrer jeweiligen „Droge" – die auch ein bestimmtes Verhalten sein kann –, auf den *Zwang*, hier und jetzt in der Lage sein zu *müssen*, sich Erleichterung und Beruhigung zu verschaffen, sich abzulenken oder zu betäuben, um verdrängen oder vergessen zu können, was sie da für ein elendes Leben „verbringt".

Es geht in der Sucht zuletzt tatsächlich nur noch um ein Aushalten und Hinter-sich-Bringen, die Vergangenheit vergangen sein und die Gegenwart erträglich werden zu lassen. Und so hat sie keine Kraft mehr für eine Veränderung der Verhältnisse oder die Gestaltung eines zukünftigen Lebens – oft nicht einmal des nächsten Tages. Weil sie immer wieder auf die Wirkung ihrer Droge oder Strategie angewiesen ist und damit alle Energie verbraucht.

O. Teischel, *Krankheit und Sehnsucht - Zur Psychosomatik der Sucht*,
DOI 10.1007/978-3-642-41771-9_1, © Springer-Verlag Berlin Heidelberg 2014

Der Begriff *Sucht* leitet sich etymologisch vom mittelhochdeutschen Wort *siech* her – und dem althochdeutschen *suht* –, das wiederum so viel wie *krank* bedeutet und damit, nach der inneren Logik der Sprache, einen Zusammenhang zwischen beidem eröffnet: *Siech* bedeutet „krank", Krankheit ist Siechtum, also Sucht (*Deutsches Wörterbuch von Jacob und Wilhelm Grimm*, Internetausgabe).

Dieser begriffliche Zusammenhang mag zunächst nur beiläufig interessant erscheinen und hilft auf den ersten Blick auch kaum im konkreten Umgang mit „Sucht-kranken" Patienten. Doch, so die Idee, gerade aus dieser vermeintlich kleinen sprachlichen Erkenntnis lässt sich am Rande *ein ganz anderer Blick auf den Menschen* werfen. Dieser könnte schließlich dazu führen, dass wir den Menschen endlich, wieder oder erstmals, *angemessen* wahrnehmen und als jene *Einheit* aus *Körper*, *Seele* und *Geist* sehen, die er ist, war und sein wird – solange ihn nicht frühe *Störungen* dieser Einheit beziehungsweise *Fehlentwicklungen* seiner ursprünglichen Möglichkeiten – Entfremdungen – vom eigenen Lebensweg abkommen und daher *krank* werden lassen.

Es gilt im Zeitalter der Moderne, der Postmoderne, der Post-Postmoderne (Welsch, 2002) vielfach als nicht mehr möglich, ja unangemessen, den Menschen „ganzheitlich" zu betrachten und als Einheit – als *Individuum* – zu begreifen. Verbreitet erscheint das allenfalls noch im Bereich esoterischer Heilslehren oder alternativmedizinischer Theorien, die jedoch meist *ein* Erklärungsprinzip oder *eine* bestimmte Zugangsweise für letztgültig ausgeben und sich damit dogmatisch als quasireligiöse Ideologie offenbaren.

Viel zu weitreichend scheint sich der Mensch heutzutage, nach dem beschleunigten Zerfall bislang gültiger Systeme und Strukturen, in der gleichgültigen Beliebigkeit eines „anything goes" (Feyerabend, 1981, S. 35) eingerichtet zu haben. Je mehr der Einzelne die Zusammenhänge verloren hat, sieht er sich dem Spezialisten- und Expertentum einer hochdifferenzierten und immer komplexer werdenden Welt überlassen. Durch die medialen Wege der Informationsvermittlung und Kommunikation erlebt er sich zudem immer enger mit einer virtuellen Welt verbunden und definiert sich schließlich über seine Zugehörigkeit zu diesem „Netz" vermeintlich unbegrenzter Möglichkeiten – bis ihm noch die letzten Spuren von Individualität und Persönlichkeit ausgetrieben sein werden.

Doch unsere existenzielle Verfassung als Mensch, unsere Sterblichkeit, unser „Sein zum Tode" (Heidegger, 1977, 2. Abschnitt, 1. Kapitel) und die Tatsache unseres Leidens – an unserer Endlichkeit und unseren Verletzungen –, sind unausweichliche Erschütterungen, mit denen sich jeder Einzelne früher oder später konfrontiert sieht und auf die er schließlich eine eigene Antwort geben muss.

Zuletzt erweist sich gerade die zerbrechliche Kostbarkeit der menschlichen Existenz als Schlüssel zur Wiedererlangung ihrer verlorenen Einheit und im Blick auf deren verheißungsvolle Möglichkeiten als ein Aufbruch in die „Ewigkeit" eines schönen Lebens, das in jedem bewusst erlebten Augenblick wieder neu beginnen kann.

Was ist das Wesen der *Krankheit*, und was soll es bewirken, sie als *Sucht* zu deuten?

Wenn die beiden Begriffe nicht einfach nur verschiedene Sprachwurzeln haben, dann würde sich ein neu zu gewinnender Sinn dessen, was sie beide ausdrücken, gerade aus einem umfassenden, ganzheitlichen Verständnis des Phänomens der *Sucht* herleiten – jenes *Zwanges*, mithilfe einer Substanz oder eines zwanghaften Verhaltens einen Zustand wiederherzustellen, der dem Einzelnen erträglicher erscheint als die Ungewissheit einer dunklen *Sehnsucht nach Heil*, dessen Erreichen weder der Möglichkeit noch dem Zeitpunkt nach absehbar ist.

So wie die Einnahme eines Medikaments Schmerzen zuverlässiger reduzieren mag als das Warten darauf, dass sie auch ohne dieses Mittel vergehen, hält sich der Mensch seit je eher an vermeintliche Gottes-, Liebes- oder Sinn*beweise*, statt allein daran zu *glauben* oder darauf zu *vertrauen*, dass ihm schließlich diese *Erfüllung* geschenkt werden wird, und zwar ohne sich diese verdienen zu müssen, sondern weil sie ihm *aufgrund seiner bloßen Existenz als Mensch* gewährt ist und zukommt. Im „Vermögen" und der Ressource seiner *Sehnsucht* trägt der Mensch einen Reichtum in sich, der ihn Schicksal und Leid verwandeln und ertragen hilft und zuletzt noch die eigene Sterblichkeit transzendiert.

Die Frage in ► Kap. 2 wird daher sein, was es mit diesen beiden Polen von *Sucht* und *Sehnsucht* auf sich hat und ob es sich tatsächlich um innere *Wesensgegensätze* handelt, die den Menschen grundlegend anders wahrnehmen und verstehen lassen. So wie auch die Begriffe von *Krankheit* und *Gesundheit* wechselseitig aufeinander bezogen sind und die relative Anwesenheit der einen Befindlichkeit die relative Abwesenheit der anderen bedeutet. Oder ob eben doch die *Sehnsucht* nur eine bestenfalls zur Illusion taugende Variante der *Sucht* ist und damit ebenso als Symptom einer Störung zu werten wäre, die es zu überwinden oder wenigstens auszublenden gilt, um einigermaßen angenehm leben zu können.

Gewiss gehören beide Begriffe eng zusammen – wie auch *krank* und *gesund* die jeweiligen Pole auf einer Skala markieren, zwischen denen sich menschliches Sein im Grunde jederzeit bewegt, mit einer möglichen Entwicklung in die eine oder andere Richtung, je nach den entsprechenden Gegebenheiten und Einflüssen. Die Pole *Sucht* und *Sehnsucht* markieren dabei einen ebenso wesentlich anmutenden Gegensatz wie *Tod* und *Leben, Dunkelheit* und *Licht, Hass* und *Liebe*, die doch auch untrennbar zusammengehören. Immer wirkt dabei nur die *eine* Seite, die *eine* Richtung, wahrhaft verheißungsvoll auf uns und kann so Kräfte wachrufen, die *befreiend* und nicht zerstörerisch erscheinen, die uns erweitern und entfalten statt einengen oder krank machen.

Alle wesentlichen, uns Menschen gemäßen, Werte kommen erst in ihrer Ambivalenz *eindeutig zu Bewusstsein*: *Wahrheit* vor dem Hintergrund der Lüge, *Schönheit* angesichts von Kitsch, *Musik* im Kontrast zu Geräusch oder *Freiheit* gegenüber Gewalt. Allerdings entfalten diese Werte ihren innewohnenden *Sinn* für uns auch dann wirksam, wenn wir ihre jeweiligen Gegenkräfte (noch) nicht erfahren haben. Wir müssten nicht erst krank werden, um zu fühlen, was Gesundheit ist, Gefangene sein, um die Freiheit zu erleben, oder Lärm kennen, um Stille zu empfinden.

Für unsere *existenzielle Identität* hingegen ist das *Bewusstsein* der Wertambivalenz wesentlich. *Werte* sind es, an denen wir uns *selbstbewusst* zu orientieren beginnen und deren Verwirklichung ihren jeweiligen Sinn freisetzt – sofern wir nicht vor lauter *Angst* verzweifelt nach irgendeinem „Halt" suchen müssen, den all das zu versprechen scheint, was beruhigend wirkt, indem es die Angst ablenkt oder verdrängt und zur Flucht vor sich selbst verhilft.

Damit stehen wir vor dem Kern des in diesem Buch behandelten Problems und der Frage nach einem wesentlich anderen Verständnis von *Krankheit*, das dazu beitragen soll, unsere *leibseelische* („psychophysische") *Gesundheit* in einem neuen Licht zu sehen. Indem über ein Verständnis von *Krankheit als Sucht*, die im Grunde *verzweifelte Sehnsucht* ist, eine innere Verbindung zu den befreienden, wahrhaftigen, sich nach Schönheit, Liebe und Sinn sehnenden Kräfte im Menschen erkennbar wird, kann schließlich der *wesentliche Unterschied* zwischen beiden Seiten umso klarer aufscheinen.

Und so werden sich dem Unbehagen unseres Körpers, der Verwirrung unserer Gefühle und der Orientierungslosigkeit unseres Geistes womöglich neue Perspektiven eröffnen, in denen die verschiedenen Dimensionen menschlicher Existenz (wieder) zusammengedacht werden und jene innere Einheit ergeben, nach der unsere Sehnsucht so lange verzweifelt sucht, bis sie *in sich* ihr Maß und Ziel zu finden vermag: die Identität ihres „wahren Selbst" (Miller, 1979).

Statt vom „wahren Selbst" ist in diesem Buch meist vom „eigenen Selbst" die Rede, das im Grunde jenes „wahre" bedeutet. Die süchtige (gewaltsame) Entfremdung des Einzelnen in der Krankheit drückt in deren Symptomatik eben immer auch einen Verlust von Eigenständigkeit und Selbstbestimmung aus. Krankheit als *verzweifelte Sehnsucht*, als unsere *Ungeduld*, nicht auf die mögliche Entfaltung unserer heilsamen Fähigkeiten vertrauen zu können, sondern hier und jetzt von unserer Angst erlöst sein zu „müssen", zeigt sich in vielfältigsten *Symptomen* der Seele und des Körpers. Deren innere Logik deutet, so gesehen, gerade auf jene ursprüngliche Einheit hin, deren Fehlen die Symptome unbewusst erst hervorgebracht hat – als der Versuch des Einzelnen, wenigstens damit von seinem tragischen Verlust, der *Entfremdung* des Selbst, zu *künden* und womöglich auf diesem Umweg die verlorene Einheit doch wiederherzustellen.

In ► Kap. 3 werden daher jene *Symptome* genauer betrachtet, die unsere persönliche Not erfinderisch hervorbringt, um das Drama einer Ohnmacht mitzuteilen, die keine anderen Ausdrucksmöglichkeiten für sich findet als ihre jeweilige Erkrankung mit den zugehörigen sichtbaren Symptomen. Diese benutzen oft eine sehr drastische Sprache, die jedoch, und darin liegt eine besondere Tragik, oft trotzdem nicht gehört oder falsch verstanden wird, weil ihr Zusammenhang mit dem, was sie *eigentlich* auszudrücken versucht, wovon sie so verzweifelt Kunde zu geben bemüht ist, nicht erkennbar wird, weder dem erkrankten Menschen selbst noch der Umgebung, in der er lebt. Hier soll daher, im Blick auf die wesentlichen Bereiche des Menschseins, den verschiedenen Ausdrucksformen der Seele und des Körpers nachgegangen werden – und, damit verbunden, jenen Erkenntnisspuren, die diese Symptome in unserem Geist, als dem möglichen Bewusstsein unseres eigenen *Selbst*, hinterlassen.

Dieses entfremdete, verzweifelte Selbst sei so zugleich in der *inneren Dynamik* jener *Spannung* erhellt, die der Einzelne nur über den Weg seiner jeweiligen Erkrankung (*Sucht*) auflösen zu können „glaubt", das heißt, eigentlich glaubt sein Unbewusstes daran. Dazu finden sich viele Beispiele aus der eigenen Lebensgeschichte, aus der psychotherapeutischen Praxis und in den schöpferischen Ausdrucksformen anderer, besonders in *Spielfilmen*, die oft als überaus anschauliche *Seelenspiegel* dienen können, nicht zuletzt weil so viele verschiedene Menschen mit ihren jeweiligen Süchten und Sehnsüchten dabei mitwirken.

Immer gilt es dabei zu bedenken, dass sich das eigentliche Drama der Krankheit *unbewusst* abspielt, weil der bewusste Ausdruck eines Konflikts – das heißt einer unerfüllten *Sehnsucht* – nicht möglich erschien, aus welchen Gründen auch immer, und daher zu einer *symptomatischen Ersatzlösung* werden musste. Doch unser Bewusstsein will eine Antwort auf die Frage nach dem „Sinn der Krankheit" finden, vor allem auch, um ihr mit angemessenen therapeutischen Interventionen entsprechen zu können.

Wenn der eigentliche, unbewusste Zusammenhang zwischen *Symptom* und *Ursache*, *Sucht* und *Sehnsucht* nicht angemessen erhellt wird, wenn unser Verständnis von Krankheit ein „mechanistisches" bleibt und unser Umgang mit ihr sich auf die Beseitigung ihrer jeweiligen Symptome beschränkt, dann frustrieren wir dauerhaft die *Sehnsucht nach Sinn* im Menschen. Und wir verfehlen so seine ureigenen Möglichkeiten der Befreiung zu sich selbst, als zu einem unabhängigen – nicht süchtigen – Wesen, das sich für immer in einem wahrhaft schönen Dasein geborgen erleben kann.

Was *Gesundheit als Geborgenheit* bedeutet, wird in ▶ Kap. 4 zu erhellen sein. Welcher grundlegenden *Voraussetzungen* bedarf es, diese Geborgenheit zu ermöglichen, welche *Haltungen* im Umgang mit sich und anderen bringt sie hervor, und welche *Ausdrucksweisen* findet ein sehnsüchtiger, in sich geborgener, *philosophierender* Mensch, sein eigenes Selbst zu entfalten und zum schöpferischen Gestalter seines Lebens zu werden? Erst im Blick auf die heilsamen, grenzüberwindenden und (selbst-)transzendenten Kräfte im Menschen wird erkennbar, durch welche Verluste und Fehlentwicklungen er sich abhandenkommt, was ihn verzweifeln und krank werden lässt – und wodurch er andererseits (wieder) zu sich und seinem eigenen Selbst zu finden vermag.

In dem vorliegenden Buch wird ein *philosophischer*, Körper, Seele und Geist verbindender Blick auf den Menschen und seine Krankheiten gerichtet, wobei, dem Thema und meinen eigenen Erfahrungen entsprechend, die psychischen und psychosomatischen Erkrankungen – im Gegensatz zu den vermeintlich „nur körperlich" erscheinenden – im Vordergrund stehen. Und weil das *Menschenbild*, dem wir Glauben schenken, unseren Umgang mit uns selbst und mit anderen ebenso wesentlich beeinflusst wie unser Verständnis von Krankheit, soll diese „geistige" – eigentlich *philosophische* – Perspektive hier zum Ausgangspunkt einer *wesentlich* anderen Deutung der menschlichen Existenz werden.

Ob wir von einem genetisch oder sozial *determinierten* oder von einem *potenziell freien* und *entscheidungsfähigen* Wesen ausgehen, lässt unsere Welt in einem anderen Licht erscheinen und das eigene Dasein anders erleben.

Literatur

Deutsches Wörterbuch von Jacob und Wilhelm Grimm, Band 20, Internetausgabe
Feyerabend, P., *Wider den Methodenzwang*, 1981
Heidegger, M., *Sein und Zeit*, 1977
Miller, A., *Das Drama des begabten Kindes und die Suche nach dem wahren Selbst*, 1979
Novalis, *Heinrich von Ofterdingen*, 2001
Welsch, W., *Unsere postmoderne Moderne*, 2002

2 Sucht und Sehnsucht: Zur Existenzphilosophie der Krankheit

Wie wir Krankheit und Gesundheit verstehen und beurteilen („diagnostizieren"), hängt von unserem eigenen Menschenbild ab – davon, woran wir glauben, was wir für unser Schicksal und unsere Freiheit halten und was wir als den Sinn unserer Existenz erachten. Welche Antworten wir auf die Tatsache unserer Angst, unserer Unsicherheit und Unwissenheit finden, um das eigene Dasein in der Welt zu erklären, entscheidet über unser Selbstwertgefühl und unser Verhältnis zu anderen.

Im Zentrum dieses Kapitels stehen die philosophischen – existenziellen – Voraussetzungen und Hintergründe unserer Haltung als therapeutisch denkende und handelnde Menschen, damit wir uns (wieder) bewusst werden, in welcher Verantwortung vor uns selbst und anderen wir stehen, woher unsere Maßstäbe kommen, wie sie sich auswirken und womöglich verändern lassen.

Wie wir uns als Menschen wahrnehmen, welche Würde und Freiheit wir einander zuerkennen, hat Auswirkungen auf die Gemeinschaft aller Menschen und letztlich auch auf die Zukunft des Planeten. Sind wir überhaupt zur Vernunft und zur Liebe begabte Wesen?

Da es ein wesentliches Anliegen dieses Buches ist, eine andere, die unterschiedlichen Dimensionen des Menschseins verbindende Perspektive einzunehmen, um aus ihr auch ein verändertes Verständnis von Krankheit und Gesundheit entwickeln zu können, verlangt diese Absicht, gleich zu Beginn die eigenen Ausgangspunkte zu erklären.

Um von vornherein keinen Zweifel daran aufkommen zu lassen, dass jede mögliche Theorie über den Menschen immer auf Voraussetzungen beruht, die einer persönlich angenommenen *Glaubensgewissheit* entstammen – ob das dem Einzelnen nun bewusst sein mag oder nicht –, sollen hier zunächst die philosophischen Prämissen offengelegt und das Menschenbild beschrieben sein, das diese Betrachtungen leitet. Dadurch soll nicht nur von Anfang an jeder Ideologiebildung entgegengewirkt sein, sondern es sollen zugleich die *Unvertretbarkeit* und *Individualität* jedes einzelnen Menschen herausgestellt werden: für die

O. Teischel, *Krankheit und Sehnsucht - Zur Psychosomatik der Sucht*,
DOI 10.1007/978-3-642-41771-9_2,

Erkenntnis seines Selbst wie für das Verständnis seiner Erkrankung. Denn immer bedeutet Krankheit auch eine Verletzung der persönlichen Integrität.

Jeder Erkrankte hat seine eigene Suchtgeschichte zu erzählen und zu verstehen, um sich selbst und der Wahrheit seiner Existenz auf die Spur zu kommen. Und er kann dies angemessen nur aus dem Zusammenhang seines eigenen Lebens und dessen besonderer, so nur für ihn maßgeblicher schicksalhafter Bedingungen wagen, um womöglich zu *seiner* Selbsterkenntnis und *seiner* persönlichen Bestimmung zu finden, die auch den Sinn *seiner Krankheit* offenbart.

Wenn wir die Bedeutung der konkreten einzelnen Existenz jedes Menschen ernst nehmen und wertschätzen, wenn wir davon ausgehen, dass die Würde der Person das natürliche Recht eines jeden begründet und wir ausnahmslos jedem mit seiner Existenz als Individuum den *gleichen Wert* zuerkennen und die Möglichkeit eines *eigenen Lebensweges* einräumen, hat das weitreichende Konsequenzen. Dann ließe sich jede Beeinflussung des Einzelnen im Namen einer vermeintlichen „Wahrheit", die diesem erst Bedeutung, Wert und Würde verleihen könne – und damit gleichsam erst seine „Existenzberechtigung" vermittle – bereits als gewaltsamer Übergriff interpretieren, als Missbrauch des einzelnen Menschen zum Zweck der Bestätigung einer Ideologie.

Der wesentliche Unterschied zwischen Wahrheit und Lüge zeigt sich nicht in der „Theorie" – so wenig wie die Existenz Gottes „logisch zu beweisen" ist oder die Zeugnisse einer „Offenbarung" als verbindlich ausgegeben werden können. Erkennbar werden kann er allein an unserem *Bemühen um einen Raum für die Freiheit jedes Einzelnen* – für die Freiheit eines jeden, seinen *eigenen* Zugang zur konkreten Wahrheit seines Lebens suchen und finden zu können. Dessen Wahrhaftigkeit wiederum würde sich an der Bereitschaft des konkreten einzelnen Menschen erweisen, anderen Einzelnen ebenso deren persönlichen Weg zu ermöglichen.

Diesen Zusammenhang gilt es sich ganz klar und deutlich vor Augen zu führen, da sich an ihm alle Beziehungsverhältnisse der Menschen untereinander orientieren können und in ihrer Dynamik verstehen lassen – auch jene des Einzelnen zu sich selbst. Zudem kann nur so ein angemessener Zugang zur „Wahrheit" beziehungsweise zu unserem möglichen *Glauben* an sie gefunden werden – was auch immer der Einzelne persönlich für „wahr" halten mag.

So wie die Formulierung der „Menschenrechte" aus gutem Grund mit der Freiheit und Würde des Einzelnen beginnt – „Alle Menschen sind frei und gleich an Würde und Rechten geboren. Sie sind mit Vernunft und Gewissen begabt und sollen einander im Geiste der Brüderlichkeit begegnen" (*Allgemeine Erklärung der Menschenrechte*, UN-Resolution vom 10.12.1948) –, entscheidet sich die Möglichkeit von Freiheit für den Menschen in den *Freiräumen* seiner Existenz. Und diese müssen dem Einzelnen zunächst gewährt sein, damit er aufbrechen kann, sie zu erkunden.

So wie jedem zuerst sein Leben geschenkt worden sein muss, um es *er*leben zu können, wir geboren werden müssen, um eines Tages sterben und den Raum dazwischen als unser eigenes Leben, als unser Dasein in der Welt, wahrnehmen zu können, so sind die Voraussetzungen entscheidend, die wir vorfinden und haben, uns zu den Menschen zu entwickeln, als Einzelne und als Gattung, die wir unseren Möglichkeiten nach sind.

Dieser Prozess mag potenziell unendlich sein, sodass wir uns und die Welt immer weiter vervollkommnen können, aber er wird und muss dabei immer an die Freiheit jedes einzelnen Menschen, der ja eine eigene Welt in der Welt ist, gebunden bleiben, wenn wir der Wahrheit und den individuellen Zugängen zu ihr verpflichtet bleiben und weder uns selbst noch andere der Lüge einer Ideologie unterwerfen wollen, die jeden ausschließt, der ihr nicht angehört.

Dieser Zusammenhang ist ganz entscheidend und führt hier bereits direkt auf das Thema *Krankheit* und *Gesundheit* – *Sucht* und *Sehnsucht* –, weil auch diese Dimensionen zur ausgrenzenden Ideologie werden, wenn der einzelne Mensch dabei von vornherein vor allem eingeordnet, kategorisiert und klassifiziert wird und nach vorgegebenen Kriterien einer Skala von krank bis gesund bewertet erscheint.

Die Zuordnungen nach Diagnosekriterien von Klassifikationssystemen – wie des *ICD-10* (*Internationale Klassifikation psychischer Störungen*; WHO, 2005) oder des *DSM-IV* (*Diagnostisches und Statistisches Manual Psychischer Störungen*; APA, 2000) – bedeuten dabei ausgesprochene Diskriminierungen, die den einzelnen Menschen in ein Bewertungsschema pressen, das ihn nicht nur auf definierte Krankheitsbilder festlegt, zugeordnet nach seinen mehr oder weniger unbewusst entwickelten Symptomen. Zugleich werden aus diesen absurd komplexen Diagnosen, mit Kategorien, Buchstaben, Ziffern und Unterziffern, bestimmte Vorhersagen für Krankheitsverläufe und Therapien abgeleitet, die dann ebenso „zwingend" einzuhalten seien, wenn Aussicht auf „Erfolg" beziehungsweise „Gesundheit" bestehen soll so wie ein Medikament, unter Hinweis auf seine strikt verordnete Einnahme, Wirkungen beschreibt, Nebenwirkungen androht und mögliche Heilung verspricht, wobei diese vor allem aus Symptomlosigkeit zu bestehen scheint.

Die Bedeutung des Einzelnen reduziert sich aus diagnostischer Sicht auf das psychophysische „Erscheinungsbild" eines Patienten und dessen Bewertung durch äußere Instanzen und vermeintliche Experten. Diese begegnen ihrerseits diesem bestimmten leidenden Menschen nicht als Einzelne mit ihrer eigenen subjektiven Weltsicht und den für sie geltenden persönlichen Wertmaßstäben. Vielmehr erscheinen sie als Stellvertreter einer „objektiven", nach dem „Stand der Wissenschaft" ausgerichteten „Disziplin", die gerade stolz darauf ist, ihre Urteile jenseits persönlicher Befindlichkeit zu fällen.

Das gleiche ideologische Bewertungssystem gilt in nahezu allen hierarchisch strukturierten Bereichen des öffentlichen Lebens, insbesondere auch in allen *pädagogisch* ausgerichteten, die ihre eigene Herrschaft auf die Macht zur Bewertung all jener gründen, die ihnen mehr oder weniger „freiwillig" unterworfen sind. Diese Systeme erhalten sich durch die *Angst* ihrer Mitglieder vor dem Nichtgenügen beziehungsweise Versagen gegenüber einer als richtig definierten und gültig verordneten Leistungsideologie, deren Herrschaft sich fatalerweise mit jedem ihr folgenden – *gehorchenden* – einzelnen Menschen weiter festigt.

Doch genauso gilt umgekehrt – und darin gründet die große Hoffnung auf Veränderung und offenbart sich die Bedeutung des Individuums –, dass durch jeden, der sich dem Einflussbereich der Macht entzieht und sich diesen Systemen verweigert, deren Herrschaft abnimmt und die Unabhängigkeit der Einzelnen wächst – getreu dem oft zitierten Motto „Stell dir vor, es ist Krieg und keiner geht hin …", das auf eine Gedichtzeile des amerikanischen Schriftstellers Carl Sandburg (1936, S. 43) zurückgeht.

Die hier zunächst interessante Frage ist, warum es überhaupt dazu kommt, dass Menschen im Laufe der Zeit offensichtlich immer wieder Herrschaftssysteme, Strukturen und Ordnungen errichten „mussten" und sich so vermeintlich Halt und Orientierung zu geben versuchten, und zwar in einer derart ideologisch begründeten und programmatisch abgesicherten Weise, dass sie zugleich daraus das Recht und die Pflicht ableiteten, alle (noch) nicht ihrer *Ideologie* (ihrer Lehre, ihrer Religion, ihrer Partei, ihrem Verein, ihrer Gruppe ...) angehörigen Menschen als bedürftig und labil einzuschätzen und erziehen zu müssen – durchaus auch in der guten Absicht, damit zu deren Orientierung, Entwicklung und Stabilität beizutragen, tatsächlich jedoch genau dadurch deren Freiheit, Selbstbestimmung und existenzielle Eigenständigkeit zu unterdrücken.

Wenn erst die Zugehörigkeit zu einer *für wahr ausgegebenen* – eben nicht nur persönlich geglaubten – *Ideologie* die Bedeutung und den Wert der eigenen Person verbürgt und sichert, dann ist der jeweilige Anhänger einer entsprechenden „Wahrheit" seinerseits der Überzeugung, anderen nur etwas Gutes zu tun, wenn er ihnen den gleichen Weg vorzeichnet und als richtigen behauptet.

Als „ideologisch", im Gegensatz zur „Wahrheit" der eigenen Lehre, gelten dann immer bloß alle anderen Auffassungen; diese eine „richtige" wird dagegen als bewiesen, eindeutig, „objektiv" oder gar „offenbart" angesehen – ganz im Sinne der sogenannten Schwarzen Pädagogik (Miller, 1980), die meinte, Kinder mit unnachgiebiger Härte und strafender Gewalt auf den rechten Weg zur Einsicht und Vernunft, als ihrem vermeintlichen Glück, zwingen zu müssen, und damit angeblich nur ihr Bestes wollte.

Der Grund dafür ist so klar wie verhängnisvoll, weil sich genau durch diese fatale Auffassung von einer „lehrbaren", Sicherheit garantierenden „Wahrheit", in deren Geist der Mensch zu erziehen sei, das Herrschaftsdenken und die Machtansprüche durch die Zeiten, von Generation zu Generation, fortsetzen – so lange, bis diese Machtsysteme durch *selbstbewusste* einzelne Menschen überwunden werden, die an die Potenziale ihres eigenen Selbst glauben und womöglich mit der Zeit sich und damit die Welt, in der sie existieren, zu einem wahrhaftig schönen Leben fortentwickeln.

Am Anfang war die Angst und deren unerträglich scheinende, übermächtige Kraft, die in unserem Dasein dunkel und bedrohlich von einem *ganz anderen, eigentlichen Leben* kündet, das zugleich jederzeit – und vielleicht genau in diesem Moment schon – durch den Tod für immer unerreichbar bleiben kann.

Existenzielle Angst, im Gegensatz zur Furcht vor etwas Bestimmten, ist immer *Todes*angst, und Todesangst ist die Angst, jetzt schon sterben zu müssen, da ich doch *leben* will oder ahne, noch gar nicht wirklich gelebt zu haben. Diese Angst ist *die* existenzielle Erschütterung des Menschen, angesichts derer er unausweichlich und unvertretbar Stellung beziehen und eine Antwort finden muss: Was will mir die Angst sagen, wozu fordert sie mich auf, und wie soll ich mit ihr umgehen?

Das Bewusstsein meiner Endlichkeit, der Tatsache, dass ich jederzeit, auch im nächsten Augenblick schon, sterben könnte – wenn die Wahrscheinlichkeit in jungen Jahren und bei relativer Gesundheit auch geringer sein mag als im Alter oder bei schwerer Krankheit –, auf jeden Fall aber eines Tages sterben *muss*, ist die entscheidende Herausforderung jedes einzelnen Menschen. Vor ihr hat er sich mit der Frage nach dem Sinn seines Daseins auseinanderzusetzen, auf die nur er allein seine *ganz persönliche Antwort* geben kann. Erst dadurch erhält sie ihre Glaubwürdigkeit und Tiefe.

Diese Antwort muss sich aus dem „personalen Kern", der Mitte der eigenen Existenz, entwickeln, aus den Wurzeln der eigenen Geschichte, aus der Situation der eigenen Gegenwart und der Kraft eigener Sehnsucht, wenn sie tragfähig sein und lebensfähig machen soll, weil sie dann nicht von außen übernommen, ausgeliehen oder auferlegt wurde, sondern sich im konkreten einzelnen Menschen während seines Lebens herausgebildet hat und seinen Möglichkeiten und Perspektiven entspricht. Wohl unterliegt das eigene Dasein dabei jederzeit *schicksalhaften* Bedingungen, die dem Einfluss des Einzelnen entzogen sind, jedoch bedürfen diese ebenso andauernd seiner schöpferischen Gestaltung, seiner aufmerksamen Hingabe und persönlichen Wertschätzung.

Die Angst verlangt von mir persönlich eine Reaktion, immer wieder und immer so, als entschiede ich mich ein für alle Mal, weil ich nur mit ihr leben beziehungsweise sie nur verwandeln kann, wenn sie mir zugleich eine Sicherheit gewährt, die nicht nur für den Augenblick beruhigt, sondern mir ein *Maß* offenbart, an dem ich dauerhaft Halt finde.

Im Angesicht der Angst und ergriffen von ihr ist mein Seelenheil in Gefahr, und das Leben wird denkbar ernst. Vor ihr zeigt sich meine gewachsene Stärke oder Schwäche, an ihr kann ich jedes Mal weiter wachsen und wieder bestärkt werden oder verzweifelt nach Auswegen suchen, die sie zu verdrängen helfen und nicht mehr empfinden lassen. Am Umgang mit meiner Angst entscheidet sich, ob ich an ihr krank werde oder durch sie gesunde, ob ich ein Maß finde, *mit* ihr zu leben, oder ob sie mir maßloses Entsetzen bereitet, das mich zwingt, mir Erleichterung zu verschaffen, um sie irgendwie ertragen zu können. Ob ich vor meiner Angst fliehen muss oder sie annehmen kann, offenbart die Ohnmacht oder Kraft in meiner Seele, zeigt mir und anderen, wie krank oder gesund, wie verzweifelt oder erfüllt, wie süchtig oder sehnsüchtig ich bin.

Wenn ich *meine* Antwort finden und geben muss, weil ich mit der Grenze *meines* Todes konfrontiert bin, an die mich *meine* Angst erinnert, gibt es keine Ausflucht und keinen Ersatz für mich und meine Person. Ich bin *unvertretbar* zu einer Antwort aufgefordert, weil meine Angst mich todernst dazu zwingt. Auch wenn ich diesem Drama meiner Existenz aus dem Weg zu gehen versuche, wenn ich vor ihm die Augen verschließen möchte, mich betäube oder den Heilsversprechen anderer folge, bin doch immer noch *ich* es, der die Augen verschließt, sich betäubt oder einer Ideologie verschreibt.

Damit befinden wir uns inmitten einer zentralen philosophischen Fragestellung, die uns von den Ursprüngen menschlichen Nachdenkens bis heute und für alle Zeit zur Beantwortung aufgegeben ist und auf die es immer nur eine subjektiv verbindliche Antwort geben kann.

Die Frage nach der *Freiheit* des Menschen ist zugleich die Frage nach dessen Möglichkeit, einen *eigenen, selbst erkannten, selbst bestimmten* und *eigenverantwortlich gelebten* Weg zur Wahrheit seines Daseins gehen und verwirklichen zu können. Genau das bedeutet die Freiheit des Menschen, wenn sie nicht nur behauptet und theoretisch zuerkannt sein soll, sondern potenziell jedem konkreten Einzelnen *als lebendige Erfahrung* seiner einmaligen, unvertretbar bedeutsamen Existenz in der Welt begreiflich zu werden vermag – „begreiflich" in jeder lebendigen Hinsicht: über die sinnlichen Erfahrungen seines Körpers, die Empfindungen in seiner Seele und benennbar mit den Begriffen seiner Sprache als Werkzeug seines Geistes.

Diese Lebendigkeit lässt sich niemals theoretisch und abstrakt – rein geistig – erfahren und ist auch nicht objektiv beweisbar, sondern nur subjektiv erlebbar, so lebendig und anschaulich allgemeingültige Erkenntnisse auch formuliert sein mögen. Und gerade deshalb wird die Freiheit der konkreten einzelnen Existenz – und damit *jedes einzelne menschliche Individuum* – für die erfüllende, Sicherheit gewährende Erkenntnis einer „Wahrheit" unerlässlich, deren Gültigkeit sich gerade an ihrer *Subjektivität* bemisst. Und nur diese will zugleich jedem anderen einzelnen Individuum den gleichen Freiraum *seines* subjektiven Zugangs zur Wahrheit eröffnen.

„Die Subjektivität ist die Wahrheit", wie Sören Kierkegaard (1962, 1. Teil, S. 194) sagte, und sobald die Philosophie zu sich selbst und den Wurzeln ihrer Freiheit erwacht ist, sobald es ihr ernst geworden ist mit der Würde des Menschen und dem absoluten Wert jedes Einzelnen, kann sie sich nicht länger in metaphysischen Spekulationen und der Errichtung von „Gedankengebäuden", Dogmen und Ideologien, verlieren. Ihre Aufgabe ist dann vielmehr ihre eigene Selbstbefreiung wie auch die Befreiung des Einzelnen aus den Herrschaftssystemen einer vermeintlichen Wahrheit, die in der *Angst* vor der Freiheit gründet und die jedes Individuum vereinnahmen muss, das seinen eigenen Weg zu gehen versucht, weil es dessen Freiheit als Bedrohung des eigenen Systems erlebt.

Das jeweilige System verschafft ja scheinbare Sicherheit – wie die Droge dem Süchtigen –, und wer diese Sicherheit auch nur dadurch infrage stellt, dass er nicht ein Teil davon ist oder zu werden versucht, gilt als potenziell gefährlicher Abweichler, der entweder bekehrt oder bekämpft werden muss.

Das Individuum ist der Feind des Systems, der abweichende Einzelne durch sein Vorbild, ob beabsichtigt oder nicht, eine Gefahr für die Mehrheit. Das Subjekt gilt einerseits als unbedeutend und wertlos für die vermeintlich objektive Wahrheit der jeweils herrschenden Ideologie und wirkt dennoch bedrohlich genug, wegen seiner Besonderheit angegriffen zu werden.

Die gültigen Wertesysteme einer Gesellschaft, die deren Moral ausmachen und deren Politik beherrschen, prägen alle wesentlichen Bereiche des öffentlichen Lebens und erweisen sich – nicht nur über die Unterdrückung der Freiheit durch eine sogenannte „Erziehung" und die Ausbeutung der menschlichen Schöpferkraft in einer profitorientierten, materialistischen Arbeitswelt – als *strukturelle Gewalt.*

Auch in den Zusammenhängen des „Gesundheitssystems" einer Gesellschaft herrschen Bedingungen, unter denen die therapeutische Versorgung des Einzelnen davon abhängig gemacht wird, ob er bereit ist, sich den leitenden „Ideen" von Krankheit und Gesundheit zu unterwerfen – die nichts als „Glaubenssätze" sind, aber für Gewissheiten ausgegeben werden. Diesen öffentlich definierten Normen eines „funktionstüchtigen" Mitglieds der Gesellschaft gilt es zu entsprechen und dafür entsprechend zu bezahlen. Gesundheit hat ihren Preis.

Andernfalls bleibt der Einzelne sich selbst überlassen und kann gern „nach seiner Fasson selig werden" (Friedrich II., 1740). Dann sieht man ihn als Verweigerer des herrschenden Systems, das ihn nicht länger unterstützen muss, und hält diese ablehnende Gleichgültigkeit obendrein noch für die „Toleranz" einer großzügigen Gesellschaft, in der jeder tun und lassen kann, was er will, auch sich „freiwillig" zugrunde richten.

Das erscheint von der brutalen Unterdrückung persönlicher Freiheit, wie sie Diktaturen kennzeichnet, auf den ersten Blick weit entfernt, kommt jedoch in der Dominanz einer käuflichen, auf Unterwerfung und Abhängigkeit basierenden „Gesundheit" dem angstbesetzten Terror eines diktatorischen Regimes sehr nahe. Wer dem nicht gehorcht, hat immerhin die Freiheit zu gehen – ins Exil oder in den Tod.

Inwieweit aber ist Freiheit überhaupt wirklich und lebbar? Inwieweit ist ihr Problem nicht nur ein theoretisches der Philosophie, sondern ein konkretes, existenzielles für jeden einzelnen Menschen, der sich seiner ureigenen Angst zu stellen versucht und der die Art und Weise seines Umgangs mit ihr auch als seine ureigene Entscheidung begreift?

Wir müssen ein wenig weiter ausholen, um – vor einem Blick auf unsere Wege und Umwege zur Selbsterkenntnis – den *Ausgangspunkt* zu bedenken, von dem wir aufbrechen in unser Leben, uns zu fragen, wer wir als *Menschen* sind, bevor wir zu *Einzelnen* werden. Auf welcher Grundlage befinden wir uns, von welchen Voraussetzungen gehen wir aus, wofür halten wir uns? Welches Bild haben wir von uns entworfen, und wie glaubwürdig ist es für uns selbst und für andere?

Die eigene Reflexion beginnt ja immer schon unter den Voraussetzungen meines Daseins als Mensch in der Welt, als Kind meiner Eltern, unter den Bedingungen meiner Herkunft. Erst in der Auseinandersetzung damit, in der Annahme dieser Wirklichkeit und in Abgrenzung davon, wird der einzelne Mensch zum *Individuum*, kann gleichsam die *Existenz dieser konkreten Person* Gestalt annehmen.

So setzt das Leben selbst bereits meinen *Glauben* voraus, dass es mich gibt, beziehe ich mich gedanklich auf Erfahrungen, die ich immer schon mit mir gemacht haben muss, um sie beurteilen zu können. Und so setzt die Beschäftigung mit einem *existenziellen Verständnis von Krankheit und Gesundheit*, für das beide Dimensionen an die personale Würde und Bedeutung des Einzelnen gebunden sind, die Begründung dieser Möglichkeit voraus – als ein *Glaubensbekenntnis zur Freiheit*, ohne das auch dieses Buch gar nicht zu schreiben gewesen wäre.

Wer also ist der Mensch, auf den sich hier bezogen wird, und wer ist der Einzelne, der sich auf ihn bezieht? Versuchen wir ein Bild von beiden zu entwerfen.

2.1 Vom Wesen des Menschen

In diesem Abschnitt werden wesentliche Dimensionen des Menschseins beschrieben, in ihren vermeintlichen Gegensätzen und ihrer inneren Bezogenheit, um der zugleich komplexen und klaren Struktur unseres Wesens gerecht zu werden. Die

Begriffe und ihre Zuordnungen folgen dabei keiner systematisch strengen („dogmatischen") Ordnung, sondern bezeichnen physiologische, psychologische und philosophische Wirklichkeiten, die jeder Einzelne subjektiv wahrzunehmen vermag und über die Menschen sich „objektivierend" verständigen können. Ob und wie sie das tun, entscheidet über ihr Selbstverständnis und ihre Wertvorstellungen vom Leben und der menschlichen Gesellschaft, die sich auf diese Wertvorstellungen gründet.

Der zentrale Wert ist die konkrete Existenz jedes einzelnen Menschen, die ihm zugleich seine unbestreitbare Würde verleiht. Und weil jedes Denken physiologisch ist und jeder Geist in seinem zugehörigen Körper existiert, sind beide Seiten nur als verbundene angemessen verstehbar.

Beginnen wir mit der Frage, inwiefern die nachfolgend genannten *Begriffe* und die damit angesprochenen *Dimensionen* den Menschen wirklich kennzeichnen, inwieweit sie seiner Natur entsprechen und ob sie etwas ausdrücken, das für all jene verständlich mitteilbar ist, die über das Wesen des Menschen nachdenken und zumindest eine gewisse Klarheit erreichen wollen.

► Abschn. 2.1.1 bis ► Abschn. 2.1.4 stellen jeweils *drei* Begriffe nebeneinander und versuchen damit, deren inneren Zusammenhang ebenso wie deren wesentliche Unterschiede zu verdeutlichen. Die Notwendigkeit, hier jeweils *drei Dimensionen* zu verbinden und diese zugleich getrennt voneinander zu beschreiben, erweist sich offenbar für jeden einzelnen der folgenden vier Abschnitte, wobei die Begriffe in dieser bestimmten Reihenfolge auch ihre separate Thematisierung zu begründen vorgeben.

Vielleicht lässt die hier gewählte dreigliedrige Form, zumindest bei einem philosophisch geschulten Leser, an den Dreischritt der Hegel'schen Dialektik von „These – Antithese – Synthese" denken, die diesem idealistischen Denker als ein „objektiv" notwendiger und daher eindeutig feststellbarer innerer Prozess der Weiter- und Höherentwicklung galt, und zwar weniger im Bewusstsein des Einzelnen als vielmehr in der Entwicklung eines sogenannten „absoluten Geistes", der durch seine Entäußerungen in die Wirklichkeit immer eindeutiger dialektisch zu sich selbst komme und schließlich in reiner Erkenntnis und Verwirklichung der bestmöglichen aller Welten seinen wahren Ausdruck fände (Hegel, 1973). Auch ein derartiger philosophischer Größenwahn soll an späterer Stelle dieses Kapitels noch thematisiert werden, weil im Entwurf solcher Gedankengebäude die *Angstabwehr* als verborgenes Motiv besonders deutlich erkennbar werden kann.

Hier sei jedoch darauf hingewiesen, dass es einzig und allein um eine Beschreibung von *Wesensmerkmalen* geht, die sich mit jeweils drei Begriffen in der Dynamik ihres inneren Zusammenhangs *angemessener* darstellen lassen als auf einer oder zwei Ebenen, was jedoch zuerst und zuletzt immer *persönlich plausibel* und *gültig* erscheint und eine Verbindlichkeit nur dadurch bekommen kann oder bekommen hat, dass diese Zusammenhänge und diese Begriffe auch schon andere einzelne Menschen als plausibel und gültig erachtet haben, ohne sie freilich als „objektiv gültig" zu behaupten. So wie die Begriffe „Gott" und „Wahrheit" oder „Glaube", „Liebe" und „Hoffnung" erst und nur durch unser Bekenntnis zu ihnen eine lebendige Gestalt annehmen.

Es sind ja *Glaubensbekenntnisse*, deren existenzielle Bedeutung – *subjektive Wahrheit* – an die persönliche Entscheidung des konkreten Einzelnen gebunden bleibt, dessen eigene Antwort gerade die *Möglichkeit von Freiheit* überhaupt verwirklicht, so wie jede wesentliche Wahrheit unseres Daseins dadurch erst lebendig wird, dass der Einzelne sie wahrnehmen und aussprechen kann. Gott existiert, *weil ich an ihn glaube*, die Liebe existiert, *weil ich sie empfinde*, die Wahrheit existiert, *weil ich persönlich auf ihren Sinn als den meines eigenen Lebens vertraue* – und darauf, dass jeder andere Einzelne seinen Weg zu ihr ebenso finden soll und kann, wozu das Leben eines jeden seinen einmaligen Beitrag leistet.

Es geht um *innere Zusammenhänge* und nicht um Bewertungen oder Hierarchien. Es soll versucht werden, das Wesen des Menschen in seiner Komplexität und Einfachheit möglichst angemessen zu beschreiben, so wie es sich mir, und hoffentlich auch anderen, zu erkennen gegeben hat und immer wieder aufs Neue offenbart.

Diese Beschreibung soll weder unnötig kompliziert und verwirrend noch unangemessen oberflächlich und leichtfertig erscheinen, und das gilt für die philosophischen Grundlagen des Menschenbildes ebenso wie für die Ausführungen zum Wesen der Krankheit und Gesundheit des Menschen, die in ► Kap. 3 und ► Kap. 4 folgen. Im Grunde mag schon der Blick auf die Überschriften von ► Kap. 2 bis ► Kap. 4 genügen, jeden Verdacht einer Wertehierarchie aufzulösen. Nur und erst *im Zusammenhang* seiner verschiedenen Ebenen entspricht unsere Perspektive der Wirklichkeit des Menschen. Die philosophische Grundlage – das eigene Glaubensbekenntnis als Mensch – gibt das Thema vor und entscheidet über die Möglichkeit, es öffentlich zu erörtern.

In ► Kap. 3 steht die Beschreibung der *Gefahren* – der *Krankheiten* – im Mittelpunkt, die uns drohen, wenn wir, aus unterschiedlichen, jedoch „psychodynamisch" zusammenhängenden Gründen, von denen wesentliche hier angesprochen seien, uns verirren und vom Weg der Selbstentfaltung abkommen. Die Vorstellung vom *dynamischen* Wirken der innerseelischen Kräfte geht auf Sigmund Freud zurück. Im Zusammenhang dieser Ausführungen erhellend ist das *Lehrbuch der Psychodynamik: Die Funktion der Dysfunktionalität psychischer Störungen* von Stavros Mentzos (2010).

In ► Kap. 4 richtet sich die Aufmerksamkeit auf unsere mögliche *Heilung*: im Bewusstsein unserer Potenziale als menschliche Wesen und im Bewusstsein all der Verletzungen und Demütigungen, die wir Menschen einander zufügen, weil und wie sie unserem Selbst widerfahren sind. Von daher ergibt sich der Ausblick auf die *schöpferische Verantwortung des Einzelnen* für die Entfaltung seiner Freiheit und für das Geschenk der Liebe: zu sich selbst, zum anderen und zur Welt.

Wenn wir um unsere Möglichkeiten und unsere Gefährdungen wissen, können wir daraus schließen, wie wir leben sollen und was wir in dieser Welt zu tun haben, um sie zu einem Ort werden zu lassen, an dem hinter der Angst vor dem Tod eine Vision der Ewigkeit aufscheint.

2.1.1 Körper – Seele – Geist

Dass wir einen „Körper" haben, der uns am Leben erhält, mit dessen Hilfe wir die Welt erfahren und uns in ihr bewegen, durch dessen Sinne wir uns orientieren und mit dessen Organen wir uns selbst und einander wahrnehmen können, ist vermutlich einigermaßen evident und glaubwürdig, solange wir nicht im Koma erstarrt oder in einem psychotischen Wahn gefangen sind und damit bewusster Wahrnehmung mehr oder weniger lange unzugänglich bleiben.

Es liegt in der Natur des Körpers, dass er eine scheinbar unmittelbare, direkte Verbindung zum Leben ermöglicht, die uns instinktiv sicher – und bereits vor aller bewussten Erkenntnis – zu überleben hilft, wenngleich das, ebenso „natürlich", gerade *mittels* der Sinne und Organe geschieht.

Wie der Säugling nach der Mutterbrust sucht und vor Durst und Hunger schreit, um versorgt zu werden, wie wir in Schlaf sinken, wenn unsere Kräfte aufgezehrt sind oder bei einem Sturz reflexhaft unser Gesicht schützen, „weiß" unsere Körperintelligenz – und zu unserem Überlebensglück ist das so – auch ohne Nachdenken, was zu tun ist. Wenn auch dabei „gedacht" wird und bestimmte Hirnareale sichtbar aktiv sind, geschieht das *unbewusst* und eben dermaßen schnell, dass die Effizienz unserer Instinkte jedes Mal die Überlegenheit unseres zuverlässigen Körpers zu beweisen scheint.

Keine Frage, wir brauchen unseren Körper als *unsere* Natur, ebenso wie dieser die umgebende Natur braucht, die ihm Luft, Wasser, Nahrung und Raum für seine Entwicklung zur Verfügung stellt, auch außerhalb des Mutterleibes, in dem wir bis dahin jederzeit, zumindest körperlich, mühelos wohlversorgt waren.

Auch unser Gehirn, als jenes Organ, das die körperlichen Abläufe steuert und koordiniert, das an jeder Wahrnehmung und jeder Bewegung unserer Sinne und unserer Organe beteiligt ist, ist und bleibt ein Teil jenes Körpers, der unsere Verbindung und Orientierung in der Welt ermöglicht und sozusagen „Träger", „Basis" oder „Bühne" all dessen ist, was sich in unserem Leben „abspielt" – um es zunächst „neutral" auszudrücken, jenseits aller Bewertungen beziehungsweise all dessen, was wir außer unserem Körper und der Natur sonst noch als wesentlich erachten.

Ganz anders verhält es sich mit dem Begriff „Seele", der vielleicht ebenso gebräuchlich, aber viel unklarer und missverständlicher erscheint, und das nicht nur, weil sich dessen Bedeutung im Laufe der Zeit immer wieder gewandelt hat und je nach kulturellem Hintergrund und persönlicher Perspektive ganz unterschiedlich interpretiert erscheint – ähnlich vielfältig etwa wie unsere Auffassungen über die „Liebe".

Weniger evident erscheint der Begriff einfach auch deshalb, weil er keine „greifbare" – sichtbare, anschauliche – Entsprechung hat und weil wir umschreiben müssen und mit Erfahrungen erst „*ver*anschaulichen" – die sich dann wiederum oft auf *sinnlich*, also körperlich, Wahrnehmbares beziehen –, was wir unter „Seele" verstehen oder vor welchem Hintergrund wir über sie sprechen.

Damit aber verweist der Begriff bereits auf jene „meta-physische", überkörperliche, Dimension, der er nicht nur entstammt, sondern die er – beziehungsweise der „Benutzer" des Begriffs – ausdrücklich bezeugen will. Dabei ließe sich eigentlich alle Sprache, die mehr ist als lautmalerischer Ausdruck sinnlichen Empfindens, bereits als metaphysische Abstraktion verstehen.

Die empirisch fundierte Begrifflichkeit, die eine Rose eine Rose und eine Hand eine Hand nennt, reicht nicht aus, für jenes Allgemeine und Bedeutsame, das der Mensch mit dem Wort „Seele" mitzuteilen versucht. Die „Metaphysik" des Begriffs allein erklärt freilich noch nicht seinen Inhalt; abstrakte Formulierungen, Allgemeinbegriffe, gäbe es viele, um eine Dimension jenseits des Körperlichen zu bezeichnen. Schon der hier genannte dritte Ausdruck – „Geist" – etwa ließe sich zur Abgrenzung verwenden, auch von „Vernunft" oder „Weisheit" könnte die Rede sein, die als Gegenbegriffe zu „Verstand" oder „Intelligenz" brauchbar wären, da diese beiden direkt an die organischen, also körperlichen, Fähigkeiten unseres Gehirns gebunden bleiben und uns nur graduell, aber nicht *wesentlich*, von intelligenten Tieren unterscheiden.

In der ideen- und begriffsgeschichtlichen Entwicklung, wie wir sie bei derart grundlegenden Zusammenhängen am klarsten der philosophischen Tradition entnehmen können, hatte sich ursprünglich der Begriff „Seele" – nach seinen noch „feinstofflich" verstandenen Ursprüngen bei den Vorsokratikern – als Bezeichnung des Immateriellen, Unsterblichen, Ewigen und den Menschen über alle anderen Lebewesen, ja die gesamte Natur, erhebende Dimension ausgebildet. Und er hat im Grunde bis zur Philosophie des neuzeitlichen Idealismus allein als „Gegenbegriff" genügt, das Besondere am Menschen zu bezeichnen, unabhängig davon, wie differenziert die Bestimmungen des Seelischen dann im Einzelnen auch ausgefallen sein mögen (Schischkoff/Gessmann, 2009).

Das, was jenseits des Sichtbaren liegt, zu dem es keine unmittelbare körperliche Entsprechung beziehungsweise keinen unmittelbaren körperlichen Ausdruck gibt – wie etwa der Reflex beim Schlag auf die Kniescheibe oder die Beule am Kopf nach einem Sturz –, gehörte zur seelischen Dimension: alles, was mit dem *subjektiven Empfinden* eines Menschen und den *Bewertungen* seines Erlebens zu tun hat, mit dem, was ein Ereignis oder eine Wahrnehmung in ihm auslöst, die bei jedem Einzelnen unterschiedlich interpretiert werden kann, obwohl ein und dasselbe Geschehen vor Augen abläuft.

Ebenso wurden dieser Dimension alle *urteilenden*, bewusstem Nachdenken unterliegenden *Prozesse* zugerechnet, mit denen ein Mensch sich in seinem Leben zu orientieren versucht: Erklärungen, die er sich gibt, Maßstäbe, die für sein Handeln gelten, Wertvorstellungen, die er vom Sinn seines Lebens entwickelt, Glaubenssätze, die ihm Halt und Kraft verleihen. Alles, was ihn zum Menschen macht, nicht nur vom Tier verschieden, sondern als Einzelner, als dieses einmalige Individuum, erkennbar, auch im Unterschied zu jedem anderen Menschen, schien lange Zeit im Begriff „Seele" beheimatet beziehungsweise ließ sich mit diesem Ausdruck zusammenfassen und kennzeichnen (Jütemann/Sonntag/Wulf, 2005).

Jene besonderen menschlichen Eigenschaften und Merkmale, die den Einzelnen, jenseits seiner körperlichen Erscheinung, zur *Person*, erheben und ihn zu diesem bestimmten, einmaligen, unersetzbaren Wesen werden lassen, verleihen auch seiner *Seele* ihre individuelle Prägung. Der Begriff verweist auf den ureigenen personalen Kern eines Menschen, das Zentrum dessen, was den Einzelnen ausmacht.

Die „Psyche“ ist nach Platon, ihrem vielleicht berühmtesten „idealistischen“ Ahnherrn, auch der „Garant“ für die Unsterblichkeit des Menschen (Platon, 2002a). Dessen Seele muss nach seiner Auffassung zu Lebzeiten notgedrungen im „Gefängnis des Körpers“ hausen (Platon, 1983a, S. 143) und kehrt nach unserem physischen Tod endlich in die *Ewigkeit* zurück, der sie ursprünglich entstammt, um dort für immer die absolute Wahrheit schauen zu können (Platon, 2002b, S. 264) – eine besonders auch für die Religion des Christentums gültige Dualität von der Erde als Jammertal und dem Himmel als Paradies, sodass sich dort bis heute vielfach auf die antiken Vorstellungen vom Seelenbegriff bezogen wird, wenn es gilt, die Bedeutung der Seele gegenüber allem Körperlichen hervorzuheben (Beierwaltes, 2001).

Im Laufe der Jahrhunderte und der Entstehung neuer, vor allem *naturwissenschaftlich* begründeter Theorien über den Menschen veränderten sich die Auffassungen von der Seele allmählich. Unter vielen anderen Disziplinen entwickelte sich auch die *Psychologie* aus der Philosophie – als jener ursprünglichen „Mutter aller Wissenschaften“, in der die Lehre von der Seele lange Zeit beheimatet war. Aus einer ganzheitlichen Sicht auf ihre Bedeutung als „Ort“ (oder „Sitz“) des personalen menschlichen Wesens wurde die Seele allmählich eher zu einem Oberbegriff für psychophysische Zusammenhänge und deren Gesetzmäßigkeiten, die man mehr und mehr zu erforschen versuchte, um so die menschliche Natur angemessener verstehen und beschreiben zu können.

Im gleichen Maß, wie die naturwissenschaftlichen Erklärungsmodelle des Menschen zunahmen, schwand die Bedeutung der religiösen Interpretationen seines gleichsam „göttlichen“ Wesens, dem das Bild von einer unsterblichen Seele entsprach. Die Bemächtigung der äußeren Welt schritt im Zeitalter von Naturwissenschaft und Technik sichtbar voran und bewies ihre vermeintliche Stärke mit zunehmender Naturbeherrschung, durch „empirisch“ überprüfbare Veränderungen und Überwindungen bislang „natürlich“ erscheinender Grenzen – von der Dampfmaschine bis zur Herztransplantation. Und so wurde mit der Zeit auch die *Innenwelt* des Menschen mehr und mehr zum Gegenstand eines naturwissenschaftlichen Forschungsinteresses.

Diese mechanistische Ideologie dominiert den wissenschaftlichen Diskurs ebenso wie das öffentliche Bewusstsein bis heute, weil die Insignien ihrer Macht – „Fortschritt“ und „Wachstum“ – auch zu den herrschenden Kriterien für die Bedeutung und den Wert des Menschen geworden sind. So wurde seit der Neuzeit auch dessen Seelenleben Gegenstand naturwissenschaftlicher Forschung, durch deren vermeintlich objektive Erkenntnisse der Mensch zunehmend Gewissheit über seine innere Natur gewinnen sollte, um ihn so aus der Deutungshoheit religiöser oder idealistischer Erklärungssysteme zu befreien. Doch dazu später mehr.

Gerade durch den Erkenntnisfortschritt der Naturwissenschaften wuchs zum einen die Möglichkeit einer genaueren Differenzierung, zum anderen aber auch die Notwendigkeit der Zusammenschau und Beurteilung dessen, was da wie, warum, mit welchem Sinn und Ziel „fortzuschreiten“ begann.

In dem Maße, wie sich medizinisch und psychologisch auch des Menschen als eines Teiles der äußeren Natur bemächtigt wurde, den man bis in die letzten Regungen des Unbewussten erforschen und verstehen zu können glaubte, wurde die Hervorhebung einer anderen – dritten – Dimension des Menschen wesentlich, die dasjenige an und in ihm bezeichnete, das sich einer naturwissenschaftlichen Erforschung entziehen musste, weil es keine empirisch nachweisbare Entsprechung dazu geben konnte.

Sigmund Freud, der Ahnherr der *Psychoanalyse*, verfolgte als Arzt anfänglich noch die Absicht, die Zusammenhänge zwischen den physiologischen Prozessen des Gehirns und deren Auswirkungen auf die Gefühle und das Verhalten eines Menschen restlos aufklären zu können (Freud, 1999, S. 387). Dagegen erscheinen Dimensionen wie „Liebe", „Glaube" und „Hoffnung" als *subjektive Gewissheiten*, gebunden an die Empfindungen, Wahrnehmungen, Gedanken und Urteile des Einzelnen, der ihnen *Geltung* zuspricht, doch keine empirisch wahrnehmbare *Dinglichkeit*.

So verhielt es sich lange Zeit auch mit dem Wesen der *Seele*, bis sie zum Gegenstand einer wissenschaftlichen Psychologie wurde, die stolz auf ihre messbaren Daten und Testergebnisse ist und die Natur des Menschen mit statistischen Erhebungen erfassen zu können meint (1879 gründete der Arzt Wilhelm Wundt in Leipzig das erste „Institut für Experimentelle Psychologie").

Methodische Perspektiven begannen die ursprünglichen Phänomene mechanistisch umzuwerten. Die vermeintlichen Befreiungsversuche der menschlichen Triebnatur in der zweiten Hälfte des 20. Jahrhunderts zum Beispiel setzten oft den Begriff „Liebe" mit „Sexualität" gleich, indem sie am „Funktionieren der Lust" den Wert einer menschlichen Beziehung maßen (Masters/Johnson, 1967).

Dennoch haben solche Auswüchse und Einseitigkeiten nicht etwa dazu geführt, die Bezeichnung *Seele* abzuschaffen, sondern sie einerseits inhaltlich differenzierter und angemessener zu erklären und sie andererseits durch einen wesentlichen Ausdruck zu erweitern, der neben der meta*physischen* noch eine meta*psychische* Ebene als den eigentlich menschlichen *Freiraum* eröffnet. Darin ist dann womöglich all das lebendig wirksam, was den Einzelnen zu dem werden lässt, der er sein kann: ein trotz aller schicksalhaften Bedingtheit frei entscheidendes, selbstbestimmtes und eigenverantwortliches Individuum, eine *geistige Person*.

Der Begriff *Geist* meint jedoch, wie bereits erwähnt, keineswegs „Verstand" oder „Intelligenz", die beim Menschen nur graduell von den Fähigkeiten höher entwickelter Tiere abweichen, sondern bezieht sich auf jene *ethische Dimension*, in der unsere Wertvorstellungen und Gedanken über den Sinn des Lebens und unserer eigenen Existenz ebenso beheimatet sind wie unsere Sehnsüchte und Vorlieben, unsere bewusste Empfänglichkeit für das Schöne in der Natur und in den Schöpfungen des Menschen. Was wir begründen und bewerten können, was unseren Maßstäben, Ideen und Zielen entspricht, wozu wir uns berufen fühlen und woraus wir unsere Zuversicht und Antriebskraft schöpfen, stammt aus der Dimension unseres *Geistes*.

Unsere „Seele" aber – so wir diesen Begriff eben nicht messbaren physiologischen Reiz-Reaktions-Mechanismen zuschreiben – umfasst alle grundlegenden, in Bruchteilen von Sekunden spontan getroffenen, *unbewussten Werturteile unserer Gefühle* – im Gegensatz zu den *überlegt* getroffenen Geistesentscheidungen. Die *Gefühle* sind Ausdruck unserer *leibseelischen Vernunft*, die weit mehr umfasst als unsere körperlichen Empfindungen – wenn diese gewissermaßen auch als wichtige Substanz unserer Gefühlsentscheidungen gelten können. Gefühle sind unsere *primären* Urteile, noch bevor sie von der Freiheit des menschlichen Geistes bewertet worden sind, der sich bewusst gegen die spontanen Gefühle stellen und zu einem anderen als dem durch sie nahegelegten Urteil kommen kann.

Genau in dieser Spannung zeigen sich die Größe und Gefährdung des Menschen, der zwar frei genug ist, eine zu seinen unbewussten Impulsen konträre Position einzunehmen, doch andererseits abhängig von der Botschaft seiner Gefühle bleibt, die dauerhaft oder grundsätzlich zu missachten, Ursprung seiner Erkrankungen werden muss.

Die mehr oder weniger bewusste Missachtung unserer Gefühle, das heißt die Unterdrückung unserer leibseelischen Vernunft, hinterlässt mehr oder weniger deutliche *Spuren* im Verhältnis des Menschen zu sich selbst und zu anderen, in seiner Seele und seinem Körper. Es bildet sich dabei „notgedrungen" eine eigene „Sprache" vielfältiger *Symptome* und Verlaufsformen, so unterschiedlich von Mensch zu Mensch und von Situation zu Situation, wie es der Vielfalt und Komplexität unserer Gefühle entspricht. Deren Sprache lässt sich, wenn wir aufmerksam genug für sie werden, gleichwohl „übersetzen" und verstehen lernen. Wir versuchen uns auch hier darüber auszutauschen.

2.1.2 Mensch – Ich – Selbst

Die Unterscheidungen der Begrifflichkeiten im Abschnitt „Vom Wesen des Menschen", der die philosophischen Prämissen des Themas offenlegt, gehören ebenso eng zusammen wie die Begriffe innerhalb der jeweiligen Unterabschnitte. Und doch werden gerade diese eigens hervorgehoben, weil sie nicht nur wesentlich andere Facetten des Menschseins repräsentieren, sondern zum Verständnis der Phänomene Sucht und Sehnsucht, Krankheit und Gesundheit, entscheidend beitragen können.

Die innere Dynamik der jeweiligen Zusammenhänge verbindet die verschiedenen Ebenen in jedem Moment der Reflexion zu einer Einheit von Denken und potenziellem Handeln. So wie Vergangenheit und Zukunft sich in der Gegenwart zu einem Augenblick des *Jetzt* verbinden, in dessen Zentrum der Einzelne – leidende oder sehnsüchtige – Mensch steht – mit diesem Körper, dieser Seele und diesem Geist, der sich auszuweichen versucht oder Klarheit darüber verschaffen will, wer er ist, wie er leben soll und was er tun kann.

Es ist diese *philosophische Natur des Menschen*, die es erforderlich macht, ihn anders zu erklären und zu beschreiben denn als reine Körperlichkeit, als bloßen Träger von Empfindungen und Gefühlen, die ihn mehr oder weniger leicht, mehr oder weniger gesund durch das Leben gehen lassen, wenn er sich an ihnen orientiert und ihren Impulsen zu entsprechen versucht.

Das innere Zusammenspiel seiner Kräfte ist so elementar und zugleich so komplex, dass es für den Menschen einer distanzierten Betrachtung bedarf, um sich in seinem Wesen zu verstehen, das genau zu dieser Fähigkeit der *Selbstdistanz* begabt ist, durch die er nachdenkend zu sich selbst kommen kann. Und es wird sich zeigen, dass gerade die Dimensionen im Menschen, die seine ursprünglichen Lebenskräfte reflektierend überhöhen, diejenigen sind, an denen er zugleich *anders krank* und *anders gesund* werden kann, weil sie jene Freiräume eröffnen, denen nur er angehört und in denen nur er existiert. Insofern ist eine Unterscheidung verschiedener Dimensionen zwar immer nur relativ gültig und erfolgt in gewisser Weise nur aus *heuristischen* Gründen, um sich nachdenkend leichter erklären zu können, was alles in uns gleichzeitig geschieht. Andererseits aber kommt eben genau durch diese unsere Fähigkeit des Nachdenkens, Reflektierens, Philosophierens eine ganz neue, ganz andere Dimension in unser Dasein als Mensch, die für unser Selbstverständnis von entscheidender Bedeutung ist.

In diesem Abschnitt bewegen wir uns bereits auf einer *wertenden* Ebene der Unterscheidung zwischen *Mensch, Ich* und *Selbst*, die sich zwar den Begriffen des vorhergehenden Abschnitts zuordnen lassen, jedoch durch unsere Vorstellung und unser Erleben einer *geistigen Dimension*, in der solche Überlegungen und Unterscheidungen wurzeln, überhaupt erst ermöglicht werden. So gesehen handelt es sich in ► Abschn. 2.1.1 gleichsam um die anthropologische Basis, auf der Körper, Seele und Geist als Attribute der menschlichen Grundausstattung erscheinen, die jetzt um jene *existenzielle* Dimension erweitert werden, durch die ein anderer Blick auf unser Wesen möglich erscheint.

Jeder von uns wurde als Mensch geboren, kam als Vertreter dieser Spezies auf die Welt, zu dessen Genese und Einordnung in den biologisch-evolutionären Kreislauf der Natur es ganz konträre Sichtweisen gibt – vom Menschen als „Krone der Schöpfung" und seiner „Gottesebenbildlichkeit" (*Genesis, 1. Mose, 1*) über den Menschen als „vernunftbegabtes Tier" (Merle, 1969) bis hin zu den düsteren Auffassungen vom Menschen als „Fehlschlag" (Löbsack, 1974), der ebenso hilflos ist wie „dazu verurteilt, frei zu sein" (Sartre, 1989, S. 155). All diese Interpretationen belegen nur einmal mehr, wie sehr unsere Auffassungen vom Sinn des Lebens und unserer Bedeutung in ihm von der eigenen, subjektiven Perspektive bestimmt sind, die wiederum auf persönlichen Erfahrungen basiert, über die wir uns entweder Klarheit zu verschaffen bemühen oder die wir ausblenden, indem wir die Gültigkeit unseres Standpunktes *behaupten.*

Im Grunde glauben wir jedoch alle an eine andere als die rein psychophysische, nach Naturgesetzen ablaufende Lebensform des Menschen, sobald wir uns nach seinem Wesen zu fragen beginnen, sobald wir nachdenken über den Sinn und die Aufgabe unseres Daseins und uns mit anderen darüber verständigen wollen.

Wenn wir nichts wären als von äußeren und inneren Gesetzen schicksalhaft determinierte Lebewesen, könnten wir uns auch die Beschäftigung mit den Sinn- und Wertfragen unseres Daseins sparen beziehungsweise würden diese zu bloßen Reflexen unserer verstandesbegabten „Seele", die nicht anders kann, als solche Fragen zu stellen, weil sie ihr Gehirn schließlich zu irgendetwas nutzen muss, wenn es nicht verkümmern soll.

Tatsächlich halten heute manche Vertreter einer biologistischen Hirnforschung – die paradoxerweise nicht müde werden, ihre deterministische Sicht in der Öffentlichkeit zu verkünden (Singer, 2003) – auch die Glaubensfähigkeit des Menschen für eine Funktion seiner Hirnphysiologie. Diese benötigte eben im Laufe ihrer Entwicklung für ihre eigene Stabilität die Illusion einer höheren Macht und ließ diese daher auch evolutionär „produzieren". Das erinnert an Hegels vermeintlichen Beweis für die Richtigkeit seiner eigenen Theorie durch die Tatsache, dass er es war, der sie hervorgebracht hat (Weischedel, 1995, S. 209), nur dass die Hirnforscher so tun, als sprächen sie im Namen ihres Organs.

Offenbar gehen wir aber alle ganz selbstverständlich davon aus, dass es uns gibt, wenn wir miteinander kommunizieren. So wie sich jeder einzelne Mensch, der sich und die Welt über die Sinne seines Körpers wahrnimmt, der fühlt und denkt, zumeist fraglos als wirklich erlebt und nicht glaubt, dass er träumt oder halluziniert, wenn er etwas empfindet.

Ebenso selbstverständlich und zugleich wunderbar, wie uns die Tatsache unseres Menschseins erscheinen mag – dass es unsere Art überhaupt gibt in der Welt –, so selbstverständlich und wunderbar entdeckt jedes Kind eines Tages sein *Ich*, hat es plötzlich ein Wort dafür, dass es mehr und etwas ganz anderes ist als das Kind seiner Eltern, als ein kleiner Mensch, der groß zu werden hat und all das erst entwickeln und lernen muss, was er benötigt, um als menschliches Lebewesen gedeihen zu können.

Seine Hilfsbedürftigkeit und Ohnmacht *empfindet* jedes Neugeborene, das verzweifelt nach der Geborgenheit, Wärme und Nahrung bei seiner Mutter sucht, das so leicht sich ängstigt und schreckt und jede Verlassenheit als Todesnähe erlebt, weil es eben nicht *weiß*, wie ihm geschieht, sondern unmittelbar *spürt*, dass es „dauerhaft" schutzlos und verloren ist und „jetzt gleich" sterben muss. Es gibt für einen Säugling kein Zeitgefühl und keine Erklärung, sondern nur die absolute Gegenwart dieses Schmerzes.

Was für ein Triumph ist es da, sich im Spiegel seines Ich wahrzunehmen – im übertragenen wie erstmals oft auch im wörtlichen Sinn: als Begegnung mit dem Spiegelbild vor seinen Augen –, gleichsam vor oder neben sich als Mensch zu treten beziehungsweise gegenüber seiner Umgebung und seinen Eltern Distanz wahren und *dieses Ich behaupten zu können*, das mir keiner zu bestreiten vermag, weil *ich* es ja *bin*, der es zur Welt gebracht hat.

„Ich denke, also bin ich" – dieser berühmte Satz von René Descartes (1996, S. 55) markiert nicht nur philosophiegeschichtlich einen wesentlichen Aufbruch des Menschen als Teil seiner Gattung, hin zu sich als einem konkreten einzelnen Ich. Dieses Ich denkt und handelt nicht nur eigenständig, sondern weiß auch noch, dass es dieses Zentrum des eigenen Daseins ist, das sich als dieses bestimmte Ich ausdrückt und sich seiner vergewissern kann, unabhängig davon, was ihm das genau bedeuten mag und wie es sein Leben empfindet oder bewertet.

Das Ich bedeutet auch entwicklungsgeschichtlich, auf dem Weg vom Säugling zum Erwachsenen, den Übertritt von einer Dimension in eine andere, vom Menschsein zum Ichsein, vom bloßen Empfinden eines Menschen hin zum Wissen, dass ich es bin, der da empfindet. Und damit beginnt der Prozess unserer Individualisierung, des Getrenntseins von allen anderen – unabhängig davon, wie wir diesen Prozess bewerten, ob wir erfreut darüber sind oder erschrocken, stolz darauf, alleine gehen zu können, oder uns schutzlos ausgeliefert fühlen.

In der frühkindlichen Entwicklung werden immer beide Phasen durchlaufen, und der Stolz jener späteren, da das Kind „Ich" sagt und meint, gründet auf der Überwindung seiner ursprünglichen symbiotischen Abhängigkeit, da es weder Sprache noch Kraft hatte, sich eigenständig wahrzunehmen und sich von der Mutter (oder seiner Bezugsperson) zu lösen.

In dem Maße, wie es später gelingt, aus der Kraft des eigenen Ich seine Umgebung zu entdecken, die Welt seines Hauses ebenso wie die des Gartens, die des eigenen Körpers und seiner Möglichkeiten ebenso wie die der anderen, entwickeln sich immer weitere Freiräume, die den Einzelnen bestärken und zu sich ermutigen können, sodass er eines Tages erneut eine andere Dimension erreicht – jene, die ihn erst eigentlich zu sich und seiner personalen Existenz reifen lässt.

Der Übergang von der notwendigen Symbiose zur potenziellen Freiheit wird *zuletzt* nur durch den Entschluss jedes einzelnen Kindes möglich, ein Ich sein zu wollen und sich auch so zu bezeichnen, doch *zuerst* durch das Maß an Geborgenheit, die ihm anfangs von außen vermittelt wird und ihm so im Inneren eine Sicherheit schenkt, die es dann *aufgrund* dieser früh erlebten Bestärkung zuversichtlich in die Welt ziehen lässt, um sie bewusst mit diesem seinem Ich zu verbinden.

Diese Zusammenhänge werden in ► Kap. 4 ausführlich thematisiert, da es um die Voraussetzungen einer gesunden seelischen Entwicklung des Menschen gehen soll, die in den ersten Erfahrungen wurzelt, die der Einzelne in Abhängigkeit von seiner Umgebung und einer sicheren Bindung an seine Mutter (oder eine andere exklusive Bezugsperson) macht.

Doch bereits hier sei deutlich darauf hingewiesen, wie verletzlich und störanfällig unsere Entwicklung vom Menschen zum Ich und schließlich zum *Selbst* verläuft. Körperlich – und damit auch verstandesgemäß und sprachlich – mag sich ein Entwicklungsprozess unauffällig und „normal" vollziehen, was meistens „angepasst" bedeutet. Der Einzelne spricht von sich in der ersten Person und führt womöglich nach außen ein sehr eigenständiges Leben, hat aber dennoch kein Gefühl für sich als einer *selbstbewussten Persönlichkeit* entwickelt, die sich aus der Distanz wahrzunehmen vermag und immer auch anders entscheiden könnte, als sie es freiwillig tut.

Tatsächlich versucht er jederzeit den Vorstellungen, Erwartungen und Forderungen *anderer* zu entsprechen, und gewinnt für sich in dem Maße an Bedeutung und Wert, wie die Menschen seiner Umgebung mit ihm zufrieden sind und er sich daran beruhigen kann, die verinnerlichten Normen und Gebote so gut wie möglich zu erfüllen. Dann ist sich das eigene Ich früh schon abhandengekommen, ohne es zu bemerken und in der Annahme, seiner eigenen Spur zu folgen, die doch seit je die vorgegebene der anderen war und deren Gesellschaft entsprach.

Doch etwas im Einzelnen lässt sich nicht dauerhaft täuschen, bleibt unbeirrbar in seiner Sehnsucht nach dem „eigenen Selbst", das er sein kann und soll, hinter all den ideologischen Götzenbildern, die aus Angst errichtet wurden. In dieser Spannung wird er „notfalls" in der Seele, am Körper oder an beidem krank, um die Aufmerksamkeit wieder auf sich zu lenken und seine Hoffnung nicht zu verlieren. Dann wird der Einzelne unbewusst von der „verzweifelten Sehnsucht" seiner Krankheit geleitet, dass er eines schönen Tages, wenn er wieder gesund ist, womöglich zur Freiheit einer selbstbestimmten Existenz findet. Die wird er wahrhaftig als seine eigene erleben, weil ihm „das Herz aufgeht" und es weit wird in ihm, wenn er endlich bewusst Ja zu sich sagen kann.

Wann und warum solche Prozesse einer „verzweifelten Sehnsucht" in uns ablaufen und unter welchen Symptomen sie sich jeweils vollziehen können, wird das Thema von ► Kap. 3 sein.

Der Begriff des *Selbst* meint jene Instanz im Menschen, die im Laufe seiner Entwicklung vom eigenen Ich hervorgebracht und geformt wird, aus dessen Erfahrungen und Empfindungen, dem, was ihm schicksalhaft widerfährt und auf das seine Seele antwortet, entsprechend ihrer individuellen Bedürfnisse und Möglichkeiten. Aus diesen gestaltet das Ich sein *personales, bewusstes Selbst* kraft seiner geistigen Dimension, in der seine Sehnsüchte beheimatet sind, seine Ideen sich entwickeln und eigene Entscheidungen getroffen werden, aufgrund selbstständig reflektierter Werturteile.

Dieser Prozess ist nicht *objektiv* erkennbar, weder in seinen Abläufen und Übergängen – vom Menschen über das Ich zum Selbst – noch an seinen Ergebnissen, die genauso gut nur *scheinbar* selbstständig getroffenen Entscheidungen entstammen können. Vielmehr entspricht diese Entwicklung immer nur der *subjektiven Gewissheit* des Einzelnen, der am eigenen Umgang mit den jeweiligen Inhalten dieser Gewissheit in sich selbst, kraft des eigenen *Gewissens*, wahrnehmen muss, wie selbstständig und frei er sich von den Werturteilen anderer wirklich erlebt, das heißt, wie entwickelt sein *Selbstwertgefühl* wirklich ist.

Darin gerade besteht der wesentliche Unterschied zwischen der *Seele des Ich* und dem *Geist des Selbst*: dass auf der Ebene der Empfindungen und Gefühle, die das Ich erlebt und körperlich an sich wahrzunehmen vermag, *sichtbare*, auch von außen *symptomatisch erkennbare* Prozesse ablaufen – auf eine ganz elementare, ursprüngliche Weise, die der Mensch mit anderen empfindungsfähigen Lebewesen teilt, wenn er sie auch, im Gegensatz zu diesen, als Gewissheit „begreifen“ und sprachlich benennen kann. Und dass sich andererseits, im Inneren des Selbst, *geistige, ästhetisch* und *ethisch wertende Prozesse* vollziehen, die so zuerst und zuletzt nur für den Einzelnen Gültigkeit haben können und sollen, weil sie eine eigenständige Schöpfung seines Geistes bedeuten, die dieses einzigartige, individuelle Selbst als Antwort und Sinn seiner Existenz für sich erkannt hat.

Das Ich fühlt sich aufgrund seiner Seele und ihrer Gefühle kraft seines Geistes berufen, dieses bestimmte Selbst zu werden. Und dieses Selbst wiederum beschließt und entscheidet sich immer wieder aufs Neue, *es selbst zu sein*: sich als diesen Menschen, mit diesem Körper und diesen Veranlagungen (diesen Augen, dieser Nase, dieser Haarfarbe, dieser Gestalt, diesen Genen, diesen Talenten …), und dieses Ich, mit seinen Gefühlen und Erfahrungen (diesen Eltern, diesen Bezugspersonen, diesen Lebensumständen, dieser Landschaft, dieser Gesellschaft …), anzunehmen als sein Schicksal und als seinen Auftrag, daraus gleichsam die *Skulptur seiner Existenz* zu gestalten.

Ob der Einzelne das als Fluch oder Gnade erlebt, seine Freiheit als ein Geschenk wahrzunehmen vermag oder sich, wie Sartre es empfand, zu ihr verurteilt fühlt, hängt wiederum mit jenen Voraussetzungen seiner Entwicklung zusammen, wie sie in ► Kap. 4 erörtert werden, zuletzt aber davon, ob er sich – aufgrund beziehungsweise *trotz* seiner schicksalhaften Einflüsse – überhaupt in der Lage sieht, der bewusste (Mit-)Gestalter seiner Existenz zu sein, und nicht nur ohnmächtig leidet unter einem Dasein, das er zu ertragen hat, ohne zu wissen, wie ihm das gelingen kann, sodass er sich genötigt fühlt, nach vermeintlichen Auswegen zu suchen, die ihm überleben helfen.

An dieser Stelle geht sich das Selbst oft genug verloren, noch bevor das Ich es gefunden hat, und entgleitet in die *Krankheit als Sucht* nach Erlösung von seiner entsetzlichen Angst vor dem Tod als seinem endgültigen Ende, noch bevor das eigentliche Leben beginnen konnte.

2.1.3 Unbewusstsein – Bewusstsein – Selbstbewusstsein

Besonders an diesen Begriffen mag deutlich werden, wie sehr die Abschnitte *wesentlich* zusammengehören und nur getrennt werden, um einzelne Aspekte deutlicher hervorheben zu können – um jene physiologischen (körperlichen), psychologischen (seelischen) und philosophischen (geistigen) Grundlagen zu kennzeichnen, die den Menschen zu einem Ich werden lassen, das im Laufe des Daseins dann sein Selbst entwickelt. Diese Zusammenhänge zu kennen, ist wesentlich, um ihre mögliche Störungen oder Unterbrechungen verstehen und bewerten zu können. Und erst daraus wiederum ergeben sich Möglichkeiten der Veränderung und Wege zum Seelenheil des „wahren Selbst", das immer das eigene, eigentliche, ist.

Der einzelne Mensch kann an Körper und Seele erkranken und zu sich – seinem Selbst – keinen Zugang finden, doch wenn er wieder gesund werden will, wenn er sich also entschließt herauszufinden, warum er krank geworden ist, und offenbar diese Substanz, dieses Verhalten oder dieses Symptom benötigt, um sich auszudrücken und selbst erkennbar zu werden, dann wird das nur über eben dieses Selbst und dessen geistige Dimension gelingen, in der die potenzielle Freiheit wohnt, sein Leben zu verändern und zu entwickeln.

Auf der Ebene des Geistigen und aus der Perspektive des Selbst – und sei es durch die Symptome eines „verschütteten" oder „verdrängten" Selbst, das seine Suche nur noch indirekt, als *Sucht*, vermitteln kann –, entscheidet sich, was aus einem Menschen wird und ob *ich* mich als krank oder gesund empfinde.

Wobei, und das ist das Dilemma aller chronischen Erkrankungen – im Gegensatz zu den sogleich sichtbaren Folgen eines Unfalls –, oft lange Zeit, wie etwa bei der Alkoholabhängigkeit die Illusion vom Genusstrinken, entweder das Problem gar nicht wahrgenommen – weil durch die Droge verfälscht – wird oder aber das Symptom nicht als „umgelenkter", ersatzweiser Ausdruck der seelischen Not wahrgenommen werden kann (oder darf), weil dessen not-*wendige* Funktion noch gebraucht wird und für den Einzelnen die Erkenntnis seiner wahren existenziellen Not einem Sturz ins Bodenlose und seiner Vernichtung gleichkäme.

Die Dynamik dieser *inneren Kommunikationsstörungen* und deren Zusammenhang mit einem gestörten Gleichgewicht jener Dimensionen, die das Wesen des Menschen kennzeichnen, soll hier zu erhellen versucht werden, um damit Voraussetzungen zu schaffen und Wege zu ebnen, die zur Überwindung oder Verwandlung dieser Erkrankungen beitragen können, die den Einzelnen an einer freien, selbstbestimmten Entwicklung hindern – und sei diese potenzielle Freiheit schicksalhaft noch so eingeschränkt.

Der innere Ort, an dem dieses Geschehen unter einer ängstigenden oder befreienden Perspektive abläuft, sozusagen das Medium dieser inneren Entwicklung, ist das *Bewusstsein* eines Menschen, wiederum in drei Gestalten, die sich aufeinander basierend entwickeln und zusammengehören, aber dennoch wesentlich voneinander zu unterscheiden sind, wenn wir die Dynamik einer Erkrankung und die Bedeutung der jeweils betroffenen Ebene(n) angemessen verstehen wollen.

Das *Unbewusstsein*, das Nicht-Bewusstsein oder Vor-Bewusstsein, „wohnt" im Körper eines Menschen, meint dessen „Gedächtnis", das jede Zelle hat, in dem (der) alles gespeichert werden kann, das uns widerfährt, jede Freude und jeder Schmerz, jede Sinnesempfindung, jedes Gefühl und jeder Blick, der uns trifft oder den wir unwillkürlich auf die Welt werfen.

Alles, was wir empfinden und erleben, ohne zu *wissen*, wie uns geschieht, lagert sich im *Reich des Unbewussten* ab, dem auch alles entstammt, was sich spontan in unseren Träumen und Fantasien ereignet, was uns die Instinkte unserer Triebnatur oder die Reflexe unseres Körpers an inneren Bildern und Empfindungen „eingeben".

Dieses Reich ist unendlich groß, weil wir in jedem Moment unseres Daseins, auch bei allem, was wir bewusst denken und tun, jederzeit und ununterbrochen, am Tag und in der Nacht, neue Eindrücke sammeln, Empfindungen haben und Assoziationen herstellen, von außen und innen – eben ohne dass wir es bemerken, weil unsere bewusste Aufmerksamkeit viel zu langsam und „ordentlich" ist, um der chaotisch und unerschöpflich sprudelnden Quelle unserer Sinneseindrücke „entsprechen" zu können. Dies würde auch ganz wörtlich genommen bedeuten, alle unsere Empfindungen in Worte fassen und ihnen sprachlichen Ausdruck verleihen zu können. Selbst der Versuch, ein „ewiges" Tagebuch zu führen, in dem wir fortlaufend alle Eindrücke festzuhalten versuchten, bliebe jederzeit unendlich hinter den rasend schnellen augenblicklichen Empfindungen und Assoziationen unseres Unbewussten zurück.

So bekommen wir nicht nur andauernd neues „Erfahrungsmaterial" geliefert, aus dem unsere Fantasie und unser bewusstes Urteilungsvermögen schöpfen können, um es für die eigene Selbsterkenntnis und Lebensgestaltung zu nutzen. Es bilden sich auch unbewusst in jedem Moment neue Eindrücke von der Welt, in der wir leben, in uns ab. Diese nehmen, gefiltert und wahrgenommen durch den Sinnesapparat unseres Körpers, ebenfalls Bewertungen vor und lassen so eine „Atmosphäre" und einen „Geschmack" von der Welt in uns entstehen – mit dem wesentlichen Unterschied, dass dies *unbewusst* geschieht und Auswirkungen haben kann, von deren Hintergrund wir nicht einmal etwas ahnen.

Der Einfluss dieser unbewussten Bewertungssysteme, die im Grunde jederzeit ununterbrochen aktiv sind, kann gar nicht hoch genug eingeschätzt werden. Sogar nachts in unseren Träumen liefern sie Bilder, Empfindungen, Gefühle und Urteile, die jene Stimmung erzeugen, die dann im Wachen – sofern wir uns ihrer erinnern – zur eigentlichen Botschaft des Traumes werden, die vor allem in der darin erzeugten Atmosphäre anklingt. Immer sind sie an allen unseren Erlebnissen, Gedanken und Handlungen beteiligt, laufen ihre Prozesse „untergründig" mit und beeinflussen unbemerkt unsere Gefühle und unser Verhalten.

Wir „wissen" vielleicht gar nicht, dass wir Angst haben oder eifersüchtig sind, aber wir verhalten uns so und (re)agieren entsprechend, bis wir womöglich durch das Verhalten oder eine Bemerkung unseres Gegenübers darauf hingewiesen werden. Damit könnte ein Prozess der Bewusstwerdung beziehungsweise Bewusstmachung einsetzen, zu dem wir uns aufgefordert fühlen oder entschließen, weil wir der Wahrheit einer Situation auf die Spur kommen wollen. Oder wir erschrecken uns so sehr über die Reaktion des anderen und damit – unbewusst – über uns selbst, dass wir sogleich zum Gegenvorwurf übergehen und verdrängen, was wir eigentlich fühlen: Angst und Ohnmacht.

Im inneren Konflikt der Bewertungssysteme unseres Unbewusstseins – dessen, was wir erleben und dabei fühlen – und unseres Bewusstseins – dessen, was wir denken und urteilen aufgrund verinnerlichter, mehr oder weniger eigener Maßstäbe und Wertvorstellungen, an denen wir unser Leben zu orientieren versuchen –, vollziehen sich im Grunde all jene psychosomatischen Dramen, die wir in uns auszutragen haben und die über Sucht oder Sehnsucht, Krankheit oder Gesundheit entscheiden.

Unsere *Gefühle* sind dabei gleichsam die Summe des augenblicklich Wahrgenommenen und unserer spontanen, in Millisekunden ablaufenden, körperlichen Reaktionen darauf, die zwischen angenehm oder unangenehm, gut oder schlecht für uns, unterscheiden. Sie sind die Vorgabe unseres Körpers, der mit seinen Sinnen, Instinkten und Empfindungen das unbewusste Material liefert, jene menschliche Grundausstattung, die unser Überleben sichert, weil wir damit so direkt zu reagieren imstande sind, dass wir, etwa in einer Gefahrensituation, sofort instinktiv „wissen", was zu tun ist, ohne die Verzögerung des Denkens.

Das Denken entwickelt sich im Laufe unseres Lebens unvermeidlich entlang der eigenen Erfahrungen und unserer wachsenden sprachlichen Kompetenz, mit deren Hilfe es immer differenzierter und assoziativer zu werden vermag – ein Netzwerk aus Begriffen, Vorstellungen, Erinnerungen und Werturteilen, die sich zu mehr oder weniger komplexen Gedankengebilden verbinden.

Mit seinen Möglichkeiten, die innere Welt in Worte zu fassen, wird für das Ich alles leichter und alles komplizierter zugleich: Es kann festhalten und benennen, was es bewegt, kann ordnen und vergleichen und sich seines Daseins vergewissern, aber es wird auch empfänglich für Beeinflussungen, Bevormundungen und Demütigungen aller (sprachlichen) Art, es kann fremde Maßstäbe für seine eigenen zu halten beginnen, kann Ideologien verinnerlichen und seinem „Über-Ich" (Freud, 1972, 1. Teil, 1. Kapitel) verfallen, ohne es zu bemerken, weil es ja noch immer „Ich" sagen und sich dafür halten kann.

Zum inneren Konflikt, der sich im Verlauf der Bewusstseinsentwicklung zwischen der eigenen, im Medium der Sprache vollzogenen, Bemächtigung des Ich im Verhältnis zur Welt und den Einflüssen seiner Umgebung (Eltern, Gesellschaft …) abspielt, kommt der für die weitere Entwicklung entscheidende: der Konflikt zwischen den unbewussten Kräften im Menschen und den bewussten Anstrengungen des Ich, mit diesen zwar an sich wahrgenommenen, doch in ihrem Ursprung unbewussten Symptomen zurechtzukommen, die aus diffusen Empfindungen, chaotischen Emotionen und Gedanken oder manifesten körperlichen Erkrankungen bestehen können. Dabei versucht das Ich mehr oder weniger bewusst, die verschiedensten Strategien anzuwenden, von der Verdrängung über die Abspaltung bis zur Betäubung, von der Neurosenbildung über körperliche Schmerzen bis zur stoffgebundenen Sucht, mit denen es die ihm fremden, unbewussten Kräfte zu beruhigen oder gar aufzulösen bemüht ist.

Alles hängt für eine Lösung dieses inneren Konflikts davon ab, ob das Ich die nächste Stufe der Auseinandersetzung und des Bewusstseins erreichen kann oder nicht. Das reine Wissen um einen Konflikt, die Wahrnehmung seiner inneren Spannung und das Bewusstsein des Ich davon, dass da etwas nicht stimmt, dass es zum Beispiel anderes will als seine Eltern, dass es Unruhe verspürt, Wut oder Scham angesichts einer bestimmten Handlung, die von ihm erwartet wird, hilft noch nicht weiter, wenn es nicht erkennt, was da mit ihm oder durch ihn geschieht, und ihm die Maßstäbe fehlen, mit denen es eine Situation und ihre Bedeutung für sein Dasein beurteilen kann.

Wenn es jedoch gelingt, die nächste Stufe zu erreichen, Distanz zu entwickeln zu sich und zur Situation, in der sich der Konflikt ereignet, dann tritt das *Selbst-Bewusstsein* in Erscheinung. Wenn es gelingt, gleichsam neben sich zu treten und auf das eigene Ich und sein Verhalten zu schauen wie auf den Darsteller in einem Film, über dessen Motive wir, wenn wir ihn da in seiner Rolle agieren sehen, ebenso bewusst nachdenken können – dabei oder danach. Dies hat zunächst und vor allem mit *Selbstdistanz* zu tun und bedeutet erst in zweiter Linie, in den hoffnungsvollen Konsequenzen dieser Fähigkeit, Symptom (Verhalten) und Person, mein Erleben und mein Ich voneinander trennen zu können – *Selbstbewusstsein* als Ausdruck eigener Stärke vor sich und anderen. Diese Stärke ist gerade die *Folge* der geistigen Freiheit des Ich, zu den äußeren und inneren Phänomenen des eigenen Daseins, zu dem, was ihm widerfährt und wie es darauf reagiert, Stellung zu nehmen – auf seine einzigartige, individuelle Weise zu *antworten*.

Die Bedeutung und der Wert, den das Ich seinem Dasein bewusst verleiht, verwirklicht erst die Existenz des eigenen Selbst – erschafft erst aus dem Wissen um die Besonderheit dieses meines Ichs, mit diesem Körper und dieser Seele, diesen Empfindungen und diesen Gefühlen, die einmalige, unvertretbare, eigenständige, mit unantastbarer Würde und dem Recht auf Freiheit beschenkte Person. Jene Person, die mit anderen Personen in Beziehung steht und sich mit ihnen gemeinsam entwickelt: *gemeinsam* als eine Gesellschaft gleichberechtigter individueller Personen – und *einzeln* jedes Ich zu dem Selbst, das es werden soll und kann.

Die Freiheit, ein Selbst werden und sein zu können, das in seinem Leben *Sinn* sucht und findet, das sich selbst zu erkennen vermag, auch wenn am Ende die Erkenntnis seiner Unzulänglichkeit stehen sollte – das „Ich weiß, dass ich nichts weiß“ eines Sokrates (Platon, 1957, 6. Kapitel, S. 12) –, offenbart potenziell jedem einzelnen Menschen ein Bewusstsein sowohl der eigenen Geschöpflichkeit als auch der eigenen Schöpferkraft für die Gestaltung dieser seiner einmaligen konkreten Existenz.

Im Gegensatz zu anderen Lebewesen, *haben* wir nicht nur einen Körper, sondern nehmen ihn an uns wahr und beginnen zu überlegen, was wir empfinden und welche Schlüsse wir daraus ziehen wollen. Oft geschieht dies sehr spontan und beinahe unmerklich, etwa bei der Wahl einer Speise nach dem momentanen Geschmack. Ein anderes Mal, bei scheinbar widersprüchlichen Gefühlen, in einem inneren Konflikt zwischen bewussten und unbewussten Impulsen, sind wir sehr zögerlich und entscheiden auch zuletzt noch voller Skrupel.

Das *Selbstbewusstsein* hingegen tritt aus dem Bewusstsein und dem Denken des konkreten Ich in seiner jeweiligen konkreten Situation – die dabei durchaus auch eine allgemeine Krise oder generelle Orientierungslosigkeit sein kann, die sich jeweils in einem konkreten Moment zeigt – „gewissermaßen“ noch einmal eigens heraus. Es hält gleichsam die Zeit des bloßen Bewusstseins, als eines „Wissens um“ die jeweilige Problematik, an und *denkt nach über sich* in dieser bestimmten Situation als einem Augenblick seiner Existenz in der Welt. Dadurch erst wird die Auseinandersetzung existenziell bedeutsam, beginnt sich der Einzelne nach dem Sinn einer Situation für seine Existenz zu fragen und prüft sie gewissermaßen kritisch im Hinblick auf die Ewigkeit.

Wenn die Angst jenes elementare Grundgefühl ist, das unsere tiefste Erschütterung anzeigt, und zwar die Angst vor dem Tod, das Entsetzen über die eigene Endlichkeit, dann vermag uns potenziell jeder Konflikt daran zu erinnern, mehr oder weniger bewusst, dass mit ihm unwiederbringlich unsere Lebenszeit vergeht, was zum Prüfstein für seine Bedeutung werden sollte. Genauso verhält es sich potenziell auch mit jedem belastenden Symptom, das unser Ich mithilfe des Körpers unbewusst produziert, um uns daran zu gemahnen, dass wir so unser Dasein nicht verbringen sollten, wenn dieses noch einen anderen Sinn als das Leiden in sich trägt. „Warum bin ich krank geworden, was will mir mein Körper damit sagen, was möchte er, dass ich tue oder lasse?", fragt sich das Ich und beginnt dadurch ein *Selbst* (es selbst) zu werden, dass es anfängt, in Ruhe darüber nachzudenken.

Wir sind als Menschen potenziell philosophierende Wesen und sollen mit dieser Begabung wir selbst werden, indem wir nachdenkend die Zeit anhalten und überwinden – im Hinblick auf die Ewigkeit unserer Sehnsucht. Wenn wir diese Begabung als unsere eigentliche Freiheit begreifen, entfaltet sie sich nicht mehr nur im leidvollen Konflikt, im Umgang mit inneren und äußeren Widerständen, sondern potenziell jederzeit, bei allem, was wir denken und tun.

Immer können wir uns fragen – und werden es selbstbewusst zunehmend wie selbstverständlich tun –, ob uns eine Situation potenziell befreit oder Angst auslöst, ob wir uns durch sie erweitert oder eingeschränkt fühlen, ob uns in ihr das Herz aufgeht oder eng wird. Und der entscheidende Maßstab für die Ewigkeit wird sein, ob wir uns wünschen könnten, dass eine Situation ewig wiederkehrt, ob wir sie als so schön und erfüllend, das heißt als so sinnvoll erleben, dass sie für immer bleiben darf: dass wir in ihr die Zeit vergessen und schon dadurch Zeitlose sind.

2.1.4 Materialismus – Idealismus – Sehnsucht (Existenz)

Die Begrifflichkeit dieses Abschnitts weicht stark von den vorhergehenden ab, nicht nur wegen des Zusatzes „Existenz", sondern auch weil *Sehnsucht*, als eine Haltung, offensichtlich weder zu den bisherigen kategorialen Bestimmungen passt noch zu ihren Nachbarbegriffen „Materialismus" und „Idealismus", die vielmehr Epochen der Philosophiegeschichte zu bezeichnen scheinen. Doch gerade das ist beabsichtigt und soll nicht nur „bewusst" einen Bezug zum philosophischen Hintergrund der Psychologie herstellen und das Thema auch traditionell mit der Frage nach dem maßgeblichen Menschenbild verbinden, sondern es wird hier, unter Einbeziehung der *Sehnsucht*, ausdrücklich die entscheidende *existenzielle Dimension* jeder Auseinandersetzung um eine mögliche Erkenntnis von Wahrheit eingeführt.

Richtig besehen gibt es in der philosophischen Tradition – genau wie in der Entwicklungsgeschichte des einzelnen Menschen (so wie sie in den bisherigen Abschnitten dieses

Kapitels beschrieben wurde) – drei wesentliche Dimensionen, die ebenso zusammengehören, wie sie sich aufbauend übersteigen, indem sie sich durch die jeweils dritte Stufe zu einer bewussten Einheit verbinden und als solche bewerten lassen und zugleich in Richtung zeitloser Gültigkeit („ewiger Wahrheit") transzendiert werden können.

Materialismus meint die Dimension der Körperlichkeit im weitesten Sinn, des sinnlich, empirisch, Erfahrbaren, des Zähl- und Messbaren, der äußeren Größen, der Mengen und Summen, der Quantität. Die materialistische Weltanschauung hält *Materie* für den Grund und die Substanz aller Wirklichkeit, neben der stofflichen auch der seelischen und geistigen. Allein das stofflich Gebundene wird in ihr als wesentlich erachtet, das für jeden Sichtbare, die wahrnehmbaren Elemente des Lebens – Feuer, Wasser, Erde, Luft –, wie sie bereits in den Anfängen des Philosophierens (Vorländer, 1969) und in allen Kulturen als Grundlage und gleichsam „Stoff" des Denkens galten. Und im Laufe der Zeit und der Entwicklung von Naturwissenschaft und Technik ließ sich eine endlos erscheinende Ausdehnung der Materie bis hin zu ihrer Aufspaltung in atomare Bausteine entdecken.

Die Erforschung der materiellen Zusammenhänge und Gesetzmäßigkeiten wurde zur Grundlage der Beherrschung der Natur und der Bemächtigung des Planeten. Der Mensch begann damit, sich die Erde untertan zu machen, er verließ die Bäume und Höhlen, umzäunte Land, baute Häuser, gründete Dörfer und Städte, erfand das Rad und die Automobile, erhob sich in die Lüfte und begann das Weltall zu erforschen. All das konnte ihm nur mithilfe von Naturwissenschaft und Technik gelingen, durch eine effiziente Nutzbarmachung der Materie, wobei als Kriterien des Erfolges wiederum materialistische galten: sichtbare, messbare, zählbare und vermehrbare.

Die *Vergleichbarkeit* wird im Materialismus ebenso zum Gültigkeitskriterium wie die *Überprüfbarkeit* eines Sachverhalts. Was schneller, größer, höher, weiter oder einfach *mehr* ist, wird, sofern man die Sache an sich als *nützlich* beurteilt, auch für besser und erstrebenswerter gehalten.

Ob eine erklärende Theorie oder die Bewertung eines Sachverhalts überhaupt für gültig erachtet wird, hängt dabei von deren „Beweisbarkeit" ab, die wiederum empirischen Kriterien zu genügen hat, sich also entsprechend wahrnehmbar „materialisieren" lassen muss. Ob die Messung von Hundertstelsekunden über Sieg und Niederlage eines Rennläufers entscheidet, der Intelligenzquotient für die Aufnahme eines Bewerbungskandidaten ausschlaggebend ist oder die Geldsumme auf dem Bankkonto den Erwerb von Landbesitz ermöglicht – immer werden „materialistische" Kriterien zum gültigen Maßstab.

Ob ein Arzt die Dosierung eines Medikaments vorschreibt, Vokabeln Verständnis und Austausch in einer Fremdsprache begünstigen oder erlerntes Wissen eine Prüfung bestehen lässt – immer sind es äußerlich ablesbare Fakten, erlernte Regeln, befolgte Gesetze oder erfüllte Ordnungen, die auf einer materialistischen Ebene das Zusammenleben bestimmen und den Einzelnen aufwerten, je besser er den vorgegebenen – „materiellen" – Kriterien entspricht. Der bessere Notendurchschnitt zeichnet demnach den besseren Schüler aus, der Gesündere hat die besseren Laborwerte, der Glücklichere bewältigt seine Krisen leichter, der Reiche hat das größere Bankkonto, und so weiter.

Diese Beispiele scheinen auf den ersten Blick nichts mit einer „materialistischen" Sichtweise zu tun zu haben, sondern eher der herrschenden Leistungsideologie und dem Erfolgsstreben kapitalistischer Gesellschaftssysteme zu entsprechen. Doch genau das ist in diesem Zusammenhang der entscheidende Punkt und Grund dafür, warum in diesem Abschnitt überhaupt von *-ismen*, also ideologischen Wertesystemen, die Rede ist.

Ideologien erheben Prinzipien, Ordnungen und Systeme in den Rang der Allgemeingültigkeit, führen vermeintlich logische Regeln, Dogmen oder Offenbarungen als Beweise für die Objektivität einer Erkenntnis an – wie die Theologie scheinbar unwiderlegbare, „zwingende" Gottesbeweise konstruierte (Küng, 1978) –, die der Einzelne für sein „Seelenheil" dann nur noch zu übernehmen und zu befolgen hatte. Durch Teilhabe an der Ideologie wird er zum Platzhalter einer Wahrheit, die ihm eigentlich erst Wert und Bedeutung verleiht. Dabei ist die *Struktur* einer Ideologie entscheidend für ihren Dogmatismus, für die psychische und ideologische Gewalt, die sie auf das Bewusstsein, auf Gefühle und das Denken des einzelnen Menschen ausübt. Die Inhalte sind dabei der Stoff, die „Materie", in der diese Gewalt Gestalt annimmt, jene Lehre, die sie verkündet.

Was genau eine Ideologie propagiert, spielt für die Unfreiheit des Einzelnen keine Rolle, in jedem Fall hängt sein Wert von der Übernahme der jeweiligen Inhalte und der Erfüllung ihrer Bedingungen ab. Der Gehorsam beziehungsweise die Unterordnung gegenüber der objektiven Autorität und „Wahrheit" der vermeintlich gültigen Lehre verbürgt seine Bedeutung als Mensch und Teil der auf dieselbe Wahrheit verpflichteten Gemeinschaft.

Insofern ist auch der *Idealismus* ein Materialismus, bedeutet jedes ideologische Programm, gleich dem einer Partei oder den Regeln eines Vereins, gewissermaßen die „Materie", den „Gegenstand", die „Doktrin" einer Lehre aus Vorschriften, Prämissen, Gesetzen und Urteilen. Deren Einhaltung und Umsetzung in die alltägliche Lebenspraxis der Menschen haben wiederum sichtbaren, vergleichbaren, messbaren Kriterien zu genügen, die von außen objektiv überprüfbar sind, indem gleichsam eine „Gesinnungspolizei" aus bereits ideologiekonformen, gesetzestreuen, „gehorsamen" Menschen über den „herrschenden Geist" wacht wie die Verkehrspolizei über die Befolgung von Geschwindigkeitsregeln oder wie Schiedsrichter Wettbewerbe kontrollieren.

Fatalerweise wird die Manipulation des Bewusstseins dabei meist gar nicht als solche bemerkt und eine übernommene ideologische Meinung für die eigene gehalten, weil deren Inhalte oft bereits frühzeitig und nachhaltig als die „einzig wahren" suggeriert und daher „zwangsläufig" angeeignet wurden. So kann schließlich auch die Kontrolle und Bespitzelung Andersdenkender zu einer notwendigen Strategie erklärt werden, um diese „Feinde der Wahrheit" wirksamer bekämpfen zu können und die Gesellschaft vor ihnen zu schützen.

Der vielfach preisgekrönte deutsche Film *Das Leben der anderen* (Henckel von Donnersmarck, 2006) behandelt genau diese Zusammenhänge der rigiden Überwachung von kritisch denkenden Menschen durch den Staatssicherheitsapparat („Stasi") einer Diktatur in eindringlicher, überaus authentischer Weise. Bei dieser im Künstlermilieu Ost-Berlins angesiedelten komplexen Geschichte nach wahren Begebenheiten, in der zuletzt jeder jeden verdächtigt und ausspioniert, scheitert letztlich auch die Liebe der beiden Protagonisten, eines Theaterschriftstellers und einer Schauspielerin, auf dramatische Weise.

Die von Freud als „Über-Ich" bezeichnete Instanz meint genau jene Welt verinnerlichter Maßstäbe, die in uns ihre verhängnisvolle Wirkung entfalten, weil sie oft genug in Konflikt mit unseren eigentlichen seelischen Bedürfnissen geraten, die dabei meist ebenso unbewusst bleiben wie die genaue Herkunft jener Maßstäbe, in deren Namen wir diese ursprünglichen Bedürfnisse zu kontrollieren versuchen (hierzu mehr in ► Kap. 3).

Inhaltlich stellt der *Idealismus* genau die gegenteilige Position in den Mittelpunkt: Statt der Materie, der Körperlichkeit, wird die *Seele* – im klassischen Verständnis als innere, geistige, Ideenwelt – eines Menschen zum letzten Erklärungsprinzip der Wahrheit, die unsere sichtbare, sinnlich wahrnehmbare Realität im Sinn einer idealen Wirklichkeit übersteigt. Wenn der Materialismus sogar die Seele und deren Gefühlsregungen als rein stofflich gebundene und physiologisch erklärbare Erscheinungen betrachtet – ein fataler Auswuchs dieser ideologischen Verblendung findet sich in Theorien einer Neurobiologie, die alles menschliche Fühlen, Denken und Handeln für „nichts als" das Resultat hirnphysiologischer Funktionen hält –, so ist für den *Idealismus* umgekehrt die Materie nur eine Erscheinungsform des Geistes. *Sein* ist dann nur als *Bewusstsein* denkbar, als Wahrgenommenwerden durch das Ich, und gerade dadurch „objektiv" gültig, dass eine „ewige Idee" (Platon, 2002a), ein abstrakt gedachtes, „absolutes Ich" (Fichte, 1997) oder der „Weltgeist" (Hegel, 1973) die Wahrhaftigkeit des Seins verbürgt.

„Ich denke, also bin ich" hieß die idealistische – genauer gesagt *rationalistische*, die Vernunftlogik idealisierende – Beweisführung des René Descartes (1596–1650), der mit dem archimedischen Punkt eines verlässlich erkennenden Ich gerade die Wende zur Neuzeit und zur Entwicklung des naturwissenschaftlich-technischen Denkens einleitete.

Materialismus und *Idealismus* sind also im Grunde nur die beiden Kehrseiten einer ideologischen Medaille, die sich letztlich beide an vermeintlich objektiv Erkennbarem orientieren, das entweder sinnlich wahrnehmbar oder von einem absoluten Ich logisch herleitbar ist. Im ersten Fall sollen sich die sogenannten Fakten empirisch überprüfen lassen, im zweiten ist eine Theorie rationaler Gesetzmäßigkeit unterworfen und daher zwingend beweisbar. Doch beide sind, so unterschiedlich sie auch erscheinen, von der konkreten Lebenswirklichkeit des Einzelnen gleich weit entfernt.

Eine Seele, die den zu ihr gehörenden Körper nur als ihr „Gefängnis" betrachtet – mag er einem verzweifelt leidenden Menschen oft auch genau so erscheinen –, kann ihre innere Harmonie, ihren Seelenfrieden, ebenso wenig erreichen, wie ein Mensch jemals zur Ruhe kommt und wirkliche Geborgenheit in sich zu finden vermag, der sich ganz den Impulsen und Bedürfnissen seines Körpers überlässt. Beide bleiben auf der Suche nach der verlorenen Einheit, ohne zu wissen, dass die eigene Ideologie, die ja für einzig wahr gehalten wird, sie aus der inneren Balance gebracht hat.

Ursprünglich einmal waren Philosophie und Psychologie untrennbar miteinander verbunden, war die Frage nach dem Sinn immer zugleich die Frage nach dem Wesen desjenigen, der sie zu stellen vermag und zu beantworten hat. Ursprünglich sind auch Körper und Seele des Menschen eine Einheit, die nur durch innere oder äußere Gewalt verletzt oder zerstört werden kann. Gewalt erzeugt Angst, und Angst *sucht*, solange sie sich nicht aus eigener Kraft oder durch die liebevolle Unterstützung eines anderen zu beruhigen vermag, nach einer möglichst sofortigen Lösung, je nachdem, welches (körperliche oder seelische) Symptom gerade am unerträglichsten scheint – fatalerweise meist lange bevor es wirklich bewusst wahrgenommen und in seiner Logik gedeutet wurde.

Das bloße Bewusstsein einer Krise eröffnet noch kein Verstehen ihrer Zusammenhänge und keine hoffnungsvollen Perspektiven. Sobald Körper und Seele, Mensch und Ich, Unbewusstsein und Bewusstsein als Gegensätze erlebt werden und auseinanderzufallen drohen, löst das Unsicherheit und Angst aus, die einer anderen Ebene bedürfen, um überwunden, ja *transzendiert* zu werden.

So bedurfte es auch in der Geschichte der Philosophie, als Geschichte der Bewusstwerdung des Menschen, einer *anderen Dimension*, um die verlorene Einheit wiederzufinden, um gerade aus der Angst *Sehnsucht* nach Geborgenheit entwickeln zu können. Und so bedarf es – diese Annahme wird hier zu belegen versucht – auch im Blick auf die Krankheiten des Menschen, die Ausdruck, Symptom, seiner verlorenen Einheit sind, einer anderen, *existenziellen* Ebene des Verstehens, die den Einzelnen, ebenso wie die Menschengesellschaft, in einem anderen, wahrhaft solidarischen Geist vereinen kann.

Innerhalb der Philosophiegeschichte entwickelten sich in der ersten Hälfte des 19. Jahrhunderts mit dem dänischen Philosophen und Theologen Sören Kierkegaard (1813–1855) die Grundzüge eines Denkens, das gegen den „objektiven Idealismus“ Hegels und anderer idealistischer Zeitgenossen (zum Beispiel Schelling und Fichte) die subjektive, allein auf sich gestellte, unausweichlich mit seiner Angst vor dem Tod konfrontierte Existenz des Einzelnen hervorhob, angesichts derer ihm alle abstrakten Theorien über Gott und die Welt geradezu lächerlich banal erschienen.

Die Subjektivität wurde für Kierkegaard zum entscheidenden Wahrheitskriterium. Seine Hauptwerke setzen sich mit eben jenen Erschütterungen des Menschseins auseinander, die den Einzelnen überhaupt erst zu sich selbst und der kostbaren Zerbrechlichkeit seiner Existenz finden lassen, wodurch unser Dasein in der Welt ernst und wesentlich zu werden beginnt. *Der Begriff der Angst* (Kierkegaard, 1844) und *Die Krankheit zum Tode* (Kierkegaard, 1859) heißen zwei seiner Werke – wobei er im zweiten Titel die *Verzweiflung* des Menschen über seine grenzenlose Einsamkeit und unausweichliche Endlichkeit meint, in deren Bewusstsein, als seinem Schicksal, er zu leben hat.

Bei Kierkegaard ist das Selbstbewusstsein der Existenz ein tragisches – was sich nicht zuletzt auch aus seiner tragischen Biografie erklären lässt. Er nahm die christliche Lehre von der Erbsünde derart ernst, dass er sich durch eine vermeintliche Verfehlung des Vaters (!) seinerseits für schuldig befand und sich zur Buße kein persönliches Glück zubilligen konnte (Weischedel, 1966). Dem Einzelnen bleibe in seiner Sündhaftigkeit schließlich als Ausweg nur der erlösende „Sprung“ in den Glauben.

In der Radikalität seines eigenen Leidens, in der Annahme seines persönlichen Schicksals als der Herausforderung seiner Existenz, hat dieser Philosoph erstmals oder wieder – und vielleicht endgültig – ernst gemacht mit der Bedeutung der konkreten menschlichen Existenz als einer Einheit von Körper, Seele und Geist – Trieb, Gefühl und Vernunft – Denken, Handeln und Glauben, und zwar nicht theoretisch abstrakt oder wissenschaftlich beweisbar, weder nach empirischer noch idealistischer Logik, sondern jederzeit existierend im Jetzt dieses bestimmten Augenblicks, im gegenwärtigen Da-Sein: in der Gestalt *dieses* Menschen, mit den Gefühlen und dem Wissen *dieses* Ich und als *dieses* potenziell seiner Existenz bewusste Selbst.

Damit wurde Kierkegaard für viele spätere, die Existenz des Einzelnen gegen alle ideologischen Systeme behauptenden Philosophen sehr bedeutsam – einflussreich für ein lebendiges, ebenso leidenschaftliches wie klarsichtiges Denken wie sonst vermutlich nur noch Friedrich Nietzsche (1844–1900) –, auch wenn andere undogmatische Geister seine Zuflucht im Christentum als einen Verrat existenzieller Freiheit empfunden haben mögen.

Doch soll hier keineswegs eine weitere Auseinandersetzung mit den inneren Widersprüchen der Existenzphilosophie erfolgen (Teischel, 1984). Wesentlich ist in diesem Zusammenhang nur, den emanzipatorischen Geist dieses Denkens zu verdeutlichen: als eine nicht weiter überschreitbare Dimension des Philosophierens, als Sehnsucht jedes Menschen, sich und der Wahrheit seiner Existenz auf die Spur zu kommen.

Ein wesentlicher Unterschied zu den bis dahin entwickelten Positionen der Philosophiegeschichte, zu all den Theorien materialistischer oder idealistischer Prägung, die jede auf ihre Weise letztgültige Erklärungsansprüche erhoben haben, besteht in der Bedeutung der konkreten einzelnen Existenz mit ihren jeweils besonderen, einmaligen Eigenschaften und Bedingungen, mit ihren Ängsten und ihren Hoffnungen, als ihrer persönlichen Herausforderung, auf die es immer nur eine ganz individuelle Antwort geben kann. – so wie jeder Mensch *seinen* konkreten Tod zu sterben hat und mit *seiner* Angst davor leben muss, angesichts derer jeder Beruhigungsversuch von außen lächerlich wirkt und letztlich unwirksam bleibt.

Im Ansatz zumindest eint die verschiedenen existenzphilosophischen Sichtweisen auch die Kritik an theoretischen Systemen, an Gedankenkonstruktionen – Gedanken*gebäuden* –, in deren abstrakter Logik sich der Einzelne bis zur Bedeutungslosigkeit verliert, auch wenn sich schließlich bei genauerem Hinsehen sogar diese existenziellen Denker häufig wieder in dogmatischen Entwürfen und Verabsolutierungen verloren.

In unserem Zusammenhang ist vor allem die *Existenzphilosophie als Haltung* wesentlich, weshalb hier bewusst nicht vom Existential*ismus* Sartre' scher Prägung die Rede ist, der mit seinem radikalen *Nihilismus*, den er in Abgrenzung von Hegels Idealismus entwickelte, nur wiederum in einer weiteren Ideologie enden konnte (Sartre, 1993).

Daher steht hier auch als *Gegenbegriff* zu den Hauptströmungen philosophischen Denkens und deren Überwindung der Begriff der *Sehnsucht*, als jener entscheidenden Kraft in der menschlichen Seele, die nicht nur das eigene Selbst des Einzelnen hervorzubringen vermag, sondern zugleich, als dessen *Sehnsucht nach Sinn*, zum entscheidenden Grund aller möglichen Veränderung wird – zur *Transzendierung* der sinnlich erfahrbaren Welt hin zur Dimension einer potenziell ewigen Wahrheit.

Die Sehnsucht widersteht jeder Systematik und überwindet alle nur aus Angst errichteten, scheinbar Halt gewährenden Grenzen, die das Selbst letztlich in Ordnungen und Prinzipien erstarren lassen und ihm die Lebendigkeit austreiben.

Sehnsucht verlangt nach einem Leben in Schönheit, nach andauernder Verwandlung: der Gegenwart in erfüllte Zeit, des bloßen Daseins in eigene Existenz, des Bewusstseins in

Selbstbewusstsein. Und sie genügt sich immer schon in dieser Freiheit, über das Sichtbare hinauswollen zu können, sich offenzuhalten für ein Wunder, das noch kommen mag, auch wenn das vielleicht niemals geschieht.

Sehnsucht sehnt sich nach Erfüllung, aber sie bleibt unabhängig davon, ob diese jemals eintrifft – und will selbst dann noch, wenn sie sich einmal erfüllt hat, immer wieder aufs Neue erleben, dass ihr Ziel einer lebendigen Wahrheit entspricht, also jederzeit wiederholt werden kann und kein selbstverständlicher Besitz ist.

Sehnsucht ist die „Triebkraft" des Geistes, der Garant unserer Lebendigkeit, der Weg als das Ziel, und sie findet das Maß in sich selbst. Deshalb muss sie nicht erlöst werden oder sich an einer Sucht beruhigen, also selbst erlösen. Stattdessen begeistert sie sich an ihrer Freiheit, das Unmögliche wünschen und das Unerreichbare erwarten zu können.

Indem die Philosophiegeschichte im Verlauf ihrer Entwicklung die Bedeutung der *Existenz* des konkreten einzelnen Menschen zu entdecken begann – nicht als eines abstrakten, idealen Subjekts, jenes „absoluten" und doch nur gedachten Ich des Idealismus, vielmehr als eines angstvollen, unwissenden, leidenden und sterblichen Wesens –, vollzog sich in ihr ein ähnlicher Prozess, wie er sich potenziell für jeden Einzelnen im Laufe seines Lebens vollzieht: die Entwicklung vom instinktgeleiteten Körper über das bewusst denkende und handelnde Ich, hin zum Selbst, das sich immer erst suchen und finden muss – innehalten und nachdenken, um seine ganz persönlichen Antworten zu geben auf jene Fragen, die ihm mit der Tatsache seiner Existenz gestellt sind.

Wie der Einzelne mit dieser seiner Freiheit, philosophieren zu können und sich selbst als diesen konkreten einzelnen Menschen wahrzunehmen, umgeht, welche Antworten er für sich hat und ob er die Angst vor dem Tod – als der wesentlichen, doch für immer offenen Frage nach dem Sinn – auszuhalten vermag, entscheidet wesentlich darüber, ob er gesund bleibt oder krank wird. Kann er in der Sehnsucht nach Sinn existieren und die Ungewissheit ertragen – oder *muss* er wissen und sich beruhigen an etwas, das ihm eindeutige Lösungen verspricht?

2.1.5 Psychosomatik des Geistes

Diese Überschrift soll die vorhergehenden Abschnitte und die darin gesondert betrachteten Aspekte des menschlichen Wesens auch *ausdrücklich* miteinander verbinden. Damit sei noch einmal auf die Einheit und Zusammengehörigkeit aller drei Dimensionen im Menschen hingewiesen, die sich auseinander entwickeln, wechselseitig bedingen, gegenseitig beeinflussen, aufeinander angewiesen und jederzeit verbunden sind. Weshalb auch die Trennung in allen Abschnitten nur *gedanklich* vollzogen wurde, um die wesentlichen Aspekte für sich reflektieren zu können – so wie bei der Betrachtung eines Bildes auch jederzeit das Ganze wirkt und doch nach Vorder-, Mittel- und Hintergrund unterschieden werden kann, um die Schönheit des Ganzen genauer zu beleuchten.

Wenn es zwischen den drei Wesenheiten im Menschen eine innere Ordnung oder beschreibbare Wertigkeit gibt, dann kann es immer nur eine angenommene, vermutete, keinesfalls objektive sein, wie sie in der Philosophiegeschichte mit immer neuen Verabsolutierungen und Systementwürfen materialistischer oder idealistischer Prägung zu konstruieren versucht wurde, die der konkreten menschlichen Existenz in ihrer Angst vor dem Rätsel ihres Daseins letztlich alle gleich äußerlich und unwesentlich bleiben müssen.

Albert Camus (1913–1960) hat die existenzielle Situation des Menschen gleich in den ersten Sätzen seines Essays *Der Mythos von Sisyphos – Ein Versuch über das Absurde* (Camus, 1959) dramatisch verdichtet, indem er die Frage nach dem Sinn an jene nach der letzten tragischen Freiheit des Einzelnen bindet:

> Es gibt nur ein wirklich ernstes philosophisches Problem: den Selbstmord. Die Entscheidung, ob das Leben sich lohne oder nicht, beantwortet die Grundfrage der Philosophie. Alles andere – ob die Welt drei Dimensionen und der Geist neun oder zwölf Kategorien habe – kommt erst später. Das sind Spielereien; zunächst heißt es Antwort geben. Und wenn es wahr ist, daß – nach Nietzsche – ein Philosoph, der ernst genommen werden will, mit gutem Beispiel vorangehen müsse, dann begreift man die Wichtigkeit dieser Antwort, da ihr dann die endgültige Tat folgen muß. Für das Herz sind das unmittelbare Gewissheiten, man muß sie aber gründlich untersuchen, um sie dem Geiste deutlich zu machen. (Camus, 1959, S. 9)

Es mag Camus' eigene Sicht der letzten Fragen des Lebens sein, die sich ihm derart dramatisch und unbegreiflich gestellt haben – wobei es die zeitgeschichtlichen Hintergründe des Zweiten Weltkrieges sowie seine brüchige Identität als Algerienfranzose zu bedenken gilt –, dass sie für ihn schließlich eine Atmosphäre des „Absurden" heraufbeschworen, gegen die der Einzelne letztlich nur aus tiefster Überzeugung revoltieren könne.

Doch die im Zitat anklingende Verbindung von *Herz* und *Geist* ist in unserem Zusammenhang ebenso bedeutsam wie die notwendige Überwindung philosophischer Spekulationen angesichts der existenziellen Not, die jeden nachdenkenden Menschen vor der Tatsache seiner Sterblichkeit überkommt und zu einer „endgültigen Tat" (Camus, 1959) oder auch *eindeutigen Haltung* dem Leben gegenüber auffordert – zum Ja oder Nein jedes Einzelnen zu dieser kostbaren Zerbrechlichkeit seiner Existenz, zur Unwissenheit vor den letzten Fragen nach dem Sinn und der Wahrheit, auf die nur der *Glaube* des Einzelnen eine lebendige, für ihn gültige Antwort geben kann.

Erträgt der Einzelne die Offenheit dieses Glaubens, als seiner ureigenen Sehnsucht nach Sinn, kann er darin seine Freiheit erleben? Oder *muss* er wissen und sich jederzeit mit vermeintlich eindeutiger Sicherheit (Sichtbarkeit) erlöst fühlen können?

Die Angst, die aus unserer Abhängigkeit entsteht, können wir erst überwinden, wenn wir über die Ebene der Unmittelbarkeit, des Naheliegenden, hinaus fühlen und denken können, wenn Körper und „Seele" mit dem Geist eine *wahrhaftige Verbindung* eingehen – um die Metapher vom „Herzen" in philosophische Begrifflichkeit zu übertragen: „Man sieht nur mit dem Herzen gut" (de Saint-Exupéry, 1956, S. 54) – und wenn wir in einer verbindenden und verbindlichen Einheit existieren, die den konkreten einzelnen Menschen in der Einmaligkeit, Bedeutung und Würde seiner Existenz wirklich ernst nimmt.

Solange wir nicht in der Sehnsucht unseres Geistes, die ihre lebendige Kraft aus den Gefühlen unserer Seele bezieht und sich in und mit unserem Körper ausdrückt, unsere ureigene menschliche Freiheit begreifen können, werden wir von vorgegebenen Lösungen abhängig sein oder eigene konstruieren – und somit krank beziehungsweise süchtig bleiben oder werden.

Angst ist zuerst und zuletzt Todesangst, Angst davor, gar nicht (mehr) da zu sein. Angst vor dem Tod ist im Grunde Angst vor dem Leben, das wir zu verlieren drohen, noch bevor wir es erleben konnten. Wir *hängen* am Leben, gerade das lässt uns unfrei und verzweifelt sein, weshalb der verzweifelte Gedanke, sich das Leben zu nehmen, absurderweise auch als „Freitod" („freiwilliger Tod") bezeichnet wird: Wir „wollen" es endlich hinter uns lassen, loslassen und nicht länger von ihm abhängig sein.

Da trifft der Ausdruck vom „Selbstmord" die Wahrheit schon eher: Das Ich mordet sein *Selbst*, bevor dieses überhaupt zur Welt kommen konnte, was die Verzweiflung des Einzelnen gerade so ausweglos erscheinen lässt. Das Selbst wird allenfalls dunkel *erahnt*, als die Möglichkeit eines unzerstörbaren, ewigen Lebens, doch nicht *erkannt*, weil das Bewusstsein des Elends nicht aus sich herauszutreten vermag, um aus der Sicherheit seines Selbst-Bewusstseins, aus dem Maß seiner eigenen Sehnsucht, womöglich die Distanz des Glaubens an ein ewiges Leben zu schöpfen.

Es erscheint so, als ob im Verlauf der Philosophiegeschichte ein ähnlicher Prozess stattgefunden hat – und dieser wiederum scheint dem geistesgeschichtlichen der Menschheit zu entsprechen –, wie er sich potenziell immer wieder aufs Neue mit der Bewusstseinsentwicklung und Selbstwerdung jedes Einzelnen vollzieht.

Auf beiden Ebenen, der gesellschaftlichen wie der individuellen, hat Emanzipation, im Sinn von Weiterentwicklung und Befreiung – hin zu einer gerechten, friedvollen Gesellschaft beziehungsweise hin zum wahren Selbst – mit einer Überwindung von Angst zu tun – damit, dass es keiner Verdrängungen, Schuldzuweisungen oder Ersatzlösungen, also keiner Abhängigkeiten (Süchte/Krankheiten), mehr bedarf, um eine vermeintlich „objektive" Sicherheit herzustellen, die es doch immer nur subjektiv, für das Selbstbewusstsein eines „gläubigen" einzelnen Menschen, geben kann. Aus diesem Grund wird eine Gesellschaft erst dann gerecht und frei sein, wenn sie die freie, selbstbestimmte Entwicklung jedes einzelnen Menschen zu ermöglichen versucht – und keine Ideologien mehr propagiert. Und der Einzelne vermag erst dann unabhängig und selbstbewusst zu existieren, wenn er keine vermeintlichen „Beweise" seines Wertes und seiner Bedeutung mehr nötig hat.

Das *Selbstwertgefühl* eines Menschen bedeutet einen Zustand der Geborgenheit, des Zuhauseseins in sich, einen inneren Frieden, der dem Empfinden der Einheit zwischen den unterschiedlichen Ebenen unserer Existenz entspricht. Der Einzelne *erlebt* für den Augenblick in sich den Zusammenhang von Körper, Seele und Geist und wird dadurch seiner selbst bewusst als *dieses* einzigartigen Individuums mit *diesem* Körper, *dieser* Seele, *diesem* Geist – mit *diesem* Schicksal, *dieser* Vergangenheit, *dieser* Gegenwart und mit *dieser* seiner ureigenen Sehnsucht als seiner persönlichen Freiheit, das ihm gegebene Dasein in die Kraft seiner selbstbewussten Existenz zu verwandeln.

Dank seines Körpers und seiner Seele gelingt es dem Einzelnen, einen zeitlosen – womöglich unsterblichen – Geist hervorzubringen, durch den er nicht nur in sich selbst mit jedem bewussten Augenblick der Einheit „ein Stück Ewigkeit" verwirklicht, sondern sich zugleich als ein Teil des großen Ganzen – gleichsam verbunden mit dem Kosmos – erleben kann.

Der Geist eines Menschen bleibt zeitlebens angewiesen auf die mehr oder weniger bewussten Gefühle „in" seiner Seele als urteilende Instanz und Korrektiv seiner Sehnsucht, die sich nichts wünscht, das nicht zumindest künftig, „eines schönen Tages", Erfüllung und Zufriedenheit verheißt. Und diese seine Gefühle wiederum ereignen sich in seinem Körper und vermitteln sich ihm über dessen Sinnesorgane und -empfindungen so stetig und zuverlässig, dass er sich auf sie jederzeit verlassen kann, solange seine Selbstwahrnehmung nicht massiv gestört wird. Dann wird die Aufmerksamkeit abgelenkt und das Alarmsystem der Angst mobilisiert. Die innere Einheit löst sich auf, und die Suche nach dem verlorenen Heil beginnt.

2.2 Das verletzte Selbst

Krankheit bedeutet „Entfremdung" vom eigenen Selbst – „Verlust" einer zuvor noch empfundenen Gesundheit. Sie geht immer auch mit einer Trennung jener ursprünglichen Verbundenheit von Körper, Seele und Geist einher, entfremdet (entfernt) die Person von der Grundlage ihrer Empfindungen und von ihren Gefühlen, als Folge ihres Erlebens.

Der Mensch geh t sich als Einheit verloren, wenn er nur als (eher) kranker Körper oder leidende Psyche gesehen wird, ohne jeden Einzelnen immer als ein verletztes Selbst wahrzunehmen. So wird er nicht als autonomes, selbstbewusstes Individuum verstanden, das auf der Suche nach seinem eigenen Sinn ist – als ein Selbst, das nur deshalb Symptome hervorbrachte, weil es sich eben nicht angemessen wahrgenommen fühlte und abhandenzukommen drohte.

Krankheiten sind der – oft unbewusste – Heilungsversuch, die Entfremdung vom eigenen Selbst zu überwinden, sich wenigstens auf Zeit zu „erlösen", wenn die Sehnsucht nach Geborgenheit unerträglich geworden scheint.

Was uns hier von „Krankheit" sprechen und darüber nachdenken lässt, wie sie entsteht, welche Bedeutung sie für den leidenden Menschen hat und warum es angemessen sein soll, sie als „Sucht" im Sinn einer Ersatzlösung oder Kompensation zu verstehen, ist die Vorstellung – unser *Glaube* daran – eines ursprünglich und potenziell zur Freiheit und Selbstgestaltung begabten Wesens, das durch äußere Einflüsse verletzt und in seiner inneren, sich nach Unabhängigkeit und Selbstwerdung sehnenden, Dynamik gestört beziehungsweise massiv gehindert wird.

Durch die ihm als Gewalt widerfahrenden Gegenkräfte entwickelt ein Mensch mehr oder weniger gravierende, gleichsam als Gegengewalt opponierende Symptome – „Krankheiten" –, die in seinem Sinn Widerstand leisten sollen, zu dem er sich „von selbst", das heißt mit seiner bewussten geistigen Kraft, die sich in Wort und Tat auszudrücken und seine eigenen Lebensverhältnisse zu gestalten versucht, nicht mehr in der Lage sieht. Sich die Ohnmacht des Ausgeliefertseins bewusst einzugestehen oder überhaupt zu realisieren, wäre für den betroffenen Menschen so unerträglich, verletzend und demütigend – bis hin, im Fall besonders frühzeitiger oder besonders brutaler Gewalterfahrung, zu akuter *Vernichtungsangst* –, dass sein Unbewusstes die Regie übernimmt und auf der Bühne seines Körpers und seiner Seele ein Drama inszeniert, das seine Zuschauer zu erschüttern und ihn selbst zu entlasten versucht.

Bewusst meint der Einzelne vielleicht die Auseinandersetzung aufzunehmen, indem er rebelliert, sich „freiwillig" ergibt („... weil man da sowieso nichts machen kann"), über den Dingen steht oder auch indem er sich entschieden vom anderen distanziert. Vielleicht verbündet er sich sogar demonstrativ mit der eigenen Krankheit, indem er – wie etwa ein Alkoholiker – seinem Gegenüber vorhält, er treibe ihn ja geradezu in die Sucht, ohne die der auf ihn ausgeübte Druck unerträglich wäre. Doch hinter seinen Symptomen ist längst eine ganz andere Kraft am Werk, die sich aus unergründlicher Tiefe, doch offenbar umso effizienter, um eine Lösung bemüht, da die geistige Dimension allein nicht mehr ausreicht, eine mögliche Veränderung herbeizuführen.

„Not macht erfinderisch" – hier erhält dieser Ausspruch seine tiefere Bedeutung, nur dass es sich keineswegs um jene Verstandeskräfte handelt, die uns zum Beispiel Brücken oder Schiffe bauen lässt, um das andere Ufer zu erreichen, sondern um etwas ganz anderes: eine sogenannte „emotionale Intelligenz" (Goleman, 1997), die eben unbewusst und ohne unser überlegtes Zutun herausfindet und entscheidet, wie sie sich Erleichterung verschaffen kann.

Wie ungeheuer kreativ unser Unbewusstes hierbei ist, wie vielfältig die Symptome sind, die es hervorbringt, um unlösbar erscheinende Situationen so zu verwandeln, dass sie sich ganz anders darstellen, das wird uns in ▶ Kap. 3 beschäftigen. Die unbewussten Strategien des Einzelnen können erreichen, dass seine Symptome sich vorübergehend in Wohlgefallen auflösen – wie Schmerzen oder Spannungen durch Einnahme einer Droge – oder dass an seiner Krankheit das ursprüngliche „Drama" gar nicht mehr wiederzuerkennen ist, weil stattdessen drastische Symptome in den Vordergrund getreten sind.

In diesem Abschnitt soll die Aufmerksamkeit zunächst noch einmal grundlegend auf die Zusammenhänge der verschiedenen Wesenheiten und deren Bewusstseinsebenen im Menschen gerichtet werden, weil sich erst durch deren Verständnis auch unsere Krankheiten und Symptome angemessen als Störungen eines inneren Gleichgewichts offenbaren können, verstehen und heilen lassen.

Wenn wir den Menschen als zu schöpferischer Freiheit begabt und am Prozess seiner Bewusstwerdung und Selbstgestaltung beteiligt sehen – so sehr diese Freiheit auch beschränkenden Bedingungen unterliegen mag, deren gravierendste bereits die bloße Tatsache seiner Existenz in der Welt bedeutet –, dann werden wir diese Schöpferkraft ebenso in jenen Um- und Auswegen erkennen können, die sein Unbewusstes erfindet, um zu überleben – so wie unsere *Träume* in der Nacht dem Bewusstsein zu Hilfe kommen, dessen wache Fantasie niemals ausreicht, den Reichtum an Erfahrungen und Eindrücken beizeiten angemessen zu verarbeiten.

Der Blick gilt dem Menschen als einem philosophierenden Wesen, das zu staunen und zu fragen vermag, das sich über die Grenzen des Sichtbaren, Erkennbaren und Vergänglichen hinaus *sehnen* kann nach einer idealen, ewigen Wahrheit des Schönen, die zu *erahnen* und womöglich vor seinem „geistigen Auge" zu *schauen* ist, doch niemals zu beweisen. Einem solchen Blick erscheint auch das Ausbleiben, die Verstellung dieser Freiheit in einem anderen Licht. Er sieht in den körperlichen und seelischen Wunden eines Menschen, in den *Verletzungen des Selbst*, Phänomene einer *dunklen Wahrheit*, die als Kehrseite des Schönen und Ewigen jederzeit an unsere Schwäche und Sterblichkeit gemahnt – vermittelt durch die *Angst* als unserem ständigen Begleiter.

Die wesentlichen Dimensionen des Menschseins sind in jedem konkreten einzelnen Menschen jederzeit miteinander verbunden und bedingen einander wechselseitig – so wie der Kopf Beine braucht, um sich damit auf der Welt zu bewegen und einen Gedanken in die Tat umzusetzen, und unser Gehirn auf die Botschaften der sinnlichen Wahrnehmung angewiesen bleibt, um seine Urteile fällen zu können. Und gerade weil alle Wesenheiten und deren Phänomene zusammengehören wie Kindheit und Alter, Tag und Nacht, Leben und Tod, nur Veränderungen zwischen Werden und Vergehen im Kreislauf der Natur sind, lassen sie sich alle auch gesondert betrachten und voneinander unterscheiden, da jedes einzelne Phänomen ohnehin zugleich auf alle anderen verweist.

Indem wir unsere Aufmerksamkeit auf eine der wesentlichen Dimensionen richten und sie einem bestimmten Aspekt daran widmen, würdigen wir zugleich deren Bedeutung für den großen Zusammenhang – wie ein Forscher sich dem Studium einer bestimmten Tier- oder Pflanzenart widmet, ja konkret an diesem Ort zu dieser Zeit das Verhalten dieser einzelnen Giraffe beobachtet und sich doch jederzeit dessen bewusst werden kann, dass dieses Individuum ebenso wie er selbst Teil der Schöpfung ist. Deren Wunder und unbegreifliche Schönheit werden im konkreten Augenblick bewussten Erlebens unmittelbar anschaulich und im Akt des Erkennens auf einer anderen – geistigen – Ebene in den Zusammenhang ewiger Wahrheit überführt.

Diese geistige Dimension des Menschen, sein *Selbst*, sein Selbst-Bewusstsein, seine Sehnsucht nach einem letzten Sinn der eigenen Existenz, steht nicht „höher" oder „über" jenen Dimensionen, die sie hervorgebracht haben beziehungsweise deren Grundlagen sie bilden, so wie wir Luft, Wasser und Nahrung zum Überleben benötigen und unsere Gefühle als Substanz unserer Gedanken. Die Geistigkeit ist einfach nur das entscheidende *Wesensmerkmal* unseres Menschseins, diejenige Eigenschaft, die uns zum Menschen macht – so wie Wurzeln eine Pflanze, Kiemen einen Fisch und Flügel einen Vogel kennzeichnen.

Wir sind potenziell nachdenkende, philosophierende, unserer Selbst bewusst werdende, sehnsüchtige und gläubige Wesen und wollen es sein, um uns wohl und in unserem Dasein geborgen zu fühlen – so wie auch andere Lebewesen artgerecht leben „müssen" und gemäß ihrer Instinktnatur jederzeit danach streben. Und wir werden krank und verzweifelt, wenn wir diese unsere Wesensbestimmung nicht erreichen und unserer sehnsüchtigen, schönheitsliebenden Natur nicht entsprechen können, auch wenn wir anfänglich, im Säuglingsalter, gar nicht wissen, welche Potenziale wir in uns tragen.

Doch wenn unsere frühen Entwicklungsstufen schließlich zur Geistigkeit führen sollen, dann beginnt dieser Prozess schon im Mutterleib – so wie die flugbegabten Schmetterlinge und Vögel bereits in ihren Eiern heranreifen, denen sie eines Tages entschlüpfen, und auch dann noch einen mühevollen Weg zurückzulegen haben, bis sie sich endlich in die Lüfte erheben können. Deshalb wird es besonders wichtig, mögliche Entwicklungsstörungen ebenso aufmerksam und symptomatisch zu betrachten wie die vielfältigen Ausdrucksformen des menschlichen Geistes.

Es ist dem Wesen des Menschen angemessen, die Phänomene seiner Erkrankungen als *Verletzungen des Selbst* wahrzunehmen, als Beschädigung und *Entfremdung* seiner selbstbewussten Identität. In seinen Krankheiten drückt sich zum einen die süchtig verzweifelte Kehrseite seiner sehnsüchtigen Kraft aus, zum anderen können sich darin zugleich Wege des Heiles als Wege zur Überwindung jener tatsächlich erlittenen Gewalt zeigen, auf die der einzelne Mensch in seiner Not unbewusst *genau so* reagiert hat.

Das bedeutet, es gilt die unbewusste Symptomsprache in bewusste Geistigkeit zu übersetzen, deren unterdrückte oder gestörte Ausdrucksfähigkeit jenes Symptom erst hervorbrachte. Dieses offenbart erst dann für einen aufmerksamen Betrachter – potenziell für den daran Leidenden selbst, oft genug aber nur mit therapeutischer Distanz – den Kern des Problems, den nicht gelösten Konflikt.

2.2.1 Krankheiten des Körpers und der Seele

Jede Krankheit verweist auf eine abwesende Gesundheit – wie ein Konflikt von verlorener Harmonie kündet. So wie jedes ausgedrückte Wort eine Empfindung oder einen Gedanken bezeugt, auf den es hinzuweisen gilt, drückt sich in der Krankheit eine Störung inneren Gleichgewichts aus, die dem an ihr Leidenden nicht mehr im alltäglichen Entwicklungs- und Wandlungsprozess seines Selbst, im Verlauf der inneren Auseinandersetzung mit seinen Empfindungen, Gefühlen und Gedanken, bewältigbar erscheint. Daher kommen ihm Symptome zu Hilfe, die ihm und anderen jene innere Spannung verdeutlichen, in die er geraten ist, aus der unterdrückten – verdrängten – Angst, sich zu verfehlen und den eigenen Weg aus dem „geistigen" Auge zu verlieren, auch wenn er lange noch meint, seine Situation „im Griff" zu haben und zu wissen, was er tut.

Das Verhältnis von Gesundheit und Krankheit ist dabei durchaus *dynamisch* und jederzeit in relativer Bewegung, nie gibt es den jeweiligen Zustand in Reinform und Ausschließlichkeit – allenfalls für glückselige Momente eine Illusion von Vollkommenheit, so wie manchmal für verhängnisvolle Augenblicke die vermeintliche Gewissheit der eigenen Vernichtung. Und trotzdem besteht zwischen den Wertigkeiten der beiden Pole ein wesentlicher, erkennbarer und wahrhaft zu berücksichtigender Unterschied.

Wie wir *gesund* und *krank* definieren beziehungsweise interpretieren hängt direkt mit unserem Menschenbild zusammen, mit dem, was wir für uns und dem Ausdruck unserer Möglichkeiten gemäß halten und was wir als Störung oder Fehlentwicklung erleben. Je „materialistischer" der Blick eines Arztes auf den Menschen ist, desto eher wird er den

Grad der Gesundheit von dessen organischer „Funktionstüchtigkeit“ abhängig machen, und ein entsprechend eingestellter „Psychologe“ wird Gesundheit womöglich am „Ausmaß“ psychophysischen Wohlbefindens abzulesen versuchen.

Noch das Denken Sigmund Freuds, dessen „Tiefenpsychologie“ gerade den verborgenen Gründen unserer Leiden nachforschen wollte, entstammte zunächst einem derart einseitig materialistischen Geist, dass er generell das Nachdenken und Philosophieren eines Menschen für Kompensation und „Ersatzbefriedigung“ seiner ursprünglichen, homöostatisch gesteuerten, Triebimpulse hielt (Freud, 1972). Diese dogmatische Perspektive musste ihrerseits Widerstände hervorrufen – Carl Gustav Jung, Alfred Adler und Viktor Emil Frankl vertraten bald andere Positionen, die in ihrer eigenen Zuspitzung, wie so oft in der Geistesgeschichte, wiederum neue Einseitigkeiten und Dogmen erzeugten (Ellenberger, 1985, Kapitel VIII und IX; Raskob, 2005).

Aus den Ursprüngen einer naturwissenschaftlichen, ärztlich-klinischen Sicht haben sich bis heute die Perspektiven weiterentwickelt und verändert, hin zu einem Verständnis der psychischen Gesundheit des Menschen, die von deren körperlichem Ausdruck nicht zu trennen ist, aber keineswegs in ihm aufgeht.

Die Entdeckung der „Psychosomatik“ ist ein ganz wesentlicher Fortschritt auf dem Weg zu einem umfassenden, ganzheitlichen Verständnis des menschlichen Wesens, seiner Potenziale und Gefährdungen (von Weizsäcker, 2008). Ohne die eigentlich menschliche Dimension des Geistigen, der philosophischen, sehnsüchtigen Natur des Menschen als einer ethischen, freiheitsbegabten, schöpferischen Existenz, bleibt aber auch deren Sichtweise unvermeidlich auf eine symptomatische Ebene reduziert. Wenn die körperlichen Erkrankungen und seelischen Verletzungen eines Menschen nicht mit einer *ursprünglichen geistigen Harmonie des Selbst* in Zusammenhang gebracht werden, lassen sie sich nicht angemessen verstehen und in wahrhaftige Erkenntnis verwandeln („übersetzen“), auf die sie eigentlich abzielen. Dabei ist keineswegs eine konfliktfreie, gleichmütige Innenschau gemeint, sondern eine unabhängige Haltung, die jederzeit in der *bewussten Sehnsucht nach Geborgenheit in sich* ein selbstgenügsames Maß findet, das die eigene Lebendigkeit verbürgt.

Der Mensch kann nicht gesunden, solange er nicht versteht, was ihn krank werden ließ, und wenn er ein philosophierendes, sich nach Selbsterkenntnis und einem Dasein in wahrhaftiger Schönheit sehnendes Wesen ist, wird er nicht zuletzt auch deshalb krank, weil ihn sein gegenwärtiges Leben daran hindert, dieser seiner Bestimmung zu folgen.

Psychosomatische Symptome bilden sich unbewusst überhaupt nur aus, weil der Einzelne unter seinen Lebensumständen oder in einer konkreten Lebenssituation keine anderen Ausdrucksformen findet oder Veränderungsmöglichkeiten sieht als diese seine Erkrankung, um sich und andere auf eine Notlage aufmerksam zu machen, die jedoch leidvollerweise nicht direkt angesprochen werden kann, weder vor sich selbst noch vor anderen. Auch wenn zu einem späteren Zeitpunkt ein Zusammenhang zwischen der eigenen Erkrankung, etwa einer stoffgebundenen Sucht, und belastenden Lebensumständen hergestellt wird, geschieht das oftmals viel zu mechanistisch – als ob eben Druck Gegendruck erzeuge und zum Beispiel Stress nun einmal in die Sucht treiben „müsse“ – oder, und häufig damit verbunden, in Form von Schuldzuweisungen, die den Betroffenen *ent*lasten und ein Gegenüber *be*lasten sollen, doch die wahre Not hinter der vermeintlichen Notlösung der eigenen Erkrankung auf jeden Fall weiterhin zu verschleiern haben.

Ob und warum das tatsächlich so ist, soll im Einzelnen, auch anhand von Beispielen, in ► Kap. 3 genauer erhellt werden. Doch bereits hier sei betont, dass es offensichtlich ein Verhältnis zwischen dem Ausmaß einer mehr oder weniger bewusst empfundenen Ausweglosigkeit und dem Schweregrad einer psychosomatischen Erkrankung gibt und dass die Chronifizierung des eigenen Leidens immer auch mit der Dauer einer mehr oder weniger bewusst erlebten Ohnmacht korreliert. „Bewusst" meint hierbei lediglich *benennbare* Belastungsfaktoren, etwa Übelkeit oder Durchfall angesichts einer angstbesetzten Prüfungssituation, keineswegs aber ein Bewusstsein des Selbst für die zugrunde liegenden Versagensgefühle. Diese haben vermutlich seit Kindertagen ein Klima der Angst erzeugt, die noch heute krank werden lässt, wenn eine aktuelle Situation sie wieder wachruft.

Wäre der Zusammenhang wirklich klar und würde ein Betroffener nicht nur versuchen, Erleichterung oder Beseitigung seiner Symptome zu erreichen, dann wäre er ernsthaft bemüht, seine Lebensumstände zu verändern beziehungsweise seinen Wert nicht länger von der Erfüllung vorgegebener Normen oder in ihn gesetzter Erwartungen abhängig zu machen. Je früher und tiefer diese aber in seinem Bewusstsein verankert und mit den entsprechenden Wertungen verbunden worden sind, desto eher und massiver hält sie ein Mensch für seine eigenen, frei gewählten oder von sich aus übernommenen. Dann bedarf es eines Tages ganz erheblicher Erschütterungen, um vielleicht zu bemerken und es sich womöglich auch eingestehen zu können, dass da etwas ganz und gar nicht stimmt im eigenen Leben.

Ein junger Mann, der den elterlichen Betrieb oder die väterliche Arztpraxis übernehmen soll und von Anfang an in diese Richtung gelenkt und für sein „Interesse" und seine diesbezügliche Mitwirkung bestärkt worden ist, meint vielleicht lange Zeit, dass die Ideen der Eltern auch seine eigenen sind. Erst Jahre später – während einer Therapie seiner schweren Alkoholabhängigkeit – fragt er sich, was er da eigentlich für ein Leben führt. Und dann erinnert er sich daran, dass er doch eigentlich viel lieber Schlagzeuger geworden wäre, weil er sich niemals wieder so glücklich und frei fühlte wie zu jener Zeit, als er sich mit seinem damals besten Freund fast jeden Abend in einem alten Lagerhaus zu wilden Trommelsessions traf.

Eine Frau, die klaglos ihren tyrannischen, untreuen Ehemann ertragen hat und ihm und ihren Kindern trotzdem ein harmonisches Zuhause zu bereiten versuchte, erkrankt plötzlich, in der Lebensmitte, an einem bösartigen Tumor auf der Zunge. Und als sie die Diagnose des Arztes erfährt, denkt sie sofort voller Entsetzen daran, dass sie all die Jahre über viel zu viel geschluckt und „um des lieben Friedens willen" mit keinem Menschen über ihr Unglück gesprochen hat.

Ob eines Tages Zusammenhänge zwischen der eigenen Erkrankung und einer ungelebten Sehnsucht erkennbar werden können und das womöglich in der Folge zu einer entscheidenden Lebensveränderung führt, die schließlich die eigene Symptomatik zu überwinden hilft und zur psychophysischen Genesung beiträgt, hängt von verschiedenen äußeren und inneren heilsamen Faktoren ab, die uns noch ausführlich beschäftigen werden.

Zunächst einmal muss sich überhaupt die *Aufmerksamkeit* eines leidenden Menschen auf die Sprache seiner Symptome richten lassen, ohne vor ihnen alsbald, auf welche Weise auch immer, wieder die „Flucht“ zu ergreifen. Dabei verlagert sich nur die eine Sucht auf eine andere – Schmerzen werden mit Medikamenten betäubt, Angst mit Alkohol, Drogen werden durch Leistungssport ersetzt, Einsamkeit mit Arbeit vertrieben, Lieblosigkeit durch Hungern oder Essen auszugleichen versucht … – und nichts kann sich wirklich verändern, weil die *unerfüllte Sehnsucht* dahinter nicht wahrgenommen, geschweige denn dem Leidenden selbst bewusst wird.

Die Erkrankung trat ja gerade *unbewusst* in Erscheinung, weil entweder bewusst gar kein Problem gesehen wurde – werden *durfte* – und die „Intelligenz der Gefühle“ sich auf andere Art und Weise, mehr oder weniger körperlich, auszudrücken versuchte oder weil die Not eines Menschen derart groß oder ein Trauma so ungeheuerlich war, dass nur noch ein krankhafter Ausweg zu bleiben schien, der zugleich die Krankhaftigkeit der Situation offenbart und beklagt.

Frei nach dem berühmten Satz „Es gibt kein richtiges Leben im falschen“ (Adorno, 2008, S. 59) ließe sich sagen: „Es gibt nichts Gesundes im Krank(machend)en“ – *außer der Krankheit*, als Hinweis auf die kranke Situation, zu deren Veränderung sie auffordert. Die Erkenntnis einer Lüge verhilft zugleich der Wahrheit ans Licht.

So wie die Aussage Adornos keineswegs absolute Gültigkeit beanspruchte, sondern in ihrer zugespitzten Formulierung, im Kontext dieses Philosophen, das Bewusstsein auf die Notwendigkeit gesellschaftlicher Veränderungsprozesse richten sollte, ist auch die Unterscheidung von Krankheit und Gesundheit, Sucht und Sehnsucht, keine streng definierte, sondern immer nur eine tendenzielle, annäherungsweise, und zwar schon deshalb, weil zuletzt immer das Empfinden und das Bewusstsein des konkreten Einzelnen darüber zu entscheiden haben, ob er sich auf einem richtigen oder falschen Weg befindet – und zudem kein Mensch ohne tief empfundenes Unbehagen und eine, wenn vielleicht auch noch so diffuse, *Sehnsucht nach dem Heil* gesund zu werden vermag.

Oft genug versucht uns die Umgebung zu suggerieren, was wir für unser Glück brauchen und was gut für uns wäre – wie Eltern, die ihre Kinder nach ihren eigenen Vorstellungen manipulieren und vorgeblich doch nur deren Bestes wollen. Oder wir werden beruhigt damit, dass wir angeblich „in der besten aller möglichen Welten“ leben und dies nur noch einzusehen hätten – nach dem Dogma, das der idealistische Philosoph Gottfried Wilhelm Leibniz in seiner *Theodizee* (Leibniz, 1977) entwickelt hatte.

Wenn die Beeinflussung früh genug einsetzt und die ideologische Verblendung massiv genug ist, beginnt der Verstand deren Botschaft irgendwann zu übernehmen und für gültig zu halten, beginnt das Kind den Eltern zu folgen und bleibt der Mensch künftig auf die Wahrheit des Unbewussten, „die Revolte des Körpers“, angewiesen, um eines anderen belehrt zu werden (Miller, 2004).

Je mehr sein Bewusstsein sich in die Lüge einer nur scheinbaren Gesundheit verstrickt hat, umso drastischer wird die Revolte seiner Krankheit sein. Die unternimmt ihren eigenen Versuch und erfindet ihre eigene Sprache, um ihre – vor sich selbst und anderen – *notgedrungen* verborgene Wahrheit trotzdem mitzuteilen. Auch diese Sprache bietet noch keine Gewähr, „gehört" und verstanden zu werden, doch immerhin entwickeln sich die Symptome drastisch genug, um von einem ernsten Leiden zu künden.

2.2.2 Die Not der Sucht und unsere Suche nach dem Heil

Wenn die Sucht der Krankheit so quälend wird, dass wir sie nicht länger ignorieren können, beginnen wir uns überhaupt erst zu fragen, woher sie stammt, und ergreifen die Initiative, indem wir nach Erklärung und Hilfe suchen. Vielleicht schlagen wir in einem Gesundheitslexikon nach, fragen Verwandte oder Bekannte um Rat und suchen einen Arzt auf, von dem wir uns Aufschluss über die Hintergründe und vor allem Linderung oder Heilung erhoffen, wenn wir ihm unsere Symptome beschreiben.

Meist wiederholt sich dabei ein Prozess, den wir bereits von früheren Arztbesuchen kennen. Der erfahrene Praktiker weiß um die symptomatischen Zusammenhänge, beruhigt uns damit, dass dergleichen häufiger vorkomme, und hat ein entsprechendes Medikament oder eine Verhaltensregel parat, nach deren Anwendung baldige Besserung und spätere Heilung eintreten. Je nachdem, welche Vorstellungen der Arzt und sein Patient von Gesundheit und Krankheit haben, ja im Grunde auch, welchem Menschenbild sie vertrauen, werden sie sich mehr um das *Verstehen der Zusammenhänge* oder das *Verschwinden der Symptome* bemühen, weil sie entweder etwas an den Ursachen verändern oder deren Auswirkungen beseitigen wollen. Zwar mag ihnen beides wichtig sein, aber ein Aspekt erscheint ihnen wesentlicher. Wenn Arzt und Patient dabei ähnlicher Ansicht sind, werden sie einander Vertrauen schenken, andernfalls wird der Arzt gewechselt oder der Patient zum „hoffnungslosen Fall" erklärt.

Problematisch wird dieser Prozess allerdings schon dadurch, dass ein Patient, dessen psychosomatische Krankheit aus *unbewussten* Quellen gespeist wird, sich eher der Obhut eines somatisch orientierten Arztes anvertraut als einem Psychotherapeuten, der ihm eher mögliche Zusammenhänge mit seinen unausgedrückten Gefühlen aufzudecken helfen könnte. Die Krankheit entwickelte sich ja gerade deshalb, weil sich der Patient keine offene Kritik an seiner Situation erlauben durfte, sich also aus einem Komplex von außen auferlegter Bedingungen (Geboten, Regeln, Normen…) und unbewussten inneren Gründen (Gewissensnöten, Tabus, Zwängen…) früh schon anzupassen begann. Doch ein Patient, der bislang gar keine Schwierigkeiten in seinem Leben zu haben meinte, sodass ihn sein Leiden gleichsam wie „aus heiterem Himmel" überrascht und folglich „nur organisch" sein kann – im Sinne einer störenden Fremdeinwirkung auf den Körper –, wird sich eher sofortige Symptombeseitigung wünschen, um möglichst bald den Ausgangszustand wiederherzustellen.

Weil sich die manifesten psychosomatischen Krankheiten – als Oberbegriff all jener Leiden, an denen unbewusste, nicht ausgedrückte Gefühlszustände unserer Seele beteiligt sind – immer nur allmählich entwickeln und, aus Mangel an Handlungsalternativen oder ganz und gar verdrängtem Problembewusstsein, auch eine chronische Strategie zur unbewussten Problemlösung ausbilden, wird die Therapie besonders schwierig und zugleich unendlich lohnend. Geht es doch in ihr um ein grundlegend anderes Verständnis von Krankheit als einer Sprache der Seele und Ausdruck des verletzten *Selbst*, das sich früh schon abhandenkam, noch gar nicht gefunden hat oder auf dem Weg wieder verloren gegangen ist.

Hinter der Symptomatik des Patienten verbirgt sich ein so umfassendes, *existenzielles Leiden*, das den ganzen Menschen in seiner Lebenssituation betrifft und ihn, recht verstanden, schließlich zu sich selbst befreien kann. Das wird jedoch nicht ohne die ureigene Kraft seines *Geistes* möglich, *durch den* und *in dem* der Einzelne sein Selbst-Bewusstsein entwickelt. *Therapie* – Heilung – bedeutet daher den Durchbruch zur Freiheit unserer Sehnsucht und kann nur aus der Freiheit des konkreten leidenden Menschen gelingen, der sie, und damit sich selbst, ergreift.

Das eigentliche Leiden hinter der quälenden Symptomatik, ob es sich nun eher körperlich (zum Beispiel als Schmerz, Atemnot, Hautausschlag) oder als eine Krankheit der Gefühle (zum Beispiel als Panik, Verzweiflung, Verfolgungswahn) repräsentieren mag, ist eine *Sinnkrise der Existenz*, ein Abgetrenntsein – eine *Entfremdung* – des Einzelnen von seiner eigenen Sehnsucht als der Bestimmung zu seinem wahren Selbst.

Wenn wir den Menschen nicht nur für ein verstandesbegabtes, zu bewusster Wahrnehmung und erfahrungsbasiertem Lernen fähiges *Ich* halten, sondern für ein sehnsüchtiges, nach Schönheit und Wahrheit strebendes, sich schöpferisch in die Welt hinein verwirklichendes *Selbst*, leiden wir *anders* und *existenziell* an der Unmöglichkeit, dieser unserer eigentlichen Berufung zu entsprechen. Sobald wir *bewusst* darunter leiden, dass wir in Unfreiheit leben müssen, dass wir Gefangene unserer schicksalhaft gegebenen beziehungsweise durch innere oder äußere Zwänge auferlegten Gewalt sind, werden wir dagegen zu *revoltieren* beginnen, werden wir uns mit aller Kraft darum bemühen, unsere Situation zu verändern, um so die Voraussetzungen dafür zu schaffen, wieder gesund zu werden, wieder oder endlich so leben zu können, wie es unserem Wesen und unserer Würde als Mensch gerecht wird. Dann gilt für uns womöglich – sofern wir an die Wahrheit eines letzten, verbindlichen Lebenssinnes glauben – die Weisheit jener Maxime:

> Gott gebe mir die Gelassenheit, Dinge hinzunehmen, die ich nicht ändern kann, den Mut, Dinge zu ändern, die ich ändern kann, und die Weisheit, das eine vom anderen zu unterscheiden. (Reinhold Niebuhr, amerikanischer Theologe, 1892–1971)

Die Revolte gegen das Leid ist schwer genug, und immer, wenn es sich in uns ausgebreitet hat, zeugt das ja bereits von einem Konflikt, den wir im Verborgenen auszutragen haben. Darin sind uns unsere unbewussten Kräfte zu Hilfe gekommen, um die Notwendigkeit einer Veränderung zu unterstreichen und womöglich der Seele über den kranken Körper eine Auszeit zu verschaffen, in der wir dann durch neue Perspektiven zu neuer Entschlossenheit finden können – eine Ruhe des Leidens, in der unsere Sehnsucht nach dem Heil zu sich selbst erwacht.

Dramatisch jedoch wird dieser Prozess dann, wenn das Leiden in seinem *Ursprung* nicht verstanden werden kann, weil es nicht verstanden werden *darf*, wenn die innere Not der gequälten Psyche, die Verletzung des Selbst, derart groß ist und zugleich der Druck, in seiner Situation aushalten zu müssen (in seiner Familie, seiner Arbeit, seiner Beziehung, seinem Umfeld), derart belastend, dass die körperliche Krankheit oder die seelische Störung nur eine „geheime", indirekte Antwort des gedemütigten Menschen bleiben kann. Von außen gesehen, lässt die Krankheit ihn nur in weitere Ohnmacht stürzen, doch sie verschafft dem Patienten wenigstens einen spürbaren Grund zur Klage und damit eine gewisse Erleichterung. Da diese vermeintliche, symptomatische Antwort jedoch nichts mit der wahren Ursache seines Elends zu tun haben darf, kann sie ihn langfristig nicht wirklich entlasten.

Die Entfremdung vom eigenen Selbst, die Verstellung der Wahrheit und Blockade jener geistigen Kräfte in uns, die sich nach einem Bewusstsein der Einheit aller Gegensätze sehnt, nach einem Überwinden der Angst durch ein Verstehen der Zusammenhänge hinter dem vordergründigen Chaos, erscheint daher oft geradezu unüberwindlich – dem einzelnen Menschen, der dieser Ohnmacht ausgeliefert ist und unbewusst dagegen revoltiert, ebenso wie einem Außenstehenden, der den Patienten innerlich zu erreichen versucht. Die seelische Erstarrung und Fehlentwicklung der Persönlichkeit sind dabei so ausgeprägt, dass es ohne dramatische Erschütterungen und ohne Hilfe, deren es bei ihrer Bewältigung bedarf, kaum gelingen kann, gesund zu werden, das heißt zu sich zu finden.

Letztlich wird aber auch dieser Schritt nur in Freiheit zu vollziehen sein. Jede wirkliche Veränderung kann nur gelingen, wenn die Person des leidenden Menschen, sein potenzielles, doch verschüttetes Selbst, *entscheidend* – auch im wörtlichen Sinn – daran beteiligt ist, sei es auch nur bei der Entscheidung, sich in die Obhut eines Therapeuten zu begeben, weil das bewusste Ich deutlich genug wahrnimmt, dass etwas an ihm und in ihm ganz und gar nicht stimmen kann, wenn es so lange so sehr schon leidet und kein Mittel dagegen zu helfen scheint.

Gerade diese Tatsache der notwendigen Heilungs*bereitschaft* eines Patienten, seines Glaubens daran, offenbart, dass ein Mensch, der erkrankt, immer auch an einem Mangel an Sinn und Zuversicht leidet. Lange nach den frühen Erkenntnissen der Placebo-Wirkung ist dieser Zusammenhang heute gut erforscht und wissenschaftlich abgesichert (von Uexküll, 1996). Spätestens mit dem Ausbruch seiner Krankheit wird der Patient neben seinen sonstigen Symptomen auch von diesem philosophischen Mangel betroffen sein, weil er sich auf einmal in seiner zuvor noch empfundenen Gesundheit beeinträchtigt sieht und (noch) nicht verstehen kann, was da mit ihm geschieht.

Der Placebo-Effekt bezeugt paradoxerweise immer wieder das Gegenteil dessen, was es der Pharmaforschung jeweils zu beweisen gilt: Statt der Wirksamkeit eines Medikaments zeigt sich vor allem die Heilkraft des Glaubens, auch an die Wirksamkeit eines Medikaments. Wenn jedoch unsere Glaubensfähigkeit gestört ist, wenn der Daseinssinn und die Lebensperspektive fehlen und eine Erkrankung so leidvoll ist, dass die Hoffnung zu schwinden droht, sie überwinden oder aushalten zu können, dann wird auch diese Ohnmacht noch zum Zeichen der Transzendenz des menschlichen Wesens.

Womit sich der eine immer noch wohl genug zu fühlen vermag, erscheint für einen anderen längst unerträglich. Auch daran wird erkennbar, dass es keinen „objektiven", messbaren Gesundheitszustand des Einzelnen gibt; entscheidend ist, was dieser für seine Gesundheit hält und so empfindet. Sowohl bei der Krankheits*einsicht* wie für die Genesungs*absicht*, den Heilungswunsch, kommt es ganz wesentlich auf die Mitwirkung des konkreten einzelnen leidenden Menschen an, auf dessen Sehnsucht nach Gesundheit als einer entscheidenden Wende in seinem Leben.

Je nachdem, wie krank er sich fühlt und wie lange er schon leidet, wie groß die Not seiner *Sucht* bereits ist, sucht er umso verzweifelter nach dem Heil, nach einer Möglichkeit, seine Situation zu verändern, und nach Orientierung auf dem Weg aus der „Höhle" seiner Erkrankung zum Licht ihrer Erkenntnis.

An dieser Stelle – vor der Auseinandersetzung mit den Symptomen unserer *verzweifelten Sehnsucht*, als die hier die *Krankheit* verstanden wird – sei das *Höhlengleichnis* von Platon (1983b, 7. Buch, 106a–c) zitiert, das als unglaublich treffende und zeitlose *Allegorie menschlicher Entfremdung* erscheinen kann.

Denn in vielen der nachfolgend untersuchten Zusammenhänge wird dieses alte „Bild" vom gefesselten Menschen, der um sein tragisches Schicksal nicht weiß und daher die Gefangenschaft für sein Leben hält, hilfreich sein können für das Verstehen von Krankheit – ohne deshalb Platons Idealismus zur Lösung des Problems teilen zu müssen.

> Nächstdem, sprach ich, vergleiche dir unsere Natur in bezug auf Bildung und Unbildung folgendem Zustande. Sieh nämlich Menschen wie in einer unterirdischen, höhlenartigen Wohnung, die einen gegen das Licht geöffneten Zugang längs der ganzen Höhle hat. In dieser seien sie von Kindheit an gefesselt an Hals und Schenkeln, so daß sie auf demselben Fleck bleiben und auch nur nach vorne hin sehen, den Kopf aber herumzudrehen der Fessel wegen nicht vermögend sind. Licht aber haben sie von einem Feuer, welches von oben und von ferne her hinter ihnen brennt. Zwischen dem Feuer und den Gefangenen geht obenher ein Weg, längs diesem sieh eine Mauer aufgeführt wie die Schranken, welche die Gaukler vor den Zuschauern sich erbauen, über welche herüber sie ihre Kunststücke zeigen.
>
> Ich sehe, sagte er.
>
> Sieh nun längs dieser Mauer Menschen allerlei Geräte tragen, die über die Mauer herüberragen, und Bildsäulen und andere steinerne und hölzerne Bilder und von allerlei Arbeit; einige, wie natürlich, reden dabei, andere schweigen.
>
> Ein gar wunderliches Bild, sprach er, stellst du dar und wunderliche Gefangene.
>
> Uns ganz ähnliche, entgegnete ich. Denn zuerst, meinst du wohl, daß dergleichen Menschen von sich selbst und voneinander je etwas anderes gesehen haben als die Schatten, welche das Feuer auf die ihnen gegenüberstehende Wand der Höhle wirft?
>
> Wie sollten sie, sprach er, wenn sie gezwungen sind, zeitlebens den Kopf unbeweglich zu halten!
>
> Und von dem Vorübergetragenen nicht eben dieses?
>
> Was sonst?
>
> Wenn sie nun miteinander reden könnten, glaubst du nicht, daß sie auch pflegen würden, dieses Vorhandene zu benennen, was sie sähen?
>
> Notwendig.
>
> Und wie, wenn ihr Kerker auch einen Widerhall hätte von drüben her, meinst du, wenn einer von den Vorübergehenden spräche, sie würden denken, etwas anderes rede als der eben vorübergehende Schatten?
>
> Nein, beim Zeus, sagte er.

Auf keine Weise also können diese irgend etwas anderes für das Wahre halten als die Schatten jener Kunstwerke?

Ganz unmöglich.

Nun betrachte auch, sprach ich, die Lösung und Heilung von ihren Banden und ihrem Unverstande, wie es damit natürlich stehen würde, wenn ihnen folgendes begegnete. Wenn einer entfesselt wäre und gezwungen würde, sogleich aufzustehen, den Hals herumzudrehen, zu gehen und gegen das Licht zu sehn, und, indem er das täte, immer Schmerzen hätte und wegen des flimmernden Glanzes nicht recht vermöchte, jene Dinge zu erkennen, wovon er vorher die Schatten sah: was, meinst du wohl, würde er sagen, wenn ihm einer versicherte, damals habe er lauter Nichtiges gesehen, jetzt aber, dem Seienden näher und zu dem mehr Seienden gewendet, sähe er richtiger, und, ihm jedes Vorübergehende zeigend, ihn fragte und zu antworten zwänge, was es sei? Meinst du nicht, er werde ganz verwirrt sein und glauben, was er damals gesehen, sei doch wirklicher als was ihm jetzt gezeigt werde?

Bei weitem, antwortete er.

Und wenn man ihn gar in das Licht selbst zu sehen nötigte, würden ihm wohl die Augen schmerzen, und er würde fliehen und zu jenem zurückkehren, was er anzusehen imstande ist, fest überzeugt, dies sei in der Tat deutlicher als das zuletzt Gezeigte?

Allerdings.

Und, sprach ich, wenn ihn einer mit Gewalt von dort durch den unwegsamen und steilen Aufgang schleppte und nicht losließe, bis er ihn an das Licht der Sonne gebracht hätte, wird er nicht viel Schmerzen haben und sich gar ungern schleppen lassen? Und wenn er nun an das Licht kommt und die Augen voll Strahlen hat, wird er nicht das Geringste sehen können von dem, was ihm nun für das Wahre gegeben wird.

Freilich nicht, sagte er, wenigstens nicht sogleich.

Gewöhnung also, meine ich, wird er nötig haben, um das Obere zu sehen. Und zuerst würde er Schatten am leichtesten erkennen, hernach die Bilder der Menschen und der andern Dinge im Wasser, und dann erst sie selbst. Und hierauf würde er was am Himmel ist und den Himmel selbst leichter bei Nacht betrachten und in das Mond- und Sternenlicht sehen als bei Tage in die Sonne und in ihr Licht.

Wie sollte er nicht!

Zuletzt aber, denke ich, wird er auch die Sonne selbst, nicht Bilder von ihr im Wasser oder anderwärts, sondern sie als sie selbst an ihrer eigenen Stelle anzusehen und zu betrachten imstande sein.

Notwendig, sagte er.

Und dann wird er schon herausbringen von ihr, daß sie es ist, die alle Zeiten und Jahre schafft und alles ordnet in dem sichtbaren Raume und auch von dem, was sie dort sahen, gewissermaßen die Ursache ist.

Offenbar, sagte er, würde er nach jenem auch hierzu kommen.

Und wie, wenn er nun seiner ersten Wohnung gedenkt und der dortigen Weisheit und der damaligen Mitgefangenen, meinst du nicht, er werde sich selbst glücklich preisen über die Veränderung, jene aber beklagen?

Ganz gewiß.

Und wenn sie dort unter sich Ehre, Lob und Belohnungen für den bestimmt hatten, der das Vorüberziehende am schärfsten sah und am besten behielt, was zuerst zu kommen pflegte und was zuletzt und was zugleich, und daher also am besten vorhersagen konnte, was nun erscheinen werde: glaubst du, es werde ihn danach noch groß verlangen und er werde die bei jenen Geehrten und Machthabenden beneiden? Oder wird ihm das Homerische begegnen und er viel lieber wollen, das Feld als Tagelöhner bestellen einem dürftigen Mann' und lieber alles über sich ergehen lassen, als wieder solche Vorstellungen zu haben wie dort und so zu leben?

So, sagte er, denke ich, wird er sich alles eher gefallen lassen, als so zu leben.

Auch das bedenke noch, sprach ich. Wenn ein solcher nun wieder hinunterstiege und sich auf denselben Schemel setzte: würden ihm die Augen nicht ganz voll Dunkelheit sein, da er so plötzlich von der Sonne herkommt?

Ganz gewiß.

Und wenn er wieder in der Begutachtung jener Schatten wetteifern sollte mit denen, die immer dort gefangen gewesen, während es ihm noch vor den Augen flimmert, ehe er sie wieder dazu einrichtet, und das möchte keine kleine Zeit seines Aufenthalts dauern, würde man ihn nicht auslachen und von ihm sagen, er sei mit verdorbenen Augen von oben zurückgekommen und es lohne nicht, daß man auch nur versuche hinaufzukommen; sondern man müsse jeden, der sie lösen und hinaufbringen wollte, wenn man seiner nur habhaft werden und ihn umbringen könnte, auch wirklich umbringen?

So sprächen sie ganz gewiß, sagte er.

Dieses ganze Bild nun, sagte ich, lieber Glaukon, mußt du mit dem früher Gesagten verbinden, die durch das Gesicht uns erscheinende Region der Wohnung im Gefängnisse gleichsetzen und den Schein von dem Feuer darin der Kraft der Sonne; und wenn du nun das Hinaufsteigen und die Beschauung der oberen Dinge setzt als den Aufschwung der Seele in die Region der Erkenntnis, so wird dir nicht entgehen, was mein Glaube ist, da du doch dieses zu wissen begehrst. Gott mag wissen, ob er richtig ist; was ich wenigstens sehe, das sehe ich so, daß zuletzt unter allem Erkennbaren und nur mit Mühe die Idee des Guten erblickt wird, wenn man sie aber erblickt hat, sie auch gleich dafür anerkannt wird, daß sie für alle die Ursache alles Richtigen und Schönen ist, im Sichtbaren das Licht und die Sonne, von der dieses abhängt, erzeugend, im Erkennbaren aber sie allein als Herrscherin Wahrheit und Vernunft hervorbringend, und daß also diese sehen muß, wer vernünftig handeln will, es sei nun in eigenen oder in öffentlichen Angelegenheiten.

Auch ich, sprach er, teile die Meinung so gut ich eben kann.

Komm denn, sprach ich, teile auch diese mit mir und wundere dich nicht, wenn diejenigen, die bis hierher gekommen sind, nicht Lust haben, menschliche Dinge zu betreiben, sondern ihre Seelen immer nach dem Aufenthalt oben trachten; denn so ist es ja natürlich, wenn sich dies nach dem vorher aufgestellten Bilde verhält.

Natürlich freilich, sagte er.

Und wie? Kommt dir das wunderbar vor, fuhr ich fort, daß, von göttlichen Anschauungen unter das menschliche Elend versetzt, einer sich übel gebärdet und gar lächerlich erscheint, wenn er, solange er noch trübe sieht und ehe er sich an die dortige Finsternis hinreichend gewöhnt hat, schon genötigt wird, vor Gericht oder anderwärts zu streiten über die Schatten des Gerechten oder die Bilder, zu denen sie gehören, und dieses auszufechten, wie es sich die etwa vorstellen, welche die Gerechtigkeit selbst niemals gesehen haben?

Nicht im mindesten zu verwundern!, sagte er.

Sondern, wenn einer Vernunft hätte, fuhr ich fort, so würde er bedenken, daß durch zweierlei und auf zwiefache Weise das Gesicht gestört sein kann, wenn man aus dem Licht in die Dunkelheit versetzt wird, und wenn aus der Dunkelheit in das Licht. Und ebenso, würde er denken, gehe es auch mit der Seele, und würde, wenn er eine verwirrt findet und unfähig zu sehen, nicht unüberlegt lachen, sondern erst zusehen, ob sie wohl von einem lichtvolleren Leben herkommend aus Ungewohnheit verfinstert ist oder ob sie, aus größerem Unverstande ins Hellere gekommen, durch die Fülle des Glanzes geblendet wird; und so würde er dann die eine wegen ihres Zustandes und ihrer Lebensweise glücklich preisen, die andere aber bedauern; oder, wenn er über diese lachen wollte, wäre sein Lachen nicht so lächerlich als das über die, welche von oben her aus dem Licht kommt.

Sehr richtig gesprochen, sagte er. (Platon, 1983b)

Literatur

Adorno, T. W., *Minima Moralia - Reflexionen aus dem beschädigten Leben* 2008
Allgemeine Erklärung der Menschenrechte, UN-Resolution vom 10.12.1948
APA (American Psychological Association) (Hrsg.), *Diagnostisches und Statistisches Manual Psychischer Störungen (DSM-IV),* 2000
Beierwaltes, W., *Platonismus im Christentum,* 2001
Camus, A., *Der Mythos von Sisyphos - Ein Versuch über das Absurde,* 1959
Descartes, R., *Philosophische Schriften in einem Band. Abhandlung über die Methode,* 1996
Ellenberger, H. F., *Die Entdeckung des Unbewußten,* 1985
Fichte, J. G., *Grundlage der gesamten Wissenschaftslehre,* 1997
Freud, S., *Abriß der Psychoanalyse/Das Unbehagen in der Kultur,* 1972
Freud, S., *Entwurf einer Psychologie,* 1895, in: *Gesammelte Werke, Nachtragsband,* 1999
Goleman, D., *Emotionale Intelligenz,* 1997
Hegel, G. W. F., *Phänomenologie des Geistes,* 1973
Henckel von Donnersmarck, F. (Regie und Drehbuch), *Das Leben der anderen,* 2006
Jütemann, G./Sonntag, M./Wulf, C. (Hrsg.), *Die Seele - Ihre Geschichte im Abendland,* 2005
Kierkegaard, S., *Der Begriff der Angst,* 1844
Kierkegaard, S., *Die Krankheit zum Tode* 1849
Kierkegaard, S., *Unwissenschaftliche Nachschrift,* in: *Gesammelte Werke,* 1962, 1. Teil
Küng, H., *Existiert Gott?,* 1978
Leibniz, G. W., *Theodizee,* 1977
Löbsack, T., *Versuch und Irrtum. Der Mensch: Fehlschlag der Natur,* 1974
Masters, W./Johnson, V., *Die sexuelle Reaktion,* 1967
Mentzos, S., *Lehrbuch der Psychodynamik. Die Funktion der Dysfunktionalität psychischer Störungen,* 2010
Merle, R., *Ein vernunftbegabtes Tier,* 1969
Miller, A., *Am Anfang war Erziehung,* 1980
Miller, A., *Die Revolte des Körpers,* 2004
Platon, *Apologie,* in: *Sämtliche Werke 1,* 1957
Platon, *Kratylos,* in: *Sämtliche Werke 2,* 1983a
Platon, *Politeia,* in: *Sämtliche Werke 3,* 1983b
Platon, *Phaidon oder Über die Unsterblichkeit der Seele,* in: Platon, *Drei große Dialoge,* 2002a
Platon, *Phaidros oder vom Schönen,* in: Platon, *Drei große Dialoge,* 2002b
Raskob, H., *Die Logotherapie und Existenzanalyse Viktor Frankls,* 2005
Saint-Exupéry, A. de, *Der kleine Prinz,* 1956
Sandburg, C., *The People, yes,* 1936
Sartre, J.-P., *Ist der Existentialismus ein Humanismus?,* 1989
Sartre, J.-P., *Das Sein und das Nichts,* 1993
Schischkoff, S./Gessmann, M. (Hrsg.), *Philosophisches Wörterbuch,* 2009
Singer, W., *Ein neues Menschenbild?: Gespräche über Hirnforschung,* 2003
Teischel, O., *Selbstsein - Notwendigkeit und Paradox einer Philosophie der Existenz,* 1984
Uexküll, T. von, *Das Placebo-Phänomen,* in: *Psychosomatische Medizin,* 1996
Vorländer, K., *Philosophie des Altertums, Erste Periode: Vorsokratische Philosophie,* 1969
Weischedel, W., *Kierkegaard oder Der Spion Gottes,* in: *Die philosophische Hintertreppe,* 1966
Weischedel, W., *Hegel oder Der Weltgeist in Person,* in: *Die philosophische Hintertreppe,* 1995
Weizsäcker, V. von, *Warum wird man krank? Ein Lesebuch,* herausgegeben von Wilhelm Rimpau, 2008
WHO (Weltgesundheitsorganisation), *Internationale statistische Klassifikation psychischer Störungen (ICD-10),* 2005

Krankheit als verzweifelte Sehnsucht: Symptome

3

In diesem Kapitel werden die leibseelischen Krankheiten des verletzten Selbst daraufhin untersucht, was sie kompensieren „müssen“ und von welcher konkreten existenziellen Not sie dementsprechend eigentlich künden. Hier wird ein anderes, umfassend existenzielles und personenbezogenes Verständnis von Krankheit als Sucht entwickelt und begründet, das zugleich darauf verweist, was einem leidenden Menschen („Patienten“) fehlt und wovon er getrennt sein muss, wenn Krankheit die Antwort darauf wurde: seine Selbstständigkeit und seine Freiheit, sich seinen eigenen Möglichkeiten gemäß auszudrücken und zu entfalten.

Krankheit bedeutet zugleich Ohnmacht und ist doch auch ein schöpferischer Selbstheilungsprozess: Die ausgebildeten Symptome künden von dem, was einem Menschen widerfahren ist, oft ohne dass er sich bewusst daran erinnern oder den Zusammenhang erklären könnte. Sie lassen sich deuten wie die Geschehnisse in einem zunächst rätselhaften Traum, wenn wir uns nur Mühe und Zeit geben, sie im Zusammenhang der persönlichen Geschichte des Einzelnen zu verstehen.

Krankheit als Sucht ist immer auch eine *Sinnkrise*, bildet sich in einem existenziellen Vakuum der Entfremdung aus, *auf der Suche nach dem wahren Selbst* (Miller, 1979), was zumeist ganz unbewusst geschieht, weil eben die Realität der jeweiligen Lebenssituation vor sich selbst oder anderen nicht infrage gestellt werden darf. Eher noch hält sich der Leidende selbst für einen Schwächling oder Versager, als die Verhältnisse zu kritisieren, in denen er existiert.

Wenn sich die Krankheit vor allem körperlich manifestiert oder sich auf der seelischen Ebene bereits chronische Empfindungs- oder Verhaltensstörungen ausgebildet haben und Linderung einfach nicht erreichbar zu sein scheint, wird sie schließlich in eine Sinnkrise führen, weil die Ohnmacht trotz aller Abwehr- und Lösungsversuche so dramatisch erlebt wird, dass der Leidende an seiner Krankheit allmählich zu verzweifeln droht.

O. Teischel, *Krankheit und Sehnsucht – Zur Psychosomatik der Sucht*,
DOI 10.1007/978-3-642-41771-9_3, © Springer-Verlag Berlin Heidelberg 2014

Gerade in dieser dramatischen existenziellen Zuspitzung des Leidens liegen dessen Besonderheit und dessen ureigene menschliche Kraft, die aus jener *geistigen Dimension* in uns erwächst, die uns nach dem *Sinn hinter den Symptomen* fragen und suchen lässt. In ihr „wohnt" unsere Sehnsucht, in der wir Maß und Ziel finden können. Auch wenn es zu Lebzeiten niemals letzte Gewissheit geben mag, genügt es uns, der eigenen Sehnsucht Glauben zu schenken. Wir sehnen uns unbewusst nach einem Sinn des Lebens und des Leidens und glauben zutiefst daran, dass unser Dasein in der Welt ebenso bedeutsam ist, wie die Tatsache unseres Todes ihm Würde und Wert verleiht.

Von der Möglichkeit einer solchen Perspektive ahnt der Leidende vielleicht nicht einmal etwas, während ihn die eigene Krankheit beherrscht und ihm gerade deshalb unbewusst zu Hilfe gekommen ist, weil kein Sinn mehr im Ertragen seiner Belastungen zu spüren war. Dennoch *sehnt* sich alles im Menschen nach dem Heil, nach einer Veränderung seiner bestehenden psychophysischen oder psychosozialen Verhältnisse, sonst wäre er gar nicht krank geworden. Und sobald der Einzelne aus seinem Leiden den Entschluss zu dessen Behandlung gefasst hat, stammt dieser, bewusst oder nicht, aus jener geistigen Dimension in ihm, in der auch sein potenziell freier Wille beheimatet ist.

Das Wesentliche aller Therapie für den Menschen, die wirklich – und wirk*sam* – mehr und anderes sein soll als eine *Reparatur*, die Schäden an einer *Apparatur* beseitigt, die deren Symptome wie das „Stottern" eines Motors zum Verschwinden bringen und sein Wiederfunktionieren gewährleisten will, besteht zuerst und zuletzt in der Rücksichtnahme auf die potenzielle Freiheit, Eigenständigkeit und Selbstverantwortung des Einzelnen, auch wenn dieser sich in jeder Hinsicht als das genaue Gegenteil dazu empfinden und präsentieren mag: sich ohnmächtig und abhängig fühlt in seinem Elend und nichts als ein Opfer zu sein scheint.

Ihn anders sehen zu können, als er sich fühlt, ihn für ein geistiges Wesen zu halten, das seine Existenz schöpferisch in eigenem Sinn und nach eigenen Möglichkeiten zu gestalten vermag, kann überhaupt erst diese potenziellen (Selbstheilungs-)Kräfte in ihm wachrufen und den Einzelnen dazu befähigen, wieder gesund und damit ein Gewandelter zu werden. Erst wenn ein anderer ihm zutraut, seine Erkrankung als Teil seiner Geschichte und Ausdruck seiner Persönlichkeit zu deuten, wird sie potenziell zu einer Lehre über sich selbst und die Möglichkeiten der Veränderung seiner Lebenssituation.

Darum genau geht es: die Erfahrung der eigenen Erkrankung als Chance der Wandlung, der Weiterentwicklung, sehen zu können, als Beginn einer anderen Gesundung, die diesen Umweg nehmen musste, um mir dadurch einen richtigen Weg zu offenbaren, der wieder zu mir hin führen kann, aber nicht zu dem, der ich vor meiner Erkrankung war – eben nicht „wieder ganz der Alte" zu werden –, sondern zu einem, der durch das Bewusstsein der Zusammenhänge seines Leidens mit den inneren oder äußeren Belastungen einer krankmachenden Situation gestärkt worden ist und gleichsam einen Weg *aus* der Höhle gefunden hat, auf dem er künftig nicht wieder hineingeraten wird.

So wie wir mit der Zeit gegen bestimmte *Erreger* immun werden, die uns dann nichts mehr, oder jedenfalls weniger, anhaben können, nachdem wir sie lange genug ertragen mussten, sind wir, wenn wir erst einmal die psychisch krankmachenden Situationen und Zusammenhänge unserer Lebensumstände bewusst wahrgenommen und verstanden haben, künftig gegenüber Belastungen gleicher oder ähnlicher Art weniger anfällig. Entscheidend dabei ist jedoch, dass wir nicht theoretisch und intellektuell verstehen, sondern unsere Einsicht leibhaftig erfühlt und selbstständig erkannt werden konnte.

Auch dann stören uns die negativen Einflüsse noch, nehmen wir sie womöglich bewusst noch viel deutlicher wahr als zuvor, doch wir können sie schon im Vorfeld eher meiden oder uns gegen sie wappnen, damit sie erst gar keinen Raum in unserer Seele einnehmen. Oder wir verwandeln eine neuerlich belastende Situation sogleich in ein weiteres Beispiel wahrhaftiger Erkenntnis, die dann gerade nicht mehr nur belastet, sondern zugleich unsere geistige Kraft widerspiegelt, durch die wir geschützt sind, weil sie uns in die Dimension unserer Freiheit erhebt, aus der wir unsere Existenz schöpferisch mitgestalten können.

Was unserem Körper und unserer Seele einmal tatsächlich widerfahren ist, ist uns für immer geschehen, bleibt über unser *Körpergedächtnis* (Bauer, 2004) in jeder einzelnen Zelle abgespeichert und kann, durch Assoziationen unserer Sinne oder in unseren Träumen, unbewusst jederzeit aktualisiert werden. Doch wie wir dann darauf antworten können, ob uns die Erinnerung jedes Mal aufs Neue zutiefst erschreckt und verstört, als sei uns gerade wieder geschehen, was doch ursprünglich bereits unser Vertrauen so sehr erschüttert hat, oder ob wir sogleich Distanz zur spontanen Regung einnehmen und wissen, dass sie nur eine Erinnerung ist, entscheidet über unser Empfinden von Gesundheit oder Krankheit.

Im Grunde verhält es sich genau umgekehrt zur unterdrückenden Instanz des Über-Ich, die sofort strafend und kontrollierend auftritt, sobald wir spontan unseren Freiheitsimpulsen folgen wollen. Das *wachsame* – und eben nicht kontrollierende – *Selbstbewusstsein* kann die spontan auftretenden Angstimpulse in die Freiheit der Erkenntnis wandeln, die dem Ich vermittelt, dass es jetzt in Sicherheit ist und die ursprünglich angstauslösende Situation der Vergangenheit angehört.

Die bewusste Kontrolle der eigenen Gefühle durch die verinnerlichten Instanzen des Über-Ich, der Gebote und Normen seiner Umgebung, und der darüber vermittelten herrschenden Moral treibt den Einzelnen immer weiter in die Entfremdung, während ihn andererseits das *Bewusstsein* dieser Entfremdung erst zum „wahren Selbst" befreit – das hier immer als das *eigene Selbst* verstanden ist. Aus der Distanz seiner geistigen Dimension erreicht der Einzelne die ins Unbewusste verdrängten, nicht erlaubten Gefühle, die ihn schließlich zum Empfinden seiner inneren Einheit befähigen, wodurch er seine Ohnmacht überwinden und zur Heilung kommen kann.

Weil das Selbstbewusstsein der menschlichen Existenz über die psychophysischen Zusammenhänge seiner Erfahrungen nachzudenken vermag und um sie als die Grundlage aller Selbsterkenntnis weiß, ist es potenziell jederzeit auf die bewusste Wahrnehmung äußerer Einflüsse und innerer Impulse gerichtet. Und es versucht sie zugleich in ihren Wechselwirkungen zu verstehen, um darauf angemessen reagieren zu können oder auch Schlussfolgerungen für künftige Situationen ähnlicher Art daraus abzuleiten.

Der selbstbewusste Mensch existiert in der *Sorge um sich* (Heidegger, 1977) und damit um die Welt. Er ist bemüht, schädigende, unterdrückende, krankmachende Einflüsse zu meiden, sie womöglich verändern oder gar abschaffen zu helfen oder, wenn es (noch) unvermeidbare, globale oder schicksalhafte Umstände sind – wie eine ökologische Katastrophe oder die Tatsache der eigenen Herkunft –, sie durch die Selbstdistanz des Bewusstseins in Erkenntniskraft zu verwandeln.

Diese Aufgabe, bei unabänderlichen Verhältnissen zumindest ein anderes Bewusstsein zu entwickeln, stellt ihm im Grunde *alles bereits Vergangene*, das in der Gegenwart dennoch wahrnehmbare, mehr oder weniger leidvolle Spuren hinterlassen hat. Schon der gestrige Tag ist nicht mehr handelnd veränderbar.

Jeder einzelne Mensch trägt körperliche und seelische „Narben", die auch dann, wenn sie noch nicht heilen, erinnernd und verstehend, im Bewusstsein des eigenen Überlebens, das Selbstwertgefühl des Einzelnen stärken können. So wie für einen abstinenten Alkoholiker jede beliebige Bar im Vorübergehen plötzlich mit quälendem Verlangen die Zeit seiner Abhängigkeit ins Gedächtnis rufen kann, vergegenwärtigt das fast gleichzeitige Bewusstsein seiner inzwischen erreichten Abstinenz für einen kurzen Moment auch wieder den Triumph seiner Willenskraft.

Wir wollen hier keineswegs vorgreifen – der Heilungsprozess mit seinen verschiedenen Aspekten wird in ► Kap. 4 ausführlich thematisiert –, doch es deutet sich in diesem Zusammenhang bereits eine wesentliche Perspektive an, die es im Blick zu behalten gilt: Der Einzelne sehnt sich aus der inneren Einheit der Dimensionen seiner Existenz – Körper, Seele und Geist – jederzeit nach dem *Empfinden von Einheit als dem Empfinden von Gesundheit*, und andererseits wird *jede Störung dieser Einheit als Krankheit empfunden* und unbewusst zur „verzweifelten Sehnsucht" einer Sucht, mit der sich das Ich zu erlösen versucht, auch ohne sich selbst – sein Selbst – zu kennen.

Das, was *bewusst* geschieht auf dem Weg der Erkenntnis, verläuft *unbewusst* ebenso zusammenhängend und logisch. Der Prozess der Selbstwerdung führt den Einzelnen über die Wahrnehmung der eigenen Körperempfindungen, die Gefühle in seiner Seele und deren wechselseitigen – *psychosomatischen* – Ausdruck zur empfindsamen Bewertung des Erlebten, zum Verstehen und von da zur schöpferischen Gestaltung der eigenen Existenz. Die inneren Verbindungen der drei Dimensionen bestehen *wesenhaft* und daher potenziell jederzeit, im tragischen (Krankheits-)Fall jedoch *untergründig* (unbewusst) *leidvoll* und in seiner psychosomatischen Logik nur der eigenen Körperlichkeit zugänglich. Einem entfremdeten Selbstbewusstsein, das nicht zu sich finden kann („darf"), bleibt die eigene Wahrheit zunächst ganz verschlossen und kommt womöglich erst unter leidvollen Erschütterungen ans Licht.

Die gefesselten, unbeweglichen Höhlenbewohner Platons sehen im Dämmerlicht schattenhafte Gestalten auf der Wand vorüberziehen und halten sie für wahr. Sie geben sich mit der Illusion von Schattenbildern zufrieden und vertrauen ihrem eigenen Körperempfinden nicht. Wenn sie ihre Fesseln bewusst spürten, weil die Haut oder der Rücken schmerzt, oder es ihnen gelänge, die Fesseln ein wenig zu lockern und den Kopf dorthin zu wenden, wo die Schatten erzeugt werden, könnte sich ihre Situation allmählich verändern. Dann würden sie womöglich erkennen, dass sie Gefangene sind, die mit Scheinwahrheiten in die

Irre geführt und mit Ideologien verblendet wurden. Mit Gewalt hat man ihnen die Freiheit einer selbstbestimmten Existenz genommen, und jetzt empört sich fühlbar ihr Körper, aufgewühlt von der Kraft seiner Schmerzen, gegen das erlittene Unrecht.

Doch die Situation dieser Unterdrückten kann sich verändern – durch die Kraft empathischer Solidarität: Wenn Menschen aus der Oberwelt zu den Höhlenbewohnern hinunter finden, weil sie von ihrer Gefangenschaft erfahren haben, werden sie sich mit diesen ohnmächtigen Wesen verbünden und sie bei ihrer Befreiung nach Kräften unterstützen. Sie werden sich jede einzelne Leidensgeschichte anhören, um jeden Einzelnen auf seine besondere Weise angemessen wahrnehmen und verstehen zu können. Sie werden zu begreifen versuchen, wie sich ein Gefangener seine eigene Situation erklärt und seine Lage beurteilt und wie sie, die Helfer aus der Oberwelt, den Gefangenen ihrerseits wahrnehmen und seine Symptome deuten.

In dem Maße, wie beide einander verstehen lernen und zu vertrauen beginnen, setzt der Heilungsprozess ein, lösen beide gemeinsam die Fesseln, Stück für Stück, und gehen womöglich am Ende gemeinsam aus der Höhle, ans helle Sonnenlicht der Erkenntnis: wie schön in Wahrheit das Leben ist.

Die Symptome der *Krankheit als Sucht*, die für den Einzelnen aus einer mehr oder weniger unbewussten Verzweiflung seiner Sehnsucht entspringt, das eigene Leben nicht angemessen gestalten zu können, die eigenen Möglichkeiten nicht mit den Verhältnissen, unter denen er existiert, in Einklang zu bringen, vielleicht sterben zu müssen, ohne wirklich gelebt zu haben, erscheinen umso ausgeprägter, je größer die Entfremdung ist und damit der Abstand des Ich vom Potenzial des eigenen Selbst.

Je massiver die erlittene Gewalt war und je früher sie widerfuhr, je bedrohlicher das errichtete Tabu, die gewalttätigen Verhältnisse seiner Umgebung zu kritisieren oder auch nur infrage zu stellen, je tiefgreifender die Verdrängung des Schreckens, um die eigene Ohnmacht überleben zu können, desto dramatischer und komplexer präsentieren sich die Symptome. Sie werden dann oft als sogenannte *Syndrome* – „Symptombündel" – zusammengefasst und beschrieben, was eine entsprechende Diagnose nur noch fragwürdiger macht, da im Grunde jede Hervorhebung und Bezeichnung einer bestimmten Symptomatik bereits Gefahr laufen, diese wieder nur *phänomenal* statt im Hinblick auf die ursprünglich gegebene und intendierte Einheit zu deuten.

Es besteht ein Zusammenhang zwischen der verlorenen Einheit des Selbst und der Sprache der Symptome, zwischen dem Grad eigener Entfremdung – das heißt der Verdrängung der Wahrheit – und der unbewussten Notwendigkeit, Symptome hervorzubringen, die vom eigenen Leid künden. Sie überhaupt wahrnehmen zu können und für ein Signal zu halten, ist der erste Schritt zum Bewusstsein ihrer Bedeutung – hinter den bloßen Phänomenen. Deren inneren Zusammenhang mit zunächst oft noch völlig verborgenen Ursachen jenseits der Symptome zu erkennen, erfordert dann bereits eine konkrete, individuelle *psychologisch-existenzielle Analyse*, zu der es vor allem Zeit, Mut und Entschlossenheit bedarf, woran es jedoch einem Leidenden vielfach mangelt.

Aus dieser Krise erwächst nicht nur für jeden Einzelnen eine „therapeutische Sehnsucht" zu wissen, was da warum so leidvoll mit ihm geschieht, um womöglich eine Wende zum Heil einleiten zu können. Es entsteht daraus auch für die Gesellschaft ein grundlegendes Bedürfnis nach therapeutischer Unterstützung und „Existenzerhellung" (Jaspers, 1973) des leidenden Menschen, der unter seinen Lebensumständen so sehr in Not geraten ist, dass er sich selbst – seinem Selbst – nicht anders mehr zu helfen wusste, als krank zu werden und mehr oder weniger drastische Symptome zu entwickeln, die ihn zugleich entlasten und seine Not demonstrieren sollen.

Je aufgeklärter über die psychosomatischen Zusammenhänge seiner Erkrankung sich ein Mensch im Verlauf seiner Therapie entwickelt, desto weniger wird er allmählich seiner Symptome bedürfen, um sich auszudrücken, weil er zugleich Schritt für Schritt damit beginnen kann, seine Lebensverhältnisse entsprechend der wahrhaft und eigentlich für sich selbst ersehnten Perspektiven umzugestalten. Je länger ein Mensch jedoch seiner Symptome bereits bedurfte, um sich zu entlasten – je länger ein Alkoholiker bereits abhängig ist –, desto schwerer und schmerzlicher wird es für ihn, den durch die Sucht notwendig abgewehrten tatsächlichen Hintergrund seines Leidens zu erkennen und das Ausmaß seiner Entfremdung zu ertragen. Wenn seine Not sehr lange schon andauert, ist die Hoffnung eines Abhängigen, seine Sucht wirklich noch überwinden zu können, oft weitgehend geschwunden.

Sobald er der Wahrheit näher kommt, wird ein Süchtiger vielleicht schon deshalb rückfällig, um sich nicht sagen zu müssen, er habe mit seinen jahrzehntelangen „Selbstheilungsversuchen" die eigene Lebenszeit verschwendet und seine Strategien seien ganz unnötig gewesen. Das waren sie natürlich nicht, sonst hätten sie sich gar nicht erst entwickelt. Doch weil er, wenn er es überhaupt zugeben kann, seit je vor allem an seinen Symptomen leidet, „verteidigt" er unbewusst gerade deren Abwehrmechanismen gegen jede wesentliche Veränderung.

Es verbergen sich hinter den vordergründigen Erklärungen und symptomatischen Problemen in Wahrheit ganz andere Dramen nicht gelebten Lebens und der Entfremdung vom Potenzial der persönlichen Freiheit, ein eigenständiges, selbstbestimmtes Leben im Einklang mit seinen besonderen Talenten und Sehnsüchten führen zu können. Und so ist es für einen Suchtkranken im Grunde wenig hilfreich, Überlegungen zum konkreten „Auslöser" eines Rückfalls anzustellen und dazu, wie er sich künftig vermeiden ließe. Jeder einzelne Rückfall gemahnt längst an diese verlorene Freiheit, ist ein unbewusster Aufruf zu sich selbst, ein symptomatischer Appell aus der Höhle des unterdrückten Geistes, der zur Umkehr mahnt.

Es mag immer wieder einen anderen *Auslöser* geben, der die Ohnmacht so unerträglich erscheinen lässt, dass der Einzelne in seine süchtigen Reaktionsmuster zurückfällt, die ihm so oft schon als vermeintlich hilfreicher Ausweg gedient haben. Doch seinem *Wesen* nach bleibt das *Drama der Ohnmacht* immer die verborgene (unbewusste) Verzweiflung des Einzelnen, nicht und wieder nicht er selbst sein zu können und sich stattdessen einer Situation ausgeliefert zu fühlen, die von ihm Gehorsam verlangt und kein Vertrauen schenkt – die ihn zur Anpassung zwingt, doch an seiner Entfaltung gar kein Interesse hat.

Krankmachend sind Lebensverhältnisse – und Menschen als deren Repräsentanten – immer dann, wenn sie den Einzelnen als Mittel zum Zweck ihrer eigenen Stabilisierung – gleichsam als Suchtmittel – benutzen, wenn sie ihn entpersönlichen und herabwürdigen zu einem Platzhalter des Systems, zum „Erfüllungsgehilfen" des eigenen Geltungsdranges, dem jede Bestätigung recht ist, sich darin zu spiegeln. Die herrschende Ideologie einer Gruppe oder Gesellschaft missbraucht dabei den Einzelnen ebenso zur Erhaltung ihrer Macht, wie ein ichsüchtiger Narzisst die Menschen seiner Umgebung manipuliert, um die eigene Großartigkeit zur Schau zu stellen.

Versuchen wir also die verschiedenen psychischen, *das heißt immer auch psychosomatischen*, Erkrankungen des Menschen im Folgenden etwas genauer zu bedenken, um sie deutlich als jene verzweifelte Sehnsucht nach dem eigenen Selbst erkennen zu können, das sich abhandenkam, ohne es zu merken. Weil der Einzelne – meist schon als Kind – gar nicht verstehen *kann*, wie ihm da geschieht, unternimmt er „süchtige" Anstrengungen, die ihn aus seiner Not erlösen sollen, in Wahrheit aber immer tiefer hineinführen müssen. Es käme auf die eigene *Befreiung* an, auf die Lösung seiner Fesseln und den Weg aus der Höhle der Unwahrheit zum Licht der Selbsterkenntnis – nicht darauf, sich Erleichterung zu verschaffen, um das eigene Elend weniger zu spüren.

Deshalb bleibt jede Krankheit ein leidvolles Symptom, das offenbar notwendig geworden ist, den Patienten spüren zu lassen, dass er noch immer ein Gefangener in der Höhle des falschen Lebens ist, aus dem er seinen ureigenen Weg zur Freiheit als seinen persönlichen Lebenssinn zu finden hat. Bliebe nicht wenigstens der Schmerz im Bewusstsein des Körpers gegenwärtig, würden allmählich die Gefühle stumpf, und die Entfremdung könnte sich ganz unbemerkt weiter ausbreiten. Erst wenn der Einzelne schließlich beginnen kann, auch die leidvolle Wahrheit seiner konkreten Existenz bewusst auszudrücken und sein eigenes Selbst schöpferisch zu verwirklichen, setzt der Prozess seiner Heilung ein beziehungsweise bleibt er vor einem Abgleiten in die Sucht geschützt.

Alle Symptome, die hier näher betrachtet werden, sind unbewusste, mehr oder weniger spontan ausgebildete Reaktionsweisen von Menschen in mehr oder weniger großer Not und Bedrängnis, denen bewusst und unbewusst offenbar keine anderen als diese süchtigen Lösungsmöglichkeiten zur Verfügung standen oder angemessen erschienen sind. Das heißt, es wird Gründe geben, über die es nachzudenken gilt, warum jeweils gerade *dieses* Symptom und kein anderes hervorgebracht wurde, warum zu diesem Zeitpunkt und warum in dieser konkreten Ausdrucksweise, die vermutlich dadurch von ihrer verborgenen Ursache kündet – so wie auch die Gestalten eines Traumes ihre verborgene Wahrheit nie ohne Grund genau so und nicht anders verrätseln.

In ► Abschn. 3.1 bis ► Abschn. 3.5 werden psychische Zustände und Haltungen thematisiert – Symptomkomplexe unterschiedlicher Ausprägung –, die es rechtfertigen, sie unter den jeweils beschriebenen Aspekten eigens hervorzuheben, um sie besser erkennen und verstehen zu können, wenn sie uns begegnen. Dies sind sozusagen „klassische" Obergruppen psychischer Erkrankungen, wie sie immer wieder diagnostiziert und „klassifiziert" werden, sofern ihre Zustandsbilder den offiziell definierten Standards der WHO entsprechen, nur dass deren Einteilungen sich noch in unzählige Unter- und Nebensymptomgruppen ausdifferenziert präsentieren (WHO, 2005, Kapitel V(F), beispielsweise F3, Affektive Störungen, mit sämtlichen Unterziffern).

Obgleich die hier beschriebenen Haltungen in einem Menschen immer auch miteinander verbunden sein können, nacheinander oder kombiniert auftreten, gibt es doch gute Gründe, sie gesondert zu betrachten. So lassen sie sich nicht nur eher voneinander unterscheiden und klarer abgrenzen, wenn sie uns im Umgang mit anderen begegnen, deren auffälliges oder erschreckendes Verhalten wir uns zu erklären versuchen. Vor allem werden die Symptome dadurch *als konkreter Ausdruck eines konkreten Konflikts* begreiflicher, der mit seiner Deutung zugleich wesentliche Hinweise seiner Überwindung offenbart. Woran mangelt es diesem Menschen besonders, was versucht er besonders stark abzuwehren, weil er es nicht bekommen kann oder ausdrücken „darf"? Und wie müssten sich seine konkreten Lebensverhältnisse ändern, damit er seine leidvolle Haltung nicht länger einnehmen „muss", um es in ihnen auszuhalten, um mit seiner „Sucht" zu „überleben"?

Weil in diesem Buch die *Sucht* das „Modell" der (psychosomatischen) Krankheit ist, an dem über das Wesen des Menschen das Wesen der Krankheit als Spiegel einer abwesenden Gesundheit verdeutlicht werden soll, wird diesem Phänomen in ▶ Abschn. 3.5 besondere Aufmerksamkeit geschenkt – auch unter Verwendung „offiziell" üblicher Unterscheidungskriterien. Die Varianten süchtigen Verhaltens werden dabei auch Varianten aller anderen „kranken" Reaktionsweisen offenbaren. In abgewandelter Form künden die eher körperlich repräsentierten Erkrankungen ebenso von Störungen der Selbstwahrnehmung und des Selbstwertgefühls, das heißt des Selbstbewusstseins – so wie es auch innerhalb jeder einzelnen Suchtentwicklung den Verlauf vom ersten Unbehagen bis zur schweren, körperlich manifesten, Symptomatik gibt.

Immer werden wir dabei die eigentliche Absicht und das Ziel dieser Untersuchung im Blick behalten, ein anderes Verständnis von „Krankheit" zu entwickeln, das ein anderes Bewusstsein für den Sinn unseres Daseins entfalten kann: die Kostbarkeit der Existenz jedes Einzelnen, dessen Gefährdung und Zerbrechlichkeit, der jederzeit mögliche Verlust seiner selbst – und zugleich die ungeheure Kraft seines Selbstbewusstseins, sich über die Widrigkeiten und Zwänge einer bedrohlichen Welt und gewalttätigen Gesellschaft erheben zu können, jenseits der Gewalt und des Leidens jederzeit ein selbstbestimmtes Leben in Schönheit zu ersehnen und dieser Sehnsucht den schöpferischen Ausdruck seiner eigenen Existenz zu verleihen, wie fern er dessen Erfüllung zu Lebzeiten auch bleiben mag.

In ▶ Abschn. 3.6 bis ▶ Abschn. 3.8 sind die beschriebenen Erkrankungsformen chronischer, körperlicher und lebensbedrohlicher – sowohl für den Erkrankten selbst als auch für seine Umgebung. Das hängt mit dem Ausmaß der Verzweiflung und deren Dauer zusammen, auch mit dem Schock über die erlittene Gewalt, worauf das Unbewusste, vom eigenen Selbst so umfassend oder traumatisch abgetrennt, umso mühevollere, leidvollere oder spektakulärere Rettungsversuche unternimmt. Die anfänglichen, milderen und „leiseren" Ausdrucksformen reichen nicht mehr aus oder haben nie gereicht, sodass der Einzelne sich und anderen gegenüber deutlicher zu werden versucht, um sein Leben ändern zu können.

Die Sehnsucht danach lebt in jeder Krankheit fort, so verzweifelt sie sich auch ausdrücken mag.

3.1 Angst

Angst als die existenzielle Grundbefindlichkeit des Menschen macht unser Leben unsicher, zerbrechlich und kostbar. Weil es tödlich endet und das jederzeit der Fall sein kann, sind wir ständig bedrohte Lebewesen, auf der Suche nach Schutz, Halt und Geborgenheit.

Aus dieser Tatsache geht all unsere Kreativität hervor: Angst macht nachdenklich und lässt Bewusstsein entstehen, macht erfinderisch, um unsere Not zu lindern, und lässt uns zu Sehnsüchtigen werden, die sich mit Schönheit trösten. Doch Angst steht auch am Anfang aller Verirrungen und Störungen unseres Seelenfriedens und unserer Klarheit: Sie kann uns in den Wahnsinn treiben, körperliche Beschwerden und Krankheiten aller Art verursachen, und sie ist der Antrieb hinter jeder Gewalt, jeder Sucht und jeder Verdrängung ihrer Schrecken, die dann als Trauma wiederkehren.

Was bewirkt jedoch, ob Angst für einen Menschen zur segensreichen Kraft oder zum Verhängnis wird?

In diesem Kapitel, in dem die Symptome der *seelischen* und *leibseelischen* (psychischen und psychosomatischen) Krankheiten im Vordergrund stehen, gibt es ebenso wenig eine verbindliche Reihenfolge oder vergleichende Wertung wie zwischen den elementaren Wesenskräften des Menschen (*Körper – Seele – Geist*), die in ► Kap. 2 ausführlicher betrachtet wurden. Das menschliche Wesen erscheint im Laufe seiner ihm gemäßen Entwicklung jeweils durch eine nächste, umfassendere, bewusstere Stufe erweitert und in dieser „aufgehoben" – so wie der Körper den Geist ermöglicht, das Sein das Bewusstsein hervorbringt oder die Existenz des Einzelnen seinem Selbstbewusstsein vorausliegt und doch jeweils darauf bezogen bleibt.

Wie sich dabei die verschiedenen Ebenen eine aus der anderen, und doch jederzeit miteinander verbunden, entwickelt haben, erweisen sich auch die unterschiedlichen Erkrankungsformen in einem inneren Bezugssystem mit fließenden – *dynamischen* – Übergängen verbunden. Allerdings verhält es sich bei den Symptomkomplexen, die in diesem Kapitel als Merkmale der Entfremdung vom eigenen Selbst beschrieben werden, im Hinblick auf ein mögliches *Bewusstsein* der eigenen Erkrankung genau umgekehrt.

Je tiefgreifender die Entfremdung, desto unbewusster, chronischer und dramatischer die Erkrankung – und entsprechend dieses Zusammenhangs versteht sich der Aufbau und die Abfolge der einzelnen Abschnitte mit den darin beschriebenen Erkrankungsformen, die als zunehmend chronischer, körperlich manifester und lebensbedrohlicher erscheinen.

Und wir werden sehen, dass genau diese immer dramatischer verlaufende Suchtentwicklung mit dem *Schwinden des Bewusstseins* einhergeht, mit dem Verlieren der Möglichkeit, Distanz zur eigenen Erkrankung zu entwickeln, deren Ausmaß gerade die Bewusstlosigkeit verursacht – so wie umgekehrt, im Fall einer gesunden Entwicklung des Menschen, die Erweiterung des Bewusstseins und die Ausbildung eines Selbstbewusstseins die eigene

Existenz zu schützen und zu befreien beginnt. Dabei bedeutet die *Befreiung* immer eine möglich gewordene Distanz zu den unaufhebbar schicksalhaften Tatsachen des eigenen Daseins (Soseins).

Ein entwickeltes Selbstbewusstsein stärkt, schützt und hilft, Gefahren zu erkennen und zu verstehen und womöglich künftig wirksam zu vermeiden oder zu beseitigen. Es kann einen Gefangenen, der in Fesseln liegt, doch um das Licht der Wahrheit außerhalb der Höhle – jenseits der Gefängnismauern – weiß, sich trotzdem *frei fühlen* lassen. Dagegen wird das innere Gefängnis immer enger und dadurch der eigene Handlungsspielraum immer geringer, je weniger sich der Einzelne der *Tatsache* seines entfremdeten, unfreien Lebens, geschweige denn seiner dadurch hervorgerufenen Erkrankung(en), bewusst ist.

Außerdem gilt es, verstärkt einen anderen wahrscheinlichen Zusammenhang zu erhellen, nämlich dass nicht nur zwischen mangelndem Bewusstsein und potenzieller Schwere der Erkrankung eine innere Korrelation zu bestehen scheint, sondern ebenso, ursächlich dafür, zwischen einem offen oder suggestiv tabuisierten – „verbotenen" – Gefühlsausdruck und dem Drama einer ersatzweisen Symptomatik (dem Ausmaß der Verzweiflung, der Schwere der Sucht), mit der ein verletzter Mensch unbewusst von seinem Trauma kündet.

Die Auseinandersetzung mit der zugrunde liegenden Perspektive dieser Arbeit, Krankheit in einem umfassenden Sinn als Sucht zu deuten, bezieht sich in diesem Kapitel auf Erfahrungen mit Patienten unterschiedlichster Symptomatik und vielfältigster Diagnosen, im ambulanten und stationären Setting. Diese Patienten waren oft schon von ihren Hausärzten oder den Versicherungsträgern nach den üblichen (WHO-)Kriterien als behandlungsbedürftig erkannt und vorläufig zugeordnet und sollten anschließend in entsprechenden Institutionen (Kliniken, psychosozialen Hilfsdiensten, freien Praxen …) durch die dort tätigen „qualifizierten Experten", genauer beurteilt und nach Möglichkeit therapiert werden.

Eine möglichst vorurteilslose Wahrnehmung jedes einzelnen Patienten im persönlichen Umgang, vor allem auch in der selbstständigen eigenen Praxis, basierend auf dem eingangs beschriebenen Bild vom Menschen als einem freiheitsbegabten, sehnsüchtigen Wesen, ergab dagegen ein wesentlich anderes Verständnis von Krankheit: Sie zeigte sich als ein *unbewusster Selbst-Heilungsversuch*, und zwar auf so vielfältige, individuelle, erfindungsreiche Art und Weise, wie einem erkennbar einzelne Menschen begegneten, Personen, die alle ihre eigene Geschichte hatten, mit der sie umzugehen versuchten. Jedes Leben war anders und doch jedes eine Facette der gleichen Sehnsucht nach einem Heil, von dem wiederum alle eine andere, eigene und doch wesensmäßig verwandte, menschliche Vorstellung hatten.

Aus den bewussten Beobachtungen und Reflexionen der inneren Zusammenhänge zwischen Sucht und Sehnsucht entstanden „wie von selbst" symptomatische Verbindungslinien bezüglich der Schwere einer Erkrankung sowie der Komplexität und Dramatik der Symptom*sprache*, die unbewusst vom Leiden des verletzten Selbst zu künden versucht, damit der Einzelne sein elendes Leben zu ändern beginnt – bis hin zur Frage nach dem Unvermögen eines Patienten, die Hintergründe des Leidens als Entfremdung vom Selbst zu erkennen und so den bewussten Weg zu sich, als „Weg aus der Höhle", zu finden und zu gehen. Trotz der emotionalen Blindheit waren die symptomatischen Botschaften seiner unbewussten Sprache für ihn persönlich wie für seine Umgebung eines Tages deutlich und belastend genug, um auf Dauer nicht mehr stumm und unverändert in seiner konkreten Situation weiterleben zu können. Und von da an beginnt sich der Einzelne um Abhilfe zu bemühen.

Vielleicht erlebt ein Patient das *eine* Symptom bereits als so quälend und nimmt es ernst genug, sich damit auseinanderzusetzen; vielleicht entwickelt er aber auch nur ein weiteres Symptom, eine neue oder zusätzliche Erkrankung, um die vorherige für überwunden halten zu können und schon dadurch Erleichterung zu empfinden. Dann verlagert er seine Sucht wie ein Alkoholabhängiger, der in der Abstinenz umso mehr raucht oder isst, um sich zu beruhigen, doch immerhin nicht mehr trinkt.

Ein Symptom ist allgegenwärtig und begleitet nicht nur den erkrankten Menschen als Sorge um sich und sein Seelenheil, sondern kann auch jederzeit als Gedanke an bedrohte Harmonie oder ein jähes Ende tief verunsichern.

Am Anfang war die Angst hieß es bereits zu Beginn von ► Kap. 2, in dem auch die philosophische Dimension dieses Seelenzustands thematisiert wurde, der sich, aus existenzieller Perspektive, als Schlüssel zur Bewusstheit seiner selbst erweist. Im Bewusstsein der Angst vor seinem möglichen Verlust wird das Leben erst wahrhaft ernst und kostbar – zu jenem Wunder, das es in jedem Augenblick, mit jedem Herzschlag, eigentlich ist. Doch dass der Herzschlag das Wunder der Schöpfung bezeugt, dessen Ablauf wir mit Staunen an uns wahrnehmen können, erlebt ein unter *Angst* und *Panikattacken* leidender Mensch gerade als extreme Bedrohung: jederzeit könnte es der letzte sein, ja dieser Beklemmungsschmerz in der Brust, dieses Stolpern bis zum Hals und der plötzliche Schweißausbruch scheinen vom nahenden Tod zu künden. Bevor es überhaupt eine Gelegenheit gibt, noch irgendetwas zu tun, geschweige denn sein Leben zu ändern, scheint es in diesem Moment, jetzt, bereits vorbei zu sein. Es ist zu spät für immer, er wird gleich sterben, sobald sein Herz aufhört zu schlagen. Und inmitten eines akuten Anfalls scheint genau das in der nächsten Sekunde der Fall zu sein.

Durch ihre subjektiv erlebbare Todesnähe ist die *Angst* im Grunde das leitende *Schlüsselsymptom* jeder psychosomatischen Erkrankung, ja womöglich jeder Störung des inneren Gleichgewichts. Ihr Symptom mag uns ebenso veranlassen – sobald ein akuter Anfall vorüber ist –, über die Bedeutung einer bestimmten angstauslösenden Situation nachzudenken, wie es auch zu einer dramatischen existenziellen Erschütterung werden kann, die uns in einem verfehlten Leben zur Besinnung und Umkehr ruft und letztlich Kraft zum Handeln freisetzt.

Der Angst*anfall* ist bereits die somatische Ausprägung eines Symptoms, das vielleicht mit einer bangen Sorge um die berufliche Zukunft, um den Verlust eines geliebten Menschen oder um die eigene Gesundheit begann, ohne dass sich der Einzelne – warum auch immer ihm das nicht möglich gewesen ist – bewusst Klarheit über die Hintergründe seiner Besorgtheit verschafft hätte. Die musste daher im Verborgenen in ihm weiterwirken, bis sie sich dann, in einem unbewusst passend erscheinenden Moment, umso erschreckender (anfallartig) hervorwagte.

Die *Angst* ist in einem ähnlich breiten Spektrum wirksam wie die *Schlaflosigkeit*, die auch von leichter Unruhe bis zu qualvollem, nächtelangem Wachsein reichen kann und bei anhaltendem Verlauf eine nächste Stufe psychosomatischer Störung oder gar eine organische Schädigung hervorbringt. Je unspezifischer, irritierender und steigerungsfähiger ein Symptom ursprünglich ist, desto „fragwürdiger", bewusstseinsfähiger und gleichsam „philosophischer" kann seine wesentliche Bedeutung erscheinen, die einen zunächst ganz beiläufig auffordert, sich mit ihr auseinanderzusetzen.

Eine leichte Beklommenheit, die den Einzelnen beim Gedanken an seine Zukunft beschleicht, obwohl er sich gerade noch zuversichtlich gefühlt hat, erschreckt ihn nicht, aber kann ihn aufhorchen lassen, ob er etwa irgendeinen unangemessenen Plan hegt. Eine unruhig verbrachte Nacht ist noch längst kein Grund zur Besorgnis, aber führt womöglich dazu, ebenso wie ein bloß merkwürdiger, noch keineswegs erschreckender Traum, sich zu fragen, was da in der Nacht, gerade zu diesem Zeitpunkt, in einem vorgegangen ist, welche Ereignisse des Tages oder welche Gedanken im Halbschlaf so belastend gewesen sein könnten, dass sich ein Gefühl von Ungeborgenheit bemerkbar zu machen beginnt.

Angst und Schlaflosigkeit sind eng verwandte Phänomene der Unruhe. Je größer die Angst, desto schlechter kann ein Mensch ohne Hilfsmittel schlafen, und je ausgeprägter seine Schlafstörung wird, desto stärker verfällt er in Panik, nie mehr Ruhe zu finden, in einem falschen Leben gefangen zu sein und am Ende in der Höhle der Unwahrhaftigkeit zu sterben.

Das ist die eigentliche, existenzielle Dimension der Angst und der Unruhe: das nicht gelebte Leben vor dem Tod, die unbewusste, dunkel zu erahnende Entfremdung vom Selbst, die zuerst nur irritiert und noch leicht verändert werden könnte – mit der Zeit jedoch, wenn sie unberücksichtigt bleibt, immer gravierender wird und sich als verstörendes, chronisches Symptom manifestiert. Dessen Behandlung ist dann überaus kräftezehrend und gelingt kaum noch ohne therapeutische Hilfe, die heutzutage vor allem medikamentös verabreicht wird, was eher eine *Suchtverlagerung* als Verstehen befördert.

Angst und Schlaflosigkeit begleiten mehr oder wenig stark ausgeprägt alle psychosomatischen Erkrankungen. Und sie beunruhigen den Einzelnen aufgrund ihrer Symptomatik mehr oder weniger bewusst: dass er sich selbst verfehlen oder endgültig abhandenkommen könnte. Anders beunruhigend erscheint eine immer wieder unbewusst ausweichend gesuchte „Flucht in den Schlaf", die zu einem übermäßigen Schlaf*bedürfnis* führt, so wie der „Erschöpfungsschlaf" („wie tot") nach einem in angstvoller Dauerspannung verbrachten Tag rettend wirken kann.

Je weiter ein Mensch bewusst von der Erkenntnis entfernt ist, falsch zu leben, vielmehr sich und andere vom Gegenteil überzeugen will, desto heftiger werden ihn die unbewussten Impulse seiner Angst eines anderen zu belehren versuchen. Je belastender allerdings die Symptome sind, desto mehr Aufmerksamkeit und Energie ziehen sie auf sich und verhindern damit gerade umso eher die Bewusstwerdung ihrer Hintergründe, wodurch doch erst ein Verändern der ängstigenden Lebensverhältnisse gelingen könnte. Es scheint somit erst noch schlimmer werden zu müssen, um den Einzelnen leidvoll zu erschüttern.

Vor einer möglichen Therapie bedarf es auch hier einer angemessenen Diagnose, und diese verlangt, zuerst einmal die Symptome wahr- und außerdem ernst zu nehmen. Wenn ich sie jedoch nicht wahrhaben „will" – oder „darf" –, dann versuche ich sie möglichst zu verdrängen, sie mit Drogen zu betäuben oder als „harmlos" abzutun, was bei den schwereren Verlaufsformen jedoch kaum gelingen dürfte.

Sobald die Angst chronisch wird, hat sie eine andere Stufe erreicht und beginnt allmählich neue Symptome auszubilden, die nach außen als *Depression*, als niedergedrückte Stimmung, ja als seltsame Traurigkeit erscheint, für die es zunächst gar keinen erkennbaren Grund gibt, weil der Betroffene ohnehin nur seine Pflicht zu erfüllen und alles richtig zu machen versucht.

In Angst und Unruhe rebelliert der Mensch gegen eine äußere oder innere Ordnung, deren unterdrückende Macht ihm noch keineswegs bewusst sein muss, sobald er daran erkrankt – und ihm vielleicht niemals bewusst wird. Doch gerade weil sie zuerst so irritierend befremdlich ist – „Wovor habe ich eigentlich Angst?" – oder gar, wie die Panikattacke, aus „heiterem Himmel" zu kommen scheint, ist dieser Seelenzustand prädestiniert dafür, auf die Suche nach uns selbst und den Gründen unserer verlorenen Harmonie zu gehen.

Die Angst lädt uns förmlich zum Nachdenken ein, weil sie unsere Sinnerwartung durchbricht, die auf Einverständnis mit der jeweiligen Lebenssituation abzielt – ob es nun die vermeintliche Geborgenheit eines Kindes in der Familie, eines Paares in der Zweisamkeit, eines Mitarbeiters in seinem Betrieb oder, ganz allgemein, der ersehnten Gesundheit angesichts gegenwärtiger Krankheit ist.

Wenn der Einzelne weiß, warum er sich erschöpft oder krank fühlt, wie ein Wanderer nach einer überlangen Bergtour oder ein Betrunkener am Morgen nach einer durchzechten Nacht, dann wird das keine besondere Angst einflößen, weil diesen beiden ihre leidvollen Zustände vermutlich längst vertraut und deren Ursachen bekannt sind.

Ein zunächst unerklärliches Unbehagen dagegen bietet jedes Mal eine neue Gelegenheit, nach seinen Gründen zu forschen und sich selbst auf die Spur zu kommen. Vermutlich begleitet die Angst gerade deshalb auch jede andere Erkrankung – mehr oder weniger intensiv, mehr oder weniger frühzeitig –, sobald sich unbewusst eine Divergenz zur jeweiligen Sinnerwartung abzeichnet. Und das ist immer dann der Fall, wenn eine aktuelle oder chronisch gewordene Missstimmung, die auf einmal drastisch spürbar wird, anzeigt, dass ich von meinem Weg abgekommen bin oder etwas ganz und gar nicht richtig ist an meiner Situation – etwa beim Blick in den Spiegel die jäh auftauchende Frage: „Was für ein Leben führe ich da eigentlich?"

Das Spektrum reicht dabei von der flüchtigen Angst, nach einem Husten oder Niesen, sich womöglich schon wieder eine Infektion eingefangen zu haben, weil die Arbeitsbelastung zu groß und das Immunsystem noch geschwächt ist, zumal auch der letzte Infekt nicht richtig auskuriert wurde, bis hin zu der Angst, verrückt zu werden oder sich umzubringen, wenn unerträglich scheinende Schmerzen noch länger anhalten, wenn ein geliebter Mensch von uns geht oder der Arzt eine unheilvolle Diagnose stellt.

Die *chronisch gewordene Angst*, die mit Medikamenten, Drogen oder Ritualen mühsam in Schach gehalten wird, lähmt die schöpferische Lebenskraft des Betroffenen und kann sich so stark verfestigen, dass sie keinen Anlass zum Nachdenken mehr bietet, sondern mit den gewohnheitsmäßigen Hilfsmitteln nur noch irgendwie zu ertragen versucht wird – so wie ein Beinamputierter mit seiner Krücke oder Prothese zu leben gelernt hat. Dann kann nur eine lange therapeutische Begleitung die ursprüngliche Sehnsucht hinter der Angst wieder spürbar werden lassen, indem sie mit dem Leidenden in deren Zentrum blickt, in das „Herz der Finsternis", und an deren Ursprung zurückkehrt, als die Angst noch ein elementares Signal gewesen ist, das zur Vorsicht oder Umkehr mahnte.

Weil sie mit der Zeit so erschreckende Ausmaße angenommen hat und so qualvoll bedrängend erlebt wird, dass schon die *Angst vor der Angst* den nächsten Anfall hervorzurufen vermag, verliert sie ihre bewusstseinsbildende Kraft und geht allmählich in andere Reaktionsweisen über, die dem Leidenden schon dadurch Erleichterung verschaffen, dass sie immerhin eine Veränderung der Symptome bedeuten. Tatsächlich aber nimmt nur die Entfremdung zu, verfestigt sich die Angst in anderer Gestalt, verlagert sich die Sucht auf eine andere unbewusste Erlösungsstrategie, weil bewusst eben keine neue Lebensperspektive aufscheint, weil der Einzelne in seiner ängstigenden Situation weiterhin nicht zu sich selbst finden kann.

Doch die Angst bleibt dem Menschen solange er lebt, als existenzielle Erschütterung jeder vordergründigen, nur scheinbaren Gewissheit, als Warnsignal eines „falschen" Lebens und Frage an den Einzelnen, ob er sich im Einklang mit seinem Wesen und seinen ureigenen schöpferischen Möglichkeiten befindet. Je bewusstloser die Angst den Einzelnen zurücklässt, je fremder, erschreckender und bedrohlicher sie ihm erscheint, desto klarer zeigt sie den Grad der Entfremdung von einem selbstbestimmten Leben an. Dann ist sie Angst vor dem Scheitern und Versagen, auch *existenzielle*, „philosophische" Angst angesichts eines ungelebten – „falschen" – Lebens, dem keine Zeit mehr zu bleiben scheint und das doch mit letzter Kraft, um das bloße Überleben, verteidigt werden muss.

In diesem Zusammenhang gibt es ein wesentliches Kriterium der Unterscheidung zwischen einer bewusstlos alarmierenden, zu Tode erschreckenden, *verzweifelten Angst* und jener ursprünglich bewusstseinsfähigen, kreatürlichen und befreienden Kraft als eines elementaren Affekts der Selbstfindung. Wenn uns die Angst in Panik, „in Angst und Schrecken", versetzt, uns zu vernichten droht und wir uns gezwungen sehen, mit ihr zu leben, weil wir keine Möglichkeit zu haben scheinen oder zulassen können, unsere Situation zu verändern, und weil wir meinen, an dieser Familie, diesem Menschen, diesem Beruf, diesem Ort festhalten zu müssen, „gehorchen", um nicht verachtet und verstoßen – nicht mehr geliebt – zu werden, dann stammt die Angst aus dem Über-Ich verinnerlichter Prinzipien, anerzogener Regeln, die uns seit je von uns selbst und der Fähigkeit eines eigenständigen Daseins entfernt haben. Die Angst wirkt als quälendes Relikt des verschütteten Selbst und aufrüttelnde Mahnung zur Umkehr, die zeitlebens auch jede aus ihr entspringende beziehungsweise mit ihr verbundene Krankheit begleitet – als Symptom der unterdrückten schöpferischen Lebendigkeit des Menschen.

Die „Angst vor der Freiheit" jedoch, die bewusste Sorge um sich, die Aufgeregtheit und Unruhe vor einer schwerwiegenden Lebensentscheidung, oder die ängstigenden Zweifel vor einer großen Reise, ob auch tatsächlich alle notwendigen Vorsichtsmaßnahmen getroffen wurden, haben eine ganz andere Qualität und werden jederzeit von einem Ziel oder einer Perspektive jenseits der Angst überhöht. Diese setzt sie nicht außer Kraft, sondern lässt sie als wesentliche, die eigene Bewusstheit (Wachheit) und Entschlossenheit steigernde Energie spürbar werden, die es auszuhalten und in ein Handeln zu überführen gilt, das die Angst gerade als Motor der Veränderung begreift.

Diese Angst ist eher eine „Bangigkeit" und sorgsame Achtung, die der Sehnsucht nach einem wahrhaftigen Leben zu entsprechen versucht und sich seiner würdig erweisen möchte, da sie es als ein Wunder erleben konnte, als Mensch existieren zu dürfen und mit Ehrfurcht gesegnet zu sein – es ist die Angst des Menschen beim Anblick des Ozeans oder eines überwältigend hohen Berges, die aufgeregte Angst des Safari-Reisenden inmitten einer großen Elefantenherde, die lustvolle Angst auf einem Karussell. Immer spüren wir dabei auch unsere Lebendigkeit, das Wunder unseres Daseins in einer Welt voller Wunder, und ersehnen uns die Dauer solcher Kostbarkeit. „Das ist unglaublich", drückt unser staunender Geist aus, was unser angstvoll ergriffenes Herz fühlt, und wir ahnen zutiefst, dass dieses Leben nur als zerbrechliches, jederzeit endliches zu haben ist. Unser bewusstes Bemühen um eine selbstbestimmte Existenz auf den Spuren der eigenen Sehnsucht, zu der uns die Angst, uns zu verlieren, immer wieder wachruft, verbündet sich dabei mit der ehrfurchtsvollen Demut vor der Übermacht einer Schöpfung, die unser Dasein ermöglicht hat und enden lässt, zur befreienden Kraft einer „revoltierenden Gelassenheit".

Solange wir existieren, ringen wir um die Freiheit unseres eigenen Weges gegen die Entfremdung des Selbst, haben wir Angst, in die „Höhle der Unwahrhaftigkeit" zu geraten beziehungsweise nicht aus ihr herauszufinden, und gerade diese Sorge hält uns nicht nur wach und lebendig, sondern verbürgt zugleich die Solidarität des Einzelnen mit allen anderen Menschen „auf der Suche nach dem wahren Selbst".

„Ich empöre mich, also sind wir", wie Camus (1969, S. 21) das so wunderbar treffend formulierte.

Die *bewusstlose* Angst hingegen, die nur noch qualvoll von der Entfremdung des Einzelnen zu künden vermag, erschöpft ihn mit der Zeit immer mehr, „höhlt ihn aus" und bringt allmählich eine andere Symptomatik hervor, die anzeigt, dass es so, wie bisher, nicht mehr weitergeht.

3.2 Anpassung (Depression)

Depression ist die Folge einer jahrzehntelangen chronischen Selbstüberforderung („Burnout" ist nur ein anderes Wort, das eines ihrer Symptome betont, sobald die Depression manifest geworden ist), die in ihren Reaktionsmustern und ihrer inneren Struktur bis in den Mutterleib zurückreicht. Schon der Fötus beginnt damit, was später das Kleinkind fortsetzt: sich den „Gegebenheiten" anzupassen, denen es ausgeliefert ist und die es doch einzig für sich zu nutzen versuchen kann, um die entsetzliche Angst zu überleben, die das Drama der Ohnmacht in ihm auslöst.

Hinter der Anpassung ringt der Einzelne um seine früh schon verlorene Autonomie. Die ungeheuren Anstrengungen, die er dafür aufwendet, seiner Umgebung zu entsprechen, zeigen den Grad seiner Abhängigkeit und Unselbstständigkeit an. Nur in der „Manie" fühlt der Depressive sich vergleichsweise „frei", doch ist deren „Wahn" nur ein „überdrehter" Gipfel der Selbstentfremdung.

Zuletzt steht die Anpassung des unterdrückten Selbst vor der Frage nach dem Sinn eines solchen Lebens, vor dem manchmal nur der Tod („Suizid") noch Erlösung zu versprechen scheint. Doch genau an diesem Tiefpunkt liegt zugleich auch die Chance, sich endlich loszureißen von den Fesseln der Fremdbestimmung. „Nicht mehr zu können" wird zum letzten Akt des Aufbegehrens – vor einem Neuanfang aus eigener Kraft.

Wenn die Depression hier als *Anpassung* bezeichnet wird, so deshalb, weil sie tatsächlich im Wesentlichen ein Versuch ist, die eigene Situation dadurch besser zu ertragen, dass der Einzelne, so gut und weitgehend wie möglich, den jeweiligen Bedingungen, unter denen er zu leben hat, zu entsprechen bemüht ist. Der Wert und die Bedeutung seiner Person erscheinen dabei an den Grad der Erfüllung bestehender Vorgaben, Verpflichtungen, Gebote, Normen und Regeln gebunden: Je besser, widerstandsloser und unmerklicher er sich nach diesen richtet und je besser er den jeweiligen Bedingungen gehorcht und unter ihnen „funktioniert", desto beliebter und erfolgreicher wird er – oder meint er zu werden.

Jene Grundstruktur, die eine Depression ausmacht – die *Anpassung* an vorgegebene Bedingungen –, bewirkt und verstärkt sie zugleich und enthält so potenziell auch den Schlüssel zu ihrer Überwindung, sofern eines Tages die quälende Symptomatik chronischer Erschöpfung zum Hinweis auf die chronische Überforderung eines Menschen wird, der seine ganze Kraft darauf verwendet hat, sich Verhältnissen anzupassen und Bedingungen zu erfüllen, die andere ihm auferlegt haben.

Dabei ist ein rigides Anspruchsdenken zum verinnerlichten Gesetz geworden: die Absicht, möglichst reibungslos, effizient und perfekt zu entsprechen, die an einen gerichteten Erwartungen – die längst zu vermeintlich eigenen Maßstäben erhoben wurden – nicht zu enttäuschen, sondern möglichst zur „vollsten Zufriedenheit" zu erfüllen. Die gehorsame Einhaltung fremdbestimmter Normen scheint den Wert des Einzelnen erst zu begründen. Sein „eigener" rigider Anspruch erzeugt jedoch zugleich eine beständige Versagensangst, die auf Dauer gerade verhindert, diesem Anspruch gerecht werden zu können, weil der anhaltende Stress dieser Angst auch hier wieder alle Kräfte aufzuzehren beginnt. Daran bereichern sich dann wiederum anders Süchtige, die mit ihren Büchern, Seminaren und Programmen sichere Strategien für Erfolg und Karriere zu liefern versprechen – Ideologien der Anpassung und Gleichschaltung. (In Millionenauflage haben zum Beispiel die Psychologen Jürgen Hesse und Hans-Christian Schrader, die sich selbst als „Karrieremacher" bezeichnen, unzählige Bücher und Broschüren veröffentlicht; www.berufsstrategie.de.)

So wie die chronische Angst für den unter ihr leidenden Menschen irgendwann nicht mehr erträglich ist und in die chronische Erschöpfung der Depression übergeht, so wird eines Tages die *Anpassung* an seine Lebensbedingungen so leidvoll, dass der Einzelne sich seiner Erschöpfungssymptomatik überlassen muss, wenn er am Leben bleiben will. Chronische Überforderung hat bis zum Zusammenbruch oft jahrelange Vorlaufzeiten, in denen nach außen – und fatalerweise viel zu lange auch für den Betroffenen – nichts davon zu bemerken ist, dass hier jemand schon längst nicht mehr kann und nur noch mit letzter Kraft eine Fassade aufrechterhält.

Schließlich wird er „todmüde" und ausgezehrt, ist schon erschöpft, sobald er nur an die Pflichten *denkt*, die er zu erfüllen hat, geschweige denn, dass er noch die Kraft dazu aufbringen könnte, auch nur einen Versuch des Handelns zu unternehmen.

Der Tiefpunkt der Depression ist der Lebensüberdruss, und nur der Tod – oder der Schlaf als dessen „kleiner Bruder" – verspricht Aussicht auf Ruhe und Erlösung. In diesem Stadium ist der Patient sehr stark suizidgefährdet, geschützt oft nur noch dadurch, dass ihm auch zu einer solchen Tat die Kraft fehlt – weshalb gerade in dieser Situation ein leichtes Widererstarken des Kranken als besonders gefährlich gilt.

Eine seit Jahren allein lebende Sozialarbeiterin in mittleren Jahren ist mit dem Erhalt des elterlichen Anwesens, für das sie sich als Älteste von drei Schwestern verantwortlich fühlt, heillos überfordert. Zudem wird sie an ihrem Arbeitsplatz gemobbt, und ihr fehlt längst die Kraft, sich dagegen zu wehren. So schleppt sie sich über Jahre nur noch zwischen Bett, Kühlschrank und Schreibtisch dahin, bis sie endgültig am Ende aller Kräfte ist.

Eine Krankenschwester lebte immer nur für ihre Patienten, hatte weder eine eigene Familie noch Freunde außerhalb der Arbeitswelt, nahm sich keine Zeit für ihr Privatleben, allenfalls für die eine oder andere Fortbildung, und versorgte neben ihrem Beruf auch noch die bei ihr wohnende alte Mutter. Sie hatte einzig das „Helfen" zu ihrem Programm gemacht, dem sie alles unterordnete. Genau am Tag ihrer Pensionierung ist ihre endgültige Belastungsgrenze erreicht, und sie erleidet einen psychophysischen Zusammenbruch.

Dies passierte nicht nur, weil jetzt endlich herauskommen „durfte", dass sie sich längst restlos verausgabt hatte und ihr außer der Dankbarkeit ihrer Patienten, für die sie Überstunde um Überstunde geleistet hatte und für die sie immer und jederzeit ansprechbar war, nichts Aufbauendes zuteilwurde. Es brach auf einmal auch ihr letzter und einziger Halt weg, ihr einziger Lebenssinn, auf den sie alles gesetzt hatte und den sie jetzt durch ihre Pensionierung nicht mehr erfüllen konnte. Wozu existierte sie dann noch?

Das mögen besonders drastische Beispiele sein, und gewiss gibt es zwischen den Polen „Antriebslosigkeit" und „Suizidalität" überaus viele, ganz unterschiedlich erscheinende Symptome – etwa die *agitierte* Depression, die besonders aggressiv wirkt und auf den ersten Blick keineswegs Überanpassung erkennen lässt, oder die Tatsache, dass Schlaf*losigkeit* und Schlaf*sucht* gleichermaßen einen depressiven Hintergrund haben können. Auf jeden Fall aber stellt sich die Frage, wie und warum sich diese Haltung eines Menschen als Lösungsversuch entwickelt.

Im Grunde können wir jede in diesem Kapitel näher betrachtete Symptomatik als *Anpassungsleistung* des leidenden Menschen verstehen. Doch entscheidend, auch für die Konsequenzen, wird sein, wie wir sie interpretieren. Für Freud bedeutete die gesamte menschliche Kultur letztlich eine notwendige Anpassungsleistung unserer „wilden" Triebnatur an die gesellschaftlichen Bedingungen – war sozusagen ein unvermeidlicher „Zivilisationsprozess", durch den wir überhaupt erst halbwegs friedlich zusammenleben konnten. In der existenzphilosophischen Perspektive des vorliegenden Buches hingegen versteht sich jede *Krankheit als schöpferischer Akt einer unbewussten Revolte der unterdrückten Freiheit des eigenen Selbst* – als jener geistigen Person, die potenziell in jedem Menschen existiert und sich danach sehnt, entfaltet zu werden.

Jede Krankheit erscheint als *verzweifelte Sehnsucht* – auch wenn der Einzelne davon gar nichts weiß oder ahnt – nach der eigenen, selbstbestimmten, den persönlichen Möglichkeiten und Talenten entsprechenden Lebensperspektive, nach einem *eigenen* Weg zum *eigenen* Sinn seines individuellen Daseins. Krankheit ist der Versuch, zurück- oder hinzufinden zur verlorenen Einheit des Selbst, das sich jedoch nicht (mehr) kennt, sich *entfremdet* und abhandengekommen ist und so andere, verschlungenere Wege nehmen muss, um aus der Höhle seiner Blindheit zu finden.

Dieses Bild ist durchaus wörtlich übertragbar. Wenn alle Wege in einem unbekannten Wald sich als Irrwege erwiesen haben, wenn bei einer Höhle der Ausgangsweg verschüttet wurde, dann bleibt einem Verirrten oder Eingesperrten nur die Möglichkeit, nach anderen Fluchtwegen in die Freiheit zu suchen: sich quer durch die Büsche oder das Unterholz zu schlagen oder nach irgendeinem Felsspalt zu suchen, der breit genug ist, um ins Freie zu gelangen.

Krankheit ist dabei niemals „Selbst*zweck*" – dieser Ausdruck suggerierte die Möglichkeit einer Wahl, bezeugt jedoch allenfalls die Sehnsucht danach –, sie ist auch kein ohnmächtig zu erleidendes Schicksal, sondern vielmehr ein angemessen erscheinendes *Mittel des unbewussten Selbst*, sich und andere die Unerträglichkeit der bestehenden Verhältnisse erfahrbar werden zu lassen und so womöglich bereits Perspektiven ihrer Veränderung zu eröffnen.

Wenn Angst den Einzelnen zunächst unbewusst vor einer Anpassung an krankmachende Bedingungen zu warnen versucht, erzwingt die chronische oder heftiger werdende Angst das Scheitern jeder Anpassung und geht, je nach Disposition und Vorgeschichte des Einzelnen, in eine depressive, psychosomatische oder psychotische Erkrankung über.

Die Depression ist ein unbewusster Versuch, die Angst dadurch zu bannen, dass der Einzelne sich seinen jeweiligen Daseinsverhältnissen so optimal anzupassen versucht, dass er sie beziehungsweise *sich* gar nicht mehr als widerständig erlebt, sondern ihnen, gleichsam in „vorauseilendem Gehorsam", so sehr zu entsprechen versucht, dass er nicht nur *keine Kritik* erfährt, sondern vielmehr oft genug gerade für seine besondere Leistungsfähigkeit und sein tadelloses „Funktionieren" *lobende Bestätigung* erhält. Dabei taucht gerade im Zusammenhang der Depression die Frage auf, warum der Einzelne unbewusst einen derart mühseligen, langwierigen und angepassten Weg „wählt", wenn dieser ihn doch letztlich zu sich führen und – wie jede Krankheit – angeblich eine Revolte für die Selbstbestimmung sein soll.

Doch genau dieser vermeintliche Gegensatz zwischen Anpassung und Widerstand gehört zum Wesen dieser Erkrankung, deren sogenannte *Bipolarität* (*Manie* und *Depression*) tatsächlich eine häufig vorkommende Variante darstellt, bei der die innere Spannung sich plötzlich in verzweifelt euphorischem Aktionismus entlädt, bevor der Betroffene dann umso stärker wieder in seine niedergedrückte, antriebslose Stimmung zurückfällt, gegen die sie wie ein kurzes Aufbäumen war. In diesen Phasen voller Energie und Tatendrang scheint der Einzelne zu realisieren, dass er ganz auf sich gestellt ist und nur er seine Situation verändern kann. So versucht er alles nachzuholen, was er in den Zeiten der Apathie versäumt hat, um sich auf diese Weise erneut heillos zu überfordern und bald von neuem in Erschöpfung zu versinken.

Josef Giger-Bütler, ein Schweizer Psychotherapeut, der in seinen Büchern sehr Erhellendes über Hintergründe, Entstehung und Verlauf depressiver Erkrankungen ausgeführt hat (Giger-Bütler, 2003; 2007), fand ein überaus einleuchtendes Bild für den manischen Umschlag der Erschöpfung in heillose Überdrehtheit („Manie") (Giger-Bütler, 2003, S. 185): ein durch seine Umgebung, unter lauter Erwachsenen, viel zu lange wach gehaltenes kleines Kind, das eigentlich längst ins Bett gehörte, das aber, weil niemand ihm hilft, zur Ruhe zu kommen, irgendwann anfängt, in dem Getriebe mitzutun und dann kaum mehr zu stoppen ist.

Im Grunde zeigt jedoch auch der manische Verlauf die tatsächliche Überforderung des Einzelnen an, der eben nur scheinbar über ungeahnte Kräfte verfügt und ohne Schlaf auszukommen meint, bald darauf aber umso tiefer abstürzt. Erst im manifesten Ausbruch depressiver Symptome kündet das sich oft über Jahrzehnte latent vorbereitende Drama scheiternder Überanpassung vom verzweifelten Ringen eines Menschen um Liebe. Sich durch Gehorsam, Fleiß, Unermüdlichkeit und verlässliches „Funktionieren" die Wertschätzung und Zuneigung anderer verdienen zu müssen und sie nur dafür scheinbar bekommen zu haben – Liebe ist etwas ganz anderes –, hat diesen Irrglauben eines Depressiven hervorgebracht und immer wieder aufs Neue verstärkt: dass über den Wert eines Menschen die Leistung entscheidet und „dem Tüchtigen die Welt gehört".

Diese verhängnisvolle Ideologie hat heutzutage nicht nur viele einzelne Menschen an den Rand des psychophysischen Zusammenbruchs – und darüber hinaus – geführt, sondern die gleiche ganz und gar unangemessene Anspruchshaltung beschwört auch den ökologischen und ökonomischen Kollaps der Gesellschaft und des Planeten herauf.

Doch auch solche Zusammenhänge geraten erst ins Bewusstsein des Einzelnen und der Gesellschaft, wenn sie aus dem Abstand eines seiner selbst bewussten Geistes wahr- und ernst genommen werden können – wenn wir beachten, was geschieht, sobald wir uns überfordern, wenn wir uns fragen, warum wir es eigentlich unablässig tun, ob es keine anderen Lebensformen und Ausdrucksmöglichkeiten für uns gibt und wie sich unsere Situation entsprechend verändern ließe. Dabei würde klar, dass die eigene Veränderung ebenso in die Welt hinein wirkt, wie andererseits die Gesellschaft den Einzelnen immer wieder zur Anpassung zwingt, indem sie die in ihr herrschenden Maßstäbe für verbindlich erklärt und den Wert des Einzelnen an die Erfüllung vorgegebener Normen bindet.

Sobald jedoch für den Einzelnen, der seine eigene Welt ist, andere, selbstbestimmte, schöpferische Wertvorstellungen gelten, an denen er sich selbst zu orientieren versucht, beginnen sich auch die Wertmaßstäbe der Welt im Ganzen zu verändern. Jeder, der sich dem kollektiven Leistungswahn entzieht und sich einem wahrhaftigen Dasein in Schönheit verschreibt, hat damit zugleich die Möglichkeit und Perspektive eines solchen Lebens für alle eröffnet.

Wie weit und leidvoll der Weg der Befreiung ist, wie mühsam die Versuche, zu uns selbst zu kommen, und wie erfindungsreich unser Unbewusstes im Hervorbringen von Krankheiten ist, die uns dabei helfen sollen, zeigt sich ganz besonders bei der Depression – als *der* prägenden Krankheit unserer Zeit – und ihrer überaus langwierigen, jeweils weit zurückreichenden Entstehungsgeschichte.

Weil unsere Selbstüberforderung so tiefgreifende Wurzeln hat, weil sie so langsam und gründlich sich ausprägt, bis sie zuletzt alle Lebensenergie vereinnahmt hat, bis nichts mehr geht, könnte sie auch zum Schlüssel einer grundlegenden Veränderung werden und soll uns womöglich genau dazu befähigen helfen, indem sie zuerst einmal das Scheitern aller bisher gültigen Werte und Normen nachhaltig und unausweichlich erlebbar werden lässt.

Wenn das eigene Dasein keinen Sinn mehr zu haben scheint, wenn alles öde und leer geworden ist und der Einzelne nur noch „vor sich hin vegetiert", dann steht er vor *der* existenziellen Entscheidung überhaupt: Untergang oder Neuanfang, endgültiges Scheitern oder wahrhaftige Revolte gegen die Unterdrückung – im Namen der Schönheit eines selbstbestimmten Daseins.

Es gibt eine überaus erhellende Untersuchung zum *Bindungsverhalten* von Kleinkindern – das durch den Kinderpsychiater John Bowlby (1907–1990) in den 1950er Jahren erstmals systematisch in den Blickpunkt der Aufmerksamkeit geriet (Grossmann, 2003). Diese sogenannte „Fremde Situation"-Untersuchung (Brisch, 2006, S. 44) belegt eindrucksvoll, wie früh bereits durch den Einfluss der Bezugspersonen Gefühl und Verhalten in einem Menschen auseinanderzufallen beginnen und dadurch krankmachende Wirkung zeigen. Der Versuch, sich den Umständen anzupassen und eine unerträgliche Spannung auszuhalten, bildet dabei Verhaltensmuster aus, die den Einzelnen mit der Zeit unmerklich immer weiter von sich entfernen, bis er die Entfremdung für sein Wesen zu halten beginnt.

Das Thema *Bindung* wird zu Beginn von ► Kap. 4, in dem die Voraussetzungen der Gesundheit betrachtet werden, ausführlich wieder aufgenommen, doch da es an dieser Stelle um die frühen Wurzeln unseres *Anpassungsverhaltens* geht, soll die Untersuchung bereits in diesem Zusammenhang angeführt werden.

Kinder im Alter von eineinhalb bis zwei Jahren sind entwicklungsgeschichtlich in einer Phase, in der sie emotional eng an ihre jeweilige Bezugsperson – meistens die Mutter – gebunden sind und deren verlässlicher Nähe bedürfen, um Geborgenheit und Schutz empfinden zu können. Von diesem „sicheren Hafen" aus beginnen sie allmählich die Welt zu erkunden, die für sie bereits im Garten hinter dem Haus unendlich groß erscheint. Doch aus Erfahrung wissen sie, dass sie sich jederzeit wieder in die rettenden Arme der Mutter flüchten können, wenn etwas Unerwartetes, Angstmachendes geschieht. Vor diesem Erkenntnishintergrund wurde das kindliche Bindungsverhalten unter bestimmten Rahmenbedingungen beobachtet. Im Internet finden sich frei zugängliche Videoaufnahmen von diesem klassischen Verfahren der Bindungsforschung (Ainsworth, 2009).

In einem arrangierten Setting spielt die Mutter zunächst friedlich mit ihrem Kind, in einem angenehmen, für beide allerdings *fremden* Raum, den die Mutter nach einer Weile auf ein vereinbartes Zeichen hin verlässt. Bevor sie dies tut, erklärt sie dem Kind mit freundlicher, ruhiger Stimme kurz, dass sie nebenan etwas zu erledigen habe und gleich wiederkomme.

Ein altersgemäß gesund entwickeltes Kind wird sofort versuchen, der Mutter nachzulaufen, vielleicht sogar zu weinen anfangen, wenn es, ins Spiel vertieft, nicht gleich mitbekommt, was die Mutter vorhat, als sie so schnell verschwindet. Das Kind fühlt sich gleichsam von Gott (Mama) und der Welt verlassen und will die verlorene Geborgenheit umgehend wiederherstellen, was beinahe reflexartig den Impuls auslöst, der Mutter zu folgen. Es ruft nach ihr und streckt seine Arme in ihre Richtung, und wenn die Mutter trotzdem geht und die Tür hinter sich versperrt, bleibt das Kind untröstlich und verzweifelt zurück. Es lässt sich auch nicht, wie weitere Teile der Untersuchung nachweisen, von einer anderen liebevollen, aber fremden Person beruhigen, scheint es doch soeben seinen einzig sicheren Halt verloren zu haben.

Nun gibt es jedoch in dieser Situation, die mit vielen verschiedenen gleichaltrigen Kindern und deren Müttern beobachtet wurde, auch Kinder, die auf Geheiß der Mutter beinahe reglos sitzen bleiben und ruhig weiterspielen, allenfalls einmal kurz den Kopf in Richtung der Tür wenden, durch die ihre Mutter gerade entschwunden ist. Wohlgemerkt sind es Kinder gleichen Alters, die ebenfalls nicht verstehen können, in welcher Situation sie sich da gerade befinden und wohin ihre Mutter für wie lange geht, und die trotzdem „brav" sind und „kein Theater machen", wenn sie alleine zurückbleiben müssen. Diese Kinder haben sich offenbar bereits an Abwesenheiten ihrer Bezugsperson(en) gewöhnt, haben erfahren, dass sie ohnehin nichts daran ändern können, und verhalten sich äußerlich gleichgültig und ruhig, was womöglich von der Mutter schon im Voraus lobend verstärkt wird: „Spiel nur schön weiter", „Sei schön brav", „Mama kommt gleich wieder …".

Gerade bei diesen äußerlich so ruhigen, braven und angepassten Kindern, die den Erwachsenen als „schon so vernünftig" und besonders „pflegeleicht" gelten, tobt allerdings im Inneren ein Orkan nicht ausgedrückter Gefühle, was zu einer immens hohen Ausschüttung des Stresshormons *Cortisol* führt, die sich in ihren Speichelproben nachweisen lässt (Brisch, 2007). Diese Kinder stehen unter Dauerspannung, die sie sich jedoch nicht anmerken lassen, um ihre Mutter nicht zu enttäuschen oder zu beunruhigen, weil sie damit früher bereits auf deren Ablehnung oder Hilflosigkeit trafen und gerade für ihren Gehorsam, ihr stilles Erdulden und ihre vermeintliche „Tapferkeit" Zuwendung erfuhren.

Ein Kind, das nachts in seinem Bett schreien gelassen wird, weil „es endlich einmal lernen muss, dass es nicht immer nur nach seinem Willen gehen kann", hört irgendwann auf, um Hilfe zu rufen, weil ja ohnehin niemand darauf reagiert. Doch dabei lernt es tatsächlich nur, wie einsam, verlassen und allein auf sich gestellt es eigentlich ist und dass es ertragen muss, so behandelt zu werden, wie die Erwachsenen es für richtig halten, da es ihnen ausgeliefert ist.

Die Anpassung an deren Maßstäbe dient also dem reinen Überleben. Die eigene seelische Überforderung und Zurücknahme der ursprünglichen Gefühle eines Kindes werden zur gewohnheitsmäßigen Reaktion auf die Ansprüche seiner Umgebung. Das Kind lernt so frühzeitig, die Gefühle und Bedürfnisse seiner Bezugspersonen wahrzunehmen und sich nach ihnen zu richten, ist hoch wachsam und sensibel, hat feinstes Gespür dafür ausgebildet, ob und wann dunkle Wolken am Stimmungshorizont seiner Umgebung aufziehen, beachtet jedes Stirnrunzeln und jeden Seufzer der Mutter und versucht rücksichtsvoll darauf zu reagieren. Doch in dem Maße, wie es die Aufmerksamkeit für die Bezugspersonen steigert, nimmt die Aufmerksamkeit gegenüber den eigenen inneren Signalen und Bedürfnissen ab.

Neuere Untersuchungen – die erst durch die Entwicklung bildgebender Verfahren möglich geworden sind –, zeigen eindrucksvoll, dass bereits das ungeborene Kind im Mutterleib sich anzupassen und Rücksicht zu nehmen beginnt: Schwamm ein Fötus eben noch entspannt und ausgestreckt in der nährenden, schützenden Umgebung seiner Fruchtblase, krümmt er sich augenblicklich zusammen und macht sich so klein wie möglich, wenn die Mutter, etwa in einer eigenen Stresssituation, unwillkürlich ihre Bauchdecke anspannt und ihre Atmung verändert (Hüther, 2009).

Beobachtungen mit versteckter Kamera von verschiedenen Müttern, in unterschiedlicher emotionaler Verfassung, beim Umgang mit ihren Babys, haben gezeigt, dass *gestresste* Mütter, die ihr Neugeborenes auf dem Wickeltisch mehr oder weniger nur angespannt grundversorgen, bei diesem extremen Stress auslösen. Die belasteten Mütter tun nur das Nötigste, weil es nun einmal sein muss, doch sie nehmen dabei weder visuellen noch freundlich zugewandten verbalen Kontakt mit ihrem Kind auf, indem sie es liebevoll anlächeln und besänftigend mit ihm sprechen. So bewirken sie, dass schon das Baby dem nervösen Blick seiner Mutter auszuweichen versucht und lieber irgendwo ins Leere schaut, gegen die Decke oder an die Wand, um nur ja nicht noch mehr Nervosität und Spannung zu erzeugen (Brisch, 2008).

Die realen eigenen Bedürfnisse des Babys nach Sicherheit, Geborgenheit, Wärme und Nähe sowie danach, angeschaut, berührt und wahrgenommen zu werden, bleiben verborgen und unausgedrückt, weil sie nicht angemessen gestillt werden, sondern wie eine ungehörige Zumutung für andere erscheinen. Deshalb beginnt sich bereits das Kleinkind von seinen wahren Empfindungen zu trennen („abzuspalten"), die es in seiner Umgebung als unerwünscht erlebt hat und daher verdrängen muss. Weil es aber ursprünglich notwendige, lebenserhaltende Bedürfnisse sind, lassen sie sich eben nicht einfach übergehen oder „in Wohlgefallen auflösen", sondern nur ins Unbewusste abschieben, wo sie andere, symptomatische beziehungsweise psychosomatische Ausdrucksformen entwickeln.

Das abhängige Kind hat begriffen – und genau das sollte erreicht werden –, dass ohne Rücksichtnahme auf die Forderungen der Erwachsenen die Erfüllung eigener Wünsche nicht erreicht werden kann. Und so lernt es sehr früh schon Anpassung und Gehorsam, um seiner Familie ein „braves Kind" und der Gesellschaft ein „braver Bürger" zu werden. Das angepasste Kind wird später ein strebsamer Schüler und fleißiger Arbeiter, ein hilfsbereiter Freund und fürsorglicher Partner, überall geschätzt wegen seiner Zuverlässigkeit und Einsatzbereitschaft.

Je angepasster der Einzelne sich verhält, das heißt, je blinder er den eigenen Wünschen und Bedürfnissen gegenüber wird, desto eher verdient er sich nicht nur seine (überlebens) notwendige Grundversorgung an Zuwendung und Sicherheit, sondern desto mehr allgemeine Wertschätzung wird ihm auch entgegengebracht. Doch gerade durch die Anpassungsleistung des Einzelnen, die ganz unbewusst beginnt und allmählich zu einer bewusst verstärkten Haltung wird – in der die Not zur Tugend verklärt ist –, kommt ein verhängnisvoller Kreislauf in Gang.

Die innere Spannung eines Kindes, die Zerrissenheit zwischen seinen eigenen elementaren Bedürfnissen nach Geborgenheit, nach bedingungsloser, liebender, fürsorglicher Annahme seiner Person, und dem andererseits eingeforderten Gehorsam der Erwachsenen, die ihre gewährte Zuwendung vom Wohlverhalten des Kindes abhängig machen, bedeutet für dieses eine extrem belastende, Dauerstress erzeugende emotionale Überforderung. In einem so brüchigen, tief verunsichernden Klima wird im Verborgenen bereits der erste Keim einer vielleicht erst Jahrzehnte später ausbrechenden manifesten Depression gelegt, da die Anpassungsleistung des Einzelnen endgültig versagt und er nicht mehr weiß, wie er auch nur einen Tag noch überstehen soll.

Ein wesentliches Kennzeichen der *Depression*, als *der* Grunderkrankung seelischer Überforderung, ist ihr chronischer Verlauf und das sich steigernde Ausmaß selbstschädigenden Verhaltens (die Erhöhung der Dosis, ähnlich wie beim *Alkoholismus*), der Versuch, entgegen bereits spürbarer Signale psychophysischer Überlastung den Anforderungen der eigenen Lebenssituation weiterhin bestmöglich zu genügen, wodurch sich die Erkrankung weiter verstärkt.

Wie die *Angst* ursprünglich das elementare Warnsignal vor lebensbedrohlicher Gefahr bedeutet – und dabei im Kern und zuletzt *Todesangst* ist –, so enthält die *Anpassung* eines Menschen in den Stufen ihrer Erschöpfung eine passive, duldsame Symptomsprache (vor allem die *Müdigkeit*) eines *inneren* Widerstands, der zuletzt an seiner eigenen Anstrengung scheitert. Weil der depressive Mensch so unbedingt „funktionieren" will, all den Warnzeichen seines Körpers zum Trotz – von der ersten Unruhe bis zur chronischen Freudlosigkeit –, wird er in der Spätphase seiner Erkrankung kraftlos und lebensmüde, um endlich nicht mehr funktionieren zu *können*.

3.3 Widerstand (Aggression)

Die Kehrseite einer chronischen Anpassung ist der chronische Widerstand, als Folge einer ganz ähnlichen Missachtung der eigenen Person. Diese war ebenso seit Kindertagen schon, oft massiv gewalttätig, zur Anpassung gezwungen und nicht als eigenständiges Selbst geachtet worden. Nur hat sich der Einzelne dabei für eine ganz andere Strategie der Selbstbehauptung „entschieden", weil es eher dafür Anregungen und „Vorbilder" gab, die ihm „nützlich" erschienen sind.

Zwischen der Ideologie vom vermeintlichen „Recht des Stärkeren" und einem offen soziopathischen Verhalten gibt es die unterschiedlichsten Formen psychophysischer Gewalt. Die davon betroffenen süchtigen Patienten halten deren Anwendung im eigenen Interesse für unvermeidlich und notwendig, wie sie gleichzeitig vom anderen, vermeintlich Schwächeren Anpassung und Gehorsam verlangen.

Depressive versuchen durch Anpassung möglichst gut zu überleben. Aggressive haben es nötig, sich möglichst oft überlegen fühlen zu können, indem sie durch rohe Gewalt und Tyrannei Angst verbreiten oder sich mit einer bereits bestehenden Macht verbinden, die ihnen Bedeutung verleihen soll.

Während der depressiv erkrankte („süchtige") Mensch sein Heil in der Anpassung sucht und dadurch Zuwendung, Bestätigung und Geborgenheit zu erhalten hofft, dass er den Bedingungen seiner jeweiligen Lebensumstände möglichst optimal entspricht – von den Ansprüchen der Eltern an das Kind über die Erwartungen der Lehrer an den Schüler bis zu den moralischen Normen jener Gesellschaft, in der er lebt –, rebelliert der *Aggressive* potenziell jederzeit gegen die vermeintlichen Widerstände seiner Umgebung, gegen Angriffe, die er überall wittert und vor denen er sich durch Gegenangriffe schützen muss, um nicht unterzugehen.

Bei näherem Hinsehen erweist sich die Aggression als Kehrseite der Depression, als nach außen gerichtete Energie einer verzweifelten, *unbewussten*, „Selbst" behauptung – *bewusst* kämpft dabei das *Ich* um seine Beachtung. Der Depressive dagegen verwendet die gleiche Energie auf die Unterdrückung seiner widerständigen Impulse, um dadurch Beachtung zu finden, dass er tut, was von ihm verlangt wird.

Der eine gebärdet sich wild und verbreitet womöglich Angst und Schrecken, damit andere auf ihn eingehen und sich seinen Ansprüchen beugen – so wie er sich einst den Forderungen seiner Eltern, Lehrer und Vorgesetzten zu beugen hatte –, der andere verhält sich ruhig, unauffällig und gehorsam und wird für seine Anpassungsbereitschaft gelobt. Beide aber sind von der Verwirklichung eines selbstbewussten und selbstbestimmten Lebens, im Einklang mit den eigenen Bedürfnissen und Möglichkeiten, gleich weit entfernt und verschwenden ihre Energie an die verzweifelte Auseinandersetzung mit einer Situation, in der sie sich als konkrete einzelne Existenz, als Person, nicht beachtet, geschweige denn ernst genommen fühlen.

Der Aggressive erscheint vielleicht vitaler und aktiver für seine Rechte einzutreten, aber er ringt aus der gleichen Ohnmacht um seine Existenz – auf der Suche nach dem eigenen Selbst – wie der Depressive. Denn könnte der Einzelne seiner selbst sicher sein, würde er einfach verwirklichen, was ihm jeweils angemessen erscheint, und sich nicht mit dem vehementen Postulieren seiner Bedeutung und lautstarkem Einfordern des Gehorsams anderer abgeben.

Wohlgemerkt ist hier keineswegs von berechtigtem Widerstand gegen Gewalt, erlittenes Unrecht oder Willkürherrschaft die Rede – so wie auch die symptomatische *Angst* oder eine *Anpassung* an schicksalhafte Gegebenheiten durchaus angemessene Reaktionen sein können. Es ist auch keine soziopathische, kriminelle Aggressivität gemeint, die sich als ausgeprägte Haltung eines Menschen, als beherrschendes Muster, den „Persönlichkeitsstörungen" zuordnen lässt.

Wenn wir hier die Aggression als krankheitswertig deuten, so eben deshalb, weil sie den „gereizten" Versuch des Einzelnen darstellt, unbewusst geltend zu machen, was ihm seit je vorenthalten wurde. Genau das gleiche Ziel verfolgt, auf überangepasste Art, der Depressive mit seiner Unterwürfigkeit. Beide haben keinen Zugang zu ihren eigentlichen Gefühlen, zur Ohnmacht des ungeborgenen Kindes, das „brav" und gehorsam zu sein hatte, um versorgt zu werden, zur früh schon frustrierten Sehnsucht nach Sicherheit und Liebe. Und beide verkehren – „verdrängen" – ihre eigentliche Bedürftigkeit in destruktive Impulse, die dann gegen sich oder andere wüten.

Der Depressive wirft sich ungenügende (Anpassungs-)Leistung vor und hadert mit seiner mangelnden Antriebskraft, wird im Grunde also aggressiv gegen sich selbst, obwohl er ohnehin längst alles dafür tut, die anderen zufriedenzustellen.

Der Aggressive kritisiert gereizt und lautstark den auf ihm lastenden Druck – sei es am Arbeitsplatz oder in der Familie – und hat womöglich schon als Kind gegen die Vorschriften seiner Eltern rebelliert, doch nicht etwa, weil er sich grundsätzlich gegen erlittenes Unrecht zu wehren versuchte, sondern weil auch er darunter leidet, den Anforderungen, die er auf sich lasten fühlt, nicht entsprechen zu können, nicht einmal in seinem Bemühen darum, wahrgenommen zu werden. Und nun macht er aus der Not seines vermeintlichen Versagens die Tugend eines lautstarken Protests: „Das lasse ich mir nicht gefallen, dagegen werde ich mich wehren", empört er sich vielleicht und ist doch unbewusst verzweifelt darüber, schon wieder in eine Opferrolle geraten zu sein – so wie sich auch der Depressive insgeheim fragt, was er denn noch tun soll, um endlich die verdiente Zuwendung zu erhalten.

Beide sind also an ihre Lebensumstände angepasst, nur schafft es der Aggressive nicht länger, dabei ruhig und brav zu bleiben, weil er nicht mehr kann und sich viel zu lange schon viel zu viel zugemutet hat oder sich überhaupt seit je allein auf sich gestellt sah.

Darin liegt ein wesentlicher Unterschied in der Genese dieser nur scheinbar gegensätzlichen Krankheitsbilder: dass ein depressives Kind mehr unter Beachtung und Kontrolle seiner Umgebung steht und für diese bestimmte Forderungen zu erfüllen hat, während das aggressive, rebellische Kind zunächst überhaupt um Aufmerksamkeit kämpft. Meist wurde es davor schon von seinen Bezugspersonen als störend und lästig empfunden und für seinen Ungehorsam bestraft, sodass immer wieder Gewalt auf Gewalt traf. „Ich war aber auch ein schlimmes Kind", versuchen dann später Patienten die erlittene Züchtigung ihrer Eltern zu rechtfertigen.

Für ein massiv abgelehntes Kind, und späteren Erwachsenen, in dem das abgelehnte Kind noch immer haust, bedeutet seine Aggression gleichsam den Umschlag von chronischer Überforderung in eine manisch gespannte Überreiztheit – nur weniger euphorisch erlebbar als eine manische Phase. Sowohl „schlimme" Kinder als auch „grantige" Erwachsene gehen davon aus, dass die anderen sie sowieso nicht verstehen oder unterstützen werden, sondern sie die einzigen sind, denen es gelingen kann, ihr Ziel zu erreichen. Dafür erwarten sie sich aber auch „gefälligst" eine gewisse Anerkennung, die sie zornig einfordern.

„Ich hab meine Hausaufgaben gemacht, das wollte ich dir nur sagen", schreit die neunjährige Jess ihrer Mutter Alice in verzweifelter Wut entgegen, nachdem diese sie gerade, stark alkoholisiert, geohrfeigt hatte und ihr zuvor schon befohlen, sich um ihre Schularbeiten zu kümmern – so in einer Szene des Filmes *When a Man Loves a Woman* (Mandoki, 1994). Das Kind ist längst so brav und angepasst, wie es an der Seite einer schwer depressiven, alkoholkranken und daher unberechenbar launischen Mutter nur sein kann, aber in dem – auch dramaturgisch überaus wesentlichen – Moment fühlt es sich dermaßen in die Enge getrieben und gedemütigt, dass es sich mit letzter Kraft verzweifelt gegen die ihrerseits heillos überforderte Mutter aufbäumt.

Die hier beschriebene Art der Aggression als einer anhaltend gereizten *Grundstimmung*, die in angespannter, aus Prinzip oppositioneller, widerständiger Haltung verharrt und jederzeit Streit vom Zaun brechen kann, ist im Grunde eine Art *Notwehr* für einen sich permanent verfolgt und ausgeliefert fühlenden Menschen – so wie ein chronisch *eifersüchtiger* Partner, dessen aggressives, oft hasserfüllt wirkendes Misstrauen für den anderen eine Zumutung ist, eigentlich furchtbare Angst davor hat, verlassen zu werden, weil sein so schwach entwickeltes Selbstwertgefühl nicht an die eigene Liebenswürdigkeit glauben kann. Der andere muss ihm durch seine überprüfbare Anwesenheit jederzeit beweisen, dass er noch an seiner Seite ist, und selbst dann stehen die möglicherweise abschweifenden Gedanken des anderen unter Verdacht.

Der Widerständige geht unbewusst potenziell immer vom Schlimmsten aus: dass er ohnehin nicht geliebt wird und es sowieso wieder nicht schafft, etwas richtig zu machen, den Partner für sich einzunehmen, beachtet zu werden… Immer ist ein anderer erfolgreicher, schöner, liebenswerter. Im Gegensatz zum Angepassten, der nur *noch* unterwürfiger wird und sich bald resigniert in sein Los zu fügen bereit ist, fängt der Widerständige an, sich zu „rächen", mit einer unterschwelligen oder offen aggressiven Wut auf jeden, der ihn an seine früheren Demütigungen erinnert oder ihn in seinen Augen erneut zurücksetzt, kränkt oder belügt. Viel zu lange war er der vergeblich Brave, der ohnmächtig Ausgelieferte oder viel zu früh schon im Kleinkindalter der Verlassene oder zutiefst Abgelehnte. Dabei genügt sein subjektives Empfinden, dass er „schon wieder" zum Opfer gemacht wird, schon wieder verächtlich erscheint – wie paranoid die Vorstellung auf einen außenstehenden Betrachter auch wirken mag –, um zu „explodieren" und zum Angriff überzugehen.

„Wer schreit, hat unrecht", sagt der Volksmund und meint damit, dass jemand, der sich seiner selbst und seiner Sache sicher ist, ganz ruhig zum Ausdruck bringen kann, was er für richtig hält oder zu tun gedenkt. Doch der verzweifelte Schrei oder Angriff eines gedemütigten Menschen hat eben keine andere Wahl mehr, sich anders auszudrücken, weil er es ohnehin zuvor anders versucht hat, aber es offenbar doch niemals recht machen konnte – so wie das geschlagene Kind seine Mutter anschreit, dass es ja längst getan hat, was von ihm erwartet wurde.

„Was soll ich denn *noch* machen, um beachtet und akzeptiert zu werden", hat der Aggressive sich gefragt, bevor er so verzweifelt losschlägt.

Gerade in den extremen Formen selbstverletzenden oder sadistischen Verhaltens finden sich dermaßen traumatische Hintergründe unberechenbarer Gewalt, die dem Einzelnen dann zumeist besonders früh schon widerfahren ist, sodass später nur im Erleiden oder Zufügen von Schmerz noch auf pervertierte Weise Erleichterung zu empfinden ist (Miller, 2002). Dabei wird die Sucht so allgegenwärtig, dass sie die Entwicklung der Persönlichkeit dauerhaft stört oder gar wahnhafte Züge annimmt – doch dazu später mehr.

An den hier beschriebenen Symptomen werden zunächst die elementaren Reaktionsweisen eines Menschen erkennbar, den seine Lebensumstände derart verletzen und an der Entfaltung seiner Eigenkräfte hindern, dass er krank davon wird und unbewusst süchtige Strategien zu entwickeln beginnt, die ihn auf indirekte und mehr oder weniger leidvolle Weise dazu bringen sollen, seine Situation zu verändern. Die Krankheit versucht vom inneren Drama des Einzelnen zu künden, seinem eigenen Selbst letztlich doch noch die notwendige Geltung zu verschaffen, dessen Sucht wieder in Sehnsucht zu verwandeln und dadurch gesund zu werden.

Eigentlich ist in den beiden Symptomen *Anpassung* und *Widerstand* (Depression und Aggression) die gleiche fehlgeleitete Lebensenergie wirksam, die auch bei allen anderen hier beschriebenen psychophysischen Erkrankungen diesen großen Aufwand betreibt, um auf *indirektem* Weg zum Ziel zu kommen. Wenn sich die Kraft eines Menschen nicht *schöpferisch* in Wort und Tat *auszudrücken* vermag, gar nicht wahrgenommen oder verhindert wurde, versucht dieser *unterdrückte* Einzelne stattdessen Druck auf sich oder andere auszuüben, um sich Geltung zu verschaffen – entweder indem er sich zur Leistung oder andere zum Gehorsam zwingt.

Der autoritäre Vater oder Lehrer, der die ihm ausgelieferten Kinder anschreit, mit Strafen bedroht oder gar züchtigt, um sie zu einem erwünschten Verhalten zu bewegen, „braucht" deren Angst um das eigene Minderwertigkeitsgefühl zu kompensieren, da er keinen anderen Weg (mehr) sieht, um sein Ziel zu erreichen. Unbewusst erlebt er seine eigene frühkindliche Ohnmacht gegenüber den Eltern an diesen „widerspenstigen" Kindern neu. Er spürt, dass er ein verachteter Vater oder schlechter Lehrer ist, wie er selbst ein abgelehntes Kind war, und versucht diese schmerzliche Wahrheit abzuwehren, indem er sich als mächtig inszeniert und als Autorität aufspielt, die er tatsächlich nicht hat. Wäre er seiner sicher und wüsste um seine Kraft, gelänge es ihm, die Kinder von etwas zu überzeugen oder für etwas zu begeistern – beziehungsweise etwas mit solcher Bestimmtheit als *notwendig* zu erklären, dass sich jeder Widerstand erübrigte.

So wie ein Depressiver, der sich zu „funktionieren" zwingt, mit der Zeit auch die Menschen in seiner Umgebung „anstecken" kann, wenn die längst ihrerseits zur Überforderung neigen, so ruft Gewalt Gegengewalt hervor, bei denen, die ohnehin nichts mehr zu verlieren haben und vermeintlich schon mit dem Rücken zur Wand stehen. „Macht kaputt, was euch kaputtmacht", skandierte einst eine sogenannte „antiautoritäre" Bewegung, im Gefolge der Studentenunruhen der späten 1960er Jahre (gleichnamiger Songtitel von Rio Reiser, interpretiert von der Agitrockband „Ton Steine Scherben", die damit 1971 populär wurde).

Nach dem Zusammenbruch des jahrzehntelang staatlich verordneten Sozialismus im Osten Deutschlands, im Verlauf der sogenannten „Wende", kam es dort häufig zu gewalttätigen Übergriffen perspektivloser und durch die dramatische Umwälzung ihrer Lebenswelt heillos überforderter Jugendlicher gegen ausländische Mitbürger. Mit pogromartigen Ausschreitungen versuchten verblendete Neonazis afrikanische und asiatische Asylanten in Angst und Schrecken zu versetzen und wieder aus dem Land zu vertreiben, indem sie deren Wohnheime in Brand steckten (zur Dokumentation der Ereignisse siehe bei Wikipedia unter „Ausschreitungen in Hoyerswerda", 1991, und „Ausschreitungen in Rostock-Lichtenhagen", 1992).

Die „Ärmsten der Armen", die sich aus ihren Ländern in eine vermeintlich bessere Welt geflüchtet hatten, wurden plötzlich zum Feindbild und zur vermeintlichen Bedrohung einer Freiheit, die für keine Seite wirklich gegeben war. Ohnmächtige und Ausgelieferte gingen aufeinander los, statt sich zu solidarisieren – so wie misshandelte Kinder um die Gunst der Eltern miteinander streiten oder ausgebeutete Angestellte einer Firma auf Schwächere losgehen und diese „mobben", statt sich gemeinsam gegen ihre Unterdrückung zu wehren.

Jederzeit kann Gewalt eskalieren, kann lange zurückgehaltene Wut plötzlich in blindwütigen Hass umschlagen und zu schwerer Körperverletzung oder gar Mord „im Affekt" führen, wenn der innere Druck so sehr ins Unerträgliche gestiegen ist, dass ein kleiner Auslöser genügt, ein letzter Tropfen, der das Fass zum Überlaufen bringt.

Je unbegreiflicher ein entsetzliches Verbrechen erscheint, weil der oder die Täter als unscheinbare, angepasste, brave und oft sogar besonders freundlich wirkende Zeitgenossen galten, desto weiter zurück reichen die Wurzeln der psychischen Fehlentwicklung dieser Menschen, desto länger sind ihre eigenen Leidketten aus Angst, Minderwertigkeitsgefühlen und fortgesetzter Demütigung, die eines schwarzen Tages in einen Entschluss zur blutigen Rache münden, der die eigene Selbstauslöschung als Erlösungsfantasie mit einbezieht. Wie etwa bei jenen kaltblütigen Morden von Jugendlichen an ihren Mitschülern und Lehrern, in Amerika und Deutschland (siehe bei Wikipedia unter „Amoklauf an einer Schule", Dokumentationen der Fälle von Littleton, 1999; Blacksburg, 2007; Erfurt 2002; Winnenden, 2009).

Eine ähnlich verhängnisvolle Dynamik wirkt bei den religiös oder politisch fanatisierten Terroristen, die sich eines Tages den Sprengstoffgürtel umschnallen oder mit Waffengewalt Flugzeuge in Gebäude stürzen lassen. Auch bei so verblendeten Tätern wie jenen der Terroranschläge vom 11. September 2001 auf das World Trade Center in New York handelt es sich um psychisch schwer verletzte Menschen, deren Hass über lange Zeit geschürt und gewachsen ist, bis er eines Tages explodiert und ein Zeichen setzen muss, das sich über den Wert des Lebens und die Würde der Existenz erhebt und eine Spur der Vernichtung hinterlässt. Diese Menschen opfern sich und das Leben anderer, um eine *Idee* und damit das Bild eigener Größe und Macht zu retten.

Diese Zusammenhänge von Ohnmacht und Gewalt untersucht und erklärt Joachim Bauer (2011) in seinem Buch *Schmerzgrenze – Vom Ursprung alltäglicher und globaler Gewalt*, das zugleich in überaus erhellender Weise den ideologischen Charakter bisheriger Theorien über *Das sogenannte Böse* (Lorenz, 1963) oder einen angeborenen „Aggressionstrieb" (Freud) offenbart. Naturwissenschaftlich gab es dafür bislang keine anderen Beweise als beobachtbare Phänomene von Gewalt beim Menschen. Trotzdem unterstellte man ihm eine ursprüngliche Gefährlichkeit und „Anlage" zur Kampfbereitschaft, um damit Erziehungs- und Rechtssysteme aller Art begründen zu können, die jedoch ihrerseits nur scheinbar legitime Formen staatlicher Gewalt etablierten.

Jetzt wird auch wissenschaftlich erkennbar, wofür bislang nur der eigene Glaube an das Gute im Menschen als Rechtfertigung dienen konnte: dass Menschen nur aus erlebter Ohnmacht und Notwehr gewalttätig werden. Das aber lässt Angst, Armut und Hunger als die eigentlich herrschenden Gewalten erkennbar werden und fordert die Weltgesellschaft der Menschen endlich zur Entwicklung einer globalen Gerechtigkeit und Solidarität heraus, und zwar nicht als eine weitere verordnete Ideologie oder „Religion" der Liebe, sondern endlich als Einigkeit aller sich in Tat und Wahrheit nach dem Guten sehnenden Menschen.

In dem Film *König der Fischer* (Gilliam, 1991) hat die unbedachte Bemerkung des zynischen, narzisstischen Radiomoderators Jack Lukas in seiner gleichnamigen Sendung, jemand müsse die Gesellschaft von diesen egoistischen Machtmenschen „befreien" („*Je-*

mand muss sie aufhalten"), die in einem bestimmten Lokal der Stadt verkehren („*diese gelackte, aalglatte Yuppie-Tränke*"), fatale Folgen. Sie führt bei einem schüchternen, vermutlich überangepassten, Hörer voller Komplexe, der diesen Moderator seit Langem wie einen Helden verehrt und immer wieder in seiner Show anruft, zu dem Entschluss, eines Abends unter den Gästen dieser Bar ein Blutbad anzurichten, bevor er die Waffe gegen sich selbst abfeuert.

Aus dieser Vorgeschichte entwickelt sich eine grandiose Erzählung von Schuld, Sühne und Erlösung im Glauben an die Liebe, in der die Gewalt gegen sich und andere in vielen Facetten und aus unterschiedlichen Blickwinkeln thematisiert wird.

Der Ausgangspunkt jener verhängnisvollen Verkettung von kleiner Ursache und dramatischer Wirkung, die zur verheerenden Aggression eines gehemmten, braven und vermutlich auch depressiven Menschen führt, wird zugleich Auslöser für die Psychose eines Mannes, dessen geliebte Frau in jener Nacht vor seinen Augen erschossen wurde. Und durch die Begegnung dieser beiden Männer vollzieht sich schließlich die Wandlung (Heilung) des narzisstischen Radiomoderators, der andere verachtet und nur seine Eitelkeit an ihnen befriedigt hat, zu einem liebesfähigen, hilfsbereiten und demütigen Menschen.

Im Film vollziehen sich solche Entwicklungen lehrstückhaft innerhalb von zwei Stunden. Doch die Möglichkeit einer Veränderung zum Guten (Wahren, Schönen) ist nicht nur die lebenslange Hoffnung jedes Menschen auf dem Weg zur Selbsterkenntnis, sondern letztlich auch das Wesen und die Motivation jeder *Psychotherapie* – nur dass diese meist viel längere, verschlungenere, schwierigere Wege nimmt, bis sie am Ende womöglich aus der Höhle der Entfremdung gefunden hat. Dafür steht der Einzelne dann umso dauerhafter im Licht der Erkenntnis – der Wahrheit seines befreiten Selbst.

Auch beim Verständnis der *Aggression* – wie übrigens bei allen noch zu erwähnenden Symptomen, auch den schwersten Persönlichkeitsstörungen und Psychosen, die ein Mensch entwickeln kann – zeigt sich die *Relativität*, die Bezogenheit des Verhaltens im Zusammenhang des Erlebten. Immer handelt es sich um bloß graduelle Abwandlungen süchtiger Überlebensstrategien, mit deren Hilfe vor sich und anderen zunächst unbewusst auszudrücken versucht wird, dass da etwas falsch gelaufen ist in der eigenen Entwicklung, im „unbefangenen" Empfinden und Erleben der eigenen Person. Bei ungestörter Entfaltung könnte der Einzelne jederzeit flexibel und offen genug reagieren und seine Lebensverhältnisse bewusst mitgestalten, um gar nicht erst eine Symbolsprache an Symptomen entwickeln zu müssen, mit der er für sich eine Aufmerksamkeit zu erreichen versucht, die dann oft genug – da sie so verschlüsselt bleiben muss, um die Wahrheit abzuwehren – zunächst nur neue Verwirrung stiftet.

Je früher und dramatischer die Verletzung eines Menschen begann, desto heftiger und spektakulärer wird seine Gegenreaktion ausfallen, sein *Widerstand*, der Grad der Gewalt gegen sich und/oder andere. „Widerstand" kann hier durchaus auch im Sinn von Freud als unbewusste „Abwehr" (zur Begriffsklärung vgl. Laplanche/Pontalis, 1973) einer tatsächlich erfahrenen Misshandlung gedeutet werden, die klar zu erkennen und auszudrücken dem Betroffenen unerträglich wäre und zudem nicht erlaubt scheint. So wie jede Sucht auf die gewaltsame Unterdrückung eigener Sehnsucht verweist, deutet auch der *Widerstand* – die Aggression – eines Menschen auf eine Gewalt, die ihm selbst widerfahren ist.

Schwere Soziopathien, Perversionen oder Psychosen haben in früh erlittener Verwahrlosung und frühkindlichen Misshandlungen, oft schon im Säuglingsalter, ihren Ursprung, doch so wie ein „steter Tropfen den Stein höhlt" beziehungsweise ein einziger, letzter, „das Fass zum Überlaufen bringt", können auch über Jahre erlittene Kränkungen und Zurückweisungen, gleichsam beständige *Mikrotraumen* chronischer Lieblosigkeit, eines schrecklichen Tages dramatisch eskalieren – so wie eine Körperzelle, nachdem sie Jahrzehnte brav und stillschweigend ihre Dienste verrichtet hat und im Interesse des Systems angepasst war, auf einmal „bösartig" werden kann und gegen sich und das System, in dem sie lebt, vorzugehen beginnt. Eine Erkrankung betrifft eben nie nur den Erkrankten selbst und das eigene „Körpersystem", in dem sie sich ausdrückt, sondern je nach Schweregrad auch die Familie, die Partnerschaft, die Arbeitswelt und die Gesellschaft, in der ein Erkrankter lebt.

Nicht nur bei schweren Somatisierungen erscheint es wesentlich, danach zu forschen, wann und wie diese sich früh schon abzuzeichnen begannen, um künftig rechtzeitiger und wirksamer Gegenstrategien entwickeln zu können. Wie auch die schwerste Depression anfangs mit Schlafstörungen und Angstgefühlen nur leicht irritiert hat, sollte eben auch im Zusammenhang aggressiven Verhaltens dessen süchtige Überlebensstrategie rechtzeitig deutlich werden können, auch wenn es sich dabei um eine weniger leicht erkennbare Variante der ausgedrückten Ohnmacht handelt, die obendrein oft als „vital" oder „kämpferisch" beschönigt wird.

Ähnlich verhält es sich beim Narzissmus eines Menschen, der im nächsten Abschnitt beschrieben wird. Auch die *Ichsucht* erscheint häufig als Selbstbewusstsein und Stärke, obwohl sie ebenfalls nur eine „Spielart" aggressiver Machtausübung ist, mit der sich früh erlebte und tief empfundene Ohnmacht tarnt.

Alle vermeintlich harmloseren Varianten der Aggression – *ironische* oder *zynische Bemerkungen, Sarkasmus*, mehr oder weniger versteckte *Sticheleien* – können dem Einzelnen durchaus als angemessene Formen der Selbstverteidigung erscheinen, wenn er sich angegriffen und in die Enge getrieben fühlt und ihm keine Möglichkeit zur offenen Auseinandersetzung gelassen wird.

Eifersucht kann so berechtigt sein wie *Misstrauen* und entsprechende Spannungen erzeugen, die für ein Gegenüber als *Gereiztheit* und *Widerstand* spürbar werden. Die unterdrückte *Wut* über unberechtigte Kritik oder Überlastung am Arbeitsplatz bekommt möglicherweise eine ganz unbeteiligte Person zu spüren, weil einem deren Frage oder deren Wunsch in diesem Moment endgültig zu viel war. Dann kann der Betroffene manchmal nur noch herausplatzen, dass er jetzt endlich einmal seine Ruhe haben wolle, ob das denn zu viel verlangt sei.

Diese Phänomene sind leicht verständliche Formen einer Aggression, die trotzdem, wenn sie chronisch zu werden droht und sich nicht alsbald konstruktiv klärend auflösen lässt, eine gefährliche Symptomatik ausbildet. Diese kündet von der verzweifelten Not einer Ohnmacht, die unbewusst in einer lang anhaltenden emotionalen Überforderung wurzelt. Und diese wiederum kann eines Tages, wenn sich nichts an dem inneren *Dauerstress* ändert, in eine schwere Depression übergehen, zu einer extremen *Anpassung* erstarren – oder sie kann als blindwütiger Hass explodieren. Erst ein gescheiterter Versuch der Anpassung an seine Umgebung, hatte den Einzelnen zunehmend aggressiv werden lassen.

So wie ein bösartiger Tumor mit einer entarteten Zelle beginnt, kann ein einzelnes Erschrecken zum Auslöser einer Angstneurose werden, Schlaflosigkeit den Anfang einer Depression markieren und chronische Gereiztheit sich eines Tages in einem verhängnisvollen Gewaltakt entladen. Müssen wir deshalb überall und jederzeit lauernde Gefahren wittern und vom Schlimmsten ausgehen? Keineswegs, vielmehr können wir dankbar sein für ein derart fein abgestuftes Warnsystem, das uns jederzeit Signale schickt, denen wir Aufmerksamkeit schenken können oder auch nicht.

Je länger wir warten, desto deutlicher – und das heißt auch leidvoller – werden die Symptome. Doch je aufmerksamer wir bereits auf deren erste Signale achtgeben, desto klarer erhellen sich ihre Hintergründe und wird sich unser Dasein (wieder) zum Guten wenden können. Dann wird die Aggression wieder zu jener ursprünglich dynamischen Lebensenergie des „Herangehens" – das die lateinische Vokabel *aggredi* eigentlich bezeichnet – und bleibt nicht länger fatale *Reaktion* auf zuvor widerfahrene Gewalt.

3.4 Ichsucht (Narzissmus)

Der Ichsüchtige kann beides sein, eher angepasst oder aggressiv – wie auch das „Bipolare" eines Menschen, zwischen Depression und Manie, diese beiden Anteile hat. Dabei wirkt die manische Seite eher hysterisch überdreht oder kommt gar unwiderstehlich charmant daher, als wirklich gewalttätig zu erscheinen.

Ein Ichsüchtiger tut alles, um zu gefallen: Er schmeichelt, er gibt sich unterwürfig, oder er zieht eine große Show ab, bei der er, je nach Bedarf, lustig oder verführerisch, souverän oder zynisch sein kann, um sein Publikum zu gewinnen, ganz gleich, ob es aus einem oder vielen Menschen besteht.

Seine „Identität" ist das Gefallen, das er bei anderen findet, die ihm seine vermeintliche Größe spiegeln sollen. Er hat keine andere, als möglichst allseits beliebt zu sein. Doch wie nach einer Manie ist der Sturz in die Verzweiflung groß, wenn der Erfolg ausbleibt oder andere beliebter erscheinen als er. Alle Talente und Fähigkeiten werden eingesetzt, um die entsetzliche Angst vor dem Nichts eigener Bedeutungslosigkeit abzuwehren und einen Selbstwert zu erzwingen, an den er in seiner früh erfahrenen Lieblosigkeit im Grunde gar nicht glauben kann.

In den Abschnittsüberschriften dieses Kapitels, das die Symptomatik verschiedener Krankheitsbilder beschreibt, wird ausdrücklich weitgehend auf die „offizielle" Terminologie der „amtlichen" Kategorisierung verzichtet. Deren Klassifizierungen, die den Eindruck einer bezifferbaren Objektivität vermitteln sollen, erscheinen als ein einziger Abwehrversuch der eigenen Hilflosigkeit. Absurde graduelle Abstufungen in Abhängigkeit von vermeintlich messbaren Kriterien wie Dauer und Schweregrad, zum Beispiel der „Depression" (WHO, 2005, Kapitel V(F), F30–F39, S. 131–152), bezeugen ein längst überholtes mechanistisches Welt- und Menschenbild, ähnlich dem einer notenfixierten Leistungsmessung Schwarzer Pädagogik, die ihren Schülern damit Wissen und Disziplin „einzutrichtern" versuchte.

Was sie so jedoch vor allem tat, war Macht auszuüben, indem sie Angst verbreitete, die dabei zur Hauptlektion wurde.

Und genau das bewirken auch Objektivität suggerierende Diagnosen und eine unverständliche medizinische Herrschaftssprache gegenüber den Patienten.

Wenn in diesem Buch einige der einschlägigen Ausdrücke (ohnehin nur Grundbegriffe) dennoch erwähnt werden (in Klammern), dann soll das einfach den Übergang zu einem neuen Bewusstsein erleichtern beziehungsweise ermöglichen helfen. Dann soll dadurch auch für all diejenigen eine veränderte Sicht auf den Menschen und seine Krankheiten befördert werden, die längst an der Gültigkeit der bestehenden Klassifizierungen und Ordnungssysteme zweifeln und nach Alternativen suchen, aber trotzdem, in ihrer alltäglichen Arbeit, meist als Angestellte, gegenüber Vorgesetzten und Kostenträgern darauf angewiesen sind, die amtliche Terminologie zu verwenden.

Schließlich sind viele noch keineswegs mit der Idee vertraut sind, *Krankheit* in einem ganz umfassenden Sinn *als Sucht* beziehungsweise *verzweifelte Sehnsucht* zu verstehen – ein Ansatz, der mit diesem Buch ja gerade erst zu begründen versucht wird.

Dies ausdrücklich zu erklären, bietet sich im Zusammenhang des hier beschriebenen Symptoms der sogenannten *Ichsucht* – des Narzissmus – besonders an, weil gerade im Hinblick auf diese Problematik die Inkonsequenz und Willkür des öffentlichen Umgangs mit psychischen Erkrankungen und die Beliebigkeit ihrer begrifflichen Zuordnungen deutlich werden.

Während die Auseinandersetzung mit dieser Verhaltens*sucht* – oder sprechen wir vorläufig, weniger missverständlich, lieber noch von Verhaltens*weise* – in der psychologisch-psychotherapeutischen Diskussion und Fachliteratur bereits seit vielen Jahren immer breiteren Raum einnimmt und im Zeitalter der Gier eines maßlosen Materialismus die *egozentrische Grundhaltung* ein beinahe allgegenwärtiges, gesellschaftlich gerechtfertigtes Leitsymptom zu sein scheint, gibt es dafür in der „amtlichen" WHO-Klassifikation lediglich einen „versteckten" Unterpunkt bei den „sonstigen Persönlichkeitsstörungen" (WHO, 2005, Kapitel V(F), F60.8, S. 233).

Wenn wir uns hingegen die „Psychodynamik" des überforderten, *seines Selbst* entfremdeten Menschen vergegenwärtigen, auf der Suche nach seiner „wahren Identität", und uns dabei in die Not eines emotional ausgebeuteten oder verwahrlosten Kindes einfühlen, das sich ein vermeintlich unbesiegbares, *„grandioses Größenselbst"* erfindet, um seine heillose Überforderung zu ertragen, können wir die *Ichsucht*, den Narzissmus, als ein mindestens ebenso elementares Symptom wie die bisherigen erkennen.

Besonders interessant erscheint dabei, was es von *Angst*, *Depression* und *Aggression* unterscheidet beziehungsweise wie es mit diesen bisher beschriebenen Symptomen verbunden ist. Und im Hinblick auf die auch offiziell als *Sucht* geltenden Formen (► Abschn. 3.5) erhebt sich erneut die wesentliche Frage nach der gemeinsamen Struktur und den parallel wirksamen Kräften hinter allen Störungen der Identität des Einzelnen.

Es erscheint, so viel ist womöglich jetzt schon erkennbar und wird im Laufe der weiteren Ausführungen in diesem Buch immer klarer, im Menschen alles wesentlich einfacher und zugleich wesentlich komplexer zusammenzuhängen, als uns dessen bisherige Erklärungsmodelle „weismachen" wollen (wie entlarvend die Sprache ist!). Es können schon deshalb immer nur „Modelle", Theorien und Hypothesen sein, weil sie von *Menschen* entworfen werden, die wiederum unvermeidlich aus der Mitte ihrer *konkreten* (körperlichen) *subjektiven* (seelischen) *existenziellen* (geistigen) Person hervorgehen. Die Gültigkeit der Modelle kann zwar begründet, innerhalb vorgegebener Kriterien (wiederum subjektiv) möglicherweise sogar „bewiesen" werden – jedes Experiment erbringt eben schon durch seine Versuchsanordnung immer auch das, was es soll – ansonsten aber an „Wahrheit" immer nur als eine *persönliche Gewissheit geglaubt* werden.

Der Zugang zur Wahrheit, der Weg aus der Höhle der Unwahrheit, muss für den Einzelnen unverstellt bleiben, muss von ihm nicht nur selbst gefunden, sondern mit seinem ureigenen, freien (Glaubens-)Bekenntnis persönlich *bewahrheitet* werden: Nur so nehmen wir die Freiheit und Würde jedes einzelnen Menschen wirklich ernst und erheben nicht die eigene Wahrheit zum verbindlichen Maßstab für andere.

Auch für das Verhältnis zwischen Eltern und Kindern, Lehrern und Schülern, hätte genau diese *„objektive" Subjektivität* zu gelten und einen Freiraum aller Beteiligten zu erschaffen, in dem sich ihre jeweils gemäße Wahrheit entfalten lässt. Wenn alle einander *als gleichberechtigte menschliche Wesen* gelten lassen, mit ihrer unterschiedlichen – älteren und jüngeren, erfahreneren und unerfahreneren – Sicht auf *die Dinge des Lebens* (so der gleichnamige Titel eines wunderbar lakonischen und zugleich psychologisch subtilen Filmes von Claude Sautet, 1970), ergibt sich kein Machtanspruch und kein Abhängigkeitsverhältnis, sondern wie von selbst eine *Interessengemeinschaft*, bei der alle einander sich wechselseitig wahrnehmen, erzählen, zuhören und wie nebenbei voneinander lernen.

Jedes Kind sieht die Welt neu und mit seinen Augen, wir alle bleiben die Kinder, die wir einmal waren, und sind zugleich immer auch schon die Menschen, die wir noch werden können. Also erleben wir so oder so in jedem Augenblick, den wir wirklich *bewusst* erleben, den wir miteinander und mit der Welt teilen, etwas Neues. Der Zugang zur Wahrheit ist also für jeden ein ganz eigener, weil Wahrheit als solche überhaupt nur lebendig wird, wenn es konkrete einzelne Menschen gibt, die sie als für sich gültige erkennen – so wie jedes Kunstwerk erst dadurch auch außerhalb der Sphäre seines Schöpfers zu existieren beginnt, dass es zumindest *von einem anderen wahrgenommen* und so zum Leben erweckt wird.

Der einfache, sozusagen einzig *objektive* Teil jener Erkenntnis vom Zusammenhang zwischen Mensch und Wahrheit ist, dass, für einen freien und glaubwürdigen Zugang zu ihr, der Anspruch auf sie nur *subjektiv* gültig sein und bleiben kann. Und genau dadurch erscheint die Erkenntnis der Wahrheit so ungeheuer komplex und vielfältig: Ihre Gestalt wandelt sich mit jedem erkennenden Selbst, weil jeder eigene Zugang zu ihr, jede konkrete menschliche Existenz, die sich der Wahrheit auf ihrem eigenen – gleichsam autobiografischen – Weg nähert, auch ein eigenes Bekenntnis zu ihr ablegt und so eine ihrer wesentlichen Facetten darstellt. Jeder Mensch ist eine eigene Welt, die mit Milliarden anderen auf dem Planeten Erde um die Sonne einer vielleicht alle verbindenden „absoluten" Wahrheit kreist, nach der jeder sucht und die zu Lebzeiten keiner finden wird.

Solche Überlegungen scheinen weit weg vom Thema *Ichsucht* zu führen und handeln doch genau von jenem Wahn einer unbewusst inszenierten „Grandiosität" (Miller, 1994), die sich sieht und auftritt, als sei sie allmächtig, unabhängig und im Besitz *der* Wahrheit, die für alle zu gelten und nach der ein jeder sich zu richten habe.

Der *Narzissmus als Sucht* kennzeichnet beim Menschen jene fatale kompensatorische Grundhaltung einer „Überheblichkeit", die für den von ihr betroffenen Einzelnen mit jedem unausweichlichen Scheitern die Gefahr des Zusammenbruchs heraufbeschwört, bis hin zum Suizid – so wie sie als maßloses, größenwahnsinniges, hochmütiges Machtstreben einer Gesellschaft oder gar der Menschheit letztlich deren eigenen Untergang riskiert. Verhängnisvoll wird dieser Zusammenhang besonders dann, wenn ein ichsüchtiges, größenwahnsinniges Individuum, Hitler zum Beispiel, den eigenen Geltungsdrang mit den herrschenden Nöten (*Süchten*) seiner Zeitgenossen ideologisch verbindet und damit ein verheerendes Gewaltpotenzial zu entfesseln vermag.

Die gesunde und entwicklungsgeschichtlich notwendige Wurzel des Narzissmus ist das Erleben eines rundum und jederzeit versorgten Säuglings, der noch nicht zwischen sich und der Mutter unterscheiden kann und sich ganz im Zentrum einer Welt befindet, in der alles für ihn da ist und die ihm allein zu gehören scheint, ohne dass er sich dafür anstrengen muss. In dieser frühen Phase können sich Urvertrauen und Geborgenheit entwickeln, sofern sie nicht bereits durch traumatische Erfahrungen des Fötus vor seiner Geburt oder bei der Geburt schwer gestört worden sind (Hüther/Krens, 2011).

Wie traumatisch und dauerhaft eine Kinderseele schon während der ersten Lebensmonate durch ihre *psychophysische Ausbeutung* verletzt wird, ist vor allem an den später beschriebenen schweren und schwersten psychotischen Symptomen drastisch erkennbar.

In dieser frühen Zeit der Persönlichkeitsentwicklung eines Kindes stellen sich ganz wesentliche Weichen für die Ausbildung des *Selbstwertgefühls* beim erwachsenen Menschen. Hier entscheidet sich, ob er, geborgen, geliebt und gespiegelt in seinem Wert – auch durch den berühmten „Glanz im Auge der Mutter" (Kohut, 1973, S. 141) –, sich selbst als zutiefst *liebenswürdig* erfahren kann und anzunehmen lernt, wie er ist, ohne sich seine Wertschätzung in irgendeiner Weise verdienen zu müssen, etwa durch Wohlverhalten oder gar „Liebesdienste" für andere.

Oder es entscheidet sich andererseits, wenn in dieser Frühphase die notwendige Zuneigung fehlt, ob jene *Sucht zu gefallen* sich ausbildet. Diese erscheint bei näherer Betrachtung als ungeheuer angestrengter, und seine Umgebung anstrengender, Versuch einer „Selbstdarstellung", ohne dass ein *Ichsüchtiger* von seinem *eigentlichen*, „wahren" Selbst überhaupt etwas wissen oder spüren kann.

Das Fehlen wahrhaftiger Selbstliebe – die sich niemals *inszenieren* würde, sondern sich ruhig und sicher zu genießen wüsste – zwingt das Ich erst dazu, sich narzisstisch aufzublähen und seine Großartigkeit zu demonstrieren.

Im Grunde wirkt die narzisstische Inszenierung wie eine mehr oder weniger gut verborgene *Aggression*, sofern wir uns nicht von ihrem Schein täuschen lassen – was leicht geschieht, da Narzissten oft großartige und besonders charmante, früh „gelernte" Schauspieler sind –, sondern diese Auftritte einmal aus bewusster Distanz betrachten. Dann werden sie als ein *Überwältigungsversuch* des anderen erkennbar, der beeindruckt, begeistert und bewundernd sein (oder werden) soll, sobald der *Ichsüchtige* „alle Register zieht", um mit seinem Glanz zu blenden. Und sein Verhalten kann sehr schnell in tatsächliche Aggressivität umschlagen, falls das Gegenüber („das Publikum") nicht oder nicht angemessen reagiert. Dann wird der andere oft sogleich beleidigend abgewertet, wie Luft behandelt oder auf der Stelle verlassen, um sich einem anderen, neuen oder altbewährten Objekt für die Befriedigung des eigenen *Geltungsdranges* zuzuwenden.

Alfred Adler (1870–1937), dessen *Individualpsychologie* (Ansbacher/Ansbacher, 1982) den Menschen unvermeidlich zwischen *Minderwertigkeitsgefühl* und *Machtstreben* (*Geltungsdrang*) nach Ausgleich suchen sah, kennzeichnet mit dieser Begrifflichkeit ebenfalls Pole von *Anpassung* und *Widerstand* – Depression und Aggression –, die sich beide tendenziell als eigene Grundhaltung im Individuum verfestigen können, das dann eher immer antriebsschwächer oder immer gereizter wird. Die *narzisstische Energie* eines Menschen erscheint in diesem Zusammenhang wie ein letzter verzweifelter Vermittlungsversuch zwischen diesen Polen, um die eigene reale Ohnmacht abzuwehren – wie eine *Manie*, nur dauerhafter, als sei diese zu einer „überlegten", systematischen Haltung geworden, aber ebenso jederzeit von einem vernichtenden Absturz bedroht, wenn der Versuch misslingt.

Immer ist ein für den Einzelnen angestrengtes, eigene Impulse *depressiv* unterdrückendes Verhalten oder eines, das drängend *aggressiv* nach außen gekehrt ist, ein Zeichen *psychischer Überforderung*, das dann auch von demjenigen, der diesem Verhalten ausgesetzt ist, als anstrengend erlebt wird und ihn auf Dauer ebenso krank machen wird.

Co-Abhängigkeit entsteht unweigerlich für alle Betroffenen im Umfeld eines Süchtigen, wenn die sich in dessen verzweifeltes System hineinziehen lassen und ihn darin zu stützen versuchen: Das Kind einer schwer depressiven Mutter, das in dauernder Sorge um sie lebt und zu helfen versucht, wo es kann, gerät ebenso in den Bann der Erkrankung wie die Frau eines alkoholsüchtigen Mannes, die ihm den Wein besorgt oder bei seiner Arbeitsstelle anruft, um den Betrunkenen mit einer Magenverstimmung zu entschuldigen. Längst hängt beider Seelenheil vom vermeintlichen Wohlbefinden ihrer Angehörigen ab.

Ob er sich nun Anpassung abverlangt und darüber immer *depressiver* wird oder auf jede Unterdrückung zunehmend *aggressiver* reagiert: In beiden Fällen kann sich der Einzelne nicht, oder nicht mehr, auf angemessen antwortende, spontane und angstfreie Weise ausdrücken. Vielmehr fühlt er sich *unbewusst* „genötigt", durch äußere Anlässe und verinnerlichte Einflüsse, einer bestimmten Erwartung zu entsprechen, eine geforderte Leistung zu erbringen oder eine Rolle zu spielen. Doch dazu fehlt ihm längst jede bewusste psychische Energie, die er sich trotzdem abverlangt und anderen wie sich selbst vortäuscht. So werden beide Seiten immer kraftloser oder gereizter und sind eines Tages ganz am Ende ihrer Kraft angekommen.

Zur Überforderung durch die eine oder die andere tendenziell stärker ausgeprägte Grundhaltung kommt beim *Ichsüchtigen* – beim *Narzissten* –, der als Inbegriff eines Süchtigen, eines psychisch erkrankten, verzweifelt unerlösten Menschen gelten kann, noch die Überforderung, *ge*fallen und *auf*fallen zu „müssen". Die andauernde Spannung zwischen den Gegensätzen *Anpassung* und *Widerstand* auszugleichen – je nach Bedarf unterwürfig oder überheblich, angepasst freundlich oder brillant eigenmächtig.

Das bedeutet allgegenwärtigen Stress, vor allem in Beziehungen mit anderen Menschen, die jedoch für die Befriedigung des eigenen Geltungsdranges gerade aufgesucht werden *müssen*, sodass *jede* Situation zu einer neuen Herausforderung wird, seine eigene Großartigkeit unter Beweis zu stellen, sich durch Freundlichkeit oder Verständnis einzuschmeicheln oder einen weiteren spektakulären „Auftritt" zu haben.

Nachdem der ichsüchtige Patient in der Therapiegruppe seine eigene Überlegenheit und Größe bereits mit einem langen Monolog herausgestellt hatte, der auch seine langjährige Erfahrung betonte, die ihn im Grunde zum eigentlichen Gruppenleiter prädestiniere – was in seinen Augen offenbar weder von diesem noch von den Mitpatienten gebührend gewürdigt wurde –, sah er sich offenbar zu einer anderen Taktik genötigt: Um sich demonstrativ von der Gruppe, die ihm seiner nicht würdig schien, zu distanzieren und trotzdem aufzufallen als ihr heimlicher Mittelpunkt, griff er plötzlich zu einem für die Pause mitgebrachten Apfel und steckte sich diesen als ganzen zwischen die Zähne. So saß er minutenlang da, kopfschüttelndes Befremden bei den Teilnehmern und schließlich eine direkte Intervention des Gruppenleiters auslösend, der ihm empfahl, doch am besten bereits in die Pause zu gehen. Der *Ichsüchtige* hatte endlich die Aufmerksamkeit wieder„gewonnen".

Immer *muss* der *Narziss* besonders originell, geistreich, erfolgreich, eloquent, witzig, lässig, begehrenswert oder unabhängig erscheinen, auf jeden Fall *besser* – je nachdem, an welches Verhalten oder welche Eigenschaft die eigene *Ichsucht* vor allem geknüpft ist. Manchem Narzissten genügt es, wie dem Namensgeber aus der griechischen Mythologie, einfach *schön* zu sein, sich beim Blick in den Spiegel und in die Gesichter seines Publikums für Momente *geliebt* fühlen zu können. Um das erleben und für kurze Zeit glauben zu können – dann braucht auch diese Sucht bereits wieder neue „Nahrung" (dazu im nächsten Abschnitt mehr) – vertraut ein so *kompensierendes Ich* seit frühester Zeit allein auf seine eigenen Kräfte.

Weil das Kind bereits im Säuglingsalter, wenn sich die wesentlichen Wurzeln eines gesunden Selbstwertgefühls bilden – oder eben nicht! –, keine angemessene, zuverlässig nährende und schützende Geborgenheit erfahren hat, verinnerlicht es unbewusst ein negatives, abwertendes, ja von Selbsthass erfülltes Bild von sich. Nur eine *bedingungslos zugewandte Liebe*, die dem Kleinkind geschenkt wird, ist ein wirksamer Schutz vor Überforderung – ein süchtiges Ich hat das genaue Gegenteil erlitten: Vernachlässigung, Ablehnung, Feindseligkeit und oft sogar körperliche und seelische Gewalt.

Der Einzelne erlebt sich so nicht als großartig und geliebt dafür, dass er existiert, sondern er beginnt, sich aus Notwehr für seine Beachtung anzustrengen, um das wirkliche Drama, ungeliebt zu sein, nicht wahrhaben zu müssen und zuletzt womöglich doch noch in den „Besitz" der ersehnten Liebe zu kommen. Die jedoch kann so immer nur eine vermeintliche sein, die unbewusst schal bleibt und für das Selbstwertgefühl nicht nährend sein kann, weil sie eben nicht *geschenkt*, sondern sich verdient worden ist.

So wie das mit Drohungen erpresste „Liebesgeständnis" einen Eifersüchtigen nicht beruhigen kann, fühlt sich auch der Ichsüchtige, der für seine Inszenierungen bewundert, geliebt oder gefürchtet wird, nicht wahrhaft zufrieden und geborgen in sich. Viel zu immens ist der Aufwand, den er dafür betreiben muss, viel zu viel Kraft wird für die anderen verbraucht, als dass dadurch jemals die innere Leere des ungeliebten beziehungsweise nicht angemessen versorgten Kindes ausgefüllt werden könnte. Deshalb bedarf es immer neuer Anstrengungen, neuer „Beweise" der eigenen Großartigkeit, neuer Auftritte, neuer Rollen, neuer „Selbstinszenierungen", wobei dieser Begriff den inneren Widerspruch schon klar bezeichnet. Denn es handelt sich in Wahrheit um ein *Ich, das gefallsüchtig ist* um jeden Preis und daher *jede* Rolle zu spielen bereit – keineswegs um ein *Selbst*, das sich ausdrückt in der individuellen, schöpferischen Gestalt seiner konkreten Existenz.

Der Ichsüchtige *hat es nötig*, sich zu produzieren, immer wieder aufs Neue und bei jeder sich bietenden Gelegenheit. Denn jede Bestätigung, jede Wertschätzung bestärkt in ihm nicht etwas, das er ohnehin schon seit je zu spüren bekam und von sich weiß – dass er liebenswert ist und gut in allem, das er mit Freude gestaltet. Vielmehr erscheint ihm jeder Moment der Erfüllung so flüchtig, als sei er nie gewesen, und muss im nächsten schon wieder bestärkt werden – wie beim Alkoholsüchtigen, der nachschenken muss, um seinen „Spiegel" zu halten, weil er nichts mehr fürchtet als eine beginnende Nüchternheit, in der er seinem wahren Elend ins Gesicht sehen müsste. So wie sich dessen Illusion von Glück aus seinem „Stoff" nährt, berauscht sich der Narzisst an der Wirkung seines Verhaltens, mit dem er andere beeindruckt.

Es geht ihm vor allem um die Macht, die er ausübt, den Einfluss, den er hat, wobei er sich ebenso auch besonders überheblich, zynisch, abweisend und ignorant verhalten kann, vor allem, wenn es auch dafür ein Publikum gibt, das sich beeindrucken lässt. Oder wenn nurmehr aus der Kränkung des Gegenübers, durch Demonstration eigener Überlegenheit, ein „narzisstischer Gewinn" zu ziehen ist.

Das eigene Ich wird so lange auf bestätigungssüchtige Weise verteidigt, bis es an seine Grenzen stößt, bis es mit seiner Kraft am Ende ist, kein Publikum mehr findet, seine Inszenierung nicht länger aufrechterhalten und seine grandiose Rolle nicht mehr spielen kann. Dann besteht tatsächlich *höchste* Alarmstufe, weil der Fall aus so illusionärer Höhe einem Sturz ins Bodenlose gleichkommt. Dem Ichsüchtigen, der sich plötzlich mit der eigenen Ohnmacht konfrontiert sieht, droht die Vernichtung seiner Identität, das Nichts völliger Bedeutungslosigkeit.

Eine besonders gelungene Darstellung der *Ichsucht* findet sich in dem Film *Was ist mit Bob?* (Oz, 1991), der gerade auch die dramatischen Konsequenzen eines scheiternden Narzissmus auf ebenso komödiantische wie radikale Weise vor Augen führt.

Der Film bezieht seinen Witz aus dem Zusammentreffen eines hochneurotischen, ängstlich-abhängigen Patienten, Bob, mit seinem Psychiater, Dr. Leo Marvin. Leo ist ein überaus narzisstischer, eitler und arroganter Analytiker, der mit seiner überheblichen Ichbezogenheit auch seine Frau und die beiden Kinder tyrannisiert, die er bezeichnenderweise Sigmund und Anna genannt hat. Gleich in der ersten Sitzung dreht er dem Patienten sein Buch an (◉ Abb. 3.1) und verabschiedet sich in den Urlaub.

Doch mit Bob hat Leo seinen Meister gefunden. In seiner Verzweiflung ist der Patient von der inszenierten Größe des Psychiaters tief beeindruckt und verspricht sich einzig von ihm noch einen Ausweg. Er heftet sich hartnäckig an dessen Fersen und folgt ihm und

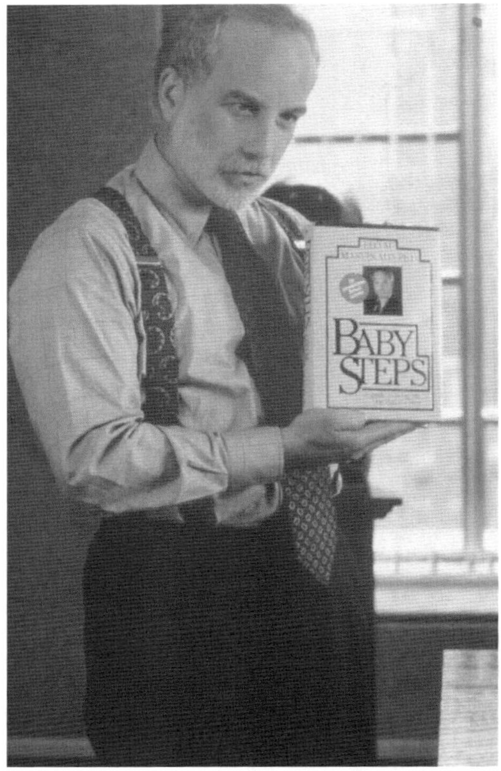

Abb. 3.1 Dr. Leo Marvin präsentiert Bob seinen Bestseller *Babyschritte*. (Szene aus dem Film *Was ist mit Bob?*; Cinetext Bildarchiv, mit freundlicher Genehmigung)

seiner Familie bis an deren Urlaubsort, wo der ach so grandiose Marvin täglich mehr an die Grenzen seiner Belastbarkeit kommt.

Was der in seiner Krankheit gefangene Bob braucht, ist freundliche Zuwendung, ein Gefühl von Geborgenheit, das ihm die Familie des Psychiaters gerne schenkt, zumal Frau und Kinder von ihrem selbsternannten „Oberhaupt" gerade wieder einmal sehr genervt sind, weil dieser Egozentriker sogar im Urlaub bloß seine Karriere im Kopf hat.

Und genau deshalb beginnt sich die narzisstische Katastrophe anzubahnen.

Ein Fernsehsender will vom Feriendomizil des Psychiaters aus ein Live-Interview mit ihm übertragen, anlässlich seines kürzlich erschienenen Buch-Bestsellers *Babyschritte*. Und während sich für Leo alles nur um diesen TV-Auftritt dreht und er seine Familie als Publikum benutzt, um dafür zu üben, verbringt diese ihre Zeit offensichtlich viel lieber mit Bob, der für sie ein etwas schrulliger, aber herzensguter und humorvoller Mensch ist. Sie laden ihn zum Abendessen ein und, weil ein Unwetter aufzieht, auch zum Übernachten – ausgerechnet am Vorabend der Fernsehshow. Das alles erträgt Leo noch mit letzter Kraft, auch weil ihm seine Frau ins therapeutische Gewissen redet. Doch als Bob ihm anderntags, während der Livesendung – in die das Team ihn spontan einbezieht – die Show stiehlt (◉ Abb. 3.2), schlägt die Ichsucht des Psychiaters in offenen Hass gegen seinen Patienten um.

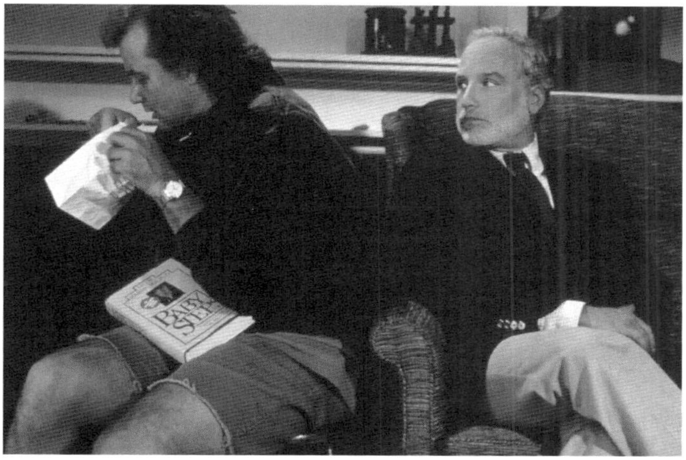

Abb. 3.2 Bob stiehlt Leo vor laufender Kamera die Show. (Szene aus dem Film *Was ist mit Bob?*; Cinetext Bildarchiv, mit freundlicher Genehmigung)

Zuerst versucht er Bob in eine nahegelegene psychiatrische Klinik zwangseinweisen zu lassen, um ihn endlich loszuwerden. Doch die dortige Leitung vermag in ihm nichts anderes zu sehen als einen zwar neurotischen, aber ganz und gar harmlosen, liebenswerten Zeitgenossen und entlässt ihn daher gleich wieder. Nun dreht Leo durch und beschließt, Bob umzubringen.

Der Zuschauer erlebt ihn auf der Leinwand bereits „vom Wahnsinn umzingelt", als er große Mengen Sprengstoff besorgt und diesen anschließend, verstaut in zwei Gepäcktaschen mit einem Zeitzünder, dem gefesselten Bob um den Hals hängt.

Doch auch dieser gewaltsame Versuch, sich seines Gegners zu entledigen, misslingt dem schwer gekränkten Narzissten.

Der gutgläubige Bob hält die Aktion für einen weiteren genialen Coup seines Psychiaters, und glaubt, dass er ihn mit dieser radikalen Art von „Todestherapie" symbolisch dazu auffordern will, sich von seinen inneren Fesseln zu lösen – was er gleich darauf, als Leo den Schauplatz verlassen hat, tatsächlich schafft.

Als schließlich jene Sprengstofftaschen, die der nichtsahnende Bob wieder mit heimbringt, vor den Augen von Leo und seiner Familie, die sich zum Glück gerade im Garten aufhalten, das Ferienhaus in die Luft gehen lassen, bleibt dem Psychiater – um sich zu retten – nur noch die Flucht in den Wahnsinn.

In der vorletzten Szene des Filmes, sitzt Leo zusammengesunken und vor sich hin starrend in einem Rollstuhl – in der geschlossenen Abteilung jener Klinik, in die er kurz zuvor seinen Patienten einzuliefern versucht hatte.

Dieser zeitlos gültige Film zur Beziehung Therapeut–Patient, zur Verkehrung ihrer Rollen, über die Ohnmacht hinter der Macht und die Heilkraft empathischer Liebe, sei nicht nur Betroffenen beider Seiten empfohlen. Er ist zugleich ein großartiges Beispiel *filmischer Existenzerhellung*, die hier in komödiantisch überspitzter Form die süchtig/sehnsüchtige Dynamik der menschlichen Seele offenbart (Teischel, 2007).

Bei den *chronischen Wesensänderungen* (▶ Abschn. 3.6) wird diese Filmgeschichte noch einmal der Veranschaulichung dienen können, dann allerdings eher im Hinblick auf das Drama des „diagnostisch zugerichteten" Patienten.

3.5 Fluchtwege (Zwänge)

Dieser zentrale Abschnitt über die Sucht im üblichen Wortsinn, als stoff- und/oder verhaltensgebundene Abhängigkeit, beschreibt zugleich die Grundstruktur der in diesem Buch untersuchten psychosomatischen Krankheitsformen: als symptomatische Fluchtwege, deren kurzzeitig erleichternde Wirkung auf den Süchtigen sie dauernd zwanghaft wiederholen lässt, um dadurch unerträglich erscheinenden Lebensverhältnissen zu entkommen.

Solange sich keine unabhängigen Perspektiven eröffnen und die Entfaltung eigener Möglichkeiten unterdrückt bleibt, kann einem Süchtigen vieles zum Ersatz werden, was Rausch oder Betäubung verspricht – und wenn es nur die Wahrheit der eigenen Ohnmacht zu verdrängen hilft. Absurdeste Rituale ersetzen eine „Freiheit", die schon das Kind nie hatte.

„Not macht erfinderisch", und jede bestimmte Sucht – oder die jeweilige Kombination unterschiedlicher Suchtformen –, die ein Mensch entwickelt, „erzählt" etwas von seinen persönlichen Sehnsüchten, die dabei verleugnet werden.

Jede Abhängigkeit verweist so zugleich auf die besonderen schöpferischen Fähigkeiten eines Menschen, die er auf fatale Weise zu kompensieren versucht, um seine Entfremdung nicht spüren zu müssen. Für diese Betäubung verschwendet er immer mehr Energie und erfindet immer raffiniertere Strategien, die ihn zwanghaft ans kurzfristige Ziel seiner Ersatzbefriedigung(en) bringen.

Dass dieser Abschnitt ausführlicher und differenzierter angelegt ist als alle anderen und neben dem grundlegenden Symptom *Flucht* beziehungsweise „Zwang" auch verschiedene andere Symptomkomplexe näher betrachtet werden, hat einen zentralen Grund. Die verschiedenen Wege der *Sucht* und deren – meist *unbewusste* – Bedeutung als vermeintliche Selbst-Heilungsversuche führten zum Ausgangspunkt dieses Buches, das im Laufe von Jahren Gestalt annahm: in zahllosen therapeutischen Gesprächen, mit einzelnen Patienten ebenso wie in Gruppen, durch Beobachtungen und Untersuchungen, im eigenen Umfeld wie in dem von Freunden und Bekannten, in literarischen Dokumenten und Filmen, die das menschliche Leben glaubwürdig widerspiegeln konnten.

„Zwänge", die jemand hat wie „Ängste", sind dabei wieder ein offiziell gebräuchliches Diagnosekriterium für auffällige Symptome, die auf ähnlich spannungslösende Weise – meist medikamentös – zu reduzieren versucht werden, ohne die Dynamik der dahinter verborgenen Entfremdung im Blick zu haben. Hier jedoch soll dieser Begriff, wie jener der *Fluchtwege*, das Wesentliche jeder Suchtdynamik bezeichnen: das *zwanghafte* – unbewusste

– Ausweichen vor der Tatsache der eigenen Ohnmacht als Folge der Entfremdung vom eigenen Selbst. Um über die verlorene Sehnsucht, als seiner eigentlichen Lebensenergie, nicht zu verzweifeln, versucht sich der Einzelne *zwanghaft* zu erlösen und wird süchtig nach dem, was sein Unbewusstes gerade als *Fluchtweg* ausgewählt hat.

Philosophisch betrachtet hatte sich die *Sehnsucht* als Wesensmerkmal des Menschen herausgestellt, die unsere *geistige Gesundheit* zugleich ausdrückt und erhält, als jene geistige Kraft, die schließlich unser Selbst hervorbringt und es gleichsam beständig „himmelwärts" zieht, dabei die Grenzen des Gegenständlichen und Wissbaren transzendierend. *Psychologisch* hingegen, im Blick auf die Möglichkeiten und Gefährdungen eines selbstbestimmten Lebens, wurde die *Krankheit der Sucht* zum Inbegriff jeder *seelischen* Erkrankung.

Die Sucht erscheint dabei als Versuch unserer unbewussten *Leibvernunft*, die Sehnsucht nach der schöpferischen Freiheit des eigenen Selbst doch noch zu erfüllen, indem sie *durch* die Krankheit die untrennbare Einheit von Körper und Seele, Empfindung und Gefühl, wieder spürbar werden lässt. Beider Einheit bildet ja erst die Voraussetzung für die Entwicklung des Selbstbewusstseins als der eigenen Identität als *Person*.

Der Mangel an Selbstbewusstsein, das schwache oder verlorene *Selbstwertgefühl*, lässt den Einzelnen erkranken, in der (unbewussten) Hoffnung, dadurch wieder heil und ganz werden zu können oder wenigstens davon zu künden, dass ihm etwas fehlt, auch wenn er gar nicht weiß, dass er sich selbst, seine Mitte, verloren hat. Zugleich verzweifelt die ursprüngliche Sehnsucht nach dem eigenen Selbst immer wieder aufs Neue darüber, dass sie den Umweg über die Krankheit nötig hat, um ein Ziel zu erreichen, das sie bewusst noch gar nicht wirklich kennt; und um dem Ausdruck zu geben, sieht sie keine andere Möglichkeit, als zu erkranken – *süchtig* zu werden.

So gesehen ist die Sucht ein *zwanghafter* Erlösungsversuch, dessen Schädlichkeit einem Betroffenen sehr wohl bewusst sein kann. Der Alkoholabhängige weiß um seinen jahrelangen Missbrauch, der Drogensüchtige stellt sich oft ausdrücklich gegen eine kranke Gesellschaft, ein Essgestörter muss nicht erst über Mangelernährung aufgeklärt werden. Doch trotzdem können alle Süchtigen nicht von ihren Symptomen lassen, weil sie aus deren stabilisierender Wirkung einen wesentlichen Nutzen ziehen: Die *Illusion* von *Freiheit* hält immerhin die Sehnsucht nach deren Möglichkeit aufrecht.

Was bei einer sogenannten „Zwangsstörung" (Zwangsneurose) geschieht – jener Symptomatik, die in ► Abschn. 3.5.8 näher betrachtet wird –, hat für die Stabilität des an ihr Leidenden die gleiche Bedeutung wie jede andere seelische beziehungsweise psychosomatische Erkrankung für einen Patienten. Dabei enthält sie gleichsam das „Muster" der Kompensation, die Gestalt verzweifelter Sehnsucht, in „Reinform". Die Sehnsucht ist verzweifelt, weil der Einzelne entweder gar nicht weiß, woran er eigentlich leidet, warum er sich elend fühlt („Ich weiß nicht, was soll es bedeuten, daß ich so traurig bin"; Heine, 1822), oder wie es gelingen kann, sein Leben gemäß der eigenen Sehnsucht zu verändern, um endlich keine Ersatzlösungen und Umwege mehr nötig zu haben.

Der *Waschzwang* etwa erscheint auch dem Betroffenen absurd. Er weiß während des Rituals selbst nicht, warum er es schon wieder ausüben muss, und doch wäre es noch schrecklicher und ließe ihn ganz aus der Fassung geraten, dem Zwang *nicht* Folge zu leisten.

Erst wenn sich für ihn wirklich verstehen ließe, welche tief verborgene Wahrheit mit dem Zwang abgewehrt werden muss, welche Angst durch ihn gebannt werden soll, und erst wenn sich statt dieses Symptoms der Selbst*kontrolle* die Freiheit eines selbst*bestimmten* Lebens Geltung verschaffen kann, könnte sich der Zwang allmählich auflösen, weil das Unbewusste des Einzelnen dessen stabilisierende Funktion nicht mehr nötig hätte.

Vielfach findet sich auch eine Mischung aus dunkler Ahnung und klarem Bewusstsein der eigenen Krankheitsursachen und heilsamen Lebensperspektiven. Manchmal ist der Weg aus der Höhle schon bekannt, doch es kommt immer wieder zu *Rückfällen* in die so lange und häufig praktizierten Verhaltensmuster, das deren Gewohnheit, einem Automatismus gleich, ungefragt Stabilität verheißt. Oder die reflexhaft zu sich genommene Substanz wird von körperlichem Verlangen diktiert.

Dann herrschen längst die Eigengesetzlichkeiten der jeweiligen Sucht, und es bedarf, neben der allmählichen Entwicklung des Selbstbewusstseins – der Entdeckung des *eigenen Selbst* –, begleitender Maßnahmen zur psychophysischen Stabilisierung, um die eigene Lebensenergie in schöpferische Bahnen leiten zu können. Der Alkoholabhängige braucht den körperlichen Entzug seines Stoffes, der „Workaholic" Abstinenz von seinem Job, die Magersüchtige Abstinenz von der Abstinenz, um der selbstbewussten Kraft auch körperlich entsprechen zu können und keine Energie mehr an Ersatzlösungen zu verlieren.

Darin überhaupt liegt der Sinn jeder symptomatischen Behandlung: dass die in der Krankheit gebundene und verbrauchte Energie wieder dem Prozess schöpferischer Selbstgestaltung zur Verfügung stehen kann und der ursprünglichen Sehnsucht eines Menschen entspricht, sich seinen Möglichkeiten gemäß in die Welt hinein zu entwerfen – seine personale subjektive *Innenwelt* mit der allgemeinen objektiv gegebenen *Außenwelt* schöpferisch zu verbinden.

Freude, Vitalität, Zuversicht und Begeisterung, ja der Glaube an den Sinn der eigenen Existenz im Besonderen und des Lebens im Allgemeinen, speisen sich aus dieser gleichen sehnsüchtigen Energie – dem „élan vital", wie Henri Bergson (1912) die ursprüngliche Lebenskraft einmal nannte –, die aus Unfreiheit jederzeit in ihr Gegenteil umschlagen kann.

Auf der gesellschaftlichen Ebene können Krieg und Zerstörung die Folge sein, auf der Ebene des einzelnen Menschen Krankheit und Tod – wenn es keine sehnsüchtigen, schöpferischen, befreienden Lösungen zu geben scheint oder nicht geben *darf*, um seine existenzielle Wahrheit angemessen auszudrücken. Dann macht die Not erfinderisch und sucht „zwanghaft" nach *Fluchtwegen* aus der Höhle fremdbestimmter Existenz.

Wie auch die „Aggression" ursprünglich ganz wertneutrale Kraft ist, die „herangeht" (*aggredi*) an die Umsetzung von eigenen Plänen und Taten, ist es auch für die *Sehnsucht* des Menschen entscheidend, auf welche Ziele sie sich ausrichtet, woran sie ihr Maß findet. Erst, wenn sie mit Gewalt daran gehindert wird, sich zu entfalten, schlägt sie um in destruktive Energie gegen sich oder andere, je nach Entwicklung und Disposition des Einzelnen.

So bildet die *Flucht in die Sucht*, der Zwang zur Selbst-Erlösung durch eine Substanz oder ein bestimmtes Verhalten, gleichsam das Modell jeder psychophysischen Erkrankung – auch weil es sich dabei um ein Drama der *Maßlosigkeit* handelt. Es fehlen die „Maßstäbe" für ein gesundes Maß, es gibt keine Balance zwischen Körper und Seele, und aus dieser unerträglichen „Verlorenheit" entwickelt sich die Krankheit als Sucht nach Erlösung, nach einem Gefühl von Geborgenheit in sich, das es herzustellen gilt, „mit aller Macht", „um jeden Preis" („Koste es, was es wolle…").

Der Zwang zum Glück eines Heiles im Hier und Jetzt, das „Erzwingen" einer vermeintlich stabilen Balance, verheißt durch seine Wirkung, die der Einzelne sich selbst verschafft, jene *Illusion von Freiheit*, deretwegen die Abhängigkeit unbewusst entsteht und aufrechterhalten wird.

Auch wenn durch die Nebenwirkungen immer wieder, und mit der Zeit immer leidvoller, die Desillusionierung erfolgt – so wie „Selbstbefriedigung" nur für kurze Momente eine Illusion des Geliebtseins erzeugt, aber auf Dauer nur umso einsamer macht –, ist doch die Verzweiflung so groß, dass der Süchtige eher die Dosis steigert oder noch weitere Süchte entwickelt – *Fluchtwege* sucht –, statt innezuhalten und sich auf die Suche nach seiner verlorenen Gesundheit zu begeben.

Warum bin ich krank – süchtig – *geworden?*, fragt der Einzelne sich oft erst dann, wenn die Krankheit (Sucht) ihre Funktion nicht mehr erfüllt und wenn das Leiden an einem unerfüllten Leben so unerträglich scheint und die innere Leere – das „existentielle Vakuum" (Frankl, 1981, S. 22) – den Sinn des eigenen Daseins so schmerzlich vermissen lässt, dass dieses Drama der Ohnmacht – der Verlust des Selbst – zur Überlebensfrage wird.

Je notwendiger das Symptom für die Stabilität des Einzelnen ist, je unbewusster die Hintergründe der Krankheit und die Zusammenhänge mit dem jeweiligen Symptom sind, weil sie (noch immer) verborgen bleiben müssen, um überleben zu können, desto drastischer wird die Symptomsprache ausfallen und desto kränker „muss" ein Mensch werden, bis ihm womöglich eine entscheidende Wende gelingt.

Diesen *Grenzpunkt* der Entwicklung, da das Ich am Scheideweg steht und das Selbst entweder unter Schmerzen zur Welt kommt – aus der Höhle seiner Blindheit befreit wird – oder mit dem Ich beziehungsweise an dessen Symptomen zugrunde geht – ohne sich je auf den Grund gekommen zu sein –, werden wir im Folgenden, bei der Behandlung der einzelnen *Fluchtwege* (Zwänge), jeweils genauer betrachten, um so deren Verlauf und besondere Problematik angemessener beurteilen zu können. Denn die konkrete Besonderheit gerade *dieser* Sucht im Lebenszusammenhang *dieses* konkreten einzelnen Menschen stellt sich nur an dem jeweiligen Grenzpunkt einer Erkrankung heraus. Erst hier kann sich die entscheidende Perspektive zur Befreiung seines eigenen Selbst aus der Höhle seiner spezifischen Entfremdung eröffnen.

Ähnlich wie für Jaspers (1973, S. 201–254) die sogenannten „Grenzsituationen" Schlüssel zur Wesentlichkeit werden, erscheinen die lebensbedrohlichen Endpunkte einer Erkrankung, ob diese schließlich zum Tode führt oder nicht, als potenzielle Übergänge zu einer wahrhaftigen Existenz.

Die Diagnose einer medizinisch unheilbaren Krankheit, die dem Betroffenen nurmehr sehr begrenzte Zeit zum Leben lässt, kann noch immer zu einem entscheidenden *Wendepunkt* für ihn werden: der Moment seines Lebens, in dem er zu sich erwacht, Fehler bereut, Unabänderliches endgültig zu akzeptieren lernt, klärende Gespräche mit ihm wichtigen

Menschen führt, womöglich noch entscheidende Weichen für deren Zukunft stellt. So kann oft erst im erschreckenden Bewusstsein der körperlichen Grenze einer *Sucht* nach Erlösung, an der es nur noch um Leben und Tod zu gehen scheint, deren Umkehr zur *Sehnsucht* gelingen.

Die Erschütterung durch die reale Möglichkeit des eigenen Untergangs im Schatten der Sucht, die eigene Todesangst angesichts einer maßlosen, selbstzerstörerischen Abhängigkeit, wird dann vom *Endpunkt* des Fluchtweges zum *Ausgangspunkt* eines Aufbruchs zur Wahrheit der konkreten eigenen Existenz, die diese Flucht nötig hatte, um ihrer Unwahrheit zu entkommen.

Wenn nicht etwas an der Sucht, und zwar an genau dieser eigens entstandenen, dem Einzelnen unbewusst, als seine *Freiheit* erschienen wäre, hätte sie sich gar nicht entwickeln können – als die Freiheit, sie *zu erwählen*, gegen die Zerstörung des eigenen Selbst, das sich bewusst längst abhandenkam. Die Sucht erscheint gleichsam als Rebellion des verschütteten, fast erstickten Selbst, das dadurch sich und andere mit letzter Kraft auf sein Elend hinzuweisen versucht, auch wenn der Süchtige von diesem Zusammenhang meist gar nichts weiß und sein eigenes Symptom – wie der Zwangskranke sein Waschritual – als befremdliche, qualvolle Gewohnheit erlebt.

„Eigentlich geht es mir doch gut, ich habe gar keine Probleme, wenn nur dieser verfluchte Alkohol nicht wäre“, betonte eine schwer abhängige Patientin immer wieder, die ihre als Kind traumatisch erlittene Ohnmacht und die sich da schon ausbildende Depression über Jahre vor sich selbst verleugnen musste, um sich doch noch stark fühlen zu können. Sie half schon als Kleinkind mit bei der Arbeit auf dem Bauernhof, unterstützte die Mutter im Umgang mit dem alkoholkranken Vater, kümmerte sich um ihren jüngeren Bruder und versuchte obendrein noch eine besonders gute Schülerin zu sein.

In der Therapie verhielt sie sich immer wieder als allseits beliebte Vorzeigepatientin, die niemals rückfällig wurde, anderen mit Rat und Tat zur Seite stand, für jeden ein offenes Ohr hatte und vor anderen Kompetenz und Entschlossenheit ausstrahlte, dieses Mal den „Teufel Alkohol“ endgültig zu besiegen. Und sie stürzte ebenso gewiss nach kurzer Zeit wieder tief in die Sucht ab, sobald die Bestätigung durch die Gruppe ausblieb, wenn das Gefühl, für andere wertvoll zu sein und gebraucht zu werden, wieder der großen inneren Leere wich. Die breitete sich auch jedes Mal in ihr aus, sobald sie in die Einsamkeit ihrer kleinen Wohnung und ihr Leben als Geliebte eines verheirateten Mannes zurückkehrte, der kam und ging, wie er wollte.

Tatsächlich wird in der Sucht die erste Entfremdung des Menschen, die von seinem eigentlichen Wesen, seinem bewussten Selbst, durch die zweite seiner Symptomsprache gleichsam aufzuheben versucht. Diese entwickelt sich ja gerade, um sich nicht endgültig abhandenzukommen und wenigstens das Symptom als Ausdruck des Selbst, und Erinnerung daran, zu bewahren.

Gerade deshalb wird das Symptom bei jeder Sucht so hartnäckig verteidigt, weil diese, obwohl mit so viel Leid verbunden, wie der letztverbliebene Teil der eigenen Existenz einer unerträglichen Welt abgerungen erscheint. „Das bin immerhin ganz ich“, scheint der Einzelne durch seine Sucht zu sagen, „wenn ich sonst auch alles tue, was ihr von mir verlangt, diese Freiheit lasse ich mir nicht nehmen.“

Erst wenn die Symptome derart lebensbedrohliche Ausmaße erreicht haben, dass die Qualen der ausbleibenden Wirkung oder des Entzugs in keinem Verhältnis mehr zur Illusion des Einzelnen stehen, sich mit der Sucht seiner vermeintlichen Freiheit zu versichern, kann jener Wendepunkt erreicht sein, an dem der Mensch zu sich erwacht und seinem verlorenen Selbst zu Hilfe kommt, indem er sich helfen lässt.

Doch auch diese Chance kann verpasst werden, weil die Not der Seele so groß ist, dass sie auf ihren einzig verbliebenen – süchtigen – Halt nicht verzichten kann, obwohl das „nüchterne" Ich längst weiß – und vom Arzt gesagt bekam –, dass jeder nächste Rausch der letzte sein kann. So kauft sich die Patientin mit beginnender Leberzirrhose auf dem Rückweg vom Arzt ihre letzte Flasche Wodka, und der Patient mit Kehlkopfkrebs inhaliert vor dem Eingang der Lungenklinik durch die Kanüle in seinem Hals weiter seine Zigaretten.

Wie schwer und aussichtslos die Umkehr auch erscheinen mag, sie kann immer gelingen, solange wir an das Potenzial der *Freiheit* glauben, die der Einzelne durch sein *Selbst-Bewusstsein* hat. Er existiert jederzeit zwischen Krankheit und Gesundheit, Sucht und Sehnsucht, Tod und Dasein als dieser konkrete einzelne Mensch, der sich trotz aller schicksalhaften Bedingtheit auf die Spur zu kommen vermag, der trotz aller Widrigkeiten seiner besonderen Lebensumstände das eigene Selbst sowie die Bedingungen, unter denen es sich entwickelt, schöpferisch (mit)gestalten kann.

Mag die eigene Freiheit oft auch nur darin bestehen, das Unabänderliche zu akzeptieren, weil es geschehen ist und nicht wiedergutgemacht werden kann (ein erlittenes Unrecht, eine traumatische Kindheit, ein Krieg, eine Naturkatastrophe, ein Unfall oder eine unheilbare Krankheit), so bleibt es doch meiner Einstellung überlassen, wie ich auf mein Schicksal antworte – es ist mir sozusagen *überantwortet.* Ich kann es verdrängen, mich dagegen empören, damit hadern, daran verzweifeln, mich in die Sucht treiben lassen oder es als Herausforderung begreifen, mein Leiden an diesem meinem Schicksal schöpferisch zu verwandeln, in Erkenntnis oder (Lebens)Kunst, in Sehnsucht nach wahrhaftiger Schönheit.

Sobald ein Mensch seine Krankheit, aus dem Bewusstsein ihrer Bedeutung, in Kunst verwandelt, sich nicht mehr unbewusst über die Sprache seiner Symptome ausdrücken muss, sondern sein Leiden selbstbewusst und kreativ Gestalt annehmen lässt, wird er an seiner Seele gesunden – auch wenn er dadurch keine andere Kindheit bekommt und die im Krieg oder bei einem Unfall verlorenen Gliedmaßen nicht wieder nachwachsen.

Doch von da an müssen nicht länger *Fluchtwege* der Sucht zwanghaft breitgetreten werden. Eine von Sehnsucht inspirierte Seele findet überall romantische *Wanderwege* zum Selbst: im Dickicht des Unbewussten, durch die dunklen Wälder der Erkenntnis und über Lichtungen reinen Glücks.

3.5.1 Alkohol

Alkohol gilt gemeinhin als Volksdroge Nummer 1, nicht nur wegen der tatsächlichen Häufigkeit seines Konsums in allen Varianten, bei allen Gelegenheiten und quer durch alle Bevölkerungsgruppen, sondern auch wegen seiner mühelosen, allgegenwärtigen Verfügbarkeit, vom Supermarkt über die Tankstelle bis in jedes beliebige Lokal.

Alkohol ist ein uraltes, weltweit verbreitetes Rauschmittel, das sogar Tiere gelegentlich konsumieren, in Form vergorener Früchte, weil die dadurch erzeugten Zustände offenbar auch auf sie anziehend genug wirken, um den Vorgang wiederholen zu „wollen".

Offiziell wird zwischen „Missbrauch" und „Abhängigkeit" unterschieden, wobei damit meist ein Gegensatz von Verlangen und Zwang konstruiert ist, der für die *Abhängigkeit* von der Substanz einen unaufschiebbaren *körperlichen Drang*, sie sich einzuverleiben, für kennzeichnend hält – symptomatisch oft an ausgeprägten Entzugserscheinungen (Zittern, Schwitzen, Schmerzen…) ablesbar. Während *Missbrauch* ein *psychisch* bedingter Umgang mit der Droge genannt wird – eine Manipulation der eigenen Gefühle vom Unangenehmen zum Angenehmeren, vom Unerträglichen zum leichter Aushaltbaren, vom Spüren zum Vergessen.

Doch solche Unterscheidungen bleiben an der symptomatischen Oberfläche und tragen nicht zum Verständnis der Sucht bei, die immer alle Dimensionen des Menschen zugleich betrifft und ebenso relativ zwischen den (fiktiven) Polen „Gesundheit" und „Krankheit" verläuft wie zwischen denen von freier Entscheidung über missbräuchlichen, bedürftigen, Gebrauch bis hin zu schwerster, ohnmächtiger, zuletzt immer auch körperlicher, Abhängigkeit von der jeweiligen Substanz oder dem jeweiligen Verhalten.

Gerade am Umgang mit dieser gesellschaftlich so populären „Droge" *Alkohol*, die allgemein als Genussmittel und, in Maßen, unbedenklicher Spannungslöser oder Stimmungsmacher proklamiert wird, lässt sich die Entwicklung einer Krankheit aus der verirrten Suche nach dem wahren Selbst erkennen: Daran wird sichtbar, wie die ursprüngliche Sehnsucht nach schöpferischem Ausdruck der eigenen Person unterdrückt oder beschädigt worden ist und in der Wirkungsweise einer Substanz ihre illusionäre Ersatz(er)lösung findet. Von dieser wird sie fatalerweise in dem Maße immer abhängiger, wie die *eigentliche* Sehnsucht dadurch ungestillt bleibt beziehungsweise nicht einmal berührt wird. Der „Stoff" wirkt nur symptomatisch.

Ein auf der Seele lastender Druck, der nicht mitteilbaren, unerträglich scheinenden Gefühlen entstammt, verringert sich durch den Alkoholkonsum sehr rasch und scheint sich geradezu „in Wohlgefallen" aufzulösen, so nachhaltig und mühelos, dass das „Belohnungszentrum" unseres Gehirns sich bereits auf das nächste Mal „freut", sobald die Wirkung nachzulassen beginnt oder der Anlass vorüber ist (Schnabel, 2006).

Die erste mit einem Glas Wein vertriebene Schüchternheit, der erste mit einem Cognac weggespülte Ärger, hinterlässt sogleich wirkungsvolle Spuren im Gedächtnis, das bei ähnlicher Gelegenheit darin wieder nach den hilfreichen Mitteln „sucht", sich ihrer erinnert und sie leicht überall bekommen kann. Nicht nur die mühelose Verfügbarkeit, sondern die zuverlässig erleichternde Wirkung dieser, zudem wohlschmeckenden, „Medizin" – der Einstieg ist fast immer eine süßliche Variante („lieblicher" Wein, Sekt, Likör, Mixgetränke …) –, die der Konsument vor sich selbst und anderen als Genuss „verkaufen" kann, tragen zur ungeheuren Popularität dieser Sucht bei, gerade auch unter Jugendlichen.

Alkohol ist in allen Gesellschaften und gesellschaftlichen Schichten – sofern er nicht aus religiösen Gründen tabuisiert ist – stark verbreitet und wird zu allen Anlässen serviert und konsumiert, von der Geburt bis zur Beerdigung, bei Jubiläen, Festen und Veranstaltungen, vom Jahrmarkt bis ins Theaterfoyer, und wird eben deshalb auch als „Schmiermittel der

Gesellschaft“ bezeichnet, weil er deren System keineswegs gefährlich wird oder es gar infrage stellt, sondern oft genug dessen Funktionieren ermöglichen hilft und sein Konsum vielfach sogar gewünscht und gefördert wird.

Während andere Drogen gesellschaftlich geächtet werden, weil sie *Illusionen* verschaffen und womöglich *Scheinwelten* erzeugen, die sich zu den bestehenden Verhältnissen im Widerspruch befinden, wird Alkohol vielfach gerade als Prämie und Anerkennung für besondere Verdienste und Leistungen (aus)geschenkt. Das berühmte „Feierabendbier“ oder der „Schlummertrunk“ gelten als angemessene Belohnung für einen anstrengenden Arbeitstag, Chefs versuchen auch heute noch besonders harte körperliche Arbeit ihrer Mitarbeiter – etwa auf einer Baustelle – mit spendiertem Alkohol zu erleichtern, und auf ein bestandenes Examen, einen erfolgreichen Geschäftsabschluss oder eine sportliche Leistung wird fast immer mit alkoholischen Getränken angestoßen.

Der Slogan eines Spirituosenherstellers „Man gönnt sich ja sonst nichts“ (Malteserkreuz Aquavit) trifft entlarvend genau den verlogenen Punkt einer süchtigen Gesellschaft, die ihre systematisch betriebene – und doch unbewusste – (Selbst-)Ausbeutung mit hochprozentiger „Medizin“ wegzuspülen versucht und diese Kompensation obendrein zum Genuss verklärt.

Auch die vermeintlichen Segnungen der Pharmakonzerne, die unsere Symptome in Wohlbefinden zu verwandeln versprechen und letztlich eine „Superpille“ anzustreben scheinen, die uns eines Tages dauerhaftes Glück, Gesundheit und womöglich ewiges Leben bescheren soll, werden immer wieder mit großen Worten beschworen und bedeuten doch nichts als pure Verdrängung und Angstabwehr.

Alle öffentlich geförderten und wissenschaftlich begründeten „Heilsversprechen“ bringen letztlich den Einzelnen um die Erkenntnis seines wahren Selbst, das nur im Bewusstsein der Ambivalenz von Tragik und Größe, Freiheit und Ohnmacht, Sucht und Sehnsucht, wirklich zu sich finden kann. Allgemeingültig behauptete Lösungen entstammen genau jener Angst, die sie zu bannen versuchen, und fördern bei anderen die „Leugnung“ (Verdrängung) der eigenen Sterblichkeit, die bewusst anzunehmen der eigenen Existenz doch erst ihren „göttlichen“ Ernst verleiht.

Brot und Spiele gehörten schon in der Antike zusammen, und eine Gesellschaft, die für ihren Erhalt auf die Leistung und das Funktionieren ihrer Mitglieder angewiesen ist, kann gar kein Interesse daran haben, ein so entspannend und beruhigend wirkendes Mittel wie den Alkohol aus ihrem Alltag zu verbannen – ebenso wie sie die „Illusionsmaschine Television“ (beides wird häufig zeitgleich „genossen“) braucht, um einerseits zu unterhalten und zu zerstreuen und zum anderen ihre vermeintlichen Werte verbreiten zu können. Auch die Propaganda der Nationalsozialisten war bekanntlich durch die Einbeziehung von Rundfunk und Film besonders wirkungsvoll (Heidenreich/Neitzel, 2010).

Ein Gesellschafts*system* macht sich die Bedürftigkeit süchtiger, unerlöster Menschen zunutze, indem es jedem, der sich mit seiner Arbeitskraft an der Entwicklung dieses Systems beteiligt, dessen Ordnung stützt und dessen Produkte erwirbt, als „Gegenleistung“ Zuwendung, Sicherheit und Geltung verspricht. Diese Zugehörigkeit zum System einer Gesellschaft kann dabei als Mitgliedschaft in einer Partei, Bekenntnis zu einer politischen oder religiösen Ideologie oder vor allem als Anhäufen (oder Konsumieren) von Besitztümern gefordert sein, wie es der heutzutage allgegenwärtige Kapitalismus gebietet – in jedem Fall scheint dem Einzelnen erst die Teilhabe am System seinen eigentlichen Wert zu verleihen.

Im Grunde macht sich das System die Ursehnsucht jedes Menschen nach Teilhabe an einer Gemeinschaft zunutze, die ihm „um seiner selbst willen" – das bedeutete eigentlich: damit er sein Selbst entwickeln kann – Geborgenheit schenkt. Stattdessen bietet sie ihm „Erlösung" an, sobald er ihre Bedingungen erfüllt. In einer so ihrem Wesen entfremdeten Gesellschaft geschieht dabei das Gleiche wie in jeder auf Macht basierenden Familien- oder Paarbeziehung, in der das eigene Wohlbefinden vom eigenen *Wohlverhalten* abhängig sein soll. Unterordnung und Selbstlosigkeit werden *eingefordert*, und in seiner Not und seinem Verlangen nach Nähe „gehorcht" der bedürftige Mensch. Um den Preis seiner Freiheit versucht der Einzelne Sicherheit aus Anpassung zu gewinnen, gegen die sein eigenes Selbst jedoch revoltiert, und weil sich beides – Anpassung und Widerstand – weitgehend unbewusst ereignet, steigt die innere Spannung und eröffnen sich die *Fluchtwege der Sucht*.

Schon an dieser Stelle, und besonders im Hinblick auf das Suchtmittel *Alkohol* und dessen spannungslösende Wirkung, ließen sich weitreichende Überlegungen darüber anstellen, wodurch der Druck für den Einzelnen entsteht und warum er ihn auf diese selbstschädigende, süchtige, Weise auszugleichen versucht, statt handelnd und eben „ausdrücklich" eine belastende, krankmachende Situation anzusprechen und nach Möglichkeit auch zu verändern. Es würde dabei „wie von selbst" in den Blick geraten, woran es dem Einzelnen (Selbst) mangelt, sich frei entfalten zu können, wessen er (es) bedarf, um gesund zu bleiben oder wieder zu werden.

Diese Zusammenhänge sollen jedoch erst in ► Kap. 4 ausführlich erhellt werden, nachdem sich zuvor auf allen Wegen und Seiten der *Sucht* die Wahrheit unserer *Sehnsucht* offenbart hat. Die bleibt zeitlebens auf jene Ur-Geborgenheit bezogen, die ihr, bewusst oder unbewusst, als Verheißung ewiger Wiederkehr jenes paradiesisch *Schönen* erscheint, dem sie ursprünglich entstammt. Dies vermeintlich für immer verloren zu haben, beschwört das *Drama der Sucht* erst herauf – mit den verzweifelten Selbsterlösungsversuchen all ihrer jeweiligen Symptome. Es lässt uns krank werden, jeden Einzelnen auf seine eigene, ganz besondere Weise, damit er daraus die so nur für ihn gültige dramatische Wahrheit zu erkennen vermag und seine Existenz ihrem Sinn entsprechend schöpferisch gestaltet.

Den *genauen* Zusammenhang zwischen Symptom und verzweifelter Sehnsucht herauszufinden, zwischen genau *dieser* Sucht und *dieser* abgewehrten, verfehlten oder unterdrückten – jedenfalls ungelebten – Sehnsucht, kann letztlich immer nur dem Einzelnen selbst (Selbst) gelingen und bleibt auch ihm oft rätselhaft, solange er vor sich (noch) nicht ehrlich sein kann oder „darf".

Welche Scheu oder welche Wut sich bei einem bestimmten Menschen in Alkohol aufzulösen schien, welche Enge und Verlassenheit bei einem anderen eher durch Asthma oder Angstsymptome ausgedrückt werden „mussten", wird sich dem Betroffenen schließlich, wenn er daran wahrhaftig interessiert ist, aus der Tiefe und Mitte seiner Existenz selbst offenbaren können – so wie sich die Wahrheit eines Traumes (eines Gemäldes, eines Filmes, einer Poesie …) für uns erschließen kann, sobald wir, bewusst und aufmerksam, nach Verbindungslinien mit der eigenen Lebensgeschichte forschen. Je früher und notwendiger eine lebensbedrohliche, leidvolle Wahrheit abgewehrt werden musste, desto stärker wird sie sich entziehen und umso schwerer wird sie zu bergen sein.

Gerade da aber wird es besonders lohnend: Wir stehen am tiefsten Grund der eigenen Höhle, nehmen die Augenbinde ab, blicken direkt ins „Herz der Finsternis" und wenden endlich unseren Blick in Richtung des fernen Höhleneingangs, von wo ein matter Lichtschein in unser Dunkel dringt. Und hier ist, im übertragenen Sinn, auch der Ort für die „Heilkunst der Seele" – Psychotherapie – durch die empathische Kraft eines liebenden, fürsorglichen Anderen, eines mich ansprechenden und ansprechbaren Du, das mich spiegelt, mir beisteht, um meine Wunden weiß und sie zu versorgen hilft.

Die Wahrheit unseres Einfühlungsvermögens und die Sprache als Erkenntnis- und Ausdrucksmittel unseres Bewusstseins – unseres Geistes – bieten die Gewähr für eine gelingende Kommunikation, für die Möglichkeit, einander auszutauschen, zu verstehen und zu helfen. Das belegen nicht nur wissenschaftliche Untersuchungen – wie die Hirnforschung mit ihrer Entdeckung der „Spiegelneuronen" (Bauer, 2005) –, das entspricht auch zutiefst jeder eigenen Erfahrung beziehungsweise jener Sehnsucht des Menschen, sich mitzuteilen und wahrgenommen – *erkannt* – zu werden, der wir immer wieder aufs Neue Ausdruck verleihen.

Dieses Bedürfnis ist für einen Menschen ebenso evident, wie sich auch sein *Glaube* an die eigene Freiheit bereits durch das Aussprechen des Themas – Freiheit – unmittelbar bezeugt, mag jemand noch so nachdrücklich die generelle Determiniertheit des Menschen behaupten. Auch jeder vermeintliche Beweis für oder wider die Existenz Gottes offenbart schließlich nur den *Glauben* des Einzelnen an *seine* Wahrheit. Diese Tatsachen wiederum können uns in Solidarität vor unserer Ohnmacht und unserer Größe vereinen, auf dass wir niemals nachlassen im Versuch des Verstehens – unserer Selbst, unseres Nächsten und der Welt, in der wir leben.

Es gibt eben glücklicherweise gemeinsame Strukturen der Sucht und der Sehnsucht und übertragbare Deutungsversuche ihrer Symptome und Perspektiven, die wir einander *anvertrauen* können, in der berechtigten Hoffnung, verstanden zu werden, solange wir unser Gegenüber und seine Geschichte nur aufmerksam wahrnehmen und mit der eigenen in empathische Verbindung zu setzen bereit sind. Auf diese Weise können wir potenziell jedes Zeugnis menschlicher Existenz verstehen – deren Ausdruck in einem persönlichen Gespräch ebenso wie in jedem wahrhaftigen Kunstwerk, das die Seelen- und Bewusstseinslage seines Schöpfers offenbart. Jedes Bild, das wir betrachten, jede Musik, die wir hören, jedes Buch, das wir lesen, jeder Film, den wir sehen, kann unsere Seele berühren und unseren Geist wachrufen, sodass wir im Ausdruck des anderen Erlebens auch uns selbst näher kommen.

Durch jeden anderen Menschen und dessen Geschichte erfahren wir potenziell auch etwas über *unsere* Existenz, wenn es uns gelingt, die eigene Situation – unsere Freude wie unser Leid – mit der seinen in Beziehung zu setzen. Es muss einer nicht jede Sucht selbst erlebt, ihre Auswirkungen auf Körper und Seele nicht in allen Einzelheiten erfahren und bis zuletzt durchlitten haben, um einen anderen verstehen und seine Ohnmacht nachvollziehen zu können. Im Grunde – ihrem Wesen nach – kann er dessen Verzweiflung auf sich und *seinen Fluchtweg* übertragen, auf dem seine eigene Sehnsucht sich zu erlösen versucht hat oder immer noch zu trösten versucht, weil sie den Abstand zu ihrem eigenen Selbst – ihre Entfremdung – nicht erträgt.

Gerade die Allgegenwart des Alkohols in dieser Gesellschaft und die Erfahrungen seiner spannungslösenden Wirkung, die fast jeder schon einmal damit gemacht hat – ähnlich wie mit der wohltuenden Einnahme einer Schmerzmedikation –, lässt die Gefahren einer Ausweichlösung und Abhängigkeit ansatzweise oder sehr real für uns alle deutlich werden und macht diese Sucht gleichsam zum *Inbegriff* der Entfremdung.

Vom ersten Schwips des Jugendlichen, der sich in seiner Clique unter Alkoholeinfluss plötzlich Dinge zu sagen oder zu tun traut, die sonst keiner von ihm erwartet hätte, und der sich dann bald wieder von den anderen zum Trinken aufgefordert sieht, damit es noch einmal so lustig mit ihm wird wie zuletzt, über das „Wegspülen" des Ärgers mit dem Vorgesetzten oder des Liebeskummers nach einer Trennung bis zum Stimmungstrinken auf einer Feier, deren spießige Öde sonst kaum aushaltbar schiene: Wir alle kennen die eine oder andere der unzähligen Varianten dieser *Manipulation unserer Gefühle*, die wir anwenden, um uns eine eigentlich unerträgliche Situation erträglicher zu gestalten.

Dieser Sucht-„Mechanismus" – der im Grunde eine schöpferische Leistung unseres Unbewussten darstellt, das nach *Fluchtwegen* sucht, weil entweder die verinnerlichten „Normen" (das „Über-Ich") bewusst keine Alternative zulassen oder wir uns tatsächlich durch äußeren Druck (eines Einzelnen oder einer Gruppe) zum Gehorsam (zum „Funktionieren") gezwungen sehen – ist das entscheidende Kennzeichen jeder psychosomatischen Erkrankung. Diese entsteht im *Spannungsfeld widerstreitender Bedürfnisse* mit unserer verborgenen Sehnsucht nach dem eigenen Selbst, als der dem menschlichen Dasein wesensgemäßen Möglichkeit, seinem persönlichen Lebenssinn Ausdruck zu geben – was im Übrigen als *der* universal gültige Krankheitsgrund gelten kann.

Aus den Lebensgeschichten alkoholkranker Patienten lassen sich fundamentale Zusammenhänge über das Wesen der Sucht und das Maß der Sehnsucht als der wahren Bestimmung des Menschen erkennen – so wie andererseits kein gesunder, sehnsüchtiger Einzelner jenseits der Gefahr existiert, krank zu werden, und das bedeutet, ein eigenes Alkoholproblem entwickeln zu können. Das gilt ähnlich für die anderen in diesem Kapitel beschriebenen *süchtigen Fluchtwege*, aber der seit je am häufigsten begangene und offenbar besonders naheliegende ist der in den Alkoholismus.

Außer bei gewissen Medikamenten und Rauschdrogen, die in sehr kurzer Zeit psychophysische Abhängigkeit erzeugen, gibt es fast immer chronische Verläufe der Sucht, die ihre Strategien besonders unbemerkt und schleichend, dafür aber dann umso nachhaltiger verfestigen. Wird eine Sucht (eine Substanz) nicht extrem und nach außen auffällig konsumiert beziehungsweise praktiziert, sondern dient sie dem Betroffenen zum mehr oder weniger bewusst steuerbaren Ausgleich alltäglicher Spannungszustände – Angst, Ärger, Wut, Enttäuschung, Stress, Müdigkeit und vieler anderer Seelenlagen –, dann wird sie wie beiläufig zu seiner persönlichen „Anpassungsstrategie", die ihm innerhalb seiner Umgebung das „Funktionieren" ermöglicht.

Während illegale und extrem gesundheitsschädliche Drogen sehr bald in ein gesellschaftliches Abseits führen – was manchmal auch ein bewusstes Motiv ihrer Konsumenten ist, die sich damit demonstrativ gegen die bestehenden Verhältnisse richten –, sollen die anderen hier betrachteten Süchte, besonders der *Alkohol*, oft gerade das Erfüllen einer vorgegebenen Rolle und verinnerlichten Erwartung ermöglichen helfen. Sie bilden ein Ventil für die unbewussten oder nicht ausdrückbaren Sehnsüchte und eine Brücke zur Realität, die sie oft gar nicht grundsätzlich infrage stellen oder etwa verändern wollen.

Die Sucht stellt für den Einzelnen so lange kein Problem dar, bis sie eines Tages das ganze Leben zu beherrschen scheint und sein Denken und Handeln besetzt, das sich zwanghaft nur noch um ein Thema bewegt. Ab diesem Stadium gelingt das Funktionieren eben gerade nicht mehr, die Sucht wird unübersehbar und nur noch als quälend erlebt, wo sie auf einer früheren Stufe noch Rausch und Erleichterung verschaffen konnte. Es mehren sich die Abstürze und Unfälle, es kommt zu lebensbedrohlichen Situationen, körperlichem Verfall und manifesten organischen Schädigungen.

Die dramatische Entwicklung einer Alkoholsucht, vom Erleichterungs- zum Gewohnheitstrinken über sich häufende Unfälle bis zum psychophysischen Zusammenbruch mit beinahe tödlichem Ausgang, zeigt der bereits in ▶ Abschn. 3.3 erwähnte Film *When a Man Loves a Woman* (Mandoki, 1994), in dem sich viele betroffene Patienten wiedererkannt haben, auf übertragbare, allgemeingültige Weise – nicht unbedingt im Hinblick auf das therapeutische Setting und schon gar nicht den allzu versöhnlichen Schluss (den der Regisseur übrigens seinen Produzenten schuldete, die für den Film ein „heilsames", hoffnungsvolles Ende verlangten, um nicht allzu demoralisierend zu wirken) als vielmehr auf die *Psychodynamik des Alkoholismus* und dessen Funktion, Entfremdung auszugleichen und *Anpassung* zu ermöglichen. Daraus erklärt sich eben auch die so ausgeprägte „depressive Lebensstrategie" (Giger-Bütler, 2003, S. 152) nahezu aller alkoholkranken Patienten, die entweder bereits am Entwicklungsbeginn der Sucht symptomatisch war oder in ihrem Verlauf manifest wurde.

Der Versuch, den von außen erhobenen und verinnerlichten Erfordernissen und Ansprüchen des jeweiligen Bezugssystems zu genügen, erzeugt von frühester Kindheit an eine innere Dauerspannung, in der die *Sehnsucht nach Selbstentfaltung* mit den Geboten des Über-Ich kollidiert. Dabei belegen neuere Untersuchungen den Beginn fremdbestimmter Rücksichtnahme und Anpassung bereits für die Embryonalphase eines Menschen (Hüther/Krens, 2011). Die Sehnsucht nach dem eigenen Selbst ist beim Kleinkind noch ganz unbewusst – gleichsam „träumend"- vorhanden und äußert sich zunächst auf der ichbezogenen seelischen Ebene als Ausdruck eigener Bedürfnisse, als Einfordern von Nähe und Distanz, Geborgenheit und Freiheit – je nach Situation und Bedarf.

Der Säugling weint und schreit, wenn er Angst hat oder hungrig ist, das kleine und heranwachsende kann sich schon bald sprachlich differenzierter und rücksichtsvoller ausdrücken, ist aber naturgemäß (evolutionär) weiterhin zuerst an sich und seiner Entwicklung interessiert, weil sich nur auf diesem Weg ein gutes Selbstverhältnis entwickeln lässt.

Das Kleinkind verteidigt gleichsam rein instinktiv und impulsiv seine Menschenwürde und Menschenrechte, es hat allein weder die Macht, sich dauerhaft von seiner Umgebung zu lösen oder gegen die Erwachsenen durchzusetzen, noch hat es überhaupt ein Bewusstsein für die Zusammenhänge der Beziehungsdynamik entwickelt, das ihm genug Distanz

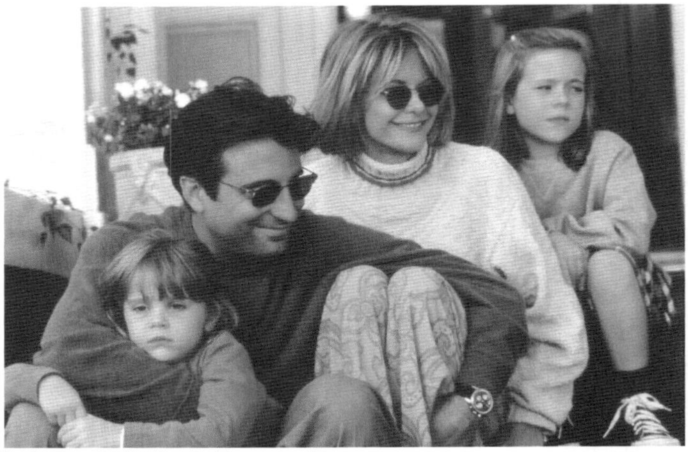

Abb. 3.3 Der Schein trügt, in dieser Familie sind alle krank. (Szene aus dem Film *When a Man Loves a Woman;* Cinetext Bildarchiv, mit freundlicher Genehmigung)

verschaffen könnte, sich ein Gefühl innerer Freiheit zu bewahren. Deshalb ist es in dieser frühen, hochsensiblen Phase auch so sehr auf Sicherheit und Geborgenheit, Wertschätzung und Ermutigung, Unterstützung und Spiegelung angewiesen, um sich im wohlwollenden Rahmen seiner Familie, seiner Bezugspersonen, orientieren und ein stabiles Ich ausbilden zu können, das dann zur Grundlage eines ebenso stabilen Selbstwertgefühls wird.

Der erwähnte Film wirft einen überaus anschaulichen und anrührenden Blick auf genau diese elementar bedeutsamen Zusammenhänge für eine gesunde menschliche Entwicklung, und zwar vor dem Hintergrund der *Suchtkrankheit Alkoholismus* als verzweifeltem Selbstheilungsversuch der Protagonistin Alice Green. Sie leidet zwar als Einzige akut an diesem lebensbedrohlichen Symptom, aber auch alle anderen Familienmitglieder, insbesondere ihre Eltern und ihr Ehemann, sind bereits auf ihre eigene Weise krank (süchtig) geworden oder, wie ihre beiden Kinder, zumindest massiv beeinträchtigt (◉ Abb. 3.3).

In einer kurzen Schlüsselszene erleben sehen wir Alice im Umgang mit ihrer dominanten Mutter und dem gutmütig wirkenden Vater, der, wie wir an anderer Stelle erfahren, seinerseits alkoholkrank ist. Beim Zusammentreffen der beiden wird Alice sogleich wieder zu einem kleinlauten, folgsamen und verständnisvollen Mädchen, das sich kritisieren und belehren lässt und die „herrschsüchtige" Oma gegenüber ihrer eigenen Tochter Jess in Schutz nimmt: „Du musst bei Oma ein Auge zudrücken, sie hatte nicht immer das leichteste Leben …" Dabei hat Jess offenbar längst ein sicheres Gespür dafür entwickelt, wie sich die großmütterliche Dominanz auf Alice auswirkt: „Sie macht dich immer runter, das kann ich nicht leiden." Der Alkoholismus ihrer Mutter ist eine schwerwiegende Belastung für sie und ihre jüngere Schwester Casey, für die sich die ältere mitverantwortlich fühlt. Beide sind durch die familiären Spannungen heillos überfordert.

Der Zuschauer erlebt so „das Drama des begabten Kindes" in diesem Film gleich auf zwei Ebenen – und mit gutem Grund liegt Alice Millers (1979) gleichnamiges Buch in einer Szene deutlich sichtbar auf dem Tisch der Therapeutin, die Alice, nach ihrem Klinikaufenthalt, gemeinsam mit ihrem Mann Michael aufgesucht hat.

Bei aufmerksamer Betrachtung lässt sich die „Weitergabe“ der eigenen Spannung von der Mutter an das Kind – und sogar noch von der älteren an die jüngere Schwester – ebenso wahrnehmen wie beider „Selbstheilungsversuche“ durch die jeweilige Suchtsymptomatik. Während bei Alice der Alkohol immer stärker das Leben beherrscht, bis es zum beinahe tödlichen Zusammenbruch unter der häuslichen Dusche kommt, wirkt Jess, die neben Casey auch noch die hilflose Gereiztheit ihres Vaters aushalten muss, im Verlauf der Handlung zunehmend deprimierter.

Und im Kino entlädt sich, auf dem Höhepunkt der Krise, nicht nur Michaels Verzweiflung auf der Leinwand in einem lauten Schluchzen – es ließ sich an dieser Stelle auch im Zuschauerraum des Öfteren hören, als Jess ihrem Stiefvater unter Tränen verspricht, dass sie sich „auch Mühe geben“ werde, ihn von ihrer Liebe zu überzeugen, nachdem sie von Michael soeben erst erfahren hat, dass er die Familie verlassen und künftig in einer anderen Stadt leben wird. Der Zuschauer erinnert sich da vermutlich an eigene Momente hoffnungsloser Ohnmacht aus Kindertagen, in denen es trotzdem galt, tapfer zu sein und sich nichts anmerken zu lassen und vielleicht auch noch die hilflosen Eltern zu trösten.

Michael selbst ist mit seiner verinnerlichten Rolle vom starken Mann, der „alles im Griff“ hat oder Probleme gleich „wieder in den Griff“ bekommt – diese Formulierung gebraucht er im Film gleich mehrfach –, völlig überfordert. In einem entsetzlichen Streit mit Alice, der schließlich zur (vorläufigen) Trennung der beiden führt, bricht es aus ihm heraus, dass er sich insgeheim für alle Probleme, die es in seiner Umgebung gibt, vor allem für die Alkoholsucht seiner Frau, selbst die Schuld gibt – was nur die Kehrseite jenes Größenwahnes ist, alle Probleme lösen und das Leben für Frau und Kinder „regeln“ zu können. In dieser Überheblichkeit hält er zunächst auch nichts von einer eigenen Therapie. Er ist sich selbst gegenüber ebenso blind wie für die Probleme seiner Frau, deren vermeintlich gute Laune ihn freut.

Erst als die Ehe endgültig zu zerbrechen droht und er im Alleinsein die eigene Hilflosigkeit bemerkt, beginnt er sich und anderen, in einer Selbsthilfegruppe für Co-Abhängige, seine Not einzugestehen. Michael hat dem Bild vom potenten, tatkräftigen Mann zu entsprechen versucht und ist doch selbst seit Jahren in dieser „männlichen“ Variante der Überforderung gefangen, in die er durch seine Ehekrise nur noch tiefer hineingerät, wie seine zunehmende Gereiztheit im Laufe der Geschichte erkennen lässt.

Sein Geltungsdrang suchte immer neue Herausforderungen, und er gefiel sich, wie Alice ihm im Streit vorwirft, immer wieder in der Rolle des Retters, der seine Frau aufzurichten versucht. Doch weil Michael keine bewusste Beziehung zu sich selbst unterhielt, konnte er nur „ausbrennen“ durch seinen doppelten Anspruch, stark und hilfreich zu sein – im Grunde ganz ähnlich wie Alice, die wiederum ihre Aufgabe darin sah, ihrem Mann eine liebende Ehefrau zu sein und ihm und den Kindern ein „trautes Heim“ zu bereiten, obwohl sie längst keine Kraft mehr dazu hatte.

Doch durch Michaels Unverständnis für seine eigenen Symptome, die ihn lange Zeit als „Opfer“ des Problems seiner Frau erscheinen lassen – weshalb ihn manche Zuschauer sogar besonders bedauerten –, bleibt er weit von ihr entfernt, und die beiden können sich nicht auf Augenhöhe ihrer Not begegnen. Das gelänge erst, wenn auch Michael von seiner Angst sprechen und „… nur einmal ‚ich weiß nicht‘ sagen“ könnte, und zwar nicht erst auf

Bitten von Alice, sondern aus tiefer eigener Überzeugung und dem Eingeständnis seiner Ohnmacht, die er seit je mit seinem geltungs*süchtigen* – narzisstischen – „Macher" gebaren abzuwehren und zu kompensieren versucht (siehe hierzu vertiefend die umfangreiche und beispielhafte Studie des Autors zu diesem Film; Teischel 2011).

3.5.2 Drogen

Auch die Betrachtung verschiedener *Fluchtwege* als Symptome der *Sucht*, das heißt als Ausdruck einer Krankheit der Seele beziehungsweise eines verlorenen oder sich entfremdeten Selbst des Menschen, erfolgt nicht nach einer vermeintlich allgemeingültigen oder üblichen Diagnostik von „Suchterkrankungen". Weder erhebt diese Darstellung einen Anspruch auf symptomatische Vollständigkeit, die aus ganzheitlicher Sicht gar nicht möglich und auch nicht wesentlich erscheint, noch will sie vorgegebenen Standards definierter Exaktheit genügen (ICD-Kriterien; WHO, 2005), die reine Fiktion sind. Das sei gerade an dieser zentralen Stelle des Buches noch einmal eigens hervorgehoben, da die *süchtigen Zwänge* gleichsam *den Grundkonflikt zwischen Sucht und Sehnsucht* zu offenbaren beginnen – und damit den Urgrund aller Krankheit.

Es geht hier vielmehr um die *Erhellung struktureller Gemeinsamkeiten und Zusammenhänge seelischer Notlagen*, ebenso in Bezug auf deren Hintergründe wie auf die verzweifelten Anstrengungen leidender Menschen, der *Patienten*, ihrer Not zu entfliehen *beziehungsweise* sie zu kompensieren, und zwar im ganz wörtlichen Sinn: eine *Beziehung* zur jeweiligen Droge oder zu einem bestimmten Verhalten zu entwickeln, um die – von Anbeginn oder im Verlauf der eigenen Entwicklung – gestörte Beziehung zu sich selbst und zu seinen Bezugspersonen nicht oder weniger dramatisch wahrnehmen zu müssen. Die Droge wird zum *Beziehungsersatz*, zur jederzeit verfügbar scheinenden Geborgenheit (aus der Flasche, aus dem Joint, aus der Pille, aus der Spritze, aus dem Essen…), zum vermeintlich direkten Weg zum „Glück", zum Ausweg – *Fluchtweg* – auf Zeit, der doch nur ein Zwang bleibt, die Wahrheit seiner Ohnmacht nicht erleben zu müssen, und der den Einzelnen noch weiter vom eigenen Selbst entfernt.

Es gibt legale und illegale Drogen – wobei an dieser Stelle beispielhaft auch die „Volks*droge* Alkohol" hinzugerechnet werden kann –, die sich neben ihrer mehr oder weniger einfachen Verfügbarkeit und erwünschten Wirkungsweise vor allem in ihrer gesellschaftlichen Funktion voneinander unterscheiden lassen.

Als legal und vergleichsweise harmlos werden solche Substanzen eingestuft, die der Erleichterung und Entspannung dienen, aber keine primär bewusstseinsverändernde Wirkung haben, und die den Einzelnen in Konflikt mit der Gesellschaft beziehungsweise seinem unmittelbaren Umfeld (Familie, Schule, Beruf …) bringen könnten.

Als illegal wiederum gelten, allerdings regional unterschiedlich, solche Substanzen – abgesehen von ideologischen Tabus, wie etwa dem muslimischen gegenüber Alkohol –, die unter Umständen kaum kontrollierbar und dauerhaft in die Persönlichkeitsstruktur eines Menschen eingreifen und dadurch sein „ordnungsgemäßes Funktionieren" innerhalb der Gesellschaft infrage stellen. Tatsächlich führt der Konsum illegaler Drogen nicht nur in einen Konflikt mit deren Gesetzen, sondern er entsteht oft bereits aus einer kritischen, oppositionellen und verweigernden Haltung gegenüber den herrschenden Verhältnissen. Lange vor Beginn seiner Abhängigkeit bedeutet die illegale Droge für den Konsumenten eine Entscheidung gegen unterdrückende Normen der Gesellschaft, in der er lebt. Er riskiert die drohende Bestrafung, weil ihm der auf Zeit gewährte Rausch wichtiger ist und er sich damit auch über ihre bevormundenden Verbote hinwegsetzen kann – wie ein Dieb, der sich nur zurückzuholen meint, was eine ungerechte Gesellschaft ihm vorenthalten hat, und der den Reichen nimmt, was ihm ebenso zusteht, weil deren Macht seine Ohnmacht bedeutet.

Der unbewusste Widerstand gegen den Verlust des wahren Selbst richtet sich, wie schon in ▶ Abschn. 3.3 beschrieben, in einem *aggressiven* Akt gegen die Außenwelt und, je nachdem zu welchem Zeitpunkt und in welchem Umfeld sich dieser ereignet, gegen die im Bewusstsein des Drogensüchtigen konkreten Repräsentanten des unterdrückenden Systems.

Der Drogenkonsument rebelliert zum einen bereits durch den Gebrauch illegaler Substanzen („Ich tue, was ich will, und lasse mir von euch nichts verbieten!") und demonstriert zum anderen den Autoritäten seiner jeweiligen Umgebung mehr oder weniger tiefe Ablehnung – Jugendliche ihren Eltern, Schüler ihren Lehrern, Angestellte ihren Chefs, Paare ihrem Partner, Patienten ihren Ärzten, Gefangene ihren Bewachern… – je nachdem wie deutlich und vehement sie den Gebrauch der Droge, das Bündnis mit dem Symptom ihrer Sucht, öffentlich inszenieren und ihre vermeintliche Freiheit, die sie sich damit herausnehmen, als überlegene Macht betonen müssen.

Das Verhängnisvolle daran ist jedoch, dass der Versuch, sich selbst – sein Selbst – zu retten und die eigene Freiheit unter Beweis zu stellen, sich tatsächlich als selbstverletzendes, selbstschädigendes Verhalten vollzieht und die eigene Befreiung mit jedem erneuten Konsum gerade wieder verhindert, während die Abhängigkeit immer größer wird.

In extremer Form findet sich diese tragische Paradoxie bei den psychotischen Symptomen der Selbst-Zerstörung und Selbst-Auflösung, die am Ende dieses Kapitels noch näher beschrieben werden: Der verzweifelte Mensch findet erst in der massiven Aggression gegen sich selbst oder gar im Zerfall seiner Persönlichkeit Beruhigung. Erst wenn der körperliche Schmerz den seelischen überlagert, erst wenn das Ich von Dämonen verfolgt wird und es sich symptomatisch dagegen wehrt, kann es sich beruhigen.

Während bei diesen drastischen Formen die vorhandene Problematik offenkundig wird – wenn auch damit noch keineswegs verstanden –, erlebt der Alkohol- oder Drogenabhängige lange Zeit seine vermeintliche Selbstbestimmung als Ausdruck der eigenen Freiheit, sich die Droge seiner Wahl bei Bedarf jederzeit „einverleiben" zu können. Wenn er an seinen Entzugssymptomen bemerkt, dass es eben nicht mehr im eigenen Ermessen liegt, ob er Gebrauch davon macht oder nicht, sondern sich zum Konsum *gezwungen* sieht, ist es meist viel zu spät, um ohne fremde Hilfe den Suchtkreislauf zu durchbrechen.

Fatalerweise gilt diese Dynamik der Sucht – zwischen einer *Illusion* von Freiheit und Autonomie und dem verzweifelten Ringen des Einzelnen um einen angemessenen Ausdruck für den *Verlust* seiner Freiheit – auch für jene Substanzen, die meist ganz legal auf Anweisung von Ärzten und anderen Vertrauenspersonen verabreicht werden: all die zahllosen *Medikamente*, die dem Erhalt, der Wiederherstellung oder der Verbesserung unserer Gesundheit dienen sollen.

Fatal ist dieser Zusammenhang deshalb, weil auf diese Weise ganz offiziell und unter dem Anspruch der „Heilung" – und zwar oft auf beiden Seiten, bei Arzt und Patient gleichermaßen – die Entfremdung vom eigenen Selbst festgeschrieben wird, indem man die Symptomatik eines Patienten eben nicht als Körpersprache von Seele und Geist deutet und versteht, sondern vielmehr die Symptome isoliert und ohne Einbeziehung der existenziellen Wirklichkeit des Einzelnen medikamentös zu „behandeln" versucht.

Wenn ein Arzt Befindlichkeiten des Körpers und Empfindungen der Seele mit jeweils eigenen oder unspezifisch auf beiden Ebenen wirksamen Medikamenten „in den Griff bekommen" oder gar „beseitigen" will, blendet er fortgesetzt jene spezifisch menschliche Dimension aus, deren Nichtachtung und Unterdrückung den Einzelnen gerade krank – *süchtig nach Ersatz* – werden ließ. Aus *unbewusster* Verzweiflung über den Verlust seines wahren Selbst entwickelt der leidende Mensch bestimmte Symptome, die mehr oder weniger deutlich von seiner Not *künden* und sie gleichsam „stellvertretend" lindern sollen. Wenn der Einzelne sich dessen *bewusst* wäre, was ihm fehlt, könnte er sein Leben entsprechend verändern und müsste gar nicht erst krank werden.

Ein gebrochenes Bein bekommt einen Gips oder eine Schiene, die seinen Träger und die Umwelt daran erinnern, dass er sich derzeit nicht „normal" bewegen kann, und zugleich dient die Ruhigstellung der Heilung des Bruches. Ein seelischer Konflikt aber, der sich auch in körperlichen Symptomen ausdrücken kann, „will" nicht auf seine sichtbare Ebene reduziert bleiben, weil er diese ohnehin nur ausgebildet („ausgedacht") hat, um überhaupt wahrgenommen, beachtet, zu werden – so wie die meisten Patienten ihrem Hausarzt Symptome „darbieten", damit er ihnen überhaupt Aufmerksamkeit schenkt und wenigstens ein paar Sätze mit ihnen redet, weil sie niemanden haben, dem sie ihre wirklichen Sorgen anvertrauen könnten.

Die Sprachlosigkeit herrscht dabei schon so lange – meist seit Kindertagen, da der Einzelne weder gefragt noch gar ermutigt wurde, über seine Empfindungen zu sprechen und seine Bedürfnisse mitzuteilen, dass sie den Patienten gar nicht mehr auffällt und sie ganz ungeübt darin sind, sich über etwas anderes als ihre Symptome zu verständigen, die ihr Unbewusstes früh schon hervorzubringen lernte, um wenigstens Mitleid zu erwecken.

Oft genügt ihnen schon die Zuwendung eines Arztes, so wie sich das kranke Kind darüber freut, endlich einmal Mittelpunkt zu sein und zusätzliche Aufmerksamkeit scheinbar ohne Gegenleistung empfangen zu können. Die „Leistung" aber besteht tragischerweise in der Erkrankung. Tragisch vor allem auch deshalb, weil das Bewusstsein für diesen Zusammenhang meist fehlt, ja fehlen muss, um wirksam zu sein.

Wenn ein Patient mit Schmerzen einen Arzt aufsuchte, in dem *Bewusstsein*, dass er eigentlich statt über diese Symptome mit ihm über das Drama seines verfehlten Lebens und seine Schuldgefühle reden wollte, würden die Schmerzen vermutlich noch stärker, weil er ja entweder am falschen Ort wäre oder sich „falsch" verhielte. Entweder ließe sich sein Unglück auch mit dem Arzt „erörtern" oder er ginge gleich zu einem „Seelsorger" oder Psychotherapeuten, um ihm seine existenzielle Not anzuvertrauen. In jedem Fall hätte er keine körperlichen Schmerzen nötig, um Beachtung zu finden, seine Krise wäre Grund genug.

Die Realität ist leider eine völlig andere. Patienten, die sich in der unbewussten Hoffnung an einen Arzt wenden, von ihm Krisenhilfe zu erhalten – womöglich an einen, der sich angeblich besonders auf den störanfälligen Zusammenhang von Fühlen und Denken, Seele und Geist, versteht –, werden in aller Regel erfahren, dass dieser sich ebenso nur für ihre Symptome interessiert, die er für im Wesentlichen *hirnorganisch* oder *genetisch* bedingt hält und mit Drogen zu „therapieren" empfiehlt.

Psychotherapie wird im besten Fall zusätzlich empfohlen – schaden könne sie gewiss nicht –, aber die entscheidende „Behandlung" besteht aus fachärztlicher, psychiatrischer, Sicht in einer medikamentösen Beseitigung der störenden Symptomatik – ihrer „Ausschaltung", „Bekämpfung", „Unterdrückung" … Es finden sich in deren Beschreibung oft aggressiv getönte Vokabeln, als wären die psychischen Symptome etwas wie bedrohend wuchernde, angreifende „Krebszellen".

Doch es richtet sich keinerlei aufmerksame Sorge auf eine *respektvolle Annahme des Patienten und seiner Symptome* als dem verzweifelten, unbewusst schöpferischen Ausdruck seiner *Sehnsucht nach dem eigenen Selbst*. Dabei künden eben gerade auch diese seine Symptome in ihrer spezifischen symptomatischen Form von der Einzigartigkeit dieses konkreten Patienten und seiner Lebensgeschichte.

Ein wirklich in die Tiefe gehendes Verstehen einer einzelnen menschlichen Existenz erfordert vor allem genug Zeit, zugewandte Aufmerksamkeit und die Bereitschaft, im intensiven dialogischen Austausch der Gedanken und Gefühle einen Freiraum der Selbsterkenntnis zu eröffnen, in dem beide, durch die Begegnung mit dem anderen, in *Übertragung* und *Gegenübertragung* ihrer Innenwelten, zu sich und zur Besinnung kommen (Freud, 1912; 1915).

Dadurch entstehen, gestalten und festigen sich Selbstbewusstsein und das Gefühl für den eigenen Wert. Und so wie ein Künstler des Betrachters bedarf, um wahrgenommen und verstanden zu werden, braucht ein Patient den Therapeuten, der ihm sein Leid zu erklären und bewusst zu machen hilft.

Andererseits erlebt ein Rezipient des Schönen seine Kraft zur leidenschaftlichen Hingabe – die wiederum Inspiration zu eigener Kreativität sein kann –, und ein Therapeut wird sich im Erstarken des Patienten seiner eigenen Empathie und Liebesfähigkeit bewusst. Diese *Gegenübertragung* des Therapeuten wurde erst in der Weiterentwicklung der Psychoanalyse immer bedeutsamer, Freud selbst hatte seine Aufmerksamkeit vor allem auf die Übertragung des Patienten gerichtet, die es zu bearbeiten gelte.

Doch für einen gelingenden Prozess bedürfen beide einander – „Der Mensch wird am Du zum Ich" (Buber, 1984, S. 97) –, aber nicht in süchtiger Abhängigkeit, sondern in ihrer Sehnsucht nach dem „Umgreifenden", nach einer Ewigkeit dieses zeitlosen Augenblicks gemeinsam erlebter Selbsterkenntnis. (Der Begriff des „Umgreifenden" stammt von Karl Jaspers, 1935, und wurde von ihm immer wieder auch als Ausdruck der „Transzendenz" verwendet.)

In einem so respektvoll und von gegenseitiger Wertschätzung getragenen Begegnungsfeld wäre auch die Einbeziehung einer unterstützenden Medikation problemlos möglich, weil diese nicht der „Funktionstüchtigkeit“ eines Patienten zu dienen hätte und zudem noch ein Machtgefälle zwischen „Heiler“ und Krankem herstellte. Vielmehr wäre auf beiden Seiten jederzeit ein Vertrauen spürbar, dass es um gemeinsame Ziele geht, die auf verbindenden Wertvorstellungen beruhen: von der Fremdbestimmung (wieder) zur Selbstbestimmung zu kommen, die Sprache der Symptome als Ausdruck der von sich entfremdeten Seele zu deuten und den Einzelnen auf dem Weg aus der Sucht zur Sehnsucht zu begleiten, in der er sein ureigenes Maß finden und sein wahres Selbst zur Welt bringen kann.

Es gibt zahllose Filme, die dem Zuschauer die Schrecken der Drogensucht vor Augen führen und sich vor allem für die „Abbildung“ ihrer Symptome zu interessieren scheinen, weil deren bizarre Auswüchse reichlich Schockeffekte und Spannung bereithalten und zugleich im Betrachter noch einen erleichternden Schauder relativer Normalität erzeugen, die ihn seine eigene Anfälligkeit vergessen (abwehren) lässt (siehe hierzu einschlägige Websites zum Stichwort „Drogenfilme“, teilweise von „Usern“ selbst veröffentlicht.)

Nicht so der Film *Prozac Nation – Mein Leben mit der Psychopille* (Skjoldbærg, 2001; nach der Autobiografie von Elizabeth Wurtzel, 1994), der sich ganz wesentlich auch um ein Verstehen der Hintergründe bemüht, die Psychodynamik seiner Protagonisten zu erhellen versucht und die Entwicklung süchtiger Symptome im lebensgeschichtlichen Zusammenhang zeigt, sodass sie als verzweifelte Sprache der Seele wahrnehmbar werden.

Bedauerlich ist allerdings – so kritisch die Tatsache im Film und der gleichnamigen Romanvorlage auch konstatiert sein mag –, dass für die legale Drogenabhängigkeit einer Medikation mit Psychopharmaka plädiert wird, die bei dieser Erkrankung unumgänglich sei, wenn der an ihr leidende Mensch seinen Platz in der Gesellschaft finden oder behalten will. „Unbehandelt“ – und das heißt hier ohne Medikamente – würde der Patient eine Gefahr für sich und andere darstellen. Und wie zum drastischen Beweis dieser These wird die Protagonistin des Filmes im letzten Moment, im Badezimmer ihrer Psychiaterin, durch deren Hereinkommen, von einem Suizidversuch abgehalten. Danach – diese Szene leitet gegen Ende des Filmes und damit umso eindrücklicher, ihre endgültige Wende ein – ist die Protagonistin bereit für die konsequente Medikation bereit, die es ihr schließlich ermöglicht habe, wieder ein „normales“ Leben zu führen.

„Die Pillen waren kein Allheilmittel, weiß Gott nicht, aber sie verschafften mir wieder Raum zum Atmen. Und sie befähigten mich wieder zum Schreiben …“, sagt die Erzählstimme der Autorin aus dem Off.

Doch es erscheint im Film zuletzt als ein ähnlich unangemessenes Ende einer wahrhaftigen Geschichte wie jenes „glückliche“ zwischen Alice und Michael (*When a Man Loves a Woman*), das den Alkoholsüchtigen Mut zur Therapie machen sollte.

In diesem Fall wirkt der Filmschluss geradezu von der Pharmaindustrie gesponsert, mit der vielleicht auch der Verlag schon kooperiert hatte, als er das Manuskript *Prozac Nation* (Wurtzel, 1994) veröffentlichte, woraus dann ein großer Bestseller wurde (deutsch: Elizabeth Wurtzel, *Verdammte schöne Welt – Mein Leben mit der Psychopille*, 1996).

Das seinerzeit allmählich den Markt erobernde Medikament *Prozac* (in den USA seit 1988, Wirkstoff *Fluoxetin*) bekam durch diese autobiografische Schilderung der „bipolaren Depression" einer amerikanischen Studentin ungeheure Popularität.

Elizabeth Wurtzel wollte ursprünglich zur Verarbeitung ihres eigenen Dramas die Erfahrungen ihrer Studentenjahre aufschreiben, in denen sich ihre Erkrankung manifestierte und sie sich mit verschiedenen Suchtstrategien selbst zu kurieren versuchte, bis sie schließlich, auf Anraten ihrer Therapeutin, bei der legalen Droge *Prozac* „landete".

I Hate Myself and I Want to Die sollte der Titel ihrer Aufzeichnungen zunächst lauten und damit ins Herz dieser erschütternd authentischen Leidensgeschichte zielen. So aber geriet die Autorin in den Kreislauf einer doppelten Entfremdung: zuerst jene, die verzweifelt ihr wahres Selbst auf den Fluchtwegen verschiedener Süchte (wieder) zu finden hoffte – und dann, nachdem sie für sich einen schöpferischen Weg entdeckt hatte, sich bewusst ihrem Drama zu stellen, wurde sie noch einmal überhört und missachtet: durch die Vermarktung ihrer Biografie und die „Ausstellung" ihrer Symptome als einer symptomatischen Geschichte für die amerikanische Gesellschaft. Dass Elizabeth Wurtzel dabei „mitspielte" und den Erfolg nicht nur um (fast) jeden Preis auch wollte, sondern durch Interviews, Lesungen, Auftritte aller Art, mit zu inszenieren half, zeigt nur einmal mehr ihre süchtige Grundstruktur, die sich, solange sie nicht von ihrem Ursprung her verstanden und überwunden wird, immer wieder neue Fluchtwege sucht und findet, um sich eine Illusion von Geltung und Selbstbewusstsein zu verschaffen (Interview mit der Autorin in: *Vice Magazin*, Deutschland, 1994, Vol. 5, Nummer 10).

Die Filmgeschichte erzählt geradezu archetypisch „das Drama des begabten Kindes", das von einer ehrgeizigen, ihrerseits vom Leben und der Ehe tief enttäuschten, depressiven Mutter angetrieben wird und schließlich durch ihre verinnerlichten, sie heillos überfordernden Maßstäbe in eine ausweglos scheinende Enge gerät, die sie krank werden lässt.

Bereits kurz nach Studienbeginn in Harvard hat Elizabeth erste Erfolge als Schriftstellerin und gerät immer stärker unter Druck. Sie beginnt mit verschiedenen Drogen zu experimentieren, die sie antreiben oder auch nur betäuben sollen, ebenso wie sie sich mit sexuellen Eskapaden abzulenken versucht (◉ Abb. 3.4).

Um weiterleben zu können, muss ihr äußerst labiles Selbstwertgefühl, das durch die frühe Scheidung ihrer Eltern, nach der sie allein bei der Mutter aufwuchs, weiter geschwächt wurde, unbedingt kompensiert werden.

Gleichzeitig sehen wir im Film, wie verzweifelt sie um die Zuneigung ihrer Mutter und die Liebe ihres Vaters ringt und sich für deren Zerwürfnis mitverantwortlich fühlt. Für beide hat sie seit je, noch dazu als Einzelkind, die Rolle der verständnisvollen Tochter gespielt. die den einen gegen den anderen stützt und beider Feindseligkeiten auszugleichen versucht, ohne dabei in ihrer eigenen Not wahrgenommen zu werden – geschweige denn sich vorbehaltlos geliebt zu fühlen, wie sie das als Kind so sehr gebraucht hätte.

Die Mutter kämpft um ihr eigenes emotionales und materielles Überleben und missbraucht ihre Tochter stellvertretend zu Erreichung all der ehrgeizigen Ziele, die sie selbst nicht verwirklichen konnte. Als Elizabeth mit ihrem Vater Kontakt aufnimmt, für den die Mutter nur noch Hass empfindet, gerät das Kind sogleich in den Bann ihrer wütenden Ab-

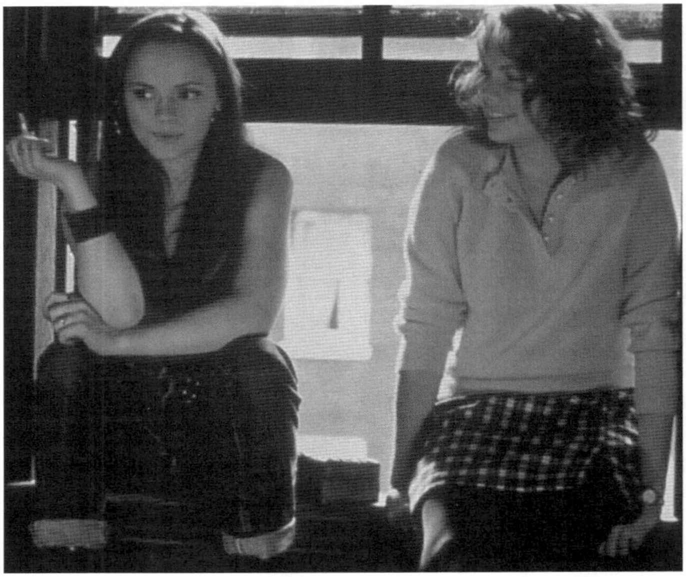

Abb. 3.4 Elizabeth prahlt vor ihrer Freundin Ruby. (Szene aus dem Film *Prozac Nation;* Cinetext Bildarchiv, mit freundlicher Genehmigung)

lehnung. Obwohl dies nach ihren erlittenen Kränkungen zwar nachvollziehbar sein mag – zumal der Mann offenbar wegen einer anderen Frau die Familie verließ –, ist es für die Tochter aber eine weitere Demütigung, da sie seit je alles in ihren Kräften Stehende tut, um die Mutter zufriedenzustellen und bei Laune zu halten.

Diese innere Zerrissenheit erlebt Elizabeth als doppelte Belastung: alles unter größter Anstrengung allein schaffen zu müssen – das Studium, die „Karriere" als Schriftstellerin und die emotionale Versorgung ihrer Mutter – und obendrein die ständigen Vorwürfe ertragen zu müssen, weil es zu wenig oder nicht gut genug ist.

So erklärt sich nicht nur ihre „bipolar" ausgeprägte Depression, die zwischen dem „blindwütigen" Vorwärtsstürmen ihrer manischen Phasen, in denen sie sich, etwa in ihren Schreibräuschen – die der Film mit wild bewegter Kamera veranschaulicht – für die Größte hält, und dem Absturz in völlige Hoffnungslosigkeit pendelt.

So werden auch ihre süchtigen Erlösungsversuche verständlich, die zur Grunderkrankung schwerer lebenslänglicher Überforderung – *emotionalen Missbrauchs* – hinzukommen, weil es offenbar nicht ausreichte, depressiv zu sein, um Unterstützung zu finden. In die Therapie begibt sich Elizabeth erst nach einem drogenbedingten Zusammenbruch und nur weil Freunde sie ins Krankenhaus bringen.

Der Zuschauer erlebt die Folgen ihrer seelischen Erkrankung noch in einem anderen wesentlichen Zusammenhang: in der Unfähigkeit, eine Liebesbeziehung eingehen zu können. Weil Elizabeth an ihren eigenen Wert nicht wirklich zu glauben vermag, entwickelt sie eine extreme Eifersucht, die dem Freund nicht traut und ihn so schließlich vertreibt. Damit erhält sie ihren vermeintlichen „Beweis" dafür, dass er sie sowieso nicht geliebt hat. In

Wahrheit aber zeigt sich daran nur, dass die Protagonistin sich selbst nicht für liebenswert hält, weil es für sie gar kein authentisches *Selbst* gibt, als das ein anderer sie wahrnehmen und für das er sie lieben könnte.

„Liebe" gibt es nur als „Dienst" am anderen und hängt vom Grad der eigenen Unterwerfung ab. Sie ist eine einzige Anstrengung, und der Einzelne weiß nie, ob und wann es genug ist, er lebt in ständiger Angst zu versagen und verlassen zu werden. Verlässlich sind zuletzt nur der Selbsthass und die Drogen. Was einer „eigenmächtig" steuern kann, erscheint ihm als Stärke, deshalb muss gerade der Unsichere in einer Beziehung oft „zwanghaft" als Erster gehen, um seine Ohnmacht nicht zu erleben.

3.5.3 Arbeit

Der Fluchtweg *Arbeit* ist in diesen Zeiten derart verbreitet und gesellschaftlich anerkannt, ja geradezu *verordnet*, dass manch einer gar nicht verstehen wird und weit von sich weisen muss, wovon hier die Rede ist.

Ähnlich – und aus ähnlichen Motiven – wie Ärzte Medikamente verschreiben, um das „Funktionieren" eines Patienten zu sichern oder wiederherzustellen, wird oftmals das Funktionieren innerhalb der Gesellschaft – jene Nützlichkeit („Funktion"), die einer durch seine Arbeit unter Beweis stellt und mit Geld und Anerkennung honoriert wird – zur eigentlichen Therapie erklärt. Dies ist keineswegs zynisch – wie jener Schriftzug über den Lagern von Ausschwitz „Arbeit macht frei" –, sondern oft durchaus gut gemeint von solchen, denen ihrerseits mit diesem „Programm" die Selbstwahrnehmung längst ausgetrieben wurde und die sich umso „richtiger" und gesünder fühlen, je mehr sie für andere arbeiten.

Gerade einem ohnehin überforderten, depressiven Patienten, der vor Erschöpfung antriebslos und handlungsunfähig geworden ist, wird dabei häufig vermittelt, er grüble ganz einfach zu viel, habe viel zu viel Zeit zum „unproduktiven", sinnlosen Nachdenken und käme so erst auf Probleme, die sich ihm gar nicht stellten, wenn er nur endlich wieder (s) einer Arbeit nachginge.

Aus einer derart pragmatisch-zweckorientierten Perspektive, die den Menschen vor allem als tätiges, nützliches, für andere hilfreiches und zugleich auf gesellschaftliches Wachstum und Fortschritt ausgerichtetes Gemeinschaftswesen sieht, erscheint jedes nicht zweckbezogene Nachdenken als störendes Element, das sich nur durch eine Konzentration auf die vermeintlich wesentlichen Werte überwinden lässt.

So wie für Karl Marx (1990, S. 378) Religion als „Opium" galt, mit dem das arbeitende Volk über die realen Klassenunterschiede in der Gesellschaft und seine eigene Ausbeutung hinweggetäuscht und beruhigt werden sollte, bedeutet für eine profitorientierte, *materialistische Leistungsgesellschaft* ein nachdenklicher, *philosophierender*, zuerst und zuletzt an sich selbst und der eigenen Entwicklung interessierter einzelner Mensch – das heißt *ein selbstbewusstes Individuum* – offenbar eine Bedrohung, die ausgegrenzt und für krank erklärt werden muss.

Solange ein Mensch nicht imstande oder bereit ist, sich den gesellschaftlichen Bedingungen anzupassen, die der Leistungsideologie als gerecht, verbindlich und fortschrittlich gelten, schätzt man ihn als behandlungs- und resozialisierungsbedürftig ein. Dies bedeutet im Umkehrschluss, dass ein möglichst angepasstes, reibungsloses, effizientes Mitwirken an der gesellschaftlichen Entwicklung, am früher sogenannten Bruttosozialprodukt (heute: „Bruttonationaleinkommen"; http://boersenlexikon.faz.net), zum Kriterium von Normalität und Gesundheit des Einzelnen erhoben wird. Damit ist der menschlichen Existenz nicht nur ihre Eigenständigkeit abgesprochen, sondern zugleich jede potenzielle Freiheit des Einzelnen an dessen Funktion und „Platzhalterschaft" im System seiner jeweiligen Gesellschaft gebunden.

Wie ein Sklave von seinem Herrn abhängig war, der ihm Arbeit, Brot und Quartier gab, so hat der einzelne Mensch für die herrschende gesellschaftliche Ideologie zu leben und zu deren Erhaltung beizutragen. Andernfalls wird er als Staatsfeind oder Schmarotzer verdächtigt und ausgegrenzt, nur bei Erkrankung und dadurch bedingter Arbeitsunfähigkeit darf er sich erholen und wieder zu Kräften kommen, um sich anschließend, wieder genesen, nur umso effizienter ausbeuten zu lassen.

Im Grunde ist *Arbeit* die weltweit verbreiteteste, legale und öffentlich als heilsam, befreiend, bildend und verdienstvoll gepriesene „Droge", die jedoch keineswegs – weil auch ihren Propagandisten gar nicht bewusst – als „Fluchtmittel" aus ohnmächtiger Entfremdung (des eigenen Selbst) empfohlen wird, sondern als hoch ehrenhafte Pflicht jedes Menschen, der, so geltungsbedürftig, nichts lieber sein möchte als ein nützliches Mitglied der Gesellschaft.

Wie Kinder gewalttätiger Eltern früh lernen, dass sie mit Gehorsam und Pflichterfüllung eher überleben als in Auflehnung – und sich damit womöglich noch Zuwendung und Vorteile verschaffen können –, so werden diese in Angst und *Anpassung* (Depression) erzogenen Kinder später arbeitsame, brave Bürger einer Gesellschaft, die, stellvertretend durch die Familien, dem Einzelnen ihre Leistungsideologie aufbürdet. Wobei allerdings heutzutage ein immer enger geknüpftes mediales Manipulationsnetz die Rolle der Familie als „Keimzelle der Gesellschaft" zunehmend entbehrlicher werden lässt. Denn auch im virtuellen Raum dieser einzigen großen TV-Gemeinde wirken prägende Vorbilder bei der Wertevermittlung als ein starkes „Über-Ich", das seine unbewussten Botschaften im Einzelnen verankert.

Ähnlich wie eine *Essstörung*, die sich auf der elementaren Basis menschlicher Genussfähigkeit entwickelt – ohne unser Grundbedürfnis, den eigenen Hunger lustvoll zu stillen, gäbe es gar keinen missbräuchlichen Umgang mit unserer *Nahrung* (Gleiches gilt für die *Sexualität*) –, gründet sich jede propagierte Leistungs*ideologie* auf eine ursprüngliche menschliche Begabung – seine *Schöpferkraft* (Leistungsfähigkeit) – und beutet diese für ihre jeweiligen Interessen aus.

Der Vergleich mit einer Essstörung – deren Dynamik in diesem Kapitel noch genauer erhellt wird –, mag dabei zuerst befremdlich scheinen. Doch auch sie entwickelt sich aus dem Drama einer „ausgebeuteten" – missbrauchten – Seele, der man die *emotionale Nahrung* vorenthielt und dafür mit „Essen" abspeiste. Über dieses wird dann ersatzweise

„kommuniziert“ und sich zu behaupten versucht, um so die tatsächliche Ohnmacht zu kompensieren – so wie es bei der Ausbeutung menschlicher Leistungsfähigkeit für gesellschaftliche Zwecke (in Familie, Schule und Beruf) eben nicht um die Entwicklung, Förderung und Würdigung schöpferischer Potenziale zur Selbstentfaltung des Einzelnen geht, sondern um deren Nutzwert für die „herrschenden Verhältnisse“ jener Gesellschaft, in der er lebt.

Kinder werden zu Fleiß und Gehorsam angehalten, und die Eltern versuchen ihre „Befehle“ oft mit einem Belohnungssystem „schmackhafter“ zu machen. Lehrer drohen Schülern bei schlechter Leistung mit ihrer künftigen Chancenlosigkeit. Chefs stellen ihren Angestellten eine Beförderung in Aussicht, wenn sie sich um Führungsqualitäten oder Verbesserung von Arbeitsabläufen verdient machen. Immer wird dabei eine ursprüngliche, kreative Energie im Menschen, die *Sehnsucht nach Erkenntnis*, die Liebe zum Leben und ihr möglicher schöpferischer Ausdruck, missbraucht – manipuliert – und auf die Interessen eines Systems umgelenkt. Die „Arbeit am eigenen Dasein“, als eine den Einzelnen potenziell zur Selbstbewusstheit befreienden existenziellen Kraft, wird gewissermaßen „umgewertet“ und zweckorientiert auf die Gesellschaft ausgerichtet, der zu dienen, als Tugend gilt. Und die *Arbeit* an deren vermeintlichem Fortschritt wird zum Lebenssinn des Einzelnen erklärt. Alles, was diese Kraft ermöglicht, fördert und stützt, gilt als hilfreich, ganz gleich, ob es sich um Disziplin, Medikamente oder Alkohol handelt.

Je weniger der Einzelne seine *Selbstentfremdung* – im Grunde den *Verlust seiner Freiheit* – bemerkt, sich die ihm zugeschriebene Rolle zu eigen macht, in ihr aufgeht und sie zuletzt für das eigentliche Leben hält, das er freiwillig und selbstverantwortlich zu führen meint, desto besser ist seine „Umerziehung“ („Gehirnwäsche“) gelungen. So wie sich die „Besatzungsmächte“ aus ihren Kolonien zurückziehen können, sobald die dortigen Machthaber in ihrem Sinne „regieren“, bedarf es keiner weiteren Beeinflussung des Einzelnen mehr, sobald der die jeweiligen ideologischen Maßstäbe verinnerlicht hat und für seine eigenen zu halten beginnt.

Ein Film, der den Zuschauer in eine andere Welt „entführen“ will – warum auch immer –, hat sein Ziel erreicht, wenn dieser die Illusion auf der Leinwand für die Dauer des Filmes als (s)eine Wirklichkeit ansieht, wenn die virtuelle Welt sich „echt“ anfühlt.

Es gibt einen großartigen Film, der genau diesen Zusammenhang von Entfremdung und Manipulation des Einzelnen durch die herrschenden Mächte der Gesellschaft thematisiert und veranschaulicht: *Die Truman Show* von Peter Weir (1998).

Dabei erweist unsere mediale Gegenwart und deren globale Konstruktion virtueller Realität täglich mehr die visionäre Kraft dieser beunruhigenden Filmerzählung von der Entmenschlichung einer seelenlos inszenierten Gesellschaft, die nur noch am Erhalt ihrer eigenen Fassade interessiert ist und die Künstlichkeit des schönen Scheins zu ihrem einzigen Lebensinhalt gemacht hat.

Der Protagonist in dieser rund um die Uhr und rund um den Globus übertragenen Livesendung (⊙ Abb. 3.5), Truman Burbank, ist der einzige Mensch, der (zunächst) nichts davon weiß, dass er Teil einer lebenslang dauernden Fernsehsendung ist, in deren Kulissen er vor den Augen der Zuschauer als Kind von Schauspielereltern geboren wurde und

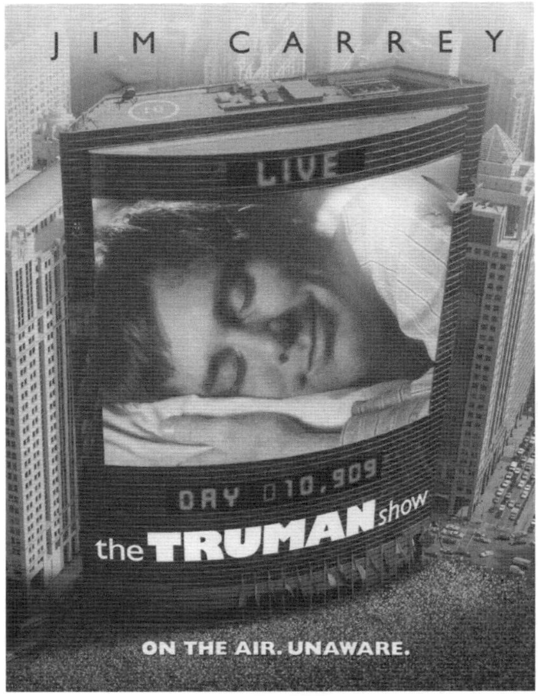

Abb. 3.5 Die ganze Welt beobachtet Truman Burbank. (Filmplakat zu dem Film *Die Truman Show;* Cinetext Bildarchiv, mit freundlicher Genehmigung)

bereits seit dreißig Jahren lebt. Und der Film bezieht seine Spannung, seinen absurden Witz und seine existenzielle Kraft daraus, uns – und, im Film innerhalb des Filmes, auch die Zuschauer der Livesendung – daran teilhaben zu lassen, wie Truman allmählich die Lüge(n) seines Lebens durchschaut, wie die Sehnsucht nach seinem eigenen Selbst aufscheint hinter der Sucht nach Bestätigung durch eine Gesellschaft, die ihn nur für ihre Zwecke benutzt, und wie er zuletzt eine Tür aus der virtuellen in die wahre Welt findet.

Die Entwürdigung des Einzelnen zur bloßen Funktion für die herrschende gesellschaftliche Ideologie wird in dieser Filmgeschichte auf eine absurde Spitze getrieben und erschüttert den bewussten Betrachter umso nachhaltiger: die *Inszenierung* einer „Persönlichkeit" vor den Augen und zur Unterhaltung eines Publikums, das einerseits um diese Künstlichkeit – und die Ohnmacht des Protagonisten – weiß und doch durch die Teilnahme an der Inszenierung als Publikum – oder auch als an ihr mitwirkende Schauspieler – ebenso um die Freiheit eines eigenständigen Lebens betrogen wird.

Darin besteht die *doppelte* Entfremdung und besondere Perfidie der Geschichte: Während die Einnahme einer Droge im *Bewusstsein der Einnahme* noch als „Künstlichkeit" offenkundig ist, lässt doch ihre Wirkungsweise allmählich den „schönen Schein" zur vermeintlich besseren Wirklichkeit werden. Und sich diese nach Bedarf erzeugen zu können, hält der Drogenkonsument obendrein für den Ausdruck seiner Freiheit. Lange glaubt er, jederzeit von seinem „Stoff" lassen und den Fernseher abstellen zu können. Doch tatsächlich hängen seine Gefühle schon ganz von der Scheinwelt ab.

Nach dieser inneren Logik „funktioniert" jede Sucht – und jede psychosomatische Krankheit: Jeder, der sie unbewusst entwickelt, hält sie bewusst für einen freiwilligen Akt, zumindest anfangs, beziehungsweise für ein „rein organisches" Geschehen – nicht für einen *Fluchtweg*, sondern für einen Weg der (Er-)*Lösung*. Und in der Tat verbirgt sich gerade dahinter die Sehnsucht nach dem verschütteten eigenen *Selbst*, die es im Symptom der Sucht wahr- und ernst zu nehmen gilt, um es zu sich, das heißt zur Selbsterkenntnis, befreien zu können. Wird nun nicht einmal die *Sucht* (Krankheit) als das letzte Eigene des Einzelnen anerkannt, sondern nur wieder zu beseitigen versucht – so wie bereits die Bedürfnisse des kleinen Kindes nicht als früher Ausdruck von dessen Persönlichkeit, sondern als unersättliche Störquelle galten –, dann wird der Mensch auch seiner letzten Freiheit noch beraubt und immer tiefer in die Sucht getrieben – am Ende bis zum Äußersten, den Tod.

Als Truman, dessen Sehnsucht im Film durch die flüchtige Liebe einer abtrünnigen Schauspielerin beflügelt wird, die Lüge durchschaut und seinem „Schöpfer" – dem Regisseur und Autor seines Filmlebens – entkommt, versucht dieser ihn noch ein letztes Mal vom Schritt in die Freiheit abzuhalten.

Der Film erscheint wie ein modernes „Höhlengleichnis", in dem der Mensch, nachdem er die Fesseln seiner Blindheit abgelegt hat, zuerst mit mehr oder weniger subtiler Gewalt und zuletzt mit Überredung, die ebenso manipulativ ist, am Weg zum Licht gehindert werden soll, nur dass die Fesseln hier ganz unmerklich angelegt sind, weil Truman sich ja zunächst als frei und eigenständig erlebt, bis er die Künstlichkeit seiner Welt erkennt und begreift, dass er in einem gigantischen Fernsehstudio gefangen ist. Beinahe rührend klingen die Sätze, mit denen sein „Erfinder" – der tatsächlich wie ein allmächtiger „Schöpfer" inszeniert ist – Truman zum Bleiben zu bewegen versucht, als er merkt, dass er ihn mit Gewalt nicht aufhalten kann.

Er ruft ihm aus dem Off seiner Kommandozentrale, hoch in den Wolken, zu:

„Truman, du kannst sprechen, ich kann dich hören!"

„Wer sind sie?"

„Ich bin der Schöpfer der Fernsehsendung, die Millionen Menschen Hoffnung und Freude bereitet und sie inspiriert […]"

„Und wer bin ich?"

„Du bist der Star."

„War gar nichts echt?"

„Du warst echt, deshalb hat man dir so gern zugesehen. Hör mir zu, Truman: Da draußen findest du nicht mehr Wahrheit als in der Welt, die ich für dich geschaffen habe. Dieselbe Lüge, derselbe Betrug. Aber in meiner Welt hast du nichts zu befürchten. Ich kenne dich besser als du selbst."

„Sie hatten nie eine Kamera in meinem Kopf!"

„Du hast Angst, deshalb kannst du nicht weggehen, Truman, du gehörst hierher, zu mir."
Mit seiner sanften Stimme und seinem warmherzigen Blick, den er auf den Bildschirm richtet, erscheint der Regisseur wie ein liebevoll treusorgender Vater, der seinen Sohn zu

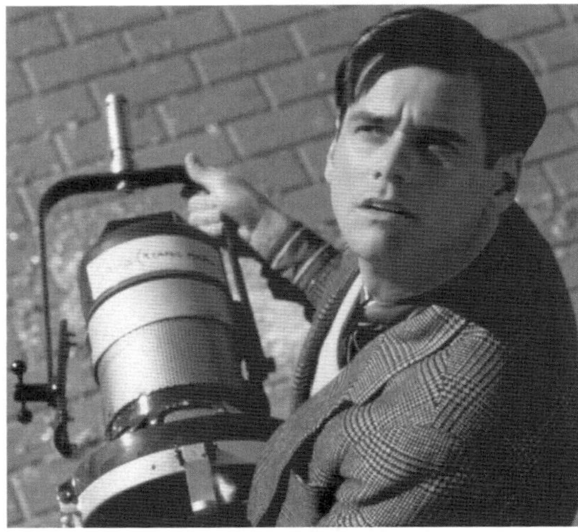

Abb. 3.6 Truman schöpft Verdacht. (Szene aus dem Film *Die Truman Show;* Cinetext Bildarchiv, mit freundlicher Genehmigung)

verlieren droht, der doch sein ganzer Stolz war. Doch wie Eltern, die ihre Kinder nicht zur Selbstständigkeit ermutigen, sondern ihre Lebenswege vorzeichnen wollen, missbraucht auch der Regisseur sein „Kind" für die eigene Bestätigung, auch wenn das in dem guten Glauben geschehen mag, damit seinem Sohn – und durch ihn dem Publikum – etwas Gutes getan zu haben.

Die „Erziehung" der Kinder nach den Maßstäben der Leistungsgesellschaft, die heutzutage schon im Kindergarten das Konkurrenzdenken befördert und scheinbar spielerisch möglichst früh eine Fremdsprache zu unterrichten beginnt, um den späteren „Marktwert" eines erwachsenen „Bewerbers" zu befördern, mag in der Logik des Systems sogar als „verantwortlich" gelten – so wie Eltern und Lehrer seit je mit Strenge und Konsequenz hilfreich zu sein und auf die Realität vorzubereiten glaubten.

In Wahrheit aber werden dabei wieder nur die ursprünglich kreativen Potenziale des Menschen und seine Sehnsucht nach Liebe und Anerkennung ausgebeutet, um sein „Funktionieren" innerhalb der Gesellschaft sicherzustellen, die in ihrem eigenen Interesse genau dieses Verhalten bestärkt und das „Selbstwertgefühl" ihrer „Mitglieder" daran bindet. Wenn sie ihre Ideologie nur früh und konsequent genug vermittelt, wird die gesellschaftlich erwünschte Leistung schließlich mit Freuden erbracht, weil die Droge Arbeit aufgrund ihrer definierten Nützlichkeit jederzeit unmittelbare Bestätigung gewährleistet.

Alle schauen sich *Die Truman Show* an, die als eine bessere Welt erscheint, und Truman, der in ihr begeistert mitspielt, weil er nie etwas anderes kennengelernt hat, fühlt sich so lange „high" und am richtigen Platz, bis die Fassade Risse bekommt, durch die wahrhaftige Gefühle seine Seele zu berühren beginnen. Bis die Lichtstrahlen der Sehnsucht in seine Höhle fallen (⊙ Abb. 3.6).

3.5.4 Spiel

Nicht von ungefähr schließt dieser Abschnitt direkt an jenen über den *Fluchtweg Arbeit* an, in dem das Filmbeispiel *Die Truman Show* eine Verbindung und Überleitung zum „Spielen" als Inszenieren des schönen Scheines bedeutete: die Herstellung einer tröstlichen, künstlichen – virtuellen – Ersatzwelt, die Geborgenheit vermitteln soll.

Es geht bei der Betrachtung dieses süchtigen Verhaltens keineswegs nur um die üblicherweise zur „Spielsucht" gerechneten Formen des Karten-, Würfel-, Automaten- oder Roulettespiels, wie es an eigens dafür geschaffenen, mehr oder weniger legalen, Orten zum Amüsement der Bevölkerung immer schon, und in den unterschiedlichsten Kulturen, betrieben worden ist. Es sind hier auch alle *sportlichen Aktivitäten*, mit oder ohne Benutzung irgendwelcher Utensilien (Bälle, Kugeln, Bänder, Hölzer …), Gerätschaften (Boote, Autos, Fahrräder, Ski …) oder Lebewesen (Pferde, Hunde, Fische, Vögel …) inbegriffen, mit denen Menschen sich, als Ausübende oder Zuschauende, ihre Zeit gestalten oder vertreiben, um sich zu spüren, sich zu unterhalten, Spaß zu haben, sich abzulenken oder in Gesellschaft zu sein.

Alles kann als eine Form des Spieles, der Unterhaltung, des „Events", betrieben oder angesehen werden. Auch die seit der Aufklärung sogenannten „schönen Künste" – Musik, Literatur, Bildende und Darstellende Kunst (*Brockhaus-Enzyklopädie,* 2006, S. 93 f.) – lassen sich unernst, spielerisch, „effektheischend" ausüben – dadurch verkommen sie zur Lüge des *Kitsches.* Und sie lassen sich andererseits zur bloßen Unterhaltung, Zerstreuung und Ablenkung benutzen – dabei werden die Künste bloß „konsumiert", um die Sinne zu beschäftigen und die Zeit zu vertreiben.

Wie alles zur Sucht werden kann, wenn eine Substanz oder ein Verhalten unbewusst stellvertretend eine stabilisierende Funktion übernimmt, indem sie jeweils verlässlich ihre Wirkung entfalten, so kann auch alles Beliebige zum Zweck solcher Stützung konsumiert werden.

Bereits die Sprache entlarvt den Stellenwert, den diese „Künste" dabei für ihre „Konsumenten" einnehmen: Mit Musik wird sich „berieselt" oder „zugedröhnt", Bücher sind „spannend", Bilder „verblüffend" oder „toll", Gebäude „imposant", ein Theaterstück „aufwühlend", und ein Film lässt sich zur Unterhaltung „reinziehen". In erster Absicht geht es um den *Effekt*, den die Künste für denjenigen haben, der von ihnen Gebrauch macht.

Zu nennen sind in diesem Zusammenhang auch alle *Medien*, die der Unterhaltung, der Information und der Kommunikation dienen und die sich heute in einem nie gekannten Ausmaß weltweit verbreiten. Diese digitalen Medien- und Informationstechnologien (Fernseher, Computer, Mobilfunk, Internet …) sind allgegenwärtig und vernetzen und verkabeln uns bis in die letzten Winkel der Erde miteinander, auch ohne unser Wissen und Zutun, sodass der Eindruck entstehen kann, der Mensch löse sich in virtuelle Welten auf, arbeite an seiner eigenen Abschaffung und verliere seine Identität als Person.

Das eigentlich Bedrohliche daran ist, dass die Gefahren, wie bei jeder Sucht, zunächst und viel zu lange gar nicht wahrgenommen und dann verharmlost werden, weil die vermeintlichen Nutzeffekte (der „freie" Zugang, die Fülle an Möglichkeiten, die

Geschwindigkeit, die Grenzüberschreitung …) ihre schädliche Nebenwirkungen weit zu überragen scheinen.

Da diese „Mediendrogen" derart neutral und wertfrei daherkommen, angeblich nur den Transfer von Daten und Informationen ermöglichen sollen und gleichzeitig überall auf der Welt Gebrauch finden – so dass diese Suchtmittel global konsumiert werden und global abhängig machen – ist das Bewusstsein der Gefahren so schwer wachzurufen. Und kaum einer behält „klaren Kopf" gegenüber dieser allgegenwärtigen Zumutung, die inzwischen ebenso „normal" erscheint wie die Leistungsideologie einer Gesellschaft. Dabei erweist sie sich bei kritischer Betrachtung für eine wahrhaftige, lebendige, sinnlich erfahrbare und tiefgründig intensive Kommunikation zwischen Menschen als ebenso ungeeignet, ja widersinnig, wie Lohnarbeit für die Entfaltung unserer schöpferischen Potenziale.

So wie die Medientechnologie letztlich nur die Geschwindigkeit und die Wissensmenge erhöht, aber nichts zur *Weisheit* – und dem Verstehen von *Werten* und *Sinnzusammenhängen* – beiträgt, so behindert die „Erwerbstätigkeit" eines Menschen, die ihn zwingt, seine Arbeitskraft einem Arbeitgeber zu verkaufen, um sich mit dem erhaltenen Lohn seinen Lebensunterhalt zu ver*dienen*, die Entwicklung einer selbstbewussten, eigenständigen Persönlichkeit.

Diese Zusammenhänge zu vertiefen, ist hier nicht der Raum, aber zur Kritik der modernen Medientechnologien und eines blinden Fortschrittwahnes sei an dieser Stelle besonders auf die brillanten Essays von Paul Virilio (1992; 1994; 1996; 1998; 2000) verwiesen, der sich bereits sehr früh und intensiv mit den Gefahren des „Informationszeitalters" für die menschliche Kultur auseinandergesetzt hat.

Zur Kritik der Lohnarbeit, die einer modernen Form der Sklaverei gleichkommt, seien die vielfach debattierten und publizierten zukunftsweisenden Ideen für ein „bedingungsloses Grundeinkommen" erwähnt, insbesondere die Ausführungen von Götz Werner (2007), einem Pionier dieses Ansatzes. Wir sollten nicht länger arbeiten *müssen*, um leben zu „dürfen", sondern endlich *abgesichert da sein können*, um unsere schöpferischen Potenziale als Menschen zu entfalten. Was für eine schöne Vision für die Gesellschaft von morgen. Im Internet finden sich zahlreiche Einträge lokaler Initiativen, die daran mitwirken. Sehr ausführlich und engagiert, mit einem eigenen Film zum Thema, ist die Seite www.initiative-grundeinkommen.ch.

Im Zusammenhang der süchtigen *Fluchtwege* gilt hier die besondere Aufmerksamkeit der psychodynamischen *Funktion* gerade jener „Spielart" des Zwanges, sich mit den Wirkungsweisen von „Glücksspielen", Wettbewerben oder Unterhaltungselektronik zu „vergnügen" oder abzulenken.

Spielen hat für den Süchtigen entweder einen Entlastungseffekt, aufgestaute Emotionen lassen sich abreagieren, Stimmungen aufhellen, umlenken oder vergessen. Oder es soll dadurch gerade Spannung erzeugt, Leere vertrieben und „Nervenkitzel" bereitet werden, wodurch eine Sogwirkung entsteht, die den Spielsüchtigen immer wieder nach dem gleichen Reiz in immer höherer Dosis verlangen lässt. Mit „Vergnügen" hat auch diese Sucht nur insofern zu tun, als das Suchtmittel den gewünschten Effekt erzielt und sich dazu einer ursprünglich wohltuenden, befreienden, hilfreichen oder lebenserhaltend empfindsamen

Anlage des Menschen „bedient", wie es sich in den süchtigen Pervertierungen der Sexualität und der Nahrungsaufnahme besonders drastisch zeigt.

Doch gerade auch im hier betrachteten Bereich, wo es um die kindliche Freude am spielerischen Entdecken der Welt und des Ich geht, um die Lust an der körperlichen Bewegung oder den Austausch von Erfahrungen und Erkenntnissen, werden natürliche Begabungen und Bedürfnisse ausgebeutet – wie zuvor beschrieben das Bedürfnis nach schöpferischem Tun in der „Arbeitssucht". Es wird *scheinbare* Freiheit und *scheinbares Glück* erzeugt, die dem Einzelnen eine *Illusion von Zufriedenheit* und *Selbstbewusstsein* verschafft, hinter der ein sehnsüchtiges Ich verzweifelt nach Geborgenheit sucht.

Der Begriff „Ausbeutung" erweckt dabei den Anschein von „Böswilligkeit" und „Niedertracht", von schuldhaftem „Hintergehen" des Menschen. Und das ist es auch tatsächlich für das Empfinden desjenigen, der den Schwindel aufdeckt und sich um sein wahrhaftiges Leben betrogen sieht. So wie Truman im Film, als er begreift, dass er Teil einer gigantischen Inszenierung war, an der andere sich bereichert haben. Oder so wie ein beliebiger Erwachsener, dessen Ängste oder Depressionen ihn eines Tages in die Therapie führen, darüber Wut und Trauer empfindet, dass er um eine liebevolle Kindheit und ein geborgenes Selbstwertgefühl gebracht worden ist.

Wie der Erfinder der „Truman Show" gleichsam zum „ausführenden Organ" seines eigenen Wahnsystems wurde und der Meinung war, mit dieser Inszenierung Truman und seinem Publikum etwas Gutes zu tun, handeln auch reale Eltern zumeist in bester Absicht, Kinder zu „erziehen", um ihnen zu einem guten Leben zu verhelfen. Dabei geben sie mehr oder weniger bewusst jene Erfahrungen und Maßstäbe weiter – oder *be*ziehen sich darauf –, die ihnen in ihrer eigenen Kindheit widerfahren sind.

Für ein Verständnis dieser Zusammenhänge geht es daher auch nicht um „Schuld und Sühne", sondern um „Ursache und Wirkung" – wenn es je gelingen soll, die vermeintliche Notwendigkeit bestehender Suchtkreisläufe zu durchbrechen und den Einzelnen zu sich selbst zu befreien.

Das gilt für eine Gesellschaft, die ihre Verhältnisse ändern will ebenso wie für den leidenden Menschen, der nicht länger nach Ersatzlösungen sucht, um seine Entfremdung nicht wahrnehmen zu müssen.

Eine Gesellschaft, die sich „auf Kosten" – zu Lasten – der Natur und des Menschen erhält, wird auf Dauer ebenso in den Untergang führen wie ein Mensch, der seine Sehnsucht nach einem wahrhaftigen Da-Sein zugunsten eines süchtig angepassten oder widerständigen Lebens innerhalb dieser kranken (süchtigen) Gesellschaft verrät.

Das Besondere und besonders Gefährliche an der *Spielsucht*, die, bezogen auf die gesellschaftlichen Verhältnisse, einer *Mitspielsucht* gleichkommt, dem Verlangen, den Spielregeln des Systems möglichst gut zu entsprechen, ist gerade das aktive Mitwirken des Einzelnen am Funktionieren der Gesellschaft. Diese belohnt ein solches Verhalten obendrein mit Gewinnausschüttung, Medaillen, Ruhm und Status – ähnlich wie sie sich mehr Arbeit mit höherem Lohn erkauft – und treibt damit wie ein „Drogendealer" – der im Übrigen auch längst Sklave seines eigenen Systems geworden ist – den Abhängigen immer tiefer in die Sucht. Der darf kein Spielverderber sein, wenn er dazugehören will.

Eine Leistungsgesellschaft kann nicht daran interessiert sein, dass sich ihre Mitglieder der Spielsucht hingeben und alle Ressourcen und Energien vor dem Fernsehschirm, in Sportarenen oder Casinos vergeuden oder dass die Masse im Alkohol- oder Drogenrausch versinkt. Doch so wie ein wohldosierter Alkoholkonsum ihr nur recht sein kann, weil er ein überall verfügbares Belohnungs- und Entlastungssystem darstellt, sich „wohlfühlen" oder Stress „wegspülen" lässt – ein „Medikament" ohne amtlichen Krankheitsstatus ist –, so fördert die Leistungsgesellschaft des „Kapitalismus" die Spielsucht geradezu programmatisch und macht sie, wie die *Arbeit*, zu einem wesentlichen Teil ihres Alltags, weil sie quasi spielerisch die Logik ihres Wertesystems inszeniert und immer wieder einübt – mit jedem *Monopoly*-Spiel (Tönnesman, 2011), mit jedem sportlichen „Wettkampf" (sic!) und jeder öffentlichen Quizshow aufs Neue.

Wissen bedeutet dabei Macht über andere, Geld und Einfluss sowie Prestige in einer materialistischen, an der Oberfläche und für die Fassade eingerichteten Gesellschaft, die ihren Wert ebenso auf Äußerlichkeiten gründet, die sich messen und vergleichen lassen, wie ein ihren Prinzipien unterworfener Mensch, der seinen Wert von Messbarem und Vergleichen mit anderen abhängig macht: Je „besser" ein *messbarer* Wert, desto wertvoller erscheint die Sache beziehungsweise der Mensch, der sie besitzt.

Überdeutlich wird gerade hier, an den Zusammenhängen von Arbeit und Spiel, Leistung und Wettbewerb, der verhängnisvolle Kreislauf fortgesetzter Entfremdung. Darin bilden süchtige Menschen eine „Gesellschaft", die ihren vermeintlichen Bedürfnissen entspricht, und halten gerade damit jene Maßstäbe aufrecht, die Menschen in die Sucht treiben, weil sie sich „gezwungen" sehen, sich ihren „Selbstwert" auf *Fluchtwegen* zu verdienen.

Da die innere Logik – die Psychodynamik – in diesem Prozess jedoch unbewusst verläuft und die vertretenen „Spielregeln" der Gesellschaft höchst angesehene, positiv besetzte und allgemeingültige „Wertmaßstäbe" sind, handeln die Beteiligten in dem „guten Glauben", sich und allen anderen damit förderlich zu sein. So wie ein geprügeltes Kind als Erwachsener oft die Wahrheit seiner erlebten Ohnmacht verdrängen muss und seine erlittenen Schläge weitergibt, in der Meinung, sie hätten ihm nicht geschadet, sondern geholfen auf den rechten Weg zu kommen („Ich *war* auch ein schlimmes Kind"), so weiß auch der leistungsbesessene Workaholic nicht, dass er *süchtig* ist – auf der *Flucht* vor seiner Ohnmacht –, sondern hält sich für besonders „tüchtig" („richtig") und will mit gutem Beispiel vorangehen.

Die besondere Gefahr dieser Suchtformen – Arbeit und Spiel –, für den Einzelnen und die Gesellschaft, besteht dabei nicht nur in deren öffentlicher Legitimation, allgemeiner Wertschätzung und weltweiter Verbreitung, die sich auf allen Ebenen zwischenmenschlicher Kommunikation und mit allen dabei zur Verfügung stehenden Kommunikationsmitteln beständig fortsetzt, sondern vor allem auch in der besonderen Wirkungsweise dieses Verhaltens für die Stabilisierung einer ohnmächtigen Seele. Der Süchtige hat nämlich viel zu lange gar nicht das Gefühl, krank zu sein – im Gegenteil: Er sieht sich als mächtig, aktiv und erfolgreich, im Vollbesitz all seiner Kräfte. Mit jeder weiteren überwundenen Hürde, gelösten Aufgabe oder geleisteten Überstunde erhält er abermals Anerkennung und Bestätigung für seinen Eifer und seinen Fleiß.

Die klassische Spielsucht, bei der sich das ganze Leben nur noch um den Kick des Gewinnens dreht und alle Energie im Casino, Spielsalon oder Wettbüro verbraucht wird, entspricht noch am ehesten den zerstörerischen, sich selbst (das Selbst) verzehrenden Formen eines exzessiven Alkohol- und Drogenmissbrauchs.

Doch die sich über Jahrzehnte entwickelnde, stetig steigernde, öffentlich geachtete und geförderte *Leistungs- und Erfolgssucht*, der ehrgeizige *Geltungsdrang* von Wissenschaftlern, Managern, Künstlern, Sportlern oder sonstigen „Prominenten", wird in seinem narzisstischen Größenwahn zugleich Abbild und Vorbild der Leistungsideologie einer Gesellschaft, die solche Süchtigen hervorgebracht hat und ihnen zujubelt.

Allgegenwärtig sind die Zurichtungen der Entfremdung: *Zensuren, Prüfungen, Preisverleihungen, Wettbewerbe* aller Art, im Sport, um die Schönheit, in den Künsten Bewertungen der Leistungsfähigkeit und Talente eines Menschen von Geburt an, ja schon im Mutterleib, wo „Funktionstests" (!) und Vergleiche mit einer imaginären Normalität über den Wert eines noch ungeborenen Individuums befinden. Jede Genmanipulation, jeder chirurgische Eingriff, der nicht der Lebenserhaltung dient, soll eine gegebene Anlage, Ausstattung oder Gestalt *verbessern*. Jede Erziehung, jedes Training, jede Ausbildung, die nicht den eigenen Bedürfnissen, Wünschen, Begabungen und Zielen eines Kindes entsprechen beziehungsweise deren Entdeckung ermöglichen helfen, manipulieren es nach ideologischen Vorstellungen darüber, wie es „am besten" zu sein hätte oder „unter diesen Voraussetzungen" sowieso niemals werden kann.

Die Leistungsideologie des Gewinnens und der vorzeigbaren Erfolge, die Sieger- und Platzierungsmentalität in allen Bereichen der Gesellschaft – von der Olympiade über den Nobelpreis bis zur Grammy- oder Oscar-Verleihung, vom Kindergarten bis zur Akademie der Wissenschaften – beurteilt den Einzelnen nicht nach sich selbst, am Grad seiner Wahrhaftigkeit und Authentizität, mit der er seine Persönlichkeit zu entwickeln versucht. Sie überlässt nicht *ihm* die Maßstäbe einer selbstbestimmten Existenz – nach seiner eigenen Sehnsucht –, sondern misst den Einzelnen am „Geschmack" von Masse und Zeitgeist („Mode"), unterwirft ihn dem Urteil von Jurys, Komitees und Preisrichtern, die nach vorgegebenen „Rastern" – die allein durch die bloße Vorgabe objektiv erscheinen – bewerten und ausgrenzen.

Außenstehende beurteilen von außen nach äußerlich bleibenden Kriterien, nach dem, was messbar und daher zu vergleichen ist, nach der Menge des Wissens, dem Durchschnitt der Noten, der Geschwindigkeit, Reichweite oder Punktezahl eines Schülers, Sportlers oder Spielers – und sie bewerten und belohnen diese entsprechend der erzielten Ergebnisse. Doch wozu? Aus welcher Motivation stammt ein solches Verhalten, wer stellt solche Maßstäbe auf, und wer unterwirft sich ihnen bereitwillig?

Es sind eigentlich ohnmächtige, sich selbst entfremdete, nach Geltung und Beweis ihres Wertes strebende Menschen, die sich als erfolgreich präsentieren müssen, um sich für einen erlösenden Moment auch so zu fühlen, um gleich darauf wieder in dieselbe Bedürftigkeit zu verfallen, die ihre eigentliche, tief verborgene Sehnsucht ist: nämlich die nach ihrem eigenen, wahren Selbst, das sich nicht beweisen muss, weil es in sich geborgen ist und um die eigene Größe weiß, die sich jederzeit selbst genügt.

Sobald es einem Menschen um das Gewinnen geht, geht es ihm eben nicht (mehr) um ein zweckfreies, lustvolles, *reines Spiel*, aus *Freude am Dasein*, bei dem das Herz weit wird und alles *Ja* sagt in einem – so wie Kinder quietschvergnügt über eine Wiese laufen. Und wenn es ihm um den Erfolg geht, geht es eben nicht zuerst um die Sehnsucht nach einem schöpferischen Ausdruck seiner Selbst, als dankbare Antwort auf das Wunder des eigenen Daseins – „Mir zur Feier" (Rilke, 2000 [1897/1898]).

Ein wahrhaftiger Künstler ist immer auch ein echter Spieler – mit Worten, Tönen, Farben, Bildern, Gesten und Gestalten –, der seine eigenen Formen und Regeln erfindet, die so nur zu ihm passen und seiner Persönlichkeit Ausdruck verleihen. Warum sollte er sich da mit anderen messen und vergleichen. Er misst sich wahrhaft einzig an sich selbst und seinem bisherigen Werk, und was er im Laufe seines Lebens wahrnimmt und von anderen (Lebens-)Künstlern erfährt, fließt „wie von selbst" in seinen eigenen Schaffensprozess ein, wenn er eine innere Verbindung zu deren Ausdrucksform aufnehmen kann und sich darin wiederfindet.

Der Film *Wie im Himmel* (Pollack, 2004) dreht sich genau um diesen Zusammenhang von *freudigem Spiel* und *wahrhaftiger Kunst*, von der Sehnsucht seines Protagonisten – eines Musikers – nach einer „Musik, die die Herzen der Menschen öffnet" und dem Scheitern dieser ursprünglichen Absicht, nachdem sie in die *Sucht nach Erfolg* und den *Zwang zur Selbsterlösung* umgeschlagen ist.

In der ersten Szene des Filmes spielt ein kleiner Junge inmitten eines wogenden Kornfeldes auf seiner Geige – wie zur eigenen und himmlischen Erbauung. Plötzlich tauchen drei Jungen in seiner Nähe auf, die ihn zuerst jagen und dann verprügeln, während der Zuschauer Orchesterklänge hört und in Großaufnahme einen wild gestikulierenden Dirigenten von hinten sieht, der offenbar dieser Junge als Erwachsener ist. Die Filmsequenzen springen zwischen Kornfeld und Konzertsaal hin und her, und parallel zur Prügelei der Kinder fallen ein paar Blutstropfen auf das Notenpult des Dirigenten. Dann blickt die Kamera direkt in dessen schweißnasses, von Nasenbluten überströmtes Gesicht, während er leidenschaftlich die letzten Takte dirigiert.

Der Film verbindet so gleich zu Anfang, in diesem Moment traumatischer Erinnerung, Vergangenheit und Gegenwart miteinander, und in den dann folgenden Sequenzen erhält der Zuschauer Hinweise auf die Hintergründe des Geschehens, auch durch die Stimme des erwachsenen Ich-Erzählers aus dem Off.

Um Daniel, ihr begabtes Kind, auf das sie offensichtlich überaus stolz ist, vor der neidischen Gewalt seiner Mitschüler zu schützen, hat seine Mutter – mit der er nach dem frühen Tod des Vaters alleine lebt – mit dem Jungen den Ort ihrer Herkunft verlassen. Sieben Jahre später, mit 14 Jahren, als Daniel bereits ein erfolgreicher Nachwuchsgeiger geworden ist, stirbt die Mutter vor seinen Augen durch eine Unachtsamkeit beim Überqueren der Straße, als sie ihrem Sohn mit ausgestreckten Armen freudestrahlend entgegenläuft. Dieses neuerliche Trauma und die dadurch ausgelösten Schuldgefühle setzen den Musiker endgültig unter Erfolgszwang, um seiner aufopferungsvollen Mutter gerecht zu werden und ihrem verinnerlichten Bild von sich zu gefallen.

Der nächste Schnitt in die Gegenwart des Dirigenten zeigt ihn während einer Probe als von Perfektionismus und Ehrgeiz getriebenen Menschen, der offenbar seit Jahren schon von Konzert zu Konzert hetzt und dabei weder auf andere noch auf die eigene Gesundheit Rücksicht nimmt. Und so erleidet er nach einem weiteren Auftritt einen Herzinfarkt, der den entscheidenden Wendepunkt in seinem Leben markiert.

Daniel entschließt sich, zur Genesung in seinen Heimatort zurückzukehren, als ahne er bereits, dass hier nicht nur der Schlüssel zum Verständnis seiner Probleme liegt – seines Zwanges zum Erfolg –, sondern auch zu deren Lösung – der wiedergefundenen Freude am Dasein und der Musik.

Und wenn ihm auch zuletzt die Folgen seines jahrelangen emotionalen und körperlichen Raubbaus das Leben kosten und er nach einem Schwächeanfall stirbt, erfüllt sich für Daniel am Ende doch noch sein Traum, und er stirbt in Liebe zum Leben, zur Musik und zu einer Frau, die ihn „erkennt".

Dazwischen entfaltet der Film ein vielschichtiges Panorama existenzieller Konflikte zwischen Menschen unterschiedlichster Herkunft, Wesensart und Gestalt, die doch schicksalhaft im Mikrokosmos dieser kleinen schwedischen Gemeinde verbunden sind. Durch die Suche dieses *einen* Menschen nach seinem eigenen Selbst und der verlorenen Lebensfreude finden auch die anderen zu sich und zueinander – manchmal unter dramatischen Umständen – und reifen so erst zu einer wirklichen Gemeinschaft. Das gelingt letztlich über die gemeinsame Freude an der Musik, die der Protagonist, zunächst widerwillig, und dann aus wachsender eigener Begeisterung, in ihnen wachruft.

Weil es dabei gerade um den *Chorgesang* geht, bei dem tatsächlich *jede* Stimme zählt und schließlich alle Mitwirkenden gemeinsam etwas Schönes hervorbringen, das sich im Singen selbst genügt, kann Daniel durch die Freude der anderen, auch seine Sehnsucht nach der einen „herzöffnenden" Melodie wieder deutlich spüren.

In den Schlussminuten des Filmes, die während eines Treffens von Chören aus aller Welt spielen, verwirklicht sich Daniels Traum vom gemeinsamen Singen gleichsam als Kritik an jeder Art von Wettbewerbsideologie, der er letztlich selbst zum Opfer gefallen ist und die er doch am Ende befreiend überwunden hat: Als Daniel, der in einem Schwächeanfall auf der Toilette des Konzerthauses zusammengebrochen ist, nicht auf dem Podium erscheint, beginnt der hoch sensible Thore, ein geistig beeinträchtigtes und mit wohltönender Bassstimme begabtes Chormitglied, in seiner Anspannung laut einen einzigen Ton zu singen. Auf diesen schwingen sich, nach kurzer Irritation, alle anderen im Saal versammelten Chöre ein, Hunderte von verschiedenen Stimmen, um gemeinsam eine ungeheuer kraftvolle, wohlklingende Melodie zu erschaffen.

Und der sterbende Daniel hört durch den Lüftungsschacht der Toilette, mit seligem Lächeln, wie sich seine Sehnsucht bewahrheitet.

Im allerletzten Bild des Filmes, im Augenblick seines Todes, findet der Musiker zurück zu dem kleinen Daniel inmitten des Kornfeldes der Anfangsszene und hebt ihn, samt seiner Geige, glücklich dem Himmel entgegen.

3.5.5 Sexualität

Arbeit und Spiel erscheinen für das Funktionieren einer Leistungsgesellschaft als gleichermaßen notwendige Kräfte, wobei das Spiel als willkommener Ausgleich fungiert, der die „Gewinner“ mentalität dauernd aufs Neue einzuüben hilft. „Brot und Spiele“ galten bekanntlich schon im alten Rom als die alltäglichen Hauptbedürfnisse des Volkes (Juvenal, 1986). Dagegen entfaltet die menschliche *Sexualität* (und das ebenfalls seit der Antike) neben ihrer Anpassungsbereitschaft potenziell eine subversive, gesellschaftskritische Dynamik.

Als Trieb und Zeugungskraft dient Sexualität der Erhaltung der Art und dem „Nachschub“ an arbeitsfähigen Menschen. In den ärmsten Regionen der Erde bedeutet „Kinderreichtum“ zugleich Überlebensstrategie. Als „Eros“ jedoch vermag sich dieselbe körperliche Energie in Lust und Liebe zu verwandeln, die in der bewusst ersehnten und als Paar verwirklichten Vereinigung sich, den anderen und das Leben genießt – zweckfrei und selbstgenügsam.

Wenn die sexuelle Energie auch auf Befriedigung drängt, wie Hunger oder Durst, kann sie doch, wie Menschen seit Anbeginn wussten – nicht erst seit der Romantik oder Sigmund Freud –, verdrängt und sublimiert, in Askese oder Kunst verwandelt werden. Schon „die Geburt der Philosophie im Garten der Lüste“ (Schmid, 1987) – eigentlich die Geburt des *Eros*, der nach Platon (1983, Kap. 23, S. 233) Quell *aller* Liebe ist, also auch jener zur Weisheit – entspricht der Verwandlung dieser ursprünglich vitalen, der Erhaltung der biologischen Art dienenden Energie in eine geistige, grenzüberschreitende, existenzerhellende Kraft.

Im Grunde vollzieht sich damit der ursprüngliche Übergang vom Körper zur „Geistseele“ des Menschen, von der Sucht des Triebes zur Sehnsucht nach Transzendenz, von der Natur zur Kunst, vom Ich zum Selbst. Der Mensch bleibt zeitlebens *auch* instinktgeleiteter, bedürftiger, empfindsamer *Körper*, aber weil ihn die Sexualität als vitales, unbewusstes Verlangen nach physischer Nähe, nach Haut, Wärme und Berührung seit je hin zum anderen zieht – wie das Baby zur Brust der Mutter –, nährt sie in ihm zutiefst auch die Sehnsucht nach einer liebevollen, geborgenen Gemeinschaft.

Die erlebte *Urgeborgenheit* im Mutterleib und zu Beginn seiner kindlichen Entwicklung wird dabei für den Menschen – sofern er sie nicht als gestört und brüchig erfährt – gleichsam zum Idealbild jeder Beziehung. Und der drohende endgültige Verlust dieser schützenden Nähe wird zum Inbegriff von Verlassenheit und *Todesangst*. Aus deren Bedrohung und der Unmöglichkeit, die Angst verstehend und erlebend (wieder) in schöpferische Lebenskraft zu verwandeln – die aus der Überwindung von Krisen nur noch stärker geworden ist –, entspringen alle hier betrachteten Erkrankungen – *Süchte* – eines Menschen.

Mit dem Erwachen des Selbstbewusstseins – auf der Grundlage seiner sexuellen Körperlichkeit – entwickelt sich, im Reifungsprozess der eigenen Beziehungsfähigkeit, die *Sehnsucht nach einer harmonischen Gemeinschaft* mit einem geliebten anderen Menschen, in der für beseligende Augenblicke die „Rückkehr“ (Regression) ins Paradies selbstvergessener – weil noch ganz ursprünglich geborgener – Einheit gelingt.

Um diese Sehnsucht zu entwickeln und wachzuhalten, bedarf es (noch) gar keiner wirklichen Erfahrung liebender Gemeinschaft. Die Sehnsucht danach liegt in der sexuellen Natur des Menschen, dessen ursprüngliche Beziehungsfähigkeit sich bereits mit der Vereinigung zweier Keimzellen zu entwickeln beginnt. Indem diese sich verbinden, entsteht gleichsam archetypisch zum ersten Mal die Erweiterung zweier Einzelner zu einem Paar. Und seitdem sehnt sich das daraus entstandene Individuum – über Geburt, Kindheit und Jugend – nach einem anderen Menschen, der ihn ergänzt und erweitert, der ihn liebt und dem er sich liebend öffnen kann. Darauf verweist auch jener griechische Liebesmythos von den beiden Hälften einer Kugel, die Gott (Zeus) getrennt hat, auf dass sie einander suchen müssen und finden können, um sich wieder vollständig – ganz – zu fühlen (Platon, 1983, Kap. 15–16, S. 221–224).

Das erste Wesen, dem ein Neugeborenes begegnet, ist seine Mutter, die es in sich trägt, nährt und schützt und zumeist auch durch die frühe, so überaus bedürftige, ohnmächtige Entwicklungszeit begleitet. So wird diese von Seiten des Kindes rein körperliche, instinktgeleitete Beziehung zur *Mutter* die erste wesentliche Erfahrung von Liebe in ihrer substanziellen – nackten – körperlichen Empfindsamkeit. Und durch die Andersgeschlechtlichkeit des *Vaters*, die für seine selbstbewusste Reifung eine ebenso bedeutsame Erfahrung ist, vollzieht sich die sexuelle Entwicklung eines heranwachsenden Menschen. In dieser Polarität von Mutter und Vater (als Frau und Mann) wird das Geschlecht zur lebendigen Quelle der Liebesfähigkeit, zur *Substanz des Eros*, so wie die Körpernatur zur Basis seiner Geistigkeit wird.

Die Sexualität des Menschen ist für die Liebe so elementar wie sein Atem das Herz schlagen lässt, sein Mund ihm das Sprechen ermöglicht und seine Hände das Geifen. Für wen oder was aber das Herz schlägt, wie ein Mund spricht und wozu die Hände dienen, entscheidet sich auf einer ganz anderen Ebene. Und welche Bedeutung die Sexualität für den Einzelnen hat, ob er sie als Fluchtweg benutzt und sich zum Lustgewinn zwingt oder ihre Energie in romantische Liebessehnsucht und Spiritualität verwandelt, hat mit dem Selbstbewusstsein eines Menschen zu tun.

Je verletzter, erlösungsbedürftiger und von seinen Möglichkeiten entfernter bereits das Kind war, desto gefährdeter ist ein Jugendlicher, dessen Geschlechtsreife erwacht, der seinen Körper erstmals als Quelle der Lust erfährt und das Begehren anderer Körper entdeckt, ob virtuell (durch Abbildungen und Fantasien) oder real, eine Sucht nach dieser *leibhaftigen Droge* zu entwickeln. Zwanghafte Masturbation, zwanghafter Konsum pornografischer Bücher, Magazine und Filme sowie Voyeurismus können sich ebenso ausprägen wie später, bei zunehmenden Wahlmöglichkeiten, aktivere Spielräume sexueller Zwanghaftigkeit: in öffentlich dafür eingerichteten Häusern, mit gekauften oder verkauften Körpern, oder privaten Kontaktgesuchen, im Einvernehmen der Beteiligten, zum „wechselseitigen Gebrauch ihrer Geschlechtswerkzeuge" (Kant, 1977, § 24).

So wie ein Alkoholsüchtiger behauptet, nur zu trinken, weil es ihm schmeckt, und vor sich verleugnet, wie sehr er der tröstlichen Wirkung bedarf – schließlich trinken ja alle gern, wenn es etwas zu genießen gibt – so meint ein Sexsüchtiger, „Sex" gehöre nun einmal zum Leben, man „brauche" ihn ganz einfach, schließlich „tun es" auch die Tiere, er diene der Fortpflanzung und sei überhaupt „die schönste Nebensache der Welt". Dabei dreht sich oft längst alles Denken und alle Aufmerksamkeit um „dieses Eine", und ähnlich wie Alkohol als Entspannungsdroge zugelassen und *ritualisiert* wird, erscheint die Konsumgesellschaft *sexualisiert* und wirbt mit allen audiovisuellen Medien für den Stoff dieser Sucht.

Die Verlorenheit eines Sexsüchtigen, dessen Obsession ihn in seinem vollkommen entfremdeten, seelenlosen Alltag funktionstüchtig erhält, indem es ihm eine Illusion von Lebendigkeit verschafft, zeigt der Film *Shame* (2011) des britischen Regisseurs und Drehbuchautors Steve McQueen. Gemeinsam mit seinem überragenden Hauptdarsteller (Michael Fassbender) gelingt es ihm auf erschütternde Weise, die Qualen einer derart sinnentleerten, verzweifelt süchtigen Existenz sichtbar werden zu lassen. Gerade da, wo es um die intime Nähe zu einem anderen Menschen geht, die Vertrauen und Offenheit voraussetzt, um Geborgenheit und Lust erleben zu können, muss der Sexsüchtige jede echte emotionale Nähe von sich fernhalten, um sein Gegenüber als Objekt und Suchtmittel benutzen und kontrollieren zu können. Das gelingt ihm anscheinend leicht mit dem Konsum von Pornofilmen und -magazinen, indem er sich Prostituierte in die Wohnung bestellt oder aufsucht, und bei „One-Night-Stands" mit flüchtigen Kneipenbekanntschaften.

Doch als seine depressive, zutiefst einsame Schwester (Carey Mulligan) bei ihm auftaucht und ein wenig Trost und Geborgenheit zu finden hofft, gerät er in Panik und ist mit ihrer seelischen Not heillos überfordert.

Erst ihr Suizidversuch schockiert ihn zutiefst und scheint ihn aus seiner Erstarrung zu reißen. Nach einer Nacht voller sexueller Eskapaden, in der ihn die Schwester verzweifelt telefonisch zu erreichen versuchte, findet er sie im Bad seiner Wohnung mit aufgeschnittenen Pulsadern und kann ihr im letzten Moment noch das Leben retten.

Doch wenig später, in der Schlussszene des Films, sucht er schon wieder, rückfällig wie ein Drogensüchtiger, lüsternen Blickkontakt mit einer ihm gegenüber sitzenden Frau in der U-Bahn.

Die echte Sehnsucht der Menschen nach Nähe und Geborgenheit wird in einer von Profit- und Leistungswahn beherrschten Gesellschaft ebenso instrumentalisiert und geschäftlich vermarktet wie der Sport und das Spiel. Einem derartigen Interesse geht es jedoch nicht um die Freude am Dasein und den sinnlichen Genuss seiner selbst, um das bewusste Erleben und Verstehen dieses Wunders der eigenen Existenz. Vielmehr werden Körper und Sinne eines Menschen systematisch manipuliert und in Abhängigkeit getrieben, was sie nicht nur materiell ausbeutet – die Sport-, Medien- und Pornobranche sind gewaltige Industriezweige –, sondern obendrein zu willfährigen und vermeintlich „begeisterten" Mitgliedern des Systems macht.

Die Gesellschaft wird zum legalen Drogendealer ihrer Bürger, die sie mit „Brot", Alkohol und Spielen nach Bedarf versorgt, auf dass es ihnen „wohl ergehe". So ist auch die Ernährungsindustrie längst zur pervertierten Ausbeutung menschlicher Grundbedürfnisse sowie des Planeten und seiner Lebewesen verkommen – Reiche mästen sich auf Kosten der Armen und alle leben auf Kosten der Natur.

Fatalerweise ist überall die *Entfremdung vom eigenen Selbst* bereits zum „System" geworden, das sich aus seiner inneren Logik erhält und tatsächlich meint, dem Fortschritt zu dienen und Gutes zu tun: Daraus entsteht eine kranke Gesellschaft, die so lange schon *süchtig* strukturiert ist, dass die Krankheit für das Leben gehalten wird.

Dagegen kann der in seiner Geschlechtlichkeit wurzelnde *Eros* eine geradezu anarchische Wirkkraft entfalten. In der liebenden Hingabe zweier selbstbewusster Menschen, die sich füreinander entscheiden, weil sie sich körperlich, seelisch und geistig danach sehnen, mit dem anderen verbunden zu sein und sich ihm jederzeit verbunden fühlen, erschaffen beide die gemeinsame Welt eines Paares als der kleinsten möglichen Gesellschaft. Darin lassen sich potenziell alle im Zusammensein von Menschen erlebbaren Empfindungen, Gefühle und Gedanken entfalten, alle Leiden und Freuden, alle Ängste und Hoffnungen, alle Süchte und Sehnsüchte.

So wie die beiden Liebenden miteinander umgehen, sich unterstützen, voneinander lernen, gemeinsam streiten und sich erkennen, Schwierigkeiten überwinden und sich dem anderen in Licht und Dunkelheit offenbaren – „in guten wie in schlechten Zeiten“-, werden sie zum möglichen Idealbild für die Gesellschaft aller. Doch in dieser könnten sich Liebende nicht mehr geborgen fühlen, sobald sie darin keinen Platz für die Entwicklung ihrer Liebe finden.

Wie der Einsame in der „großen“ Gesellschaft nach dem Einen (Anderen) sucht, mit dem er ein Paar zu sein ersehnt, sucht ein Paar, das sich gefunden hat, nach einem Ort in der Gesellschaft, wo es sich und seine Potenziale – zu denen auch die Gründung einer Familie gehören kann – in Ruhe, und bei Bedarf mit Unterstützung, entfalten kann. Damit wird die romantische Liebe eines Paares zum Prüfstein für die Menschlichkeit einer Gesellschaft. Idealerweise würde von Einzelnen und Paaren beziehungsweise *Gruppierungen* eine möglichst liebevolle, harmonische, schützende Atmosphäre erzeugt, in der wiederum Einzelne und Paare oder Gruppen liebend gerne „beheimatet“ wären und sich geborgen fühlen können: Familien, „Sippen“ oder „Stämme“, die im konkreten Alltag einander begegnen, miteinander leben und letztlich „die“ Gesellschaft bilden.

Doch von einer Wirklichkeit romantischer Liebesbeziehungen scheinen wir heutzutage weiter denn je entfernt. Die von Medienkommunikation und virtueller Nähe beherrschte mobile, schnelllebige Massengesellschaft zerfällt in immer flüchtigere, sich nur noch auf Zeit und aus Nützlichkeit verbindende Interessengemeinschaften von Einzelmenschen. Deren Identitätsverlust hängt mit dem Schwinden einer solidarischen, sozialen Wertegemeinschaft zusammen und bedingt umgekehrt auch deren zunehmenden Verfall mit. Eine wahrhaftige Gesellschaft sehnt sich nach Solidarität wie ein Paar nach der Liebe. Und beide „Systeme“ entarten *süchtig* – und das heißt immer auch *gewalttätig* –, wenn es darin für die *Sehnsucht* und eine Entwicklung in deren Sinn keinen Raum mehr gibt.

Es bieten sich immer mehr Angebote der Zerstreuung, um die Sinnentleerung, Kälte und Lieblosigkeit der Gesellschaft nicht wahrnehmen zu müssen: ständig neue Spiel- und Sportarten, Events und Fernsehkanäle und ein allgegenwärtiges Internet als globaler, unendlich beliebiger Daten- und Informationslieferant. Und so lenkt sich auch das „lieblose“ Paar mit immer neuen Reizen, Außenaktivitäten und Feiern mit anderen von der Tatsache ab, dass beide längst nur noch eine Notgemeinschaft zur gegenseitigen Bedürfnisbefriedigung unterhalten, um letztlich ihrer Einsamkeit zu entfliehen. Doch so wenig eine Droge wahrhaftiges Glück verschafft und die Selbstbefreiung des Einzelnen ermöglicht, so wenig lässt sich Solidarität per Gesetz verordnen oder Liebe durch einen Ehevertrag beschließen. Die Einsamkeit des Einzelnen, der sich, so ungeborgen, selbst verloren ging, da er statt in sich selbst, im Außen nach Halt und Bestätigung zu suchen begann, wird zu einer Einsamkeit zu zweit und auf Zeit, bis der nächste Partner mehr Bestätigung und Sicherheit verspricht.

Eine „wertelose", entfremdete Gesellschaft versucht sich mit Spiel, Sport und Spaß von ihrer inneren Leere und Oberflächlichkeit abzulenken – wozu alle menschlichen Grundbedürfnisse mit ihren Sinnesreizen als den sicheren „Triebfedern" der Ablenkung herhalten müssen. Und ein liebloses Paar „vergnügt" sich (aktiv oder passiv) mit gemeinsamen kulinarischen Genüssen, sportlichen Aktivitäten und „Hobbys" oder eben, besonders in der „neugierigen" Anfangszeit der „Beziehung", mit seiner Sexualität, dem von Kant so entlarvend *mechanistisch* formulierten „wechselseitigen Gebrauch".

Die Befriedigung des Einzelnen, seine vermeintliche *Selbst*bestätigung, die unbewusst nur seinem *ich*bezogenen Geltungsdrang dient, beruht dabei immer auf den „Primärbedürfnissen" eines Menschen. Jedes davon kann süchtig entarten, aber die Abhängigkeit tritt meist in einem „Mischungsverhältnis" aller Bedürfnisarten auf, das den „Gepflogenheiten" seiner jeweiligen Gesellschaft entspricht. Dadurch wird die Suchtstruktur weniger deutlich, als dies der Fall wäre, wenn sich das ganze Leben des Einzelnen zwanghaft auf einen Bereich reduzieren und sich alles nur noch um Arbeit, Sport, Spiel, Trinken, Essen oder „Sex" drehen würde.

Erst wenn die Sexualität pervers oder kriminell wird, wenn Einzelne ihr verfallen wie der Heroinsüchtige der Nadel oder der Trinker dem Schnaps, wird sie öffentlich geächtet, weil die Betroffenen keinen Beitrag zur Entwicklung der Gesellschaft mehr leisten, sondern sie nur noch belasten und Kosten verursachen. Die Angst der noch unauffällig Süchtigen, in der Konfrontation mit den Endstadien ihrer eigenen Erkrankung, nötigt sie, die drastisch Betroffenen als haltlos und schwer gestört auszugrenzen, sie in besonderen Einrichtungen zu „verwahren" oder an den Rand der Gesellschaft, in entsprechende „Milieus", zu verbannen. Dadurch können sie sich stabiler fühlen und die eigene Sucht umso leichter zum Genuss verklären. „Man hat sein Lüstchen für den Tag und sein Lüstchen für die Nacht: aber man ehrt die Gesundheit", wie Friedrich Nietzsche (1966, S. 11) den Alltag der Masse beschrieb, die sich im Gehorsam eingerichtet hat und es dabei so bequem wie möglich haben will.

Indem jedoch die Sexualität des Menschen nur der Bedürfnisbefriedigung dient, die obendrein erwünscht ist und kanalisiert wird, verliert sie ihr sehnsüchtiges, Liebe, Schönheit und Fantasie erstrebendes Potenzial der Veränderung. Sie verkommt zur system- und arterhaltenden Fortpflanzung und zum lustvollen Ausgleich eines mühevollen Arbeitslebens, so wie eben auch Alkohol, gutes Essen, Sport und Spiel angeblich zu einem „angenehmen" Leben gehören.

Die aus der geschlechtlichen Triebkraft gespeiste und in *Eros* verwandelte *ästhetische Energie* des Menschen vermag hingegen fortwährende Quelle der Befreiung und Befriedung zu werden: für den Einzelnen, für das Paar und auch für die Gesellschaft, in der sie existieren – so wie Sauerstoff ihm *physische Energie* verschafft und sich sein Körper durch die *geistige Energie* zum beseelten, *selbstbewussten Leib* wandeln kann.

Sehnsüchtige Liebe zu einem anderen Menschen bleibt ein Leben lang daran interessiert, den anderen zu erkennen – wie auch sich selbst. Die Aufmerksamkeit dieser „Wesensschau" genügt sich selbst und verfolgt keinen Zweck, als wahrzunehmen und zu verstehen, zuletzt nur noch zu *staunen* über das Wunder der Liebe, dankbar für deren Schönheit und das Geschenk, mit allen Sinnen ihren tiefen Sinn erfahren zu dürfen.

Diese Kraft zieht uns für immer hin zum Anderen und führt schließlich zueinander. Liebe will sich verströmen und empfangen, nicht herrschen, sondern befreien, nicht begrenzen, sondern entgrenzen, nicht erlösen, sondern ersehnen. Sie findet in sich selbst ihr genügsames „maßloses Maß" – wie die Sehnsucht. Allenfalls für eine kurze schöne Ewigkeit gestillt, erwacht sie sogleich begeistert aufs Neue, bleibt für immer ihre eigene Herausforderung und diejenige der Gesellschaft, alles in ihren Kräften Stehende zu tun, sie lebendig zu erhalten.

Wo für die *Romantik* kein Raum mehr ist, kann die Liebe nicht gedeihen. Und die Sexualität, als ihr *Atem*, verkommt ohne Raum, Zeit und Muße füreinander zum „Zeitvertreib" gegen die Angst, wird ein weiterer „Leistungssport" zur Ausschüttung körpereigener Drogen, eine weitere „Spielart" der Sucht, ein gemeinsamer Fluchtweg von zwei Getriebenen, die ihre hormonelle Verblendung für Liebe halten und – derart berauscht – nichts von ihrer tiefen Verzweiflung spüren.

In der menschlichen Sexualität, als der körperlichen Quelle unserer lebendigen Sehnsucht nach Nähe zu einem anderen Menschen, die beim Säugling mit der Suche nach der stillenden Brust beginnt und vielleicht eines Tages mit einem liebevollen Streicheln der Hand des Sterbenden durch seinen Nächsten endet, liegt zugleich eine Verheißung vollkommenen irdischen Glücks wie andererseits die Gefahr lebenslanger Verzweiflung und Abhängigkeit besteht – wenn ihre Sehnsucht ganz unerfüllt bleibt oder missbraucht wird.

Weil wir in der geschützten, liebevollen Beziehung mit der Mutter ursprüngliches Vertrauen ins Leben und in die Liebe lernen können, die unseren Selbstwert aufbaut und stärkt, weil wir uns darin jederzeit versorgt und geliebt fühlen können, ohne uns ihre Zuneigung erst verdienen zu müssen, führt uns eine massive Störung dieser ersten Beziehung unseres Lebens in eine andauernde Beziehungskrise.

Eifersucht, Misstrauen, Nähe- und Verlustangst, Gehemmtheit und Überforderung, Größenwahn oder Selbsthass haben ihre Wurzel in einer früh gestörten Bindungserfahrung, wie die gründliche Erforschung dieser Zusammenhänge mittlerweile gut belegt. (In ► Abschn. 4.1 werden wir uns ausführlich mit der Bedeutung frühkindlicher Beziehungen und deren Bedeutung für den weiteren Lebensweg beschäftigen.)

Die Ursachen der Sexsucht liegen fast immer in einer erlittenen sexuellen Misshandlung der eigenen Person, die später im entsprechend „gestörten" Verhalten ihr eigenes, unverarbeitetes Trauma erneut ausagieren muss. Sehr oft wurden Prostituierte als Kinder sexuell ausgebeutet und versuchen sich als Erwachsene auf diese Weise über ihren Schrecken zu erheben. Und auch viele andere Störungen und Auffälligkeiten des Sexualverhaltens (Egle/Hoffmann/Joraschky, 2004, S. 387) hängen direkt mit einer beschädigten eigenen Sexualität zusammen.

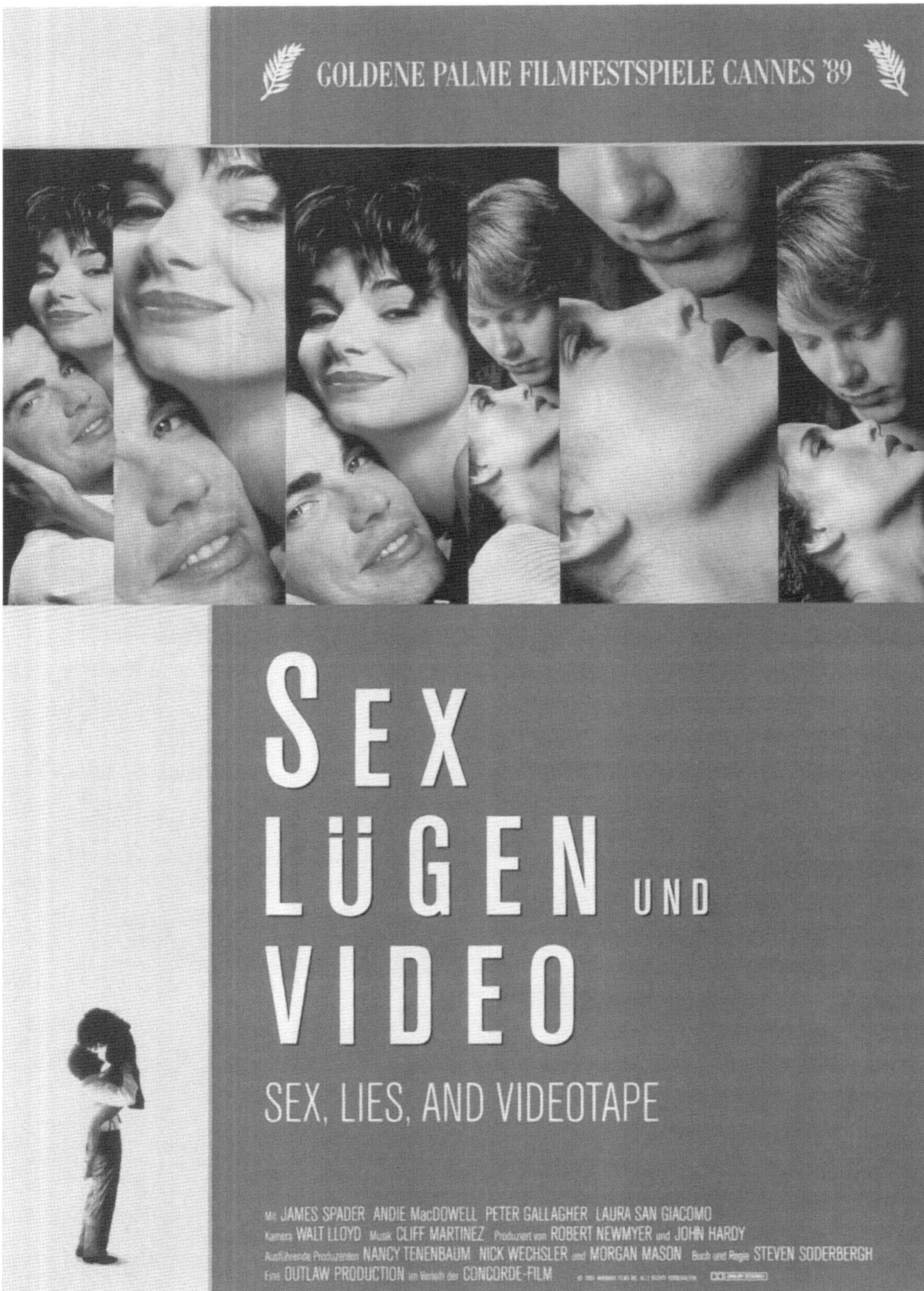

Abb. 3.7 Sexsucht und Sehnsucht nach Nähe. (Filmplakat zu dem Film *Sex, Lügen und Video;* Sammlung Richter/Cinetext Bildarchiv; mit freundlicher Genehmigung)

Zur Verdeutlichung der Betrachtungen über die menschliche Sexualität und deren süchtigen Missbrauch zur Kompensation eigener *Entfremdung* sei die Aufmerksamkeit des Lesers erneut auf eine besonders stimmige Filmerzählung gerichtet.

Sex, Lügen und Video (◉ Abb. 3.7) heißt das berührend erhellende Frühwerk des Autorenfilmers Steven Soderbergh (1989), das bereits im Titel einen „Verblendungszusammenhang" (Adorno, 1966, S. 364) medialer Manipulation ausdrückt und in dessen Geschichte zugleich Symptome und Ursachen aufscheinen, die den Betrachter zur Deutung herausfordern. Im Rahmen dieses Buches ergeben sich durch das Verhalten der Protagonisten im Film weitere Verknüpfungen, die bis in die Frühzeit der Beziehungsstörungen zurückreichen.

Die Intensität von Soderberghs Film geht – wie alle große Kunst – auf einen autobiografischen Hintergrund zurück. Der damals erst 25-jährige Regisseur schrieb das Drehbuch in wenigen Wochen während einer Autofahrt durch die USA und verarbeitete darin teilweise eigene Beziehungserfahrungen (Soderbergh, 1990).

Jeder der vier Protagonisten ist in einer Lebenslüge gefangen und hat ein gestörtes Verhältnis zur eigenen Sexualität: John, ein narzisstischer Rechtsanwalt, betrügt seine Frau Ann mit deren jüngerer Schwester Cynthia, die sich mit ihm eingelassen hat, um sich an der vermeintlich perfekten Ann zu rächen. Die lebt mit John scheinbar glücklich und in materiellem Wohlstand, während sie, eine verhinderte Malerin, ihren Lebensunterhalt als Bardame verdient. In Wahrheit ist Ann depressiv und hat sich, auch aus der Entfremdung ihrer Ehe, in neurotische Ängste und Zwänge geflüchtet, weshalb sie schon seit Längerem in psychotherapeutischer Behandlung ist.

Graham, der vierte Protagonist, ist ein alter Schulfreund von John, der ihn und Ann nach Jahren erstmals besuchen kommt. Er reist mit seinem Wagen ziellos herum und versucht die Schuldgefühle wegen seines früheren betrügerischen Lebenswandels mit einem zwanghaften Voyeurismus zu kompensieren, indem er vor sich und anderen ein höchst seltsames „Forschungsprojekt" inszeniert. Als Ersatz für reale körperliche Nähe nimmt er die Intimgeständnisse verschiedener Frauen auf, die er vor laufender Videokamera zum Interview bittet, um sich später, wieder allein mit diesen Erzählungen, vor dem Fernseher selbst zu befriedigen.

Was so beschrieben als beliebiges dramaturgisches Konstrukt erscheinen mag, erweist sich durch das kammerspielartige Beziehungsgeflecht der beiden Paare und das ungeheuer intensive Spiel der Akteure – die seinerzeit, ebenso wie ihr Regisseur, noch weitgehend unbekannt waren –, als überaus dichte und stimmige filmische Reflexion über süchtige „Abarten" der Sexualität und einer dahinter tief verborgenen *Sehnsucht nach wahrhaftiger Zuneigung*. Von der ahnen die Protagonisten allenfalls etwas, aber weil diese Sehnsucht sehr früh schon zutiefst enttäuscht und ausgenutzt wurde, entartet sie zwanghaft, um Lust und Vergessen zu erzeugen oder Macht auszuüben.

Zwischen Ann und Graham, die im Laufe der Geschichte zu „Wahlverwandten" werden, entwickelt sich sehr behutsam und in aufrichtigen Gesprächen eine zärtliche Nähe,

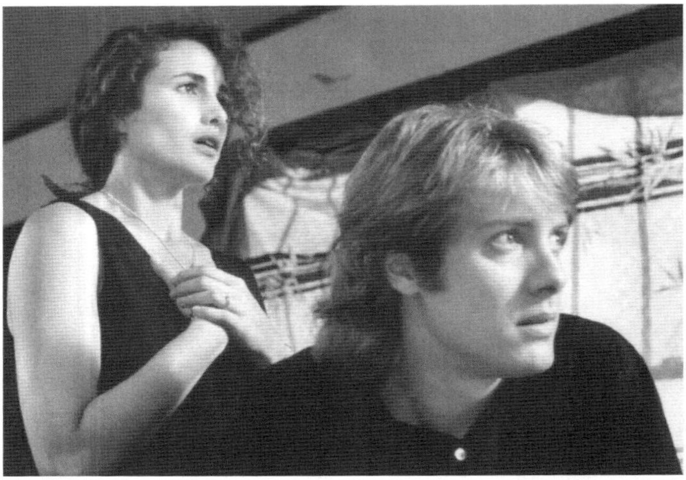

Abb. 3.8 Graham und Ann werden „Wahlverwandte". (Szene aus dem Film *Sex, Lügen und Video;* Cinetext Bildarchiv, mit freundlicher Genehmigung)

indem sie einander ihre Schwächen offenbaren und dem anderen in seiner Not beizustehen versuchen (⊚ Abb. 3.8).

John und Cynthia hingegen haben einander unbewusst immer nur als Mittel zum Zweck der narzisstischen Befriedigung benutzt und verstricken sich am Ende ihres Intrigenspieles in einen Machtkampf, noch bevor Ann die Wahrheit herausfindet. Cynthia, die ihren Narzissmus schon immer sexuell promiskuitiv ausagiert hat, beginnt sich für Graham zu interessieren, was John vor Eifersucht rasend macht. Als er dann noch jenes Videoband findet und ansieht, auf dem Ann, nach der Entdeckung seiner Untreue, Graham Einzelheiten über ihr Intimleben erzählt hat, nimmt John bittere Rache an seinem früheren Freund.

Auch der Zuschauer erfährt aus dem „Interview", das die beiden miteinander führen – und in dem Ann auf einmal *ihn* zu befragen beginnt –, dass Graham sich zwanghaft in die Enthaltsamkeit dieser „virtuellen" Sexualität flüchtete, weil er vor Jahren aufgrund seiner sexuellen Eskapaden die Liebe seines Lebens verloren hat und nun wie besessen dafür zu büßen versucht. Ann führt ihm im Gespräch – dessen Aufzeichnung der Zuschauer auf der Leinwand zeitgleich mit John vor dem Fernsehschirm ansieht – die Absurdität seines Verhaltens vor Augen und ist doch gleichzeitig gerührt von Grahams hilflosem Versuch der Wiedergutmachung.

Durch dieses einfühlsame, wahrhaft intime Vertrauen zwischen den beiden – denn jetzt haben sie zutiefst aufrichtig über ihre Ängste, Sehnsüchte und Verletzungen zu sprechen begonnen – entsteht ein Moment liebevoller Zuneigung, der für den ichsüchtigen John nicht zu ertragen ist. Und er enthüllt Graham, um ihn damit, wie er meint, endgültig „fertigzumachen", dass er mit dessen Jugendfreundin, die der andere zu seiner großen Liebe verklärte, schon früh eine sexuelle Affäre hatte.

Doch Graham fühlt sich da bereits durch die wahrhaftige Nähe, die er mit Ann erlebt hat, zu sich selbst und zur Liebe ermutigt. Nachdem John triumphierend gegangen ist, zerstört er deshalb vor den Augen des Zuschauers seine Videokamera und die Interviewbänder. Mit dieser Lebenslüge und diesen Ersatzgefühlen will er nichts mehr zu tun haben.

Graham und Ann werden ihre Sexualität nicht länger süchtig missbrauchen beziehungsweise sich selbst – ihr Selbst – um sie betrügen, sondern zwischen ihnen wird sie eine zärtlich erotische „Sprache“ sein können, mit der sie ihre Nähe auch nonverbal ausdrücken und erleben.

Bevor Graham die Kamera ausschaltet, haben die beiden mit wunderbar sanften Berührungen jeder lange das Gesicht des anderen gestreichelt.

Auch wenn wir im Film nichts über die Kindheitsgeschichten der Protagonisten erfahren, lässt doch bei allen das gestörte Beziehungsverhalten die frühe Beschädigung ihres *Selbstwertgefühls* und daher das Fehlen eines wahrhaftigen *Selbstbewusstseins* deutlich erahnen. Daher erkrankte gerade ihre Sexualität als „Medium“ liebevoller Zuneigung, weil sie mit ihr der Ohnmacht tatsächlich erfahrener Lieblosigkeit zu entkommen hofften.

3.5.6 Hungern

Auf ebenso tief in die frühkindliche Entwicklung eingreifende und mit emotionalem und physischem Missbrauch zusammenhängende Beziehungsstörungen verweisen jene Zwänge, die ein *süchtiges Essverhalten* offenbaren: entweder Nahrung in lebensgefährlichem Ausmaß zu verweigern – *Magersucht* –, zu sich zu nehmen – *Fettsucht* – oder zwischen beidem zu schwanken – *Ess-Brech-Sucht* (zur Fettsucht siehe ► Abschn. 3.5.7).

Noch elementarer als die *Sexualität* eines Menschen ist zunächst für sein physisches Überleben die *Ernährung*, aber weil beides *angeborene Bedürfnisse* sind, Kräfte, die jederzeit *instinktiv* lange vor jeder Bewusstseinsbildung wirken, erscheint deren Störung umso gravierender und prägender.

Die *liebevolle* Ernährung eines Säuglings, das *Stillen*, trägt wesentlich, wie die Nahrung selbst, zur Erfahrung von Sicherheit und Geborgenheit bei, stärkt den Körper und besänftigt die Seele, wodurch früh schon entscheidende Fundamente für Selbstwert und Selbstvertrauen gelegt oder, im Fall traumatischer Belastungen, nachhaltig erschüttert werden können. Gerade die umfassende Ohnmacht des Säuglings, sein vollständiges Angewiesensein auf die Zuwendung der Mutter – oder einer anderen liebevollen und sicher verfügbaren Bezugsperson –, die ihn nicht nur „versorgt“, sondern jederzeit Wärme, Beruhigung und zärtliche Geborgenheit schenkt, macht ihn umso empfänglicher für die ihn umgebende *Atmosphäre.*

Daher sind schon zu Beginn jeder menschlichen Entwicklung das Empfinden für den eigenen Körper, als Quelle von Lust und Wohlbehagen, und dessen Versorgung mit wohlschmeckender, bei Bedarf jederzeit verfügbarer Nahrung untrennbar miteinander verbunden und für die gesunde Entwicklung eines Kindes unverzichtbar. Genussvoll essen beziehungsweise, als Säugling, zunächst trinken zu können, dabei die Wärme der weichen Haut zu spüren, den sanften Klang einer beruhigenden Stimme zu hören und sich, noch ganz ohne Bewusstsein, als Mittelpunkt des Universums zu fühlen, wird zur Basis einer stabilen Ich-Entwicklung. In den seligen Momenten leibhaftiger Befriedigung scheint die ganze Welt nur für dieses neugeborene Wesen da zu sein.

Die *Voraussetzungen* für die Entfaltung der im konkreten einzelnen Menschen liegenden Möglichkeiten, auf dem Weg zum Selbst, sollen erst in ► Abschn. 4.1 näher betrachtet werden. Aber gerade im Zusammenhang einer gestörten Ernährung des Körpers – und einer Störung des sinnlichen Erlebens durch sexuelle „Übergriffe" – wird überaus drastisch klar, wie eminent wichtig die Erfahrungen der Frühzeit eines Kindes für die Entwicklung seiner Persönlichkeit sind und wie entscheidend die Bedingungen für Krankheit und Gesundheit, Sucht und Sehnsucht, in dieser Phase grundgelegt werden.

Gerade an den so besonders schwer behandelbaren Symptomen einer Essstörung – wie an den Beziehungsstörungen eines Menschen – lassen sich die frühe Ohnmacht, Einsamkeit und verzweifelte Sehnsucht des kleinen Kindes erkennen. So wie der nicht gestillte *Seelenhunger* auch beim Jugendlichen oder Erwachsenen noch über die Speise befriedigt werden soll, die sich vorenthalten oder einverleibt wird. Alles Leben bleibt auf die Nahrung ausgerichtet – weil sich die Welt nicht liebevoll um den Säugling gedreht hat, wie es ihm angemessen gewesen wäre.

Oder alle Lebensenergie kreist – häufig auch in Verbindung mit einer Essstörung – um die Nähe und Distanz zu einem vermeintlich rettenden („stillenden") Menschen, auf den der Süchtige seine (ungestillte) Sehnsucht projiziert. Doch so entwickelt sich keine Liebesbeziehung, sondern entweder Abhängigkeit oder die ständige Flucht davor, weil es seit je an *Selbstliebe* mangelt, die doch Voraussetzung dafür ist, sich vertrauensvoll öffnen zu können, ohne die Angst, sich zu verlieren.

Die Seele bleibt hungrig, weil sie *in sich* ungeborgen ist, so viel Nahrung der Körper auch zu sich nimmt. Und sie bleibt einsam, so nahe ihr ein anderer Körper auch kommt, weil sie nicht daran *glaubt*, dass sie liebenswert ist. Also bemüht sie sich, einem anderen zu entsprechen, der offenbar ihre Nähe will, ohne dass sie eigentlich „weiß", warum. Denn sie hätte es vor allem Wissen *erfahren* müssen, um sich ihrer Liebenswürdigkeit sicher zu sein.

Genuss hat mit *Hingabe* zu tun – beim Essen wie in der Liebe. Es hieße, sich dem für mich Nährenden und Wärmenden mit ganzer Aufmerksamkeit zu überlassen, in dem *Vertrauen* darauf, dass mir jede Art der Zuwendung liebevoll und verlässlich gewährt wird, von Menschen, die mich gern versorgen und zu mir selbst ermutigen wollen, ohne dass ich sie dazu „genötigt" habe – wie ein Baby, das nach Essen schreit – oder mir ihre Liebe durch Wohlverhalten verdienen musste.

Wenn die Zuwendung der Mutter – oder der versorgenden Person – nicht wirklich aufmerksam und liebevoll geschieht, wenn sie abgelenkt oder gestresst ist und mit ihren Gedanken und Gefühlen ganz woanders, fühlt sich das hoch sensible Baby eben auch nicht wirklich wahrgenommen und gemeint (siehe hierzu auch ► Abschn. 3.2).

Offenbar ist es mit seinen Bedürfnissen eine zusätzliche Belastung für die Bezugsperson und deren Gefühle, auf die es Rücksicht nehmen muss, wenn es überhaupt versorgt werden will. Um nicht länger zu stören, trinkt es hastig und voller Anspannung und erlebt die Nahrung – die Brust der Mutter – nicht als etwas, das ihm jederzeit gern und lustvoll zur Verfügung steht, sondern als etwas, das der andere kontrolliert und nach Belieben gewähren oder verweigern kann.

Und genau diese *Kontrolle* über die Nahrung versucht der „freiwillig" Hungernde später für sich (zurück)zu gewinnen – oft gerade zu der Zeit, da sein Körper allmählich zur Geschlechtsreife erwacht, was ebenfalls entweder als „Fremdbestimmung" oder autonomer Freiraum der Lust erlebt werden kann. Wenn ihm nicht gern und auf Verlangen gegeben wird, entscheidet er eben eigenmächtig, ob und wann er etwas zu sich nimmt. Die autoritäre Verfügungsgewalt des Satzes „Gegessen wird, was auf den Tisch kommt" beantwortet der Hungernde für sich mit dem Satz „Ich esse deine Suppe nicht", – wie so treffend der Buchtitel einer Aufsatzsammlung zur *Psychoanalyse gestörten Essverhaltens* (Jongbloed-Schurig, 2006) heißt.

Essstörungen sind der *süchtige* Versuch, die Spannung zwischen der *Sehnsucht nach Geborgenheit* und *der Sehnsucht nach Autonomie* dadurch „aufzulösen", dass der Einzelne unbewusst mit der Kontrolle des Essens auch seine Autonomie zu erzwingen versucht, Kontrolle für Autonomie hält, und sich gerade dadurch endgültig von der Nahrungsaufnahme abhängig macht (Hirsch, 2010).

Im Grunde ist diese Ausgangsspannung so elementar und unvermeidlich wie jene zwischen Körper und Seele und ließe sich daher in einer jederzeit vertrauensvoll nährenden und schützenden Umgebung allmählich in Selbstvertrauen wandeln, weil der Einzelne im bewussten Umgang mit diesen (nur scheinbar) gegensätzlichen Sehnsüchten bei sich erleben würde, wie stark, flexibel und autonom er sich wirklich entwickelt hat.

Die Spannung zwischen Körper und Seele, Geborgenheit und Autonomie, Nähe und Distanz erzeugt gerade jene Dynamik, die uns lebendig erhält und zur Herausforderung an jeden Einzelnen wird, sie auf seine ureigene Weise schöpferisch zu überwinden und bewusst in die persönliche Selbstentwicklung zu integrieren.

Ein Süchtiger versucht, diese Spannung in die eine oder andere Richtung aufzulösen: Der „Geborgenheitssüchtige" – Substanzabhängige – gerät in den Sog seiner jeweiligen Droge, die ihm unmittelbares Wohlgefühl verschaffen soll (Alkohol, Rauschmittel, Medikamente oder Essen), der „Autonomiesüchtige" hingegen verweigert möglichst viele Substanzen und die Nahrung bis zur Grenze des Verhungerns, weil er unbedingt die Kontrolle behalten muss, um sich unabhängig zu fühlen.

Fast immer entwickelt sich eine Essstörung innerhalb eines familiären Systems, in dem die Kommunikation schwer gestört und eine Frage der Macht ist. Es gibt meist klare Hierarchien und Rollenzuschreibungen zwischen Eltern und Kindern, deren eigene Gefühle und Bedürfnisse nicht wichtig sind – weder erfragt noch ermutigt werden -, sondern eher als lästig und unersättlich gelten und daher unterdrückt oder kompensiert werden müssen.

Wenn aber Körper und Seele eines Kindes keinen angemessenen Ausdruck finden können und als Belastung der „genervten" Eltern beziehungsweise der jeweiligen Bezugspersonen erscheinen oder das Kind für seine natürliche – „triebhafte" – Bedürftigkeit offen verurteilt oder gar bestraft wird, beginnt es, seine Gefühlsregungen zu kontrollieren und bestmöglich den Erwartungen der Umgebung zu entsprechen. Die wünscht sich offenbar ein gehorsames, unauffälliges und dabei hilfreiches Verhalten des Kindes, das nicht nur nicht stört, sondern möglichst viel Freude bereitet und so der Stolz seiner Eltern wird – wie ein brav apportierendes, folgsames „Hündchen", das obendrein schöner und besser als andere sein soll.

Daher finden sich unter den magersüchtigen Kindern und Jugendlichen häufig besonders folgsame, fleißige, perfektionistische und auffallend schöne Kinder, die wegen dieser Eigenschaften Zuspruch und Wertschätzung ihrer Eltern erfahren. Vor allem bei jungen Mädchen tritt diese Erkrankung während der Entwicklung ihrer Geschlechtsreife vermehrt zum ersten Mal in Erscheinung.

Sonst unbeachtet und vernachlässigt, erreichen sie über diese vermeintlichen Tugenden und äußerlich sichtbaren Attribute – Arbeitseifer, gute Noten, gute Manieren, gefällige Erscheinung … – schließlich doch ein wenig Aufmerksamkeit und werden manchmal dafür noch gegenüber ihren Geschwistern zum Vorbild erhoben. Dass führt dazu, dass sie sich auch künftig derart anpassen.

Doch hinter der „braven" Fassade wachsen die innere Spannung und Verlorenheit des nicht um seiner selbst willen geliebten Kindes immer weiter, je stärker und länger seine ursprüngliche Sehnsucht nach wahrhaftiger Geborgenheit unerfüllt bleibt.

Jenes Machtgefühl, das die Kontrolle über die Nahrung ihnen bietet, und das flüchtige Lob für Fleiß und Erfolg können die tiefe Sehnsucht nicht stillen, sich geliebt und beschützt zu fühlen. Zumal der immense Kraftaufwand, den das bedürftige Kind dafür zu leisten hat, in keinem Verhältnis zum bloßen Gefühl der Erleichterung steht, wenn die Anstrengung vorüber ist. Vielmehr breitet sich dann jedes Mal eine große Leere aus. Und es braucht, wie bei einem Schauspieler, der den Applaus nötig hat, um an sich glauben zu können, immer neue „Beweise" der eigenen Macht und des Erfolgs, der sich im „Kampf" um jedes Gramm auf der Waage oder jede weitere bestmöglich bestandene Prüfung zeigen kann.

Die eigentlich durch Liebe zu gewährende Sicherheit versucht sich die magersüchtige Person selbst zu verschaffen, indem sie ersatzweise ihre Nahrungsaufnahme kontrolliert, was eine Stärke vorgibt, hinter der ihre Seele so *trostlos* bleibt, wie sie tatsächlich ist. Dabei wird *Hungern* gerade deshalb zur *Sucht*, weil sich in den Familiensystemen, da sich eine *Magersucht* ausbildet, Essen oft die einzige Form der Zuwendung ist. Liebe, die nicht geschenkt werden kann, weil sie nicht vorhanden ist – selbst von den eigenen Eltern nicht erfahren wurde –, soll ersatzweise über die Nahrung verabreicht werden. Das Stillen körperlicher Bedürfnisse ist elementar und unvermeidlich, und wo sich kein bewusstes Selbstwertgefühl entwickelt hat, wird Triebbefriedigung für Liebe gehalten.

Doch weil das Kind *vorbehaltlose umfassende Zuwendung* braucht und nicht solche, die als Essen auf den Tisch kommt, das nach festem Ritual gemeinsam verspeist werden soll, um damit ein harmonisches Familienleben zu inszenieren, beginnt es, die Nahrung zu verweigern und setzt seine eigene Inszenierung dagegen.

Indem sie sich verweigert und immer mehr an Gewicht verliert, protestiert die magersüchtige Person unbewusst gegen diesen *Liebesersatz des Essens*, indem sie mit ihrem verhungernden Körper „bei lebendigem Leibe" zeigt, wie sehr in Wahrheit ihre Seele an *Liebeshunger* leidet.

Tragischerweise wird diese Inszenierung von genau jenen Personen, für die sie aufgeführt wird, damit sie endlich verstehen, dass sie Liebe und Aufmerksamkeit zu geben hätten und nicht Nahrung oder Geld, gerade *nicht* verstanden, weil auf beiden Seiten das Unbewusste Regie führt.

Wo die eigene Sehnsucht nach Geborgenheit einen deutlichen Ausdruck finden will, ja *einzufordern* wäre, spricht nur ersatzweise, und lange Zeit heimlich, die Sucht.

Auch wenn irgendwann unübersehbar ist, „dass mit dem Kind etwas nicht stimmt", müssen die Eltern *die Wahrheit der Lieblosigkeit* unbewusst abwehren (verdrängen), weil in ihrem Bewusstsein so nicht weiterzuleben wäre. Indem die Eltern ausblenden, was sie ihrem Kind eigentlich antun, wehren sie die Erinnerung an die durch ihre eigenen Eltern erlittene Grausamkeit ab.

Längst beherrschen ja Angst und Depression, Aggression und Narzissmus, Geltungs- oder Harmoniesucht, in je unterschiedlicher Gestalt, auch das Seelenleben der Eltern, die sich über ihre jeweiligen Symptome zu stabilisieren versuchen, ohne um ihre eigene – verborgene – Sehnsucht zu wissen. Statt sich „auf Augenhöhe" zu begegnen, einander die eigenen Ängste, Bedürfnisse und Wünsche mitzuteilen, um voneinander zu erfahren, zu lernen und einander beizustehen, haben die Kinder Angst, abgewiesen und verlassen zu werden, und die Erwachsenen Angst davor, zu versagen und sich zu erinnern, wie ungeliebt sie selbst waren.

Die eigene Not, an die das kranke Kind die Eltern unbewusst ebenso erinnert wie an die Lieblosigkeit in der Familie, darf nicht bewusst wahrgenommen werden, sondern wird an den Symptomen des Kindes zu „behandeln" versucht: Wenn das nur endlich wieder „normal" isst, ist alles wieder gut.

Das Kind aber bleibt krank, solange sich nicht wirklich etwas ändert, was jedoch gerade nicht geschieht, weil dann *die Krankheit der Familie* offenbar würde, die das kranke Kind nötig hat, um sich als Familie hilfreich und „eigentlich normal" zu erleben. Alle machen sich Sorgen, aber nichts ändert sich.

Wenn die Erkrankung des Kindes als Symptom eines kranken Systems verstanden würde – wie übrigens viele andere psychosomatische Erkrankungen eines Familienmitglieds Ausdruck des nonverbalen Widerstands gegen eine kranke Umgebung sind (dazu in ▶ Abschn. 3.7.4 mehr) –, ließe sich ein wesentlicher Veränderungsprozess in Gang setzen, in dessen Verlauf nicht nur die Nöte jedes Einzelnen bewusst und offen ausgedrückt werden könnten. Auch die Familie bekäme dadurch eine Chance, sich zu wandeln und – vielleicht erstmals – zu einer offenen, liebevollen, aneinander interessierten und sich gegenseitig unterstützenden Gemeinschaft zu werden: zu jener idealen Gesellschaft im Kleinen, mit einem liebenden Elternpaar als Ursprung und Basis, als die sie gemeint war.

Zumeist aber wird in einer kranken Familie ein krankes Kind als Gefahr für das System erlebt – als leibhaftiger Widerspruch zu dessen Intaktheit – und, oft sogar gegen seinen Willen, einer „Behandlung" unterzogen.

Ebenso wie in gestörten Arbeitsorganisationen und Gesellschaften ein Einzelner, eine Gruppe oder eine fremdländische Minderheit als Bedrohung ausgegrenzt oder gar bekämpft („gemobbt") wird – mit dem *Holocaust* als Inbegriff perverser Entfremdung –, um die Krankheit des eigenen Systems und der eigenen Gesellschaftsordnung nicht wahrnehmen zu müssen. Arno Gruen (2000), ein 1936 mit seinen Eltern in die USA emigrierter deutscher Psychoanalytiker, hat in seinem großen Essay *Der Fremde in uns* diese Zusammenhänge zwischen personaler und gesellschaftlicher Entfremdung überaus deutlich erhellt.

Die „Therapie" der Magersucht erfolgt meistens durch eine überwachte „Umerziehung" des Essverhaltens, an deren Beginn oft – bei besonders ausgeprägtem Zustandsbild und Unterschreitung eines medizinisch definierten Richtwertes – eine Zwangsernährung per Sonde in einem Krankenhaus steht. Der Kontrollwahn des Süchtigen wird durch die Kontrolle seines Verhaltens durch eine mächtige Institution beantwortet, worauf der Patient wiederum nur mit erneuter Verweigerung reagieren kann.

Ein Kind hat meist keine Chance, diesem Zwangssystem zu entkommen, weshalb seine Symptomatik chronisch zu werden beginnt. Und der erwachsene Essgestörte bleibt dann, meist in Fortsetzung der früh ausgebildeten Muster, umso stärker angstvoll darauf fixiert, seinen scheinbar einzig verfügbaren Freiraum nicht zu verlieren, und verfestigt seine Symptome.

Gerade weil die Erkrankung so hartnäckig missverstanden und so rigide bekämpft wird, erhält sie sich so zwanghaft: Der emotionale Druck auf den leidenden Menschen ruft unbewusst nur wieder dessen Gegendruck hervor, den er zunächst als befreiend erlebt, in Wirklichkeit aber erneut gegen sich selbst richtet – ähnlich wie ein schwer alkohol- oder drogenabhängiger Patient, dessen Sucht seit je nur symptomatisch bekämpft wurde, ohne dass sich dadurch sein Leben verändert hat, bei jedem Rückfall zunächst wieder Erleichterung empfindet, da sich wenigstens seine Entzugssymptome mildern. Diese *Illusion* von Freiheit, für den Moment, da die Droge wirkt – die magersüchtige Person kontrolliert bleibt –, ist die einzige, die der Abhängige noch kennt. Tatsächlich verlängert er jedoch mit jedem Rückfall seine Leidenszeit.

Wie sehr das Hungern ein Zwangssystem ist, bei der die übermächtige Kontrolle der Eltern, der Zwang sich ihrem System zu unterwerfen, durch den „Hungerstreik" selbstschädigend sabotiert wird – ähnlich einer politisch motivierten Verweigerung des Essens, die meist verzweifelter Protest gegen staatliche Übermacht ist –, zeigt sich besonders an einer qualvollen Variante wahnhafter Kontrolle, der Bulimie.

Diese Form der Essstörung bedeutet zuerst einen anfallartigen *Zusammenbruch* der Kontrolle durch rauschhaftes Verschlingen großer Nahrungsmengen in kürzester Zeit, wofür sich gleich danach, noch bevor das Essen verdaut ist, mit dessen Erbrechen wieder bestraft werden muss.

Der innere Hungerzwang wird durch den anarchischen Fressanfall zwanghaft untergraben, um mit sofortiger Entleerung wieder rückgängig gemacht zu werden: *doppelte Bestrafung* durch *doppelte Herabwürdigung*, weil zum Gefühl des Versagens auch noch die demütigende Prozedur des Erbrechens zu erleiden ist.

Der Dynamik nach handelt es sich dabei um eine Form massiv selbstverletzenden Verhaltens, das an psychotischen Wahn grenzt (siehe hierzu ► Abschn. 3.8), bei dem der Finger im Hals wie ein Messerschnitt in die Haut wirkt, auf absurd erscheinende, „perverse" Art erleichternd – *Sadomasochismus* gegen das eigene Selbst.

Während eine magersüchtige Person unbewusst ihr Verschwinden inszeniert, eher Hunger leidet, als sich mit dem „Liebesersatz Nahrung" abspeisen zu lassen, folgt die Fressattacke – wie die Sexualität – zwar einem naturgegebenen Impuls, nur um sich sogleich für diese Schwäche – diesen Kontrollverlust – zu bestrafen. Mit Genuss hat beides nichts zu tun: Ein absichtlich hungernder Mensch quält sich passiv, der absichtlich Erbrechende bringt sich aktiv um den Genuss. Beiden mangelt es an Vertrauen in ein *geborgenes*, „nahrhaftes", Leben, das sie eben nie wirklich erfahren haben. Erst um den „Preis" der Selbstaufgabe und Anpassung werden Zuwendung und Sicherheit gewährt, gleichsam „hergestellt" durch Fleiß, Gehorsam und Perfektion.

Mit andauernder, ungeheurer Anstrengung „verdient" sich das Kind Aufmerksamkeit und Lob – wie ein „Taschengeld" –, statt vorbehaltlos und um seiner selbst willen Liebe geschenkt zu bekommen. Und weil die Seele andauernd Hunger leidet bei so viel Selbstkontrolle – da alle eigenen Bedürfnisse und die Umgebung „störenden" aggressiven Gefühlsäußerungen unterdrückt werden sollen –, errichtet die hungrige Person unbewusst, in der Art eines „vorauseilenden Gehorsams, ein noch rigideres Kontrollsystem in sich selbst. Dieser Kontroll*mechanismus funktioniert* übrigens sehr ähnlich dem der *rituellen* Zwangsstörungen (► Abschn. 3.5.8).

Die innere Kontrolle scheint der magersüchtigen und/oder bulimischen Person durch ihre Verfügungsgewalt über die Nahrung einen wesentlichen Freiraum zurückzuerobern, indem *sie* entscheidet, was sie wann isst oder nicht, doch in Wahrheit hat sie mit ihrer unnachgiebigen Strenge gegen sich die Ordnung ihrer bedürftigen, autoritären Umgebung zum eigenen Maßstab erhoben und verinnerlicht. Mit der rigiden Kontrolle der eigenen Nahrungsaufnahme wird symbolisch noch einmal die Beherrschung der kindlichen Psyche durch die Forderungen der Eltern wiederholt.

Auch wenn das Essverhalten schon beim Kleinkind gestört sein kann, weil die Nahrung von einer dominanten Elternfigur (oder von beiden) als Ordnungs- oder Belohnungssystem instrumentalisiert wird, tritt die Sucht als Stabilisierungsversuch meist zuerst im jugendlichen Alter auf, da die psychische Überforderung die gesunden Abwehrmechanismen erschöpft hat. Ähnlich wie ein überlastetes körperliches Immunsystem zusammenbricht, wird eines Tages die seelische Spannung im Jugendlichen unerträglich, da er nicht nur den Erwartungen der Eltern, sondern auch noch den körperlichen Veränderungen mit ihren verwirrend starken Triebimpulsen zu entsprechen hat und er dagegen ein inneres Bollwerk der Selbstkontrolle errichtet. Askese, Disziplin und Leistung werden dabei tragende Stützpfeiler seiner unterdrückten Psyche, die damit fatalerweise den Prozess ihrer emotionalen Ausbeutung selbst übernimmt, ihn nach innen verlagert und sich der eigenen Lebendigkeit, Freiheit und Freude beraubt.

Das Territorium der eigenen Seele war so lange und dominant von der elterlichen Kolonialmacht besetzt, bis das Kind schließlich vor deren Maßstäben kapituliert und dementsprechend zwanghaft sein Land regiert. Daher kann sich die Besatzungsmacht beruhigt wieder zurückziehen – eine Region gilt als erobert, sobald die Einheimischen die fremden Gesetze als ihre eigenen übernommen haben und nach diesen das Land regieren, das sie jetzt für „befreit" halten.

„Das Kind ist sehr brav und macht seinen Eltern viel Freude" – doch wie geht es dabei dem eigenen Selbst dieses Kindes? Es verhungert „bei lebendigem Leibe" und manchmal nicht einmal das.

3.5.7 Essen

Während bei der Ess-Brech-Sucht (Bulimie) weiterhin der Kontrollzwang der Magersucht (Anorexie) beherrschend bleibt – die jedoch immer wieder anfallartig durchbrochen wird, mehrmals am Tag bis zu wochenlangen Pausen –, bedeutet die suchtartig gesteigerte Nahrungszufuhr durch chronisch oder phasenweise maßloses Verschlingen kalorienreicher Lebensmittel, die „Fettsucht" (Adipositas), ein mindestens ebenso häufiges Suchtphänomen wie Alkoholkonsum oder Arbeitssucht. Und ähnlich wie diese Formen gesellschaftlich sanktioniert sind, solange sie nicht lebensbedrohliche Ausmaße angenommen haben, gilt auch gutes, häufiges und heutzutage vor allem „extravagantes" Essen als wohlverdienter Genuss und Ausdruck der Lebensfreude, die „man sich gönnt" (wie sonst nichts), weil schließlich auch „die Liebe durch den Magen" gehe.

Bei näherem Hinsehen zeigt sich jedoch nicht nur eine himmelschreiende, globale Ungerechtigkeit und Diskrepanz zwischen chronisch überernährten, fettsüchtigen, und chronisch unterernährten, verhungernden, Menschen, sondern einmal mehr die Entartung eines lebenserhaltenden Grundbedürfnisses zum Selbstzweck und zur Abwehr des Nichts eines sinnentleerten Daseins. Völlerei soll die innere Leere stopfen, so wie Sport und Spiel die Zeit vertreiben müssen.

Das sich entfremdete Selbst „darf" bloß nicht zur Besinnung kommen, weil ihm die Wahrheit unerträglich wäre – bis auch hier die Folgen der Sucht so quälend werden, dass nur noch die Wahl zwischen Umkehr oder Untergang zu bleiben scheint. Doch wie bei jeder chronischen Erkrankung dauert es viel zu lange, bis sie lebensbedrohlich wird, und bis dahin erfüllt ihr „Verdrängungsmechanismus" seinen fatalen Zweck.

In einer Umgebung von Fettleibigen gelten Dicke als „gemütlich" oder gar als „Genussmenschen", zumal eine ganze Industrie davon lebt, sie zu „mästen", und eine andere, die „Gesundheitsindustrie" mit ihrem Diät- und Wellness-Wahn, davon, sich an den Angst- und Minderwertigkeitsgefühlen dicker Menschen zu bereichern. Das funktioniert nur in einer entfremdeten Gesellschaft, die so sehr auf Äußerlichkeiten und Oberflächen fixiert ist, dass der Einzelne seinen Wert als Person nach Konto- und Besitzstand, Karriere und Garderobe, Muskelumfang und Haarfarbe beurteilt und dafür täglich neue Beispiele „serviert" bekommt. Die Sprache der Medien ist laut und plakativ, was sich messen, zählen, wiegen und so vergleichen lässt, kann als Wettbewerb inszeniert werden und lenkt vortrefflich vom eigentlichen Dasein ab.

Das Selbst will eigentlich zur Besinnung kommen, innehalten und Fragen stellen, seine Gefühle wahrnehmen und ihnen schöpferischen Ausdruck verleihen, die Schönheit der Welt mit allen Sinnen bewusst erleben – nicht sich berauschen, betäuben oder mit Erregungen aller Art, zum Beispiel Essen, vollstopfen. Doch gerade diese ichsüchtigen Genüsse werden bedient von einer Gesellschaft, in der es nur noch um Macht, Leistung, Gewinn und Konsum geht und der Wert eines Menschen sich *messen* lassen soll.

Ein krankes System – ob in Gesellschaft oder Familie – bringt kranke Menschen hervor, und kranke Menschen wiederum verbinden sich zu kranken Systemen. Beide Seiten bedingen sich und erhalten ihre süchtigen Strukturen wechselweise aufrecht, weil alle einen *unbewussten Grund* von *Todesangst* haben, die sie verdrängen müssen, um sich lebendig fühlen zu können.

So bringt Angst im Inneren der Menschen eine Gesellschaft hervor, die den „Genuss" und die Arbeit „predigt" und in der mediale (Werbe-)Botschaften und Unterhaltungen aller Art eine *materialistische Universalreligion* zu stiften scheinen, die permanent von sich selbst und der eigenen Endlichkeit abzulenken versucht.

Um das „Essen als Genuss" wird in den sogenannten „Wohlstandsgesellschaften" – ebenso wie um Leistung, Sport, Spiel und Körper – ein geradezu *obszöner* Kult betrieben, und dies im Angesicht weltweiter Hungersnot, Armut und Krieg. Während zahllose Menschen in Afrika oder Asien nicht einmal eine Handvoll Reis zum Essen haben, lassen sich hierzulande in allen Medien sogenannte Gourmets und prämierte „Sterne- oder Haubenköche" (Bewertungssymbole der französischen Restaurantführer *Guide Michelin* und *Gault Millau*) darüber aus, mit welchem Wein welche Soße besser abzuschmecken und ob das linke oder rechte Auge eines Störs die größere Delikatesse sei.

Und genauso wie der allgegenwärtige Alkohol zum „Genussmittel" verklärt wird, obwohl er ein *Zellgift* ist und bleibt, das nur durch einen maßvollen und bewusst ritualisierten Gebrauch relativ harmlose Folgen hat, wird auch den kulinarischen Genüssen schwelgerisch gehuldigt, obwohl wir längst satt und überernährt sind und durch die Fresserei, von Fast Food bis zur Haute Cuisine, unsere Gesundheit gefährden. Doch das Leben in einer profitorientierten Leistungsgesellschaft ist offenbar so sinnentleert und freudlos, dass es ohne den süchtigen Gebrauch von körperbezogenen – „sinnlichen" – und körpereigenen Drogen unerträglich wäre.

Da der erwerbsarbeitende Mensch der Moderne kaum noch Zeit zur Besinnung findet, sondern alle Anstrengungen aushält, um sich dafür in seiner „Freizeit" etwas leisten zu können, das ihn vergessen lässt, wie wenig Zeit er eigentlich für ein eigenständiges Leben hat, bleibt er bei den naheliegenden und schnell wirksamen Suchtmitteln, die sich überall leicht beschaffen lassen. Alkoholtrinken, Essen, Sporttreiben, Spielen, Reisen und Kaufen werden zu den häufigsten Freizeitaktivitäten, die jeder auch für sich allein ausüben kann. Denn die in „Single"-Existenzen zerfallende moderne Leistungsgesellschaft treibt den Einzelnen immer tiefer in die „Selbstbefriedigung" – gerade auch seiner sexuellen Bedürfnisse, mit zunehmenden virtuellen Angeboten pornografischer Bilder und Filme.

Finden zwischenmenschliche Begegnungen, außer den arbeitsbezogenen und alltäglich beiläufigen, überhaupt noch statt, werden auch die oft über Kontaktforen, Chatrooms oder Dating-Agenturen vermittelt. Diese haben häufig nur den *Zweck*, den aus der Not der Einsamkeit entstanden Leidensdruck – der sich, so „besinnungslos" empfunden, meist als „Triebdruck" zeigt –, kurzfristig zu beheben, um dann wieder erholt und funktionstüchtig zu sein.

Die weltweite Internetplattform Facebook (im Jahre 2004 gegründet von dem amerikanischen Studenten Mark Zuckerberg) verzeichnete innerhalb weniger Jahre bereits Millionen von Mitgliedern und zeigt den ungeheuren Kommunikationshunger des modernen Massenmenschen, der sich als Einzelner im globalen Netz eines unendlichen Datenstromes zu verlieren droht und sich dann ausgerechnet über diesen Irrweg der Entfremdung wieder zu finden hofft. Wenn die Wirkung nachlässt, steigert der Süchtige die Dosis. Rasender Stillstand.

Im Grunde ist die vorherrschende Suchtstruktur der modernen Konsumgesellschaft *bulimisch*, da die mit vermeintlichen Genüssen vollgestopfte knappe Freizeit ihrer Mitglieder gleichsam in Form von Arbeitsenergie wieder „erbrochen" wird. Wie rastlose „Vergnügungssucht" und „Selbstbefriedigung" (gleich welcher Art) nichts mit wirklicher, tief empfundener Freude und innerer Erfüllung des Selbst zu tun haben, erscheint auch die entfremdete Arbeit in einer profitorientierten Leistungsgesellschaft eher als selbstbestrafendes Verhalten.

„Erst die Arbeit, dann das Vergnügen" und „Wer saufen kann, kann auch arbeiten" heißen zwei populäre Leitsprüche, die belegen, wie sehr sich der Mensch bereits in der Entfremdung eingerichtet hat und sich mit „einem Lüstchen für den Tag und einem Lüstchen für die Nacht" zufriedengibt. Doch seine Seele bleibt hungrig, so viel Nahrung er auch in seinen Körper hineinstopfen mag und wie sehr er diesen auch über alle Sinne zu manipulieren versucht. Und wenn die kurzen Zerstreuungen und Betäubungen nicht mehr ausreichen, um sich abzulenken, greift das Unbewusste im Menschen zu drastischeren Ausdrucksformen, um über den Körper und dessen Gefühle vielleicht doch noch den Geist eines Menschen zur Umkehr zu bewegen.

Gerade weil es bei Magersucht und Bulimie vor allem um die Kontrolle als vermeintlicher Autonomie geht, um den *sichtbaren Ausdruck* der eigenen Macht, jedenfalls für die betroffene Person selbst, die sich dauernd überwacht und beherrscht – auch wenn das lange, besonders bei der Bulimie, heimlich und mit schamvoller Selbstverachtung geschieht –, sind diese Formen der Essstörung so häufig mit rigidem Leistungsanspruch und Perfektionismus gekoppelt.

Die Person hat sichtbare, überprüfbare Beweise ihrer Identität und ihres Wertes nötig, sie orientiert sich an Kilo und Gramm, Zensuren und Zeugnissen, Wettbewerb und Kontostand und misst daran ihre Bedeutung, für die sie jenseits dessen gar kein Bewusstsein hat. Das *Gespür* dafür, ob und wann es zu viel wird, hat sich längst verloren beziehungsweise wurde sich ausgetrieben und zwanghaft genau *gegenteilig* bewertet: Ein Hungergefühl wird zum Beweis der eigenen Stärke, der abgemagerte Körper weiterhin für zu dick gehalten und mit großer Erschöpfung noch immer Höchstleistung zu erbringen versucht – je qualvoller es erlebt wird, desto richtiger muss es sein.

So wie die magersüchtige Person „stolz" auf ihren verspürten Hunger ist, erfüllt sie jede erkennbare Anstrengung mit „Genugtuung" darüber, dass sie „genug tut" – alles in ihrer Kraft Stehende –, um so viel wie möglich zu erreichen.

Weil der unbewusste Hunger der nach Liebe ist, die sich durch Gehorsam und Fleiß erst verdient werden muss – unter weitestgehender Verdrängung eigener Bedürfnisse und Ansprüche –, ist jede Form strenger Disziplin (wie Schule, Erwerbsarbeit oder Leistungssport) hoch willkommen, seinen „Nutzwert" unter Beweis zu stellen und sich dafür „Zuwendung" zu sichern. Doch deren wohltuender „Effekt" bleibt leider weitgehend aus, weil das Ergebnis in keinem Verhältnis zu dem ungeheuer qualvollen Aufwand steht.

Spürbar wird das verborgene Drama zum Beispiel als große innere Leere nach einer erfolgreich absolvierten Prüfung, auf die hin viel zu lange schon das ganze Leben ausgerichtet wurde. Oder als tiefe Altersdepression, nach nur aus Erwerbsarbeit bestehenden Jahrzehnten, im sogenannten „Ruhestand", auf den alle sehnsüchtigen Pläne für eine erfüllte, freiere Lebenszeit verschoben blieben und der dann tatsächlich nur noch ein still verzweifeltes Warten auf den Tod ist.

Das oft halt- und wahllose Essen scheint in diesen orientierungslosen, nur auf Leistung, Erfolg und Profit als „Selbstzweck" ausgerichteten Gesellschaften, ähnlich dem Alkohol, der letzte verbliebene Trost, ein überall verfügbares, schnell wirksames, beruhigendes Sättigungsgefühl, das die innere Leere füllt und endlich einmal keine Anstrengung kostet. „Mund auf, Augen zu" und „Das schmeckt nach mehr" sind Ausdrücke kulinarischen Genießens, und wenn Essen und Alkohol *zugleich* konsumiert werden, womöglich noch in einem Geborgenheit ausstrahlenden Restaurant, in sympathischer Gesellschaft, dann entsteht wenigstens für Momente eine Illusion von Glück und Zufriedenheit, die wieder ausreicht für die Fron des nächsten Tages, bis zum nächsten kurzen Rausch auf Zeit.

Möglichst gar nicht mehr zur Besinnung zu kommen und die berufliche Welt mit der privaten so stark zu verknüpfen, dass die Entfremdung total wird und damit als Normalität erscheint, ist gerade in den modernen Leistungsgesellschaften eine verbreitete Strategie, „instinktiv" zu überleben: Man verbringt auch noch die private Zeit mit seinen Arbeitskollegen, geht nach Feierabend gemeinsam in ein Restaurant oder eine Bar, fährt nur zum Schlafen nach Hause – und möglicherweise auch das noch miteinander – und arbeitet zwischendurch (im Medienzeitalter fast schon erwünscht) von dort aus weiter. Was zuerst wie ein neuer Freiraum erscheint, auch bei der Arbeit in seiner häuslichen Umgebung bleiben zu können, erweist sich bei näherem Hinsehen als moderne Form der Sklaverei, durch die jederzeitige Erreich- und Verfügbarkeit des Einzelnen. Dieser bleibt gleichsam durch elektronische „Nabelschnüre" mit dem „Mutterleib" seiner Firma symbiotisch verbunden, was ihm die Illusion nährender Zugehörigkeit verschafft, in Wahrheit jedoch seine völlige Abhängigkeit bedeutet.

Diese Zusammenhänge von Arbeit, Freizeit und Beziehungssucht hat die gerade bei Singles und Workaholics beiderlei Geschlechts sehr beliebte US-amerikanische Fernsehserie *Ally McBeal* (nach einer Idee von David E. Kelley, 1997–2002; 112 Episoden in fünf Staffeln) ins Groteske übersteigert.

Ally McBeal war zugleich der Name der Titelheldin, einer jungen, charmanten, überdrehten, immer wieder unglücklich verliebten, sehr verletzlichen und zugleich hoffnungslos romantischen Rechtsanwältin. Mit jeder Folge gab die Serie neue Einblicke in den Arbeits- und Lebensalltag dieser Frau um die Dreißig und deren hochneurotischer, egozentrischer, geltungs- und vergnügungssüchtiger Kollegenschar, die der Zuschauer im Privatleben und vor allem bei zahllosen Gerichtsverhandlungen mit mehr oder weniger ebenso schwer gestörten Klienten beobachten konnte.

Gerade durch ihre komödiantische Zuspitzung wurden diese inszenierten Geschichten zu einem famosen Spiegelbild der Entfremdung in der modernen Leistungsgesellschaft zu Beginn des Medien- und Kommunikationszeitalters. Die innere Widersprüchlichkeit und Zerrissenheit der Figuren offenbart zugleich die Ambivalenz der Verhältnisse, die mit ihrem vermeintlichen Fortschritt an Effizienz und Flexibilität und dem Verschwinden der bewussten Eigenzeit zugleich an Halt, Gelassenheit und Orientierung verliert.

So wie der Film *Moderne Zeiten* von Charles Chaplin (1936) bereits über 60 Jahre zuvor den Irrsinn des Industriezeitalters in zeitlos gültigen, unvergesslichen Szenen auf die Spitze trieb, war diese Serie eine unerschöpfliche Fundgrube menschlicher Entfremdung und deren süchtiger Selbstheilungsversuche zu Beginn des Zeitalters einer globalen Massenkommunikation. Dessen innere Widersprüche und Gefahren werden durch die mediale Inszenierung nochmals verstärkt, indem diese einerseits, für bewusst distanzierte Zuschauer, aufklärerisch wirken kann, doch andererseits, durch die so unterhaltsam belustigende Art der Darstellung, das reale Elend erträglich scheinen lässt und so als Affirmation des Bestehenden wirkt. Auf diese Weise hat sich noch jede Gesellschaft früher oder später mögliche Kritik von außen zu eigen gemacht („einverleibt"), um sie zu entkräften und sich als tolerant auszugeben. Sie räumt der Kritik Platz ein, wie der König dem Hofnarren, der sagen und tun kann, was er will, und gerade so die Macht des Königs nicht gefährdet.

Was am Beginn der menschlichen Entwicklung, im Embryonalstadium und frühen Kleinkindalter, zur *Basis* einer eigenständigen, selbstverantwortlichen Entwicklung wird – in der übrigens ganz nebenbei auch zu lernen ist, später selbst für seine Ernährung Sorge zu tragen, gerade weil für einen so selbstverständlich gut gesorgt wurde –, ist für einen erwachsenen, von der Erwerbsarbeit abhängigen Menschen ein Zeichen seiner existenziellen Unselbstständigkeit. Er hat zu tun, was die anderen von ihm verlangen, und zu essen, was auf den Tisch kommt.

Einziger Fluchtweg eines derart ausgebeuteten und „brav" funktionierenden Menschen bleibt dann die Verweigerung des Essens oder dessen übermäßiges Verschlingen bei jeder sich bietenden Gelegenheit: In unzähligen Schubladen unzähliger Betriebe türmen sich die Süßigkeiten als kleine Tröster zwischendurch, an jeder Straßenecke finden sich Imbissstände, Coffee-Shops und Fast-Food-Restaurants, in jedem Supermarkt finden sich an den Kassen als letzte Kaufangebote Schokoriegel, Bonbons und Schnaps.

Die lustvollen oralen Vorgänge des Lutschens, Saugens, Schmatzens und Schlürfens, des *Sicheinverleibens* der Nahrung in Form von Muttermilch und Brei, gehören in der Frühphase menschlicher Entwicklung und neben dem Schlafen und „Erleben" – dem sinnlichen Wahrnehmen seiner Umgebung – zu den Hauptbedürfnissen eines Babys. Darüber erfährt es die Welt und beginnt sich in ihr geborgen und wohlzufühlen – oder eben nicht beziehungsweise so kurz, dass sein Vertrauen tief erschüttert wird. Wenn ein Baby nicht *jederzeit*, seinen aktuellen Bedürfnissen entsprechend, *ausreichend* und *liebevoll* genährt („gestillt") wird, sondern nur mit dem Nötigsten instabil versorgt und das umso zuverlässiger, je anspruchsloser und „artiger" es ist, hat das für sein Geborgenheits- und Selbstwertgefühl schon früh fatale Konsequenzen, die sich eben auch an seinem späteren Essverhalten deutlich zeigen.

Entweder entwickelt sich dann, je mehr in einem instabilen Umfeld „Essen" mit der Bedeutung „Zuwendung" aufgeladen war, ein magersüchtiger (hungerstreikender) Kontrollzwang oder, überaus häufig verbreitet, ein „unersättliches" Verlangen nach Nahrung als *Ersatzbefriedigung* und verfügbarer Trost auf Zeit („Fettsucht"). Und die Ess-Brech-Sucht kann als gleichsam psychotisch entgleister („schizophrener") Versuch erscheinen, zwischen diesen Polen die Kontrolle über die eigene Haltlosigkeit ebenso schnell wiederzuerlangen, wie sie immer wieder anfallartig verloren geht.

Der *Kontrollzwang* beim Essen zeigt die verinnerlichte Lieblosigkeit einer oft „hartherzigen", gefühlskalten, auf Ordnung und Leistung ausgerichteten Umgebung, in Form eines autoaggressiven Verhaltens – besonders bei der Bulimie, die nicht selten noch mit anderen Formen selbstverletzenden Verhaltens einhergeht.

Das haltlose Essen andererseits, die „Fettsucht" (Adipositas), ist, im Vergleich zur unerbittlichen, aggressiven Kontrolle, die depressive Variante süchtigen Essverhaltens: ein passives, lustvolles In-sich-Hineinstopfen von Nahrung, möglichst solcher, die durch die ausgelösten Körperempfindungen ein Glücksgefühl bereiten, das die hungrige Seele für einen kurzen Moment zu besänftigen scheint.

Dann gibt es bereits *Schokolade zum Frühstück*, wie in der Verfilmung der sehr amüsant angelegten, im Grunde jedoch tief traurigen Geschichte der *Bridget Jones* (Maguire, 2001), nach dem gleichnamigen Roman von Helen Fielding, die auch am Drehbuch mitgewirkt hat. In dieser ganz besonders weiblichen Lesern aus der Seele sprechenden Geschichte wird das Unglück der Protagonistin – im Film verkörpert von der ihrerseits essgestörten Schauspielerin René Zellweger – als das einer unerfüllten Sehnsucht nach Liebe offenbar, die sie, um ihrem verzweifelten Unglück nicht begegnen zu müssen, immer wieder mit dem kurzen Glück diverser Süchte zu betäuben versucht.

Selten ist eine Eingangssequenz eines Filmes so glaubwürdig und anrührend inszeniert, weil schon darin das eigentliche Drama seiner Hauptfigur spürbar wird. Die einsame und betrunkene Bridget Jones stolpert zu später Stunde im Pyjama durch ihre Wohnung und singt sich zu dem schaurig schönen Song *All by Myself* (Eric Carmen, 1976), den sie beim Einsetzen des Refrains bis zum Anschlag aufdreht, mit tränenüberströmtem Gesicht die Seele aus dem Leib – eine zusammengerollte Zeitung als Mikrofon in der einen Hand und wild dirigierend mit der anderen, wie um ihren Schmerz zu vertreiben und sich wenigstens einen Moment lang unbesiegbar zu fühlen.

Die Protagonistin benutzt im Verlauf der Geschichte alle hier beschriebenen *Fluchtwege*, um sich zu trösten, mit der „Fettsucht" als ihrer Hauptdroge und Hauptsorge. Jedes Kapitel des in Tagebuchform angelegten Romans beginnt mit der Angabe ihres Gewichts, der zu sich genommenen Kalorien, der gerauchten Zigaretten und konsumierten Alkoholeinheiten, mit entsprechenden, mehr oder weniger abfälligen Kommentaren über die eigene Person. Daran wird neben der Verzweiflung des sich selbst entfremdeten, ungeliebten Menschen noch beispielhaft das besondere *Drama der Frau in der Gesellschaft* offenbar.

Bei Frauen entwickelt sich jede Art süchtigen Essverhaltens – ob selbstschädigende Kontrolle, die sich um den Genuss bringt, oder selbstverachtendes Essen als vermeintlich einzigem Trost – auch deshalb so viel häufiger, chronischer und extremer, weil sie sich zu ihrer Seelenqual obendrein noch den Rollenbildern und Klischees einer patriarchalischen, sexistischen Gesellschaft ausgeliefert sehen.

Die an sie gerichteten Erwartungen – liebevolle Mutter, ebenbürtige Partnerin und attraktives Objekt der Begierde zu sein – sind unerträgliche Zumutungen eines gleichsam rassistischen Über-Ich, zu dessen Verinnerlichung Erziehung und Gesellschaft seit der Kindheit jeder weiblichen Person massiv beitragen: Zwischen der Weitergabe jener angepassten (depressiven) Rolle einer arbeitsamen, duldenden Hausfrau und Mutter, chronisch überfordert, aber immer bemüht, für alle da zu sein, bis hin zum medial propagierten Bild des aufreizenden, verfügbaren Lustobjekts – Heilige und Hure – finden sich unzählige Varianten entwürdigender Bilder und Vorstellungen vom „anderen Geschlecht“ (de Beauvoir, 1992).

Woman is the Nigger of the World, wie John Lennon und Yoko Ono einst provozierend sangen (1972), erweist sich leider noch immer als eine weit verbreitete, unmenschliche Tatsache – wie auch jeder andere Rassismus, geboren aus der Angst der Menschen, die das Fremde in sich abwehren müssen, noch lange nicht überwunden scheint.

Die unwahrhaftigen, kitschigen Bilder, mit denen wir einander über die Leere eines entfremdeten Lebens hinwegtäuschen, mit denen wir uns zu beruhigen, zu trösten und wenigstens zeitweise den Illusionen eines glücklichen Lebens hinzugeben versuchen – wie die Plakate der Reisebüros uns immer mit geschönten Bildern in die Ferne locken –, sind „Fast Food für die Seele“ und „stopfen“ unsere Sinne ebenso wie ein Schokoriegel oder eine während der Mittagspause beiläufig verschlungene Mahlzeit. Oft genug wird Essen, zum Zweck nachhaltigerer Betäubung, obendrein noch mit Alkohol, Lesen, Spielen und Fernsehen kombiniert; auch für die ersatzweise Befriedigung sexueller Bedürfnisse steht entsprechendes Bild- und Filmmaterial massenhaft zur Verfügung.

Das große Fressen war einst ein „Skandalfilm“ (Ferreri, 1973), der eine moderne Orgie inszenierte und behauptete, damit einer dekadenten, vulgären, nur seiner Lust frönenden Gesellschaft den Spiegel vorzuhalten. Doch gerade durch das Abbilden der Perversionen auf der Leinwand erhielten auch wieder die pervertierten Sehgewohnheiten voyeuristischer Zuseher neue „Nahrung“, die sich ihrer vergleichsweisen Normalität zu versichern meinten, in dem sie sich mit dem Film immerhin ein „Kulturgut“ zu Gemüte führten.

Auch sogenannte „Antikriegsfilme“, die ihre Kritik dadurch „formulieren“, dass sie Kriegsgemetzel abbilden, sind längst unbewusst Teil der Gewaltlogik geworden. Form und Inhalt bedingen sich eben gegenseitig, und ein Film, der für seine Kritik distanzlos zu jenen Formen greift, deren Inhalte er zu kritisieren vorgibt, bringt dadurch gerade *nicht* zur Besinnung, sondern vergrößert nur die Entfremdung.

So wird zuletzt auch die *Kultur* zu einer bloßen *Affirmation* der bestehenden Verhältnisse, genauso *konsumiert* wie alles andere, das wir vorgesetzt bekommen.

Wenn sich die *Kunst* und die menschliche Kultur im Allgemeinen nicht einer lebenslangen, offenen *Suche nach der Wahrheit* verpflichtet fühlt, die immer wieder aufs Neue und von jedem Einzelnen auf seine ganz persönliche Weise zu erringen und sich „anzueignen“ ist, dann bleibt sie nur „ein gefundenes Fressen“ für die *herrschende Moral*, die denen die Macht erhält, die sie errichtet haben, und allen anderen nur eine *Illusion der Freiheit* verschafft.

3.5.8 Rituale

▶ Abschn. 3.5 hat im Rahmen dieses Buches zentrale Bedeutung, weil das Wesen der *Sucht als Erkrankung der Sehnsucht* zum ersten Mal die grundlegende Einsicht offenbart, dass *jede Krankheit (Sucht) eines Menschen* als *Ausdruck* oder *Auslöser eines gestörten inneren Gleichgewichts* gedeutet werden kann.

Daraus entwickelte sich die Idee des Buches und die eigene Sehnsucht danach, einen umfassenderen, *philosophischen* „Blick" zu ermöglichen, der den Einzelnen – eher und wieder – als *Individuum*, als Einheit seiner verschiedenen Dimensionen – Körper, Seele, Geist – und inneren Widersprüche erkennbar werden lässt.

Erst so wäre womöglich eine *spürbare solidarische Nähe* – Geborgenheit in der „Menschenfamilie" – und *Befreiung des Einzelnen zu einem wahrhaftigen Selbstbewusstsein* zu entwickeln – zum Bewusstsein seines wahren Selbst –, das sich in einer entfremdeten, unerlösten und in seine „Atome" zerfallenden Welt immer weiter abhandenkommt.

Wie verändert wäre unser Welt- und Menschenbild, wenn wir unser Leiden aus einer gemeinsamen Wurzel zu verstehen lernten, wenn sich die eigene Entfremdung ebenso mit der unseres Nächsten in Verbindung bringen ließe und wir in Ausbeutung und Zerstörung der *Planetennatur* durch den Menschen eine ähnliche Dynamik am Werk sehen könnten wie im Umgang mit der eigenen *Leibnatur*.

Ein liebevoller Umgang mit sich und dem Nächsten verlangte zuerst und zuletzt den *Respekt* vor dem Wunder des Daseins und der Würde alles Lebendigen, dem Mikro- und dem Makrokosmos, der eigenen Natur und der aller anderen gegenüber.

Stattdessen behandeln wir uns selbst, einander und die Welt wie Gegenstände, Sachen, die sich benutzen, verbrauchen oder vermehren lassen – anhäufen, ausgeben oder einnehmen wie Geld und Waren. Es gibt für alles einen Marktwert, wir kaufen und verkaufen Pflanzen, Tiere, Menschen ebenso wie Länder, Häuser und Maschinen. Die Welt ist für uns kein Wunder, kein Geheimnis und kein Abenteuer mehr, alles scheint beherrschbar und geordnet, die Lebendigkeit erstickt in Zwängen und *Ritualen*, die sie ersetzen sollen.

Warum ist das so? Warum entwickeln sich Verhaltensweisen und Umgangsformen mit sich und anderen, die Leben nur vortäuschen, die sich mit Ersatzlösungen zufriedengeben, die lediglich für Momente eine Illusion von Freiheit vermitteln und eigentlich deren genaues Gegenteil bedeuten?

In ▶ Abschn. 3.5 war bereits von vielen verschiedenen Süchten – Zwängen – die Rede: stoffgebundenen, deren *Ritual* im Konsum bestimmter „Substanzen" (Alkohol, Rauschdrogen, Medikamenten, Nahrungsmittel) besteht, oder Verhaltenssüchten (Arbeiten, Spielen, Sexualität, Hungern), deren *Rituale* zur Entspannung und vermeintlichen Befreiung die eigene Menschennatur mit deren Bedürfnissen und Trieben ausbeuten, sich tatsächlich jedoch in ihnen verstricken und selbst versklaven.

Statt das eigene Dasein selbstbewusst und schöpferisch zu gestalten, dem Leben und seinen Herausforderungen von Tag zu Tag und von Augenblick zu Augenblick, individuell, fantasievoll und sehnsüchtig zu „antworten", bleibt der süchtige (kranke) Mensch in seinen Symptomen gefangen. Er praktiziert die immer gleichen Rituale, zu bestimmten Zwecken, zu bestimmten Zeiten, in bestimmten Situationen – je nachdem, welche Muster er sich angewöhnt hat, wodurch und wobei er für seine besondere Ohnmacht und „Minderwertigkeit" Erleichterung und Ausgleich zu finden scheint. Auf dieser Droge bleibt er zuerst hängen, auf diesem Fluchtweg versucht er seiner persönlichen Entfremdung vor allem zu entkommen, aber alle anderen Mittel und Wege, die sich als hilfreich erweisen, seine Angst zu vertreiben, können den Einzelnen gleichfalls und außerdem süchtig erkranken lassen.

Die eigentlichen Rituale, die hier im Blickpunkt stehen sollen, die sogenannte *Zwangsneurose*, als zwanghaft erstarrte Wiederholung im Denken und Tun des immer Gleichen, ist dem Betroffenen in seiner Absurdität meist sehr wohl bewusst. Doch gerade im *Trotzdem* des gleichen Gedankens, der gleichen Handlung, verschafft sie einem danach Süchtigen unbewusst seine momentane Beruhigung, seinen gleichsam masochistischen Krankheitsgewinn. Den Zwangsgedanken *nicht* zu denken, das Zwangsritual *nicht* auszuüben, erschiene noch unerträglicher, als sich der Sucht zu ergeben – ähnlich wie ein schwerer Alkoholiker oder lungenkranker Raucher längst um die Lebensbedrohlichkeit seines Tuns weiß, aber sein Unbewusstes – abgesehen vom quälenden Verlangen des abhängigen Körpers – sich offenbar die Sucht nicht nehmen lassen „will", als sei sie erster und letzter Ausdruck seines wahren Selbst, einzige ihm verbliebene Freiheit. Wenn sich seine Lebensumstände, in denen die Sucht sich entwickelt hat, nicht gravierend verändern, beginnt oft auch der bereits trockene Alkoholiker wieder zu trinken und steckt sich ein starker Raucher gleich nach der Lungenoperation wieder die nächste Zigarette an.

Die Zwangs*rituale* – und Zwangs*gedanken* erfüllen eine ganz ähnliche Funktion – erscheinen gleichsam als „abstrakte Süchte", bei denen, aus der Distanz betrachtet, das Suchtprinzip ersatzweiser (stellvertretender) Befreiung selbstbestrafend ins Leere läuft, weil unbewusst gerade durch die rituelle Verhinderung von wahrhafter Autonomie, Erleichterung empfunden wird. Dabei zeigen die *Rituale*, wie auch die Bulimie, Parallelen zum selbstverletzenden Verhalten sogenannter Grenzfall-(Borderline-)Patienten, die Erleichterung dabei empfinden, sich selbst zu quälen, sich ins Fleisch zu schneiden, bis das Blut fließt, oder gerade erst verschlungene Nahrung wieder hervorzuwürgen.

Tatsächlich reichen die Wurzeln dieser selbstquälerischen Störung psychodynamisch genau in jene Entwicklungsphase des Menschen zurück, da das etwa dreijährige Kind erstmals bewusst seine Bewegungsfreiheit erlebt und erproben möchte und durch widrige Lebensumstände daran gehindert wird (Mentzos, 1984). Dies ist eine hochsensible Phase für die Entwicklung eines autonomen Selbstwertgefühls zwischen Nähe und Distanz, das für seine Stabilität gleichermaßen Schutz und Sicherheit wie „Spielraum" und Sehnsucht verfügbar haben muss.

Da das Kind eben noch nicht bewusst autonom entscheiden kann, sondern seine Eigenständigkeit erst langsam auszubilden und zu erproben hat, bedarf es der zuverlässigen Unterstützung durch seine Eltern oder festen Bezugspersonen, die ihm gleichermaßen konstant *Geborgenheit* und *Ermutigung* vermitteln haben, damit es *Zuversicht* und *Selbstvertrauen* entwickelt.

Das Kind kann und sollte sich diese für sein seelisches Wachstum so elementaren Voraussetzungen – für die Ausbildung eines stabilen *Selbstwertgefühls,* das zur Grundlage seines *Selbstvertrauens* wird – gerade *nicht* eigenmächtig verschaffen. Genau das aber versucht der Süchtige, und das versucht auch jedes Kind, das nicht geliebt und angemessen versorgt wird, indem es sich verzweifelt selbst zu trösten beginnt. So wird es krank vor Ohnmacht.

Geborgenheit bedeutet am Anfang des Lebens eine Atmosphäre des Gestillt- und Gehaltenseins, Nahrung, Wärme und Hautkontakt. *Vertrauen* entwickelt sich, wenn es – vertrauensvoll – geschenkt wird, *Liebe* entsteht aus dem Erlebnis, geliebt – *liebenswert* – zu sein. Beides sind ursprünglich *Geschenke* der Eltern an ihr Kind, die ihm das Leben schenken, wie es ihnen selbst schon geschenkt worden ist und uns allen als *Wunder des Daseins* zuteilwurde.

Wenn sich das Kind so geliebt und angenommen fühlt, beginnt sein *Staunen* über die Welt – … dass es so etwas Wundervolles gibt … –, der es sich mit allen Sinnen und voller *Hingabe* öffnet, *jenseits der Angst.*

Aus einer derart geborgenen Atmosphäre entwickelt sich mit wachsender körperlicher, seelischer und geistiger Kraft, mit Entstehung des Ich-Bewusstseins, auch das wache Interesse eines Kindes an seiner Umgebung. Es beginnt sich, zuerst noch zögerlich („fremdelnd") und vorsichtig, aber doch bereits unwiderstehlich angelockt, den Phänomenen vor seinen Augen zuzuwenden, wird Forscher und Entdecker, stellt unablässig Fragen und ist froh und beruhigt über jede ihm zugewandte Antwort. Allein ist das Kind dem Abenteuer Leben noch für lange Zeit nicht gewachsen, und es muss sich der Nähe seiner vertrauten Person(en), insbesondere der Mutter, sehr sicher sein können, um es auch nur im Dunkeln allein in seinem Zimmer auszuhalten oder sich bis in den Nachbargarten zu entfernen, der ihm wie ein fremder Kontinent erscheint.

Diese Entwicklungsphase ist gerade für die spätere Autonomie einer selbstbewussten und eigenverantwortlichen Persönlichkeit sehr wesentlich. Der Einzelne vermag dann, wenn er sich seiner allmählich sicher werden konnte, „ausgeglichen" und ruhig („entspannt") zwischen eigenen Vorstellungen und gegebenen Möglichkeiten abzuwägen und zu vermitteln und so zu angemessenen Entscheidungen zu kommen (Mahler, 1980).

Wurde das Kind jedoch früh durch ihrerseits instabile, depressive oder aggressive, Eltern (Bezugspersonen) emotional oder auch körperlich verletzt und tief verunsichert, ist es *gezwungen*, sich auf sich selbst zu verlassen, wenn es überleben will. Dabei gibt es ganz unterschiedliche Lebensumstände, die für ein Kind verwirrend sind und eine fatale „Selbstkontrolle" bewirken – die einer Unterdrückung des eigenen Selbstbewusstseins gleichkommt.

Zwischen den extremen Polen einer erstickenden Überbehütung oder psycho-physischen Verwahrlosung gibt es alle Varianten möglicher Gewaltausübung (Miller, 1994).

Einmal bedeutet das Kind für die Mutter ihr „ein und alles", das sie, sei es aus narzisstischer Bedürftigkeit oder durch Projektion ihrer eigenen Angst, so eng an sich bindet, dass es jenseits der symbiotischen Verstrickung kaum lebensfähig scheint. Auf der anderen Seite kann es mit Gleichgültigkeit oder Härte vermittelt bekommen, dass es im Weg ist, Sorgen bereitet und zur Last fällt, dass es nichts taugt, böse ist und besser gar nicht geboren wäre.

Auch wenn eine schwere Erkrankung des Kindes oder seiner wichtigsten Bezugsperson dazu führt, dass es gerade in dieser wichtigen Phase seine notwendige Unterstützung und Ermutigung verliert – seinen sicheren Hafen, von dem aus es zu seiner Entdeckungsreise in die Welt aufbricht, in den es aber jederzeit auch wieder zurückkehren kann –, kann das unter Umständen sehr viel später eine manifeste *Zwangsstörung* bei ihm auslösen. Die eigentliche Verletzung des Selbst reicht in jedem Fall auch hier wieder in die frühkindliche Entwicklungszeit zurück und wird symptomatisch, wenn die bisherigen Abwehrsysteme des Gehorsams und der Anpassung endgültig zusammenbrechen (Fenichel, Kap. IV, 1931).

Dabei lässt sich der Einzelne dann gleichsam *ritualisiert* und unbewusst nachträglich dafür „büßen", dass er als Kind so eigenmächtig zu sein versuchte, wofür er eben schon seinerzeit *mit Verachtung gestraft* oder *mit Sorge erstickt* wurde – was auf das Kind eine ähnlich verunsichernde Wirkung ausübt.

Das innere Chaos widerstreitender Impulse, in dem sich der Mensch so früh schon durch die Beeinträchtigung seiner Autonomie erfährt, ohne zu wissen, wie ihm da geschieht, weil er jeden Gefühlsausdruck seiner Bezugsperson(en) *auf sich* „bezieht", muss mit allen Mitteln abgewehrt werden, um damit leben zu können.

Da er eben als Kleinkind von den eigentlichen Beweggründen der Erwachsenen nichts verstehen kann, versucht sich der Einzelne gegen alle Möglichkeiten zu wappnen und gewissermaßen in vorauseilendem Gehorsam auch ja keine weitere Angriffsfläche zu bieten für ihren Zorn oder ihre Sorge. Was später, meist erst in der Adoleszenz oder auch lange danach – je nach zusätzlichen und auslösenden Belastungsfaktoren – als Zwangsstörung aufbricht, erscheint beim Kind, oft jahrelang, als besondere „Folgsamkeit" (ein „braves Kind") und auffälliges Leistungsstreben, mit dem es sich anstrengt, den Erwartungen seiner Eltern zu entsprechen und diese womöglich zu übertreffen.

Wie essgestörte Jugendliche den auf ihnen seit früher Kindheit lastenden Druck, neben ihrem dominant gewordenen *Kontrollzwang* des Essens, weiterhin möglichst brav mit besten Leistungen zu kompensieren versuchen und oft „perfekt" erscheinen wollen, bereitet auch bei den unzähligen anderen *Zwangsritualen* die *Kontrolle ursprünglich lebendiger Impulse*, wie Lust, Freude, Sehnsucht, das Fundament der *Selbstbestrafung* – wobei potenziell jeder Gedanke und jedes Verhalten zwanghaft entarten kann.

Ähnlich wie bei der Depression eine jahrzehntelange emotionale Überforderung und erlahmende Antriebskraft eines Tages plötzlich in völlige Lethargie umschlagen kann, wird aus einem vermeintlichen Ungenügen der ursprünglichen Kontrolle durch Gehorsam und Anpassung, auf einmal – da Lust, Freude oder Sehnsucht trotzdem durchbrechen und das verdrängte eigene Selbst befreien wollen – eine absurde Blockade der Lebensenergie, ein *Zwangsritual.* Dieses *bändigt* gleichsam die aufkeimende Lust oder Freude noch im Entstehen durch einen Akt der Kontrolle, der unbewusst die Lebendigkeit austreibt und zugleich Sicherheit vermittelt, wo die Entgrenzung der Freude große Angst auslöste und einem Sich-Verlieren gleichkäme.

So verdreht funktioniert die Logik der Entfremdung vom wahren Selbst, dass die so anstrengende und oft qualvolle Kontrolle der eigenen Schöpferkraft (Lebensenergie) für Freiheit gehalten wird.

So wie geschlagene Kinder als Erwachsene oft glauben, sie wären durch die erhaltenen Schläge auf den rechten Weg gekommen, ihnen in Wahrheit aber damit nur das Mitgefühl für ihr „inneres, bedürftiges Kind" ausgetrieben wurde, so empfindet der zwangskranke Mensch paradoxe Erleichterung bei der Befolgung seiner Rituale, mit denen er eigentlich die Misshandlung durch die Eltern fortsetzt.

Hierzu einige Beispiele: Eine ausgeprägt magersüchtige junge Frau mit schweren Zwangssymptomen, die in einem mehrstündigen täglichen Putzwahn alle sichtbaren Spuren ihrer Anwesenheit im Raum „verhindern" oder „beseitigen" muss, bevor sie ihn betritt oder wieder verlässt, besonders ausgeprägt in ihrem Bad: Ihr wurde, als der zweitgeborenen Tochter, von Anfang an vermittelt, dass sie lästig und im Weg sei, nur Dreck mache und sowieso besser nicht geboren wäre, da sie schon wieder nicht der erhoffte Sohn und Hoferbe war. So übernahm sie bereits als Fünfjährige Bereiche der Haushaltsführung, etwa das Bettenbeziehen, um sich nützlich zu machen, und wurde schon im Schulkindalter von der Familie als „lebende Spülmaschine" verspottet.

Ihr ganzes Leben, ob in der Schule, im Beruf oder in den wenigen engeren Beziehungen, die sie einging, drehte sich um ihre Rolle und Funktion für andere, denen sie möglichst perfekt und zuvorkommend zu entsprechen versuchte, auch wenn das ungeheuren Kraftaufwand für sie bedeutete. Ihre extremen Ansprüche an Sauberkeit und Ordnung, die sie erfüllen „musste", um eine Existenzberechtigung zu haben, ließen sich für sie mit den alltäglichen Tagesabläufen und Erwartungen ihrer Umgebung immer weniger vereinbaren. Zur Arbeit kam sie eine Stunde früher und blieb eine Stunde länger, um alles bestmöglich erledigen zu können, und immer waren nur ihre Erschöpfung oder die Anweisungen Vorgesetzter die Grenze.

Die Nähe eines anderen Menschen in ihren eigenen Räumen bedeutete nur eine zusätzliche Belastung für sie, da die Spuren des anderen unbewusst sogleich zu „Schmutz" wurden, der ihr angelastet werden würde. Noch in ihren Träumen wurde immer wieder nur sie für den Dreck der anderen verantwortlich gemacht. Sogar wenn eine Katze noch nicht stubenrein war, gab man ihr dafür die Schuld.

Beispielsweise: Ein junger, chronisch depressiver Mann mit einer ausgeprägten komplexen Zwangsstörung, wird immer dann von seinen Symptomen heimgesucht, wenn er sich nach erledigter Arbeit für einen kurzen Moment auf etwas Schönes zu freuen beginnt, das er demnächst tun möchte, muss dann aber so lange bestimmte Rituale wieder und wieder ausführen – Hände waschen, bestimmte Linien abschreiten, Gegenstände anordnen, Kopfbewegungen vollführen, Schalter kontrollieren, mit dem Auto hin- und herfahren, um nach „übersehenen" Unfallopfern zu suchen … –, bis ihm vor Erschöpfung jede Freude gründlich ausgetrieben ist.

Er war von seinen zerstrittenen Eltern, die nur ihre Arbeit im Kopf hatten, zu einer herrschsüchtigen „Leihmutter" weggegeben worden, jeden Tag und häufig auch über Nacht – genau zu der Zeit, in der ein Kind eigentlich von einem geborgenen Zuhause aus die Welt vorsichtig entdecken möchte.

Stattdessen war er über Jahre den jähzornigen Launen dieser Alten ausgeliefert, der seine Leistungen nie gut genug waren und die ihm bei einem Schreibfehler die Seite aus dem

Heft riss, sodass er von vorn anfangen musste. Wenn es etwas gab, worauf er sich freute – ein Kindergeburtstag, zu dem er eingeladen war –, achtete sie zuvor besonders akribisch auf Fehler und fand immer etwas, für das sie ihn bestrafen oder schikanieren konnte.

Die anfänglich flehentlichen Bitten des Kindes, nicht mehr zu dieser Frau gehen zu müssen, wurden von seiner Mutter abgetan. Die Alte sei gewiss nicht ohne Grund so streng, er solle ihr einfach gehorchen. Und so war sein Schicksal bis auf Weiteres besiegelt. Über die ihm widerfahrene sexuelle Nötigung konnte der Junge schon gar nicht mit seinen Eltern sprechen, wieder hätten sie ihr mehr geglaubt und ihn auch dafür noch beschuldigt.

Beispielsweise: Ein Mann in mittleren Jahren, wurde eines Tages plötzlich von hasserfüllten Zwangsgedanken heimgesucht, zuerst gegenüber einem Menschen, den er seinerzeit liebte, dann gegenüber wildfremden Babys und Kleinkindern, die ihm auf dem Arm ihrer Mutter oder allein in den Straßen entgegenkamen. Dabei hatte er die zwanghafte Vorstellung, ihnen gleich mit der Axt den Kopf abzuschlagen oder andere Gräueltaten an ihnen zu verüben.

Es waren rein abstrakte Gedanken, ohne jede Emotion, aber mit schrecklichen Begriffen und Vorstellungen verknüpft, die umso vehementer wurden, je mehr er sie loswerden wollte. Und die immer gerade dann auftauchten, wenn er Gutes dachte, über den geliebten Menschen oder seine Gefühle für ihn. Wenn er gerührt war von der Unschuld eines schlafenden Babys oder erfreut durch ein seliges Kinderlachen: Dann drängte sich plötzlich eine Formulierung auf wie „Kopf ab“ oder „Drecksbalg“ und setzte prompt eine ganze Kanonade schrecklicher Tiraden in Gang, deren Abwehr er sich zu stellen versuchte, solange die Kräfte reichten.

Dieser Mann war als Kind von neun Monaten lebensbedrohlich an Asthma erkrankt, dessen Symptome seine Familie immer wieder in Aufruhr versetzt hatten und alle möglichen Therapien und vermeintliche „Spezialisten“ ausprobieren ließ. Bis man ihn schließlich im Alter von etwas mehr als zweieinhalb Jahren, auf ärztlichen Rat, in ein Kinderhospital auf eine Nordseeinsel verbrachte – genau zu einer Entwicklungszeit, da er besonders viel sicheren Beistand gebraucht hätte, nicht nur wegen der Krankheit.

Doch damals – in den 1950er Jahren – hielt man gerade eine strikte Abwesenheit der Eltern für therapeutisch, und so verschlechterte sich der Zustand des Kindes immer weiter. Ein Vierteljahr später wieder zuhause – „eine Ewigkeit“ für sein Alter – erlebte er die Hilflosigkeit der Eltern umso dramatischer, wie einen Vorwurf seines Versagens, dass er ihnen noch immer so viel Kummer bereitete und einfach nicht gesund werden konnte.

Die Erwachsenen verlangten von ihm größtmögliche Schonung und vermittelten den Eindruck, dass er einfach kein normaler Junge wäre – zwar lieb und brav, aber eben ein Sorgenkind, das sich keinesfalls frei bewegen dürfe.

So entwickelte sich bei ihm mit der Zeit nicht nur ein starker Geltungsdrang, unter Abwertung des lästigen – „behinderten“ – Körpers, bei gleichzeitiger Überbetonung der Vernunft und des Geistes, sondern es herrschten und wachten auch strenge Moral- und Ordnungsprinzipien über seine Lebendigkeit. Und als er sich dann, Jahrzehnte später, einmal die ungeheuerliche Freiheit herausgenommen hatte, seinen Gefühlen freien Lauf zu lassen und einer „verbotenen“ Liebe zu folgen, folgte zugleich auch „die Strafe auf dem Fuße“ und verdarb ihm *zwanghaft* jede Euphorie.

Doch mit diesem besonders absurd anmutenden Symptom begann der langwierige und andauernde Prozess seiner Heilung, die das gefangene Kind zuletzt doch noch zu befreien versucht.

In all diesen konkreten Fällen zeigt sich ein Drama tiefer existenzieller Frustration: Unüberbrückbar erscheint dem Einzelnen die Diskrepanz zwischen seiner ersehnten Autonomie und Geborgenheit (Sicherheit) und einem durch Missachtung oder Entmutigung untergrabenen Selbstwertgefühl.

Und weil das gerade unbewusst und zu einer frühen Zeit geschieht, in der sich allmählich die eigene Freiheit entwickeln möchte, schlägt deren Verhinderung in eine Form der *Autoaggression* um: nicht derart dramatisch wie im Masochismus eigener körperlicher Misshandlung, doch für die Seele nicht weniger qualvoll. Nur gleichsam sprachlich „gebremst“ und vermittelt – als verinnerlichter „Antreiber“ oder allgegenwärtige „Gedankenzensur“: etwas tun zu müssen oder ja nicht tun zu dürfen.

Das Kind gehorcht den Anweisungen der Erwachsenen, nicht verstehend, was es da Ungehöriges getan haben soll, doch sehr genau mit allen Sinnen spürend, dass es seine Bezugsperson(en) gegen sich aufgebracht hat. Es beginnt, sich „mit deren Augen zu sehen“ und deren empörte oder besorgte Emotionen zu seinen eigenen zu machen.

Die Urteile der anderen über ihn lagern sich im Unbewussten ab und können eines Tages als anfallartiger Selbsthass durchbrechen: Unter Umständen in einem ganz anderen Zusammenhang, da sich der eigene Autonomiewunsch erneut gegen äußere und innere Widerstände – sein vom Über-Ich beherrschtes „schlechtes Gewissen“ – zu behaupten versucht.

Wie ein Mensch, der sich ständig zurückgenommen und angepasst hat, mit einem Wutanfall endlich Luft zu machen versucht, will der zwanghaft Kontrollierende endlich einmal seiner *Liebe* freien Lauf lassen und verdammt sich sogleich dafür selbst zum *Hass*.

„Was bildest du dir ein, Nichtswürdiger, dass du dir ein solches Recht herauszunehmen erlaubst? Sei nicht so egoistisch und durchtrieben, halt besser deinen Mund und kümmere dich um andere. Wer soll sich schon für dich interessieren, du bist nichts, hast nicht und kannst nichts“, sagt sein Inneres und zeichnet ein hässliches Bild aus Ungenügen und Schuldgefühlen, die für die Zeit der Zwänge jede Freude austreiben, als sei diese eine teuflische Macht.

Der Autonomiewunsch eines Kindes ist in seinem Ursprung reine, unschuldige *Selbstliebe*, Freude am Dasein in einer Welt, die es mit allen Sinnen zu entdecken gibt, wie ein einziges großes Geschenk. Und gerade diese Sehnsucht nach der großen weiten Welt, die schon im Garten hinter dem Haus beginnt, wurde dem Kind beizeiten verwehrt und auszutreiben versucht, weil die Erwachsenen besser zu wissen meinten, was sich gehöre und gut für das Kind sei.

Wird der Mensch in seiner allmählich bewusst erwachenden Sehnsucht beschädigt und chronisch daran gehindert, sich frei zu entfalten, müssen sich auch seine Symptome dramatischer chronifizieren, und die Entfremdung erreicht drastische Ausmaße.

Insofern erscheinen die *Rituale*, mit denen sich ein unterdrücktes Selbst zu stabilisieren und seine Ohnmacht zu kompensieren versucht, als letzte *Fluchtwege* auf einem „höheren Strukturniveau“. (Otto Kernberg, 1967, sah die Neurosen, im Vergleich zu den schweren

Persönlichkeitsstörungen, als Konfliktlösungen auf einer „höheren" Reifungsstufe.) Doch grenzen sie, wie auch die anderen hier beschriebenen Suchtmuster, wenn sie ihr zugespitztes Endstadium erreicht haben, durchaus an die extremen Formen selbstverletzenden Verhaltens.

Die *Rituale* bilden dabei, als Inbegriff der *zwanghaften* (*süchtigen*) Selbsterlösungsversuche sozusagen ein chronisches „Übergangsstadium" zu den nachfolgend beschriebenen Erkrankungen, bei denen einer der in ▶ Abschn. 3.1 bis ▶ Abschn. 3.5 erwähnten Symptomkomplexe zur Haltung erstarrt ist (▶ Abschn. 3.6), sich massiv, und gleichfalls chronisch, über den Körper ausdrückt (▶ Abschn. 3.7) oder gar in den Wahnsinn entflieht („dissoziiert"; ▶ Abschn. 3.8), um überleben zu können.

3.6 Chronische Wesensveränderungen (Persönlichkeitsstörungen)

Jede jahrelang fortbestehende und in steigendem Ausmaß praktizierte stoff- oder verhaltensgebundene Sucht verändert die Persönlichkeit eines Menschen, weil dessen Leben sich zunehmend nur noch um seine – längst auch körperliche – Abhängigkeit dreht. Und gleiches gilt für alle anderen Syndrome, die sich überlebensnotwendig herausgebildet und verfestigt haben, weil nichts Wesentliches geschah, was Veränderung oder auch nur neue Perspektiven ermöglicht hätte.

Wenn sich die immer gleichen Strategien zu bewähren scheinen, um sich zu beruhigen, Bestätigung zu erlangen, sich mächtig zu fühlen oder endlich Aufmerksamkeit zu bekommen, werden sie so oft wiederholt, bis sie zu einem Prinzip verfestigt sind. Der Einzelne ist und hat sich „geprägt" auf ein Verhalten, das ihm jedes Mal hilfreich erschien. Doch leider wurde es aus einer Not geboren, die ihm so gar nicht bewusst war oder unabänderlich erschien. So wurde eine Strategie zum Ersatz der eigenen Lebendigkeit, deren Entwicklung unterdrückt wurde und keine angemessenen Ausdrucksmöglichkeiten fand.

Noch einmal sei an dieser Stelle betont, dass die in diesem Kapitel beschriebenen Kategorien und verwendeten Begriffe nicht dem standardisiert vorgegebenen Rahmen (WHO, ICD, DSM …) entsprechen sollen, sondern vielmehr eine eigene Sprache zu finden versuchen, die dem hier entwickelten Menschenbild und Verständnis von *Krankheit als Sucht* Ausdruck geben können. Verbindungslinien zu den „offiziell" gebräuchlichen Diagnosekriterien ergeben sich trotzdem gelegentlich aus deren relativer Wirklichkeitsnähe zu beobachtbaren *Phänomenen*, die sich jedoch wesentlich angemessener in einer eher philosophisch-heuristischen – eben *phänomenologischen* – Sprache beschreiben lassen und vo r allem keiner inszenierten (Natur-)Wissenschaftlichkeit bedürfen, die sich in absurde Klassifizierungen verirrt.

Jede *Erzählung* der Lebensgeschichte eines Menschen zwischen den Polen von Gesundheit und Krankheit beschreibt seine Person angemessener und genauer als eine Objektivität nur vortäuschende „Diagnose", die lediglich Symptome festschreibt und oberflächliche „Zusammenhänge" nur „konstruieren", jedoch nicht verstehen kann. Da so die psychodynamischen, unbewussten Hintergründe des Verhaltens nicht wahrgenommen und somit auch nicht angemessen bedacht werden können, ist auch kein individuelles Verständnis für die Krankheit(en) einer Person möglich. Deren Befinden kann sich nur verschlechtern, solange ihre Symptome nicht *gedeutet* und in ihren lebensgeschichtlichen Zusammenhängen erkannt sind, sondern lediglich zum Verschwinden gebracht werden sollen.

Ein Kleinkind, das weint und damit eine tiefe Angst ausdrückt, wird in seiner Not nicht wahrgenommen, wenn es einen Schnuller in den Mund gesteckt bekommt, damit sein Weinen aufhört.

Eine Jugendliche, die ihre Verzweiflung über die entsetzliche Ehe ihrer Eltern in die Magersucht getrieben hat, bleibt einsam in ihrem Elend, wenn sie zum Trost Geschenke oder Lob für Leistung bekommt.

Ein Alkoholiker, der im Rausch über sein verpfuschtes Leben „sinniert", findet kein Verständnis und wird an seinem Zustand nichts ändern, solange die Menschen seiner Umgebung gleichfalls nur ihre quälenden „Frust"-Symptome wegzuspülen versuchen.

Das jeweilige *Sucht*-Symptom – in diesen Beispielen *Angst, Hungern* und *Alkohol*, doch Gleiches gilt auch für *alle anderen* hier beschriebenen Erkrankungen – wird nicht als Sprache der leidenden, erkrankten Seele begriffen, als deren eigentlich verzweifelte, ungelebte *Sehnsucht nach dem wahren Selbst*, sondern wie eine „Betriebsstörung" im „Gefühlshaushalt" angesehen, die es baldmöglichst mit Medikamenten, Verhaltenstherapie oder „Ablenkungen" aller Art zu beseitigen, das heißt zu unterdrücken, gilt.

Anders als die vor allem *körperlich bedingten Erkrankungen* eines Menschen, die ursächlich auf eine *Verletzung* seiner vorherigen Unversehrtheit zurückgehen (Erbschäden, Geburtsfehler, Vergiftungen, Verbrennungen, Brüche, Unfälle aller Art …) und einer direkten Symptombehandlung bedürfen (verbrannte Haut verlangt nach sofortiger Kühlung, und geschlucktes Gift muss schnellstmöglich wieder den Körper verlassen), hat die erkrankte Seele *im Grunde* – zutiefst! – eine ganz andere „Behandlung" nötig.

Schon der Ausdruck „Behandlung" ist eigentlich falsch – die Seele *bedarf* (sic!) vor allem der aufmerksam zugewandten Wahrnehmung ihrer *Bedürfnisse*, Wünsche, Träume und Sehnsüchte. Sie „verlangt" nach Wertschätzung und Verständnis, nach Freiheit und Autonomie, nach Geborgenheit und Ermutigung – also nach *Liebe* –, um gesund zu bleiben und selbstbewusst zu werden.

Wenn diese *seelischen Grundbedürfnisse* eines Menschen von Beginn an und besonders nachhaltig missachtet, unterdrückt und verletzt werden, sieht sich der Einzelne umso nachhaltiger zur Abwehr „gezwungen", die tatsächlich ein Versuch der *Selbst-Verteidigung* ist. Der seelisch verletzte Mensch kämpft gleichsam aus dem Untergrund seines Unbewussten ums Überleben in einer „Diktatur", die ihn mit Gewalt zum Gehorsam zwingt. Und weil die bewusste Anpassung an das System – der Gehorsam vor dessen Gesetzen (vor dem „Über-Ich") – so viel Lebensenergie verbraucht und die Sehnsucht verzweifeln lässt, bleibt der Seele nur ihre unbewusste Kraft, vor sich und anderen Aufmerksamkeit zu finden und Verständnis zu wecken: Sie wird *krank*, zuerst in ihrem Verhalten – Denken und Handeln

– und dann oft auch körperlich. Und wieder geht es darum, ob sie darin wahrgenommen und verstanden wird, ob sie selbst oder jemand anderer *bewusst* hinter die unbewusst errichteten „Fassaden“ – entwickelten *Symptome* – dieser leidenden Seele zu sehen vermag.

Bei dem Versuch der Seele, sich über die Ausbildung bestimmter Symptome „Gehör“ zu verschaffen beziehungsweise Beachtung zu finden, bewähren sich einige mehr als andere und werden daher künftig zu Wesensmerkmalen ausgebildet, die so beherrschend sind, dass sie einem Außenstehenden, der die leidende Person nicht kennt und auch ihr Verhalten nicht zu deuten versteht, weniger als Symptome erscheinen, sondern eher wie eine „Störung“ der gesamten Persönlichkeit. Deren Benehmen erscheint im harmloseren Fall als „sonderbar“ oder „verschroben“, im für einen Betroffenen oder seine Umgebung lästig oder gar bedrohlich wirkenden Ausmaß als „verrückt“ oder „gestört“. Mit dem Fortdauern der Entfremdung – der Erfahrung, sich selbst und anderen letztlich unverständlich zu bleiben – werden die Merkmale noch einmal gesteigert und führen zur *chronischen Wesensänderung*. Die Persönlichkeit erscheint dann, je nachdem, als besonders *hysterisch, zwanghaft, ängstlich* oder *abhängig*, gilt gar als *emotional instabil, schizoid* oder *paranoid* – was schon eher Richtung „Wahnsinn“ oder „Irresein“ deutet und in ► Abschn. 3.8 betrachtet werden soll.

Einschlägige „Witze“ über derart auffällige Persönlichkeiten, die mit ihrem Verhalten, das oft anfallartig durchbricht, eher spektakulär von der Normalität abweichen, gibt es zuhauf – wie die über Minderheiten aller Art –, und diese offenbaren zugleich die „Störung“ ihrer Erzähler, die mit ihrem Gelächter über „Irre“ die Tragik der eigenen Entfremdung abwehren müssen.

Den Blick aus *komödiantischer Distanz* auf die Absurdität diagnostischer Zuordnungen zu richten, kann dagegen wirklich befreiende Erkenntnisse ermöglichen. Diese dienen oft genug nur dazu, ein Machtsystem zu installieren, das den wahrhaft Schwachen – und im Sinn ihrer eigenen Kategorien „Gestörten“ – die Herrschaft gegenüber den emotional Stärkeren zu sichern hat – wie Nietzsche (1980) das einst für die christliche Moral analysierte.

Die vermeintlichen „Helfer“ benötigen ihre überlegene Inszenierung, um sich und ihrer Umgebung die eigene Bedeutung zu vermitteln – wie der Arzt einen weißen Kittel trägt oder der Polizist eine Uniform, um bereits nonverbal Machtverhältnisse zu demonstrieren. Die Sprache ist in diesem Zusammenhang nur ein weiteres Mittel, um zu belegen, wer hier über wen die „Definitionshoheit“ und Verfügungsgewalt besitzt: Von der Diagnostik hängen nicht nur Anrecht und Art der Behandlung, sondern oft auch Status und Unterstützung eines Patienten ab, der, nach der Logik des Systems, nicht für sich sprechen und entscheiden kann, sondern sich dem Urteil sogenannter „Experten“ zu überlassen hat, die eher wissen, was er „eigentlich“ hat. Und wenn zwei dieser Experten und ein vermeintlich unabhängiger Richter zu dem Urteil kommen, dass eine aus ihrer Perspektive „gestörte“ Person eine Gefahr für sich oder andere darstellt, können sie deren Freiheit fast nach Belieben beschränken (in Österreich: *Bundesgesetz für die Unterbringung psychisch Kranker in Krankenanstalten, Unterbringung ohne eigenes Verlangen*, §§ 8–11 UbG) Man meint dann, „eigentlich“ im Interesse der betreffenden Person zu handeln, die eben „unzurechnungsfähig“ sei und krankheitsbedingt gar nicht mehr wissen könne, was sie da tue.

Nach dieser Logik haben jahrhundertelang Eltern ihre Kinder geprügelt, und tun es weltweit noch immer, weil sie es „ja nur gut meinen" und sie so „auf den rechten Weg bringen" wollen – genau damit jenen verhängnisvollen Kreislauf der Gewalt fortzeugend, der die Heilkraft der Liebe im Keim erstickt.

Der beklemmend wahrhaftige Film von Michael Haneke, *Das weiße Band* (2009), verdeutlicht genau diese Zusammenhänge als Brutstätte des Hasses und der faschistoiden Verblendung der Herrschaft von Menschen über Menschen auf erschütternde Weise. Am Beispiel der Geschehnisse in einem Dorf der norddeutschen Provinz, zu Beginn des 20. Jahrhunderts, wird exemplarisch an einzelnen Personen und Familien verschiedener sozialer Milieus jenes Klima der Gewalt und Entfremdung veranschaulicht, das den Nährboden für zwei Weltkriege und die Gräueltaten einer faschistischen Gesinnung hervorbrachte. Und Haneke (16.09.2009) lässt keinen Zweifel daran, dass der Hass in den Menschen gesät wurde und von einem Klima ideologischer Gewalt herrührt, das im Namen des vermeintlich Guten das Böse austreiben will und es so gerade erst hervorbringt und von Generation zu Generation fortschreibt (Kümmel, 2009).

Doch gegen die Gewalt in Wort und Tat sei an dieser Stelle erneut die Kraft jener bereits erwähnten *anarchischen Filmkomödie* gesetzt, in der die erzwungene Verdrängung des wahren Selbst zugunsten einer vermeintlichen „Normalität" der Entfremdung – oder, wie Arno Gruen (1987) es nennt: „Wahnsinn der Normalität" – ad absurdum geführt wird, und zwar dadurch, dass sich vor unseren Augen die Rollen der Protagonisten – hier: Arzt und Patient – vertauschen.

Der Film *Was ist mit Bob?* (Oz, 1991; siehe hierzu auch ► Abschn. 3.4) kann als Glücksfall einer vielschichtigen Charakterstudie gelten, die einen „hochgradig neurotischen", „schwer persönlichkeitsgestörten" Menschen mit seinem vermeintlich normalen Psychotherapeuten und dessen Familie zusammenbringt und aus dieser Begegnung ein Feuerwerk an grotesken Einfällen und gehörigen Übertreibungen zündet.

Der von schweren Ängsten und Zwängen geplagte Patient reist seinem Therapeuten an den Urlaubsort nach und stürzt dort durch seine Aufdringlichkeit die Verhältnisse ins Chaos. Während die Familie Bob als freundlichen, lustigen, mehr oder weniger verschrobenen Kauz betrachtet, der jedenfalls völlig harmlos ist, hält der Therapeut seinen Patienten für einen schweren Psychopathen, der eine Gefahr für sich und andere darstelle, als dieser seine therapeutische Autorität und selbstherrliche Arroganz zu erschüttern beginnt.

Die Geschichte wird dabei, wie es sich für eine Komödie dieser Kategorie gehört, keineswegs subtil und als sich schleichend zuspitzendes Drama erzählt – was bei der Thematik einer sich wandelnden Therapeut-Patient-Beziehung durchaus möglich gewesen wäre –, sondern überzeichnet bereits die Ausgangskonstellation derart archetypisch, dass sie ihre eigentliche Absicht deutlich macht: im Aufeinandertreffen der Gegensätze von „verrückt" und „normal" die Komik und Vermessenheit einer sogenannten „Rationalität" zu entlarven und uns zugleich im befreiend distanzierenden Gelächter darüber mit der eigenen Ohnmacht auszusöhnen, die ganz unterschiedliche „Störungsbilder" (Symptome) hervorzubringen vermag, unter denen jeder auf seine Weise leidet.

Der hochneurotische Protagonist wird gleich von einem ganzen Bündel von Symptomen beherrscht. Das auffälligste ist seine extreme Zwanghaftigkeit, mit der er seine offenen Ängste und verborgenen Aggressionen zu kompensieren versucht. Schon seit Langem scheint sein Alltag von diversen Phobien, Panikattacken und hysterischen Anfällen beherrscht zu werden, sodass er ohne therapeutische Hilfe nicht mehr zurechtkommt.

Die Zwangsvorstellungen und Tics, unter denen er leidet, sind jene *Grundstörung*, mit der er seit früher Kindheit aggressive, autonome Impulse zurückdrängen musste und gegen sich selbst zu richten lernte, wodurch er *zwangsläufig* immer hilfloser und abhängiger wurde. Das Korsett der Rituale, in das er eingezwängt erscheint, trägt fast schon psychotische Züge, und jenseits der komödiantischen Inszenierung, die den Protagonisten hier als „multineurotische Persönlichkeit" ins Groteske überzeichnet, bliebe eine sich so schnell vollziehende umfassende Heilung kaum vorstellbar. Realistisch wäre zunächst nur eine Milderung der Symptome.

Im Film aber gibt es, als ebenso drastisch gesteigertes Gegenbild, diesen *egozentrischen*, geltungssüchtigen *Psychotherapeuten* Leo, der in seinem Narzissmus nicht nur unerträglich arrogant gegenüber Patienten und Kollegen auftritt, sondern obendrein noch Frau und Kinder tyrannisiert. Verglichen mit dessen „Größenwahn" erlebt seine Familie die neurotische Sensibilität und freundliche Dankbarkeit des Patienten, der sich in ihrer Nähe sichtlich geborgen fühlt, als geradezu befreiend authentisch.

So wechseln die beiden im Lauf der Filmgeschichte immer drastischer die Seiten: Während der Patient durch die herzliche Aufmerksamkeit der Familie, die ihn behandelt, als sei er ein liebenswert verschrobenes, überaus witziges *Original*, allmählich gesundet, weitet sich die narzisstische Krise des Therapeuten schließlich zur schweren Psychose aus, in der er zuletzt, katatonisch im Rollstuhl sitzend der Hochzeit seiner geliebten Schwester mit dem verhassten Expatienten beiwohnen muss. Zum Schluss erfährt der höchst amüsierte Zuschauer, dass Bob bald darauf Psychologie studiert und einen Bestseller über seine Therapie geschrieben hat, woraufhin ihn der Psychiater wegen der Rechte verklagte.

Diese Filmgeschichte zeigt zum einen auf ebenso amüsante wie stimmige Weise die Absurdität der Klassifizierungen und Ordnungsversuchen menschlicher Krankheiten, die jenen hilflosen Ritualen, mit denen *Bob* seine Ängste abzuwehren und in Schach zu halten versucht, in nichts nachstehen – nur dass solche Standards, im Gegensatz dazu als wissenschaftliche „Normalität" gelten.

Und zum anderen wird dem Zuschauer gleich doppelt die Macht der Verdrängung und des Unbewussten vor Augen geführt, die den Einzelnen schließlich, auf dem Umweg über die eigene Symptomatik, zu befreien und zu heilen vermag: Bob findet in seinem Leid, das er offen ausdrückt, schließlich einen Psychotherapeuten, dem er vertraut – vermutlich weil er, feinfühlig wie er ist, in diesem gleich einen „Seelenverwandten" erkannt hat. Und der Therapeut begegnet, weil er durch die „Störung" des Patienten an seine Grenzen kommt, zuletzt seiner eigenen Not und könnte sich mithilfe des Patienten und der Geborgenheit seiner Familie, die noch immer zu ihm hält, kurieren. Doch die Tatsache, dass Leo seinen Schwager verklagt, lässt darauf schließen, dass der Therapeut einen schweren Rückfall in seine *Ichsucht* erlitten hat. Womöglich benötigte er noch etliche Sitzungen auf der Couch seines ehemaligen Patienten, um sein Selbstwertgefühl ausreichend zu stärken.

Diese Komödie lässt *beide* Protagonisten in ihrer je eigenen Not erkennbar werden – darin liegt gleichsam die *therapeutische Brillanz* des Filmes –, und zuletzt wächst dem Zuschauer sogar der „durchgedrehte" Psychiater ans Herz.

Der sieht seine so mühsam erarbeitete Macht kläglich schwinden, nachdem Bob ihm nicht nur die Show vor laufenden Fernsehkameras gestohlen hat, sondern sich ihm auch die Familie in dem Maße zu entfremden scheint, wie der Patient in seiner rührenden Anhänglichkeit und kindlichen Freude die Herzen von Frau und Kindern gewinnt. So offenbart sich die eigene süchtige Bedürftigkeit des Therapeuten sehr deutlich: Bob ist wie ein Spiegel seines eigenen inneren Dramas, deshalb muss er ihn so vehement auf Distanz halten und schließlich sogar bekämpfen.

Auch das Wesen des Psychiaters ist längst chronisch verändert, er braucht seine narzisstisch demonstrierte Bedeutsamkeit, um sich stabil zu halten, und so sehr er sich auch darum bemüht, ein liebender, einfühlsamer und humorvoller Vater zu sein, wird er doch in jedem Moment von seiner Ichbezogenheit beherrscht. Immer wieder beschäftigt er sich und seine Familie mit dem bevorstehenden TV-Auftritt, drangsaliert seinen Sohn mit autoritären Schwimmübungen und will ein Streitgespräch mit der halbwüchsigen Tochter als therapeutisches Handpuppenspiel führen: lächerliche wie traurige Versuche, Aufmerksamkeit zu erreichen und ernst genommen zu werden.

Obwohl der Zuschauer nichts von den biografischen Hintergründen der Filmfiguren erfährt, spürt er doch bei beiden die *chronische Verletzung* ihres Selbst, die sie derart starre Verhaltensmuster ausbilden ließ, in der Hoffnung, darin nach außen jene Stabilität zu inszenieren beziehungsweise diese *von* außen zu bekommen, weil sie *in sich* nur Ohnmacht und Angst vor dem Nichts empfinden.

Eine andere, nicht minder gelungene Komödie, auf die der Begriff *anarchisch* nicht nur stellenweise, sondern schon von der abstrusen, kaum nacherzählbaren Story her in nahezu jeder Szene passt, ist der Film *Ein Fisch namens Wanda* (Crichton, 1988). Das Drehbuch von John Cleese – dem „Kopf" der legendären *Monty Python*-Comedy-Truppe (1969–1983) – führt uns gleich ein ganzes Panoptikum schwer persönlichkeitsgestörter Typen vor, die alle, ebenso tragisch wie zum Brüllen komisch, eine besondere Facette *verzweifelter Sehnsucht* repräsentieren, die sie letztlich auf ihre je eigene Weise süchtig werden und ihr Wesen chronisch verändern ließ.

Kaum eine menschliche Schwäche und Niedertracht, die nicht wenigstens eine Randfigur der Geschichte verkörpert, in der zuletzt schließlich doch die Liebe siegt und Bosheit bestraft wird – aber auch das, wie es sich für eine perfekte Komödie gehört, mit einem Augenzwinkern und ohne moralischen Zeigefinger. Der Film zeigt zugleich, dass eine Erzählung noch so abstrus und unrealistisch sein kann – wenn nur die Charaktere so genau und differenziert angelegt sind, dass sich der Zuschauer selbst oder einen Menschen, den er kennt, in der einen oder anderen Eigenschaft überdeutlich gezeichnet wiederfindet:

Vier Ganoven – drei Männer und eine Frau – versuchen sich gegenseitig zu übertölpeln und die bei einem gemeinsamen Raubüberfall erbeuteten Diamanten einander wieder abspenstig zu machen. Dabei brauchen sie, als ihr Anführer im Gefängnis landet, die Hilfe des mit dem Fall betrauten Staatsanwaltes, und so versucht die Frau der Bande ihn mit haarsträubenden Lügengeschichten und unter Einsatz ihrer weiblichen Reize auszutricksen.

Das ruft die rasende Eifersucht ihres einfältigen Komplizen hervor, der ihre Pläne immer wieder durchkreuzt, bis sie sich zuletzt tatsächlich in den schüchternen Anwalt verliebt und mit ihm samt der Beute nach Südamerika flieht.

Zum einen bezieht der Film seinen Witz aus dem permanenten Gegensatz zweier Welten: der des Ganovenpärchens – eines heißblütigen Macho-Deppen mit seiner lasziven Freundin – und der einer gutbürgerlichen verklemmten Anwaltsfamilie. Und zugleich erleben die Zuschauer unter den Bandenmitgliedern, grotesk überzeichnet, sämtliche Spielarten menschlicher Niedertracht (Lüge, Neid, Habgier, Eitelkeit, Gewalt, Geilheit …) vor dem Hintergrund ausgeprägter Persönlichkeitsstörungen. Dabei haben die vier Gauner durchaus die Sympathien auf ihrer Seite, weil sie eine anarchische (Lebens-)Energie verströmen, in der sie sich gegenseitig zu verzehren scheinen, ohne tatsächlich eine Gefahr für andere darzustellen.

Der vermeintlich normale Alltag, wie ihn der Anwalt verkörpert, wirkt dagegen nur leblos und öde. Je mehr dieser sich in die Diebin verliebt, desto größer wird denn auch sein Verlangen, die Fesseln der Konvention zu sprengen und aus seinem geregelten Leben auszubrechen.

So komisch wie subtil ist auch der Dauerstreit zwischen dem Macho und seinem Komplizen, den er wegen seines schweren Sprachfehlers, seiner Gutmütigkeit und Tierliebe andauernd beleidigt und schikaniert, ja schließlich sogar auf widerliche Art und Weise quält, um das Geständnis eines Verstecks zu erzwingen – bis der Gedemütigte sich am Ende grausam rächt und im selben Moment sein Stottern überwindet.

Das alles ist herrlich verrückt und zugleich mit überaus fantasievoller Genauigkeit „typisiert" worden. Sogar der verblödete Ganove, der sich ausgerechnet Nietzsche als Vorbild auserkoren hat, wächst einem in seiner einfältigen Penetranz irgendwie ans Herz, sodass der Film schließlich gar nicht anders denn als Allegorie auf den menschlich-allzumenschlichen „Irrsinn" gesehen werden kann.

Dass die Protagonisten ihr vermeintliches Glück zu *erzwingen* versuchen – eine Absicht, die hinter *jeder* kriminellen Energie steckt, mit der planvoll die eigene Lebenssituation verbessert werden soll –, dass sie süchtig – *habgierig* – sind nach Geld, Erfolg und Sex, verurteilt sie alle von vornherein zum Scheitern, auch wenn dieses für jeden ganz eigene Konsequenzen haben mag.

Die Charaktere des Filmes – wobei das Gauner-Quartett wie *ein* Protagonist erscheinen kann, dem der vermeintlich biedere Anwalt als bürgerlich-spießiges Pendant gegenübergestellt ist –, werden nicht aus ihrer jeweiligen Biografie entwickelt und in ihren Beschädigungen begreiflich. Der Erkenntnis- und Lustgewinn für den Zuschauer erwächst hier eher auf einer *distanziert intellektuellen* Ebene, durch den Gegensatz der unterschiedlichen Milieus und die Austauschbarkeit der neurotischen Strukturen ihrer Vertreter.

Ichsucht und Größenwahn (Manie) finden sich auf beiden Seiten gleichermaßen, und wenn die Ganoven ihre Energie nach außen gerichtet haben, um sich mit Gewalt zu nehmen, was ihnen zum Glück zu fehlen scheint, versucht der Anwalt, die Zwänge der Konvention und seines Berufsstandes gegen sich und die Familie kehrend, eine Ordnung zu bewahren, die ihm sein spießiges Glück bürgerlicher Wohlanständigkeit verschaffen soll.

Einer wahrhaftigen Filmkomödie – wie den beiden hier beschriebenen – als künstlerischer Verdichtung eines grotesk überzeichneten Szenarios, in dem mehr oder weniger schwer „gestörte" Persönlichkeiten mit ihren jeweiligen Suchtsymptomen aufeinandertreffen, gelingt es bisweilen spielerisch leicht, die Tragik hinter der „schrägen" Fassade aufscheinen zu lassen.

Aus der Distanz heilsamen Humors wird nicht nur für einen „Wissenden" die oft so quälende Symptomatik endlich einmal als jene *Schöpferkraft* erkennbar, die sie als *fantasievolle Überlebensstrategie des Unbewussten* immer *auch* ist. Häufig kann eine Filmerzählung auch einen Betroffenen über die Absurdität der eigenen Entfremdung aufklären.

3.7 Chronische Krankheiten (Psychosomatik)

Wenn es sonst keinen Ausweg (mehr) zu geben scheint, weil schon alles Mögliche versucht wurde oder die Ohnmacht zu übermächtig erscheint – wie es oft schon im Säuglingsalter der Fall ist –, kommt dem Menschen unbewusst sein Körper zu Hilfe und drückt in seiner Sprache aus, was dem Einzelnen fehlt.

Der Körper ist zwar, als „Ort" der Gefühle („Haus der Seele") an allen Ausdrucksweisen beteiligt, doch wenn unsere Äußerungen für längere Zeit keine oder nicht angemessene Beachtung finden und elementare Bedürfnisse chronisch übergangen oder missdeutet werden, können psychosomatische Krankheiten ausbrechen, um vor sich und anderen die Not unübersehbar zu machen.

Ob ein Kleinkind Asthma entwickelt, weil es in einem emotional erstickenden Klima aufwächst; ob eine unglückliche Ehefrau an schwerem Rheuma erkrankt oder ob ein Mann die Erfüllung seiner Lebensträume so lange verdrängt, bis ihn der ausbrechende Krebs zuletzt noch einmal drastisch an sie erinnert: In allen Fällen offenbart die somatische Dimension ein psychisches Drama, das endlich aus seiner leidvollen Körpersprache übersetzt sein will, um wieder gesund werden zu können – auch wenn manchmal nur noch die Zeit bleibt, sich selbst in würdevoller Freiheit einem unabänderlichen Schicksal zu überlassen.

Es wurde bereits erwähnt, dass die Anordnung der einzelnen Kapitel und Abschnitte dieses Buches keine wertende „Rangfolge" beabsichtigt, weder hinsichtlich der philosophischen Überlegungen, der Bedeutsamkeit oder des Schweregrades einer Erkrankung noch im Hinblick auf die Faktoren der Heilung.

Der Aufbau folgt bloß einerseits der inneren Logik einer wesensgemäßen menschlichen Entwicklung, gleichsam der *existenziellen Dynamik* bewusster Selbstentfaltung, und andererseits den *Symptomen der Entfremdung* des Einzelnen als Konsequenzen der gewaltsamen Unterdrückung des Selbst. Je gravierender diese ist, desto kränker wird ein Mensch, desto ausgeprägter und chronischer wird er durch die Symptome seiner Sucht unbewusst von der Verzweiflung seiner Sehnsucht künden.

Insofern ergibt sich die Reihenfolge der Abschnitte in diesem Kapitel (bevor in ▶ Kap. 4 wesentliche Aspekte der *Heilung* erhellt werden) aus der *Dynamik einer fortdauernden Entfremdung*. Durch diese beginnt sich seelisches Leiden in dem Maße zu erschweren, chronisch zu werden und zunehmend auch körperlich auszudrücken, wie der Einzelne keine selbstbestimmten Entwicklungsmöglichkeiten mehr wahrzunehmen, geschweige denn zu verwirklichen vermag.

Er *fühlt* sich nicht mehr verbunden mit seinem „inneren Kind" (Chopich/Paul, 1990), mit seinem Ich als dem lebendigem Zentrum seiner eigenen Welt – er „weiß" gar nicht mehr, was er *eigentlich* empfindet –, und er *erkennt* daher auch keine selbstbewussten, schöpferischen Perspektiven mehr, in deren Sinn sich seine Existenz gestalten ließe. So bleibt dem Einzelnen nur die *Krankheit als Sucht* und verzweifelter Ausdruck seiner Sehnsucht, die ihn zur Auseinandersetzung zwingt, weil ihn sein Leiden immer wieder aufs Neue dazu auffordert.

Wie die verschiedenen Zwänge, als „Spielarten" der eigentlichen, stoffgebundenen oder ritualisierten *Sucht*, sich meist als Fluchtversuche aus einer ursprünglichen Not erweisen – deren Wurzel immer die *Angst* ist –, die schon vorher stark ausgeprägt war, so kann die Unterwerfung der Person, ihre Erstarrung in einer gleichförmigen, stereotypen Haltung, als der nächste folgerichtige Abwehrversuch des anhaltend Unerträglichen erscheinen.

„Ich bin eben so" wird zum mehr oder weniger bewusst ausgesprochenen, mehr oder weniger erträglichen „Standpunkt", von dem aus der Einzelne seine Person, sein Verhalten und die damit zusammenhängenden Schwierigkeiten kommentiert. Je nach Art der Störung, je nach eher ängstlicher, angepasster, widerständiger oder ichsüchtiger Grundstruktur, wird der Betroffene eher sich oder die Menschen in seiner Umgebung für seine Schwierigkeiten verantwortlich machen und unter Hinweis auf seinen „Charakter", der nun einmal nicht zu ändern sei, entweder um Nachsicht bitten oder die Rücksichtslosigkeit der anderen beklagen, die für einen wie ihn kein Verständnis hätten.

In beiden Fällen ist der Einzelne von einem selbstbestimmten und eigenverantwortlichen Verhalten, das flexibel auf die Anforderungen des alltäglichen Lebens reagiert, gleich weit entfernt. Er versucht aus der Not eine Tugend zu machen, indem er sein Wesen als schicksalhafte „Veranlagung" begreift, die er einfach akzeptieren müsse, wie einen Buckel oder eine krumme Nase, und damit hätten sich letztlich auch seine Mitmenschen abzufinden. „Ich bin eben ...", „von Natur aus ..." ängstlich, schüchtern, anhänglich, langsam, ordentlich, cholerisch, temperamentvoll, ehrgeizig, fleißig, misstrauisch, urteilt er über sich (oder lautet die „Diagnose" eines „Experten") – so wie viele ihre eigene und die Krankheiten anderer lieber für einen genetischen Defekt halten, statt sie als Folge ihrer Fehlentwicklung zu deuten, die sie dazu auffordert, ihr Leben zu ändern.

Doch auch diese „Strategie" entspringt im Grunde der Not und dient unbewusst der Abwehr einer unerträglichen Wahrheit – ohnmächtig ausgeliefert zu sein –, die zuzulassen, einst nicht möglich schien, und deren Abwehr*mechanismen* seither längst zur Haltung erstarrt sind. Solange sich an der Lebenssituation eines Betroffenen nichts verändert, werden sich auch die Symptome der jeweiligen Sucht nicht wandeln, mit denen er sich in seiner besonderen Entfremdung stabil zu halten versucht.

Je nach Ausmaß der Diskrepanz seiner konkreten Lebensumstände zu den Bedürfnissen seines wahren Selbst nach Geborgenheit und Entfaltung der eigenen Kreativität wird sich die Fantasie tiefer ins Unbewusste zurückziehen, um neue Überlebensstrategien zu entwickeln. Und dann entwickelt sich aus einem hilfreich wirkenden Symptom, das sich häufig schon „bewährt" hat, jene *Haltung* des Einzelnen, die zunehmend seine Persönlichkeit dominiert: Diese wird, je nachdem, chronisch *ängstlich*, *abhängig*, *aggressiv*, *kontrollierend*, *misstrauisch* oder *geltungssüchtig*, in beliebiger Kombination mit anderen vermeintlich stabilisierenden Mitteln (Alkohol, Medikamenten …) oder Strategien (Arbeit, Sport …), bis auch diese Symptomatik dem Unbewussten nicht ausreicht, um das Dasein ertragen zu können. Und in einer solchen Situation wird der Körper zur Bühne, oder der Wahnsinn bricht aus.

Das nicht gelebte Leben, die nicht getroffene Entscheidung, das nicht ausgedrückte Gefühl, die ohnmächtige Erstarrung, die blinde Verzweiflung finden eines Tages keine andere Lösung und keinen anderen „Ausweg" mehr als die *Flucht* in die Sucht einer körperlichen Erkrankung.

Lange, viel zu lange Zeit, oft schon seit Kindertagen, hat sich der Einzelne zuvor schon alleine abgemüht, versucht, sich nichts anmerken zu lassen und stark zu bleiben, die Überforderung „grandios" zu überspielen, indem er sogar noch – ganz der Süchtige – deren Dosis erhöhte. Gerade beim Phänomen der Arbeitssucht lässt sich der zuerst schleichende und zuletzt oft dramatische Übergang in die somatische Erkrankung deutlich beobachten: Solange der Körper nicht mit gravierenden Symptomen eines Zusammenbruchs (oft Herzinfarkt oder Bewegungsunfähigkeit) die Notbremse zieht, wird jedes Unbehagen, jede Nervosität – die im Grunde Entzugserscheinungen entspricht – mit den gleichen Mitteln bekämpft und trotz nachlassender Energie noch mehr zu arbeiten versucht.

Welche „Wahl" schließlich das Unbewusste trifft, um die psychische Sucht körperlich auszudrücken und womöglich zu stoppen, hat mit den körperlichen Dispositionen des Einzelnen ebenso zu tun, wie die *psychischen* Suchtsymptome mit den *Beziehungserfahrungen* des Einzelnen zusammenhängen.

Andererseits hat die Art und Weise des psychodynamischen Konflikts wiederum Einfluss auf die somatische Ebene des Menschen: Je nachdem, welches besondere Beziehungsdrama in welcher Lebensphase endgültig unlösbar erscheint, entscheidet unbewusst darüber, welche Symptomatik der Körper ausbildet, welche Gestalt ein Konflikt annimmt.

Wenn eine organisch bedingte Herzmuskelschwäche unter psychischem Druck das Entstehen einer Angst- und Panikreaktion „begünstigt", so führt auf der psychischen Ebene ein gestörtes Nähe-Distanz-Verhältnis unter Umständen zu Asthma oder Neurodermitis. Der Körper versucht mit seinen Symptomen davon zu künden, worunter die Seele besonders leidet, so wie der Schmerz einer Wunde uns auf die Verletzung der Haut hinweist, die wir sonst vielleicht gar nicht bemerken würden.

Nur geschieht die unbewusste Verlagerung einer seelischen Not auf den körperlichen Ausdruck *ersatzweise*, weil der leidende Mensch die wahre Ursache bewusst nicht wahrnehmen kann oder darf. Und das macht es umso schwieriger, ihre Symptome angemessen zu deuten. Die somatische Dimension enthüllt und verschleiert zugleich, und nur der geübte, aufmerksame Blick vermag in den Symptomen zu lesen.

Erst seit die einseitig naturwissenschaftlich orientierte Sicht des Menschen an ihr Ende gekommen ist, weil sie womöglich dessen Leben *verlängern* hilft, aber es deshalb noch „keinen Deut" (sic!) *sinnvoller* sein lässt – es sei denn, wir halten die *Dauer* eines Daseins für ein wesentliches Kriterium von dessen Bedeutung –, ist die Aufmerksamkeit für psychosomatische Zusammenhänge sehr stark angestiegen, und ganz allmählich entwickelt sich auch ein anderes Bewusstsein vom *sinnbezogenen Wesen des Menschen*.

So hat der zunehmende Verlust der menschlichen Würde im Alltag einer übermächtigen Apparatemedizin die *Hospiz*- und *Palliativbewegung* hervorgebracht (Cicely Saunders, eine englische Krankenschwester und Ärztin, gründete 1967 in London das erste Hospiz), die wenigstens dem sterbenden und leidenden Patienten einen respektvollen, würdigen und selbstbestimmten Umgang mit seiner letzten Lebensphase zu gewährleisten versucht.

Dabei wird der Einzelne in seiner Einmaligkeit wahrgenommen, nach seinen Bedürfnissen und Sehnsüchten befragt, die so weit wie möglich berücksichtigt und in angemessener Weise gestillt und ausgedrückt werden können. Zuletzt kann so auch noch der schwersten, todbringenden Krankheit eine ureigene, unvertretbare, existenzielle Bedeutung und Sinnhaftigkeit abgerungen werden, indem der Einzelne angesichts seiner „letzten" Stunde(n) seine ganz persönliche Art und Weise für sich entdeckt, *mit dieser einmaligen Situation auch einmalig umzugehen*.

Die Idee von „Hospiz" und „Palliative Care" erübrigte sich erst dann (wieder), wenn der würdevolle, aufmerksame und zeitlich angemessene Umgang mit jedem einzelnen Patienten, gleich welchen Alters und welchen „Schweregrades" seiner Erkrankung, selbstverständlich wäre. Es gibt hier keine „objektiven" Kriterien. Solche festzulegen und damit Leiden vergleichbar machen zu wollen, schreibt eben nur die Unmenschlichkeit fest. In allen Statistiken verkommt die konkrete einzelne Existenz zu einer Ziffer: Hundert Tote, die bei einem Unfall oder in einem Krieg sterben sind eben nicht „schrecklicher" als *ein* Toter, denn immer wird mit dem Tod eines Einzelnen bereits eine ganze Welt zerstört.

Ursprünglich wurde der Hospizgedanke aus der Not geboren – als jenes Bemühen, einem leidenden, todkranken Menschen Zeit und Raum für ein Sterben in Würde zu ermöglichen und so zugleich das große Tabu des Todes bewusst zurück ins Leben zu holen, das ja gerade durch die Endlichkeit und Verletzlichkeit des Menschen erst zu jenem ungeheuer kostbaren Wunder wird. Doch weil das öffentliche Bewusstsein dafür in dieser zweckrationalen, materialistischen Ausbeutergesellschaft immer weiter geschwunden ist, wird diese letzte Station eines fürsorglich empathischen Umgangs mit Sterbenden gleichsam zu einem Fanal der Menschlichkeit in ihrer wahrhaftigen Größe.

Nur ein *psychosomatischer Blick* auf den Menschen wird dessen existenzieller Wirklichkeit eines geistbegabten, schöpferischen Wesens gerecht, das aus seiner Sehnsucht nach Geborgenheit in sich und der Welt alle Wege und Umwege zu gehen bereit ist, sogar krank wird, wenn sich nur auf diese Weise weiterleben lässt, bis es endlich im Bewusstsein des eigenen Selbst Erfüllung findet – für die Ewigkeit eines Augenblicks und im Einklang mit sich immer wieder von Neuem.

Es gibt *unvermeidbare Krankheiten*, die uns schicksalhaft widerfahren, weil eben die menschliche Natur verletzlich ist, anfällig, schwach und begrenzt – sterblich von Anfang an. Das kostbare und zerbrechliche Dasein des Menschen in der Welt ist gleichsam selbst schon *die schicksalhafte Krankheit*, mit der wir uns vom ersten Moment an auseinanderzusetzen haben.

Die Natur des Menschenkindes ist von der *Mutter Natur* abhängig, die es hervorbringt, nährt und schützt – wie ein Baby auf Pflege in liebevoller Atmosphäre angewiesen ist, um überleben zu können. Das bedeutet noch keine Unfreiheit, sondern erscheint jederzeit angemessen und selbstverständlich wie das Atmen, der Herzschlag und die sinnliche Wahrnehmung.

Doch es gibt *gewaltsame Eingriffe* und *Störungen* des Menschen durch den Menschen, und damit beginnt das *Drama der Krankheit als Sucht nach Erlösung* von dieser Gewalt – als Suche nach dem verlorenen Heil, in dem sich der Einzelne gerade noch geborgen fühlte. Und *diese* Fehlentwicklungen sind *vermeidbar*, wenn wir ihre Ursachen wirklich verstehen und unsere Beziehungen verändern: die zu uns selbst und dadurch die zu den anderen – die untereinander und dadurch die zu uns selbst.

Weil ein *Kind* – und dessen Unschuld und Ausgeliefertsein muss hier den Maßstab bilden – *nicht verstehen kann*, wie ihm geschieht, wenn ihm Gewalt durch jene(n) Menschen widerfährt, in deren (dessen) Obhut es sich gerade noch sicher fühlte, dann reagiert es darauf tief verstört und voller Misstrauen nicht nur *diesen* Menschen gegenüber, sondern unbewusst auch allen anderen. Vor allem jedoch untergräbt diese frühe Erfahrung von Gewalt das Vertrauen in die *eigenen* Gefühle, und der Einzelne wird künftig versuchen, Sicherheit durch Wohlverhalten, Auflehnung oder sich auferlegte Zwänge *herzustellen* – er wird süchtig und irgendwann auch körperlich krank, solange sich sein Leben nicht durch tiefgreifend andere Erfahrungen grundlegend wandelt und solange ihn nicht die Liebe zu heilen beginnt.

Je länger der Einzelne sich bemüht, durch seine jeweiligen Suchtstrategien das Leben für sich erträglich(er) zu gestalten – durch seine *Anpassung*, seinen *Widerstand*, seine *Ichsucht* und seine diversen *Fluchtwege* –, und dennoch die immer gleichen, „chronischen" Schwierigkeiten und Reaktionsweisen seiner Umgebung erfährt, desto eher wird er auch unbewusst *chronische Krankheiten* entwickeln, die ebenso gleichförmig, wiederkehrend und unnachgiebig darauf antworten.

Wie bei jeder körperlichen Verletzung, deren Ausmaß eine Entsprechung im Grad der empfundenen Schmerzen hat – jedenfalls im Schmerzempfinden immer mit der Aufmerksamkeit für die Verletzung korreliert –, spiegeln die chronischen Krankheiten des Körpers das Ausmaß der Entfremdung des Selbst.

Der Einzelne sieht für sich bewusst keine Möglichkeit(en), sein Leben im Einklang mit der eigenen Sehnsucht zu gestalten und entsprechend zu verändern, ja er kann seine Situation nicht einmal infrage stellen und im Zusammenhang betrachten, wenn sich seine Mitmenschen davon verunsichert oder bedroht fühlen. Dann wird das Fremde (Verdrängte) in den Mitmenschen im Inneren des Patienten selbst bekämpft, der gewissermaßen stellvertretend für die anderen erkrankt ist, da er von ihnen nicht verstanden wird.

„Das Schreibaby schreit immer für die Mutter" – wie das die Säuglingsforscher Karin und Klaus Grossmann (2009) bereits für die Situation von Neugeborenen formuliert haben, die über gar keine andere Ausdrucksmöglichkeit verfügen als ihr Schreien und Weinen, um auf die erlittene Gewalt hinzuweisen.

Die innere Spannung und Zerrissenheit, in der ein Mensch in einer chronisch entfremdeten Umgebung existiert, die Erstarrung, in der er auszuharren hat, verursachen ihm chronisches Leiden. Einige solcher Erkrankungen werden im Folgenden näher beleuchtet, aufgrund ihrer Häufigkeit ebenso wie aus persönlichem Erleben.

3.7.1 Schmerzen

Wenn *Angst* die *Grundbefindlichkeit der menschlichen Existenz* bedeutet, der sich jeder Einzelne, so geborgen und sicher er auch aufgewachsen sein mag, spätestens dann ausgesetzt sieht, wenn er „Wer bin ich?" zu fragen beginnt und begreift, dass er allein zu einer persönlichen Antwort aufgerufen ist, dann sind *Schmerzen* – oder zumindest Unbehagen – jene *Grundbefindlichkeit des Körpers*, die diesem spürbar vermittelt, dass eine Spannung zwischen der eigenen Sehnsucht nach Geborgenheit und der unvollkommenen, belastenden Wirklichkeit besteht. Bereits die unvermeidliche, mit dem Faktum der eigenen, einmaligen, unvertretbar „fragwürdigen" Existenz gegebene *Angst* selbst bereitet dem Einzelnen „Schmerzen" und verursacht ihm „Kopfzerbrechen" – erst recht seine Entfremdung vom eigenen Selbst unter Umständen, denen er sich ohnmächtig ausgeliefert fühlt.

Ur-Angst ist eine Herausforderung für jeden einzelnen Menschen, weil sie, wie Geburt und Tod, für immer unüberwindbar mit seiner *Sterblichkeit* zusammenhängt, auf die jeder seine „ureigene" Antwort zu geben hat, die er zugleich mit seiner Existenz bezeugt. „Philosophieren heißt Sterben lernen", wie Michel de Montaigne (1998) in seinen *Essais* schrieb.

Dieses „Drama" ist im Grunde gar keines, sondern erhebt den Menschen erst zum Menschen als einem fragenden, nachdenklichen, sehnsüchtigen Wesen und kündet so zugleich von dessen *Größe und Elend* (Weischedel, 1979; zitiert nach Pascal).

Krank wird der Einzelne erst, wenn er nicht die Möglichkeit hat, seine eigenen Fragen zu stellen und seine eigenen Antworten zu finden, wenn ihm das Leben abgenommen wird und er sich dazu verurteilt sieht, zu gehorchen und nach den Maßstäben und Regeln anderer zu funktionieren, oder wenn er sich vollkommen schutzlos ausgeliefert und wie „verdammt" fühlt, ein Leben zu führen, das ihm unerträglich scheint und seiner Seele so großes Leiden und seinem Körper so große Schmerzen bereitet, dass er sich schließlich, in einem letzten Akt revoltierender „Freiheit", das Leben nimmt, um sich selbst zu „erlösen" – obwohl er nie ein Selbst entwickeln konnte, in dessen liebevollem Bewusstsein er sich womöglich geborgen gefühlt hätte.

So wie uns die ursprüngliche, existenzielle Angst vorsichtig und nachdenklich werden lässt, uns eigentlich zum Menschen macht und in Verbindung mit der ebenso ursprünglichen, elementaren Aggression zur Antriebskraft des psychophysischen Lebens wird, unermüdlich und zuverlässig wie Atmung und Herzschlag, so sind auf der körperlichen

Ebene *Schmerzen* aller Art die entscheidenden Warnsysteme eines verlorenen inneren Gleichgewichts zwischen Körper und Seele. Dabei ist das Empfinden von Schmerz immer *subjektiv*, an die Person gebunden, die ihn erlebt, und abhängig von der jeweiligen Situation, in der diese Person sich gerade befindet. Wie die *Angst* ist auch der Schmerz nicht objektivierbar und nicht zu vergleichen, sondern Ausdruck einer Not, die erschüttert und den Betroffenen herausfordert, sie zu lindern und, wenn möglich, zu beseitigen.

„Die reale Schmerzempfindung findet auf einer Ebene statt, wo Körper und Geist in endlosem Zusammenwirken miteinander verflochten sind", schreibt David Morris (1996) in seiner *Geschichte des Schmerzes* und benennt damit das wesentlich heilsame „Paradox" der *Psychosomatik*. Gerade weil der körperlich empfundene Schmerz so drastisch spürbar ist, keinen klaren Gedanken mehr fassen lässt und alle Aufmerksamkeit absorbiert, kann dem Einzelnen an dessen Wucht – sobald die akute Symptomatik medikamentös (palliativ) gut versorgt ist – die innere Zerrissenheit *schmerzlich bewusst* werden, die seine Seele in sich auszutragen hat, um ihn in der Entfremdung des eigenen Daseins überleben zu lassen.

Der Schmerz schreit dem Menschen die Not der Seele mit körperlichem Nachdruck ins Bewusstsein, und es liegt an ihm, ob und wie er dessen drastische Botschaft zu *deuten* oder zu betäuben versucht: ob er diese „lautstarke" Sucht nach Heil, die keine andere Ausdrucksmöglichkeit mehr findet als ein körperliches Notsignal (Miller, 2004), das endlich zum Handeln zwingen will, als eindringlichen Appell vernimmt oder ob er auch darauf wieder süchtig und gewaltsam reagiert, also medikamentenabhängig wird oder sich operieren lässt, so oft, bis Erleichterung oder der Tod eintritt.

Doch „es gibt ein Leben *vor* dem Tod" (Songtitel von Wolf Biermann, 1976), und der chronische Schmerz des Kopfes, des Rückens, der Gelenke, des Gewebes, der Haut … – welcher Bereich auch immer besonders betroffen sein mag, und zwar immer aus bestimmten Gründen – erinnert den leidenden Menschen stets aufs Neue daran, dass in seinem Leben – wie in seinem Körper – etwas nicht stimmt. Das Schmerzsymptom fordert ihn vehement dazu auf, nach den Ursachen zu forschen (Diagnose) und entsprechende Maßnahmen zu ergreifen (Therapie), entweder aus eigener Kraft oder mithilfe anderer Menschen.

Neben der großen Bandbreite möglicher Schmerzzustände, vom bohrenden, pochenden, einschießend elektrisierenden über den anhaltend brennenden zum dumpf drückenden Schmerz, gibt es alle möglichen Mischformen und Verläufe, die mit der betroffenen Körperregion ebenso zusammenhängen wie mit der jeweiligen Seelenbotschaft, die sie dem leidenden Menschen bewusst zu machen versuchen. Einfach liegt der Fall zum Beispiel bei klar lokalisierbaren Schmerzen, etwa im Bereich der Zähne, wo eine schmerzhafte Kälte- oder Süßempfindlichkeit auf Karies oder ein dumpfer Druckschmerz auf eine kranke Zahnwurzel hindeutet, oder bei einer schmerzhaften Prellung am Knie, die von einem Fahrradsturz herrührt.

Wie aber sind die anfallartige schwere Migräne, die jederzeit und ohne Vorwarnung ausbrechen kann, chronische Rückenschmerzen bis zur Bewegungsunfähigkeit, am ganzen Körper mehr oder weniger ständig empfundene Weichteilschmerzen, chronisch wiederkehrende Herz- oder Magenschmerzen ohne jeden körperlichen Befund zu erklären? Und welche psychische Problematik bringt wann und warum eher körperliche Symptome als weitere „Verhaltensstörungen" hervor?

Es wurde bereits erwähnt, dass der Körper der Seele immer dann „zu Hilfe kommt", wenn die psychischen Signale nicht mehr ausreichen und chronisch missachtet werden – nach der Devise „Wer nicht hören will, muss fühlen". Entweder verstärkt sich das seelische Leid immer mehr, seine Not gleichsam im Körper abbildend, oder es antwortet unbewusst mit einem jähen Schlag aus scheinbar heiterem Himmel, um den falschen Weg endlich zu stoppen.

Dabei zeichnen sich im Wesentlichen zwei Hauptgründe dafür ab, dass die Seele den Körper einsetzt, um eine Fehlentwicklung zu unterbrechen oder zumindest drastisch auf sie hinzuweisen: Entweder ist das zu beendende selbstschädigende Verhalten schon jahrzehntelang identitätsbildend gewesen und die entscheidende Quelle der Bestätigung für die betroffene Person, die nicht davon lassen kann, sondern noch aus der letzten Kraft, mit der sie über ihre Verhältnisse lebt, die Notwendigkeit ihres Tuns ableitet. Oder eine (meist wiederholt) erlittene psychophysische Verletzung war derart traumatisch, die Verdrängung der entsetzlichen Wahrheit so überlebenswichtig, dass niemals „ans Licht kommen" darf, was dieser Person tatsächlich widerfahren ist, weil sie sonst auf der Stelle sterben oder wahnsinnig werden könnte. Der chronisch psychotische Wahn (▶ Abschn. 3.8) ist gerade die Folge eines zusammengebrochenen Schutzmechanismus und gleichsam letzter Aufschrei einer misshandelten Seele, die sich selbst nicht mehr zu helfen weiß und damit unbewusst an ihre Mitwelt appelliert.

Auch wenn Körper und Seele immer verbunden sind und daher auch gemeinsam leiden, sind bei der Psychose besonders die Gefühle und Beziehungen eines Menschen missbraucht und verletzt worden, während chronische körperliche Schmerzen häufig auch von körperlichen Gewalterfahrungen und Misshandlungen zeugen. Die massiv – und nicht nur indirekt, wie bei jeder stoffgebundenen Sucht – selbstverletzenden Symptome (sich zu schneiden, zu ritzen, zu verstümmeln oder sich aus kosmetischen Gründen operieren zu lassen) sind ebenfalls immer auch Hinweise auf meist schon im frühesten Kleinkindalter erlittene körperliche Gewalt.

Voller Selbsthass richtet dabei der jugendliche oder erwachsene Mensch unbewusst zwanghaft den tatsächlich in der eigenen Misshandlung erfahrenen Hass gegen die eigene Person und wiederholt an ihr in symbolischer Form noch einmal die Taten seiner Peiniger. Aus der Tiefe seiner Seele führt er der Welt noch einmal vor, was ihm angetan wurde.

So „demonstriert" auch der chronisch Schmerzkranke den eigentlich in ihm bestehenden unerträglichen *psychischen* Druck – „zum Zerreißen gespannt" –, der wiederum dadurch noch zunimmt, dass er ihm so schreckliche Schmerzen verursacht, ohne dass der Betroffene von diesen Zusammenhängen weiß.

In seinem autobiografischen Bericht über die Arbeit als Leiter einer Intensivstation der Abteilung „Innere Medizin" an einem Großkrankenhaus in Österreich (AKH Wien) – mit dem bezeichnenden Titel *Dauerfeuer* – beschreibt Klaus Ratheiser (2006) neben dem internen Irrsinn einer solchen Organisation den Verlauf seiner eigenen sich zuspitzenden beruflichen und privaten Krise: von den ersten Warnsignalen eines Burnouts bis zum körperlichen Zusammenbruch mit totaler Bewegungsunfähigkeit aufgrund eingeklemmter Halswirbel.

Nach einer mehrmonatigen Genesungszeit, die ihm sein Körper auf diese Weise gleichsam zwangsverordnete und in der er endlich wieder zur Besinnung kam, begann in ihm der Plan zu reifen, sein Leben grundlegend zu verändern, auch wenn dies einige Zeit dauerte. Er fing zunächst damit an, seine Erfahrungen schreibend zu verarbeiten, und bemüht sich heute darum, in Vorträgen und Seminaren, vor allem Menschen in medizinischen und psychosozialen Arbeitsfeldern, mehr Selbstaufmerksamkeit zu vermitteln, Betroffenen die Gefahren einer gestörten Balance zwischen Anspannung und Ruhe aufzuzeigen und aus oft viel zu lange verschütteten Quellen der Daseinsfreude – Naturerleben, Schönheit, Kontemplation … – wieder neue heilsame und schützende Kraft schöpfen zu lernen.

Warum aber gehen unzählige Menschen, so wie er, systematisch und jahrzehntelang über ihre Kräfte, opfern ihre Gesundheit der legalen *Droge Arbeit* und anderen stark ausgeprägten Süchten (Alkohol, Drogen, Sex …) und haben den Kontakt zu ihren wahren Gefühlen oft ganz verloren? Weil sie schon sehr früh damit begonnen haben, ihren Selbstwert aus ihrer nach außen sichtbaren Leistung abzuleiten, aus ihrem „Nutzen" für andere und die Gesellschaft. Von ihrer Umgebung, meist von mindestens einem Elternteil, wurden sie seit je darin bestärkt – weil zum Beispiel der Vater wollte, dass der Sohn eines Tages seine Arztpraxis übernimmt –, dass Leistung und Erfolg im Dienst für andere den höchsten Wert bedeuten.

Solcher Entfremdung entspricht die innere Logik und Struktur einer entseelten Medizin, deren Studium systematisch darauf angelegt ist, „die eigenen Gefühle an der Garderobe abzugeben" (Ratheiser, 2009), gelten diese doch einem auf funktionales Lernen und verwertbare Fakten beschränkten Wissenschaftsbetrieb als bloße „Störquellen". Wie der Chirurg den Leib eines Patienten verhüllen lässt, bis auf den zu operierenden Bereich, um nicht etwa von Mitgefühl abgelenkt zu sein – oder jener Professor – wie eine ehemalige Studentin der Humboldt-Universität in Berlin berichtet –, der alle Studenten, „die etwa an die Existenz einer ‚Seele' glauben", aus seiner „Einführung in die Psychologie" hinauskomplimentierte. Sie sollten besser „Theologie" studieren, beim Studium einer „exakten Naturwissenschaft" wie der Psychologie hätten sie jedenfalls nichts zu suchen.

Erst die überaus schmerzvolle Erfahrung seiner „Lähmung" konnte diesen ehrgeizigen und leistungsorientierten Arzt, der seinen Selbstwert durch die Arbeit an den Patienten täglich neu unter Beweis stellte, schließlich stoppen und zum Umdenken „zwingen".

Doch genau an dieser Grenzerfahrung wird sich erweisen, ob jemand nur „notgedrungen" seinen Einsatzbereich gewechselt hat – etwa weil die körperliche Kraft nicht mehr ausreichte –, um an anderer Stelle gleich wieder genauso ehrgeizig und unablässig nach Anerkennung zu streben, oder ob er wirklich zur Einsicht in die eigene Suchtstruktur und dadurch zu einem entsprechenden *Wertewandel* gekommen ist, der ihn wieder – oder erstmals – Kontakt zu seinem wahren Selbst aufnehmen lässt.

Beispielsweise: Die schweren chronischen Schmerzen als Folge *chronischer Verdrängung* eines entsetzlichen Traumas oder *vielfacher* Traumatisierungen im Kindes- und Jugendalter, mit dem die Patientin im nachfolgend skizzierten Fall unter unerträglichen Umständen zu überleben versucht hat, bilden den tatsächlich erlittenen Schmerz einerseits ab wie sie ihn gleichzeitig weiter verschleiern müssen, um nicht doch noch, durch die bewusste Erinnerung daran, „verrückt" zu werden oder zu sterben. Und zugleich scheint ihr das körperliche Leiden und die jahrzehntelange Betreuung durch Krankenhäuser und Kuren, Ärzte und Psychotherapeuten – längst hat sich wegen ihrer Behandlungsresistenz auch eine chronische Depression entwickelt – immerhin endlich jene mitfühlende Aufmerksamkeit zu garantieren, die sie als Kind niemals bekam.

Bald nach der Geburt bis zum Alter von anderthalb Jahren wurde sie in ein „Gipsbett" gesteckt, um eine „Fehlstellung der Hüfte" zu korrigieren – eine Form legaler *Folter*, die sich „medizinische Behandlung" nennt und in eine Realität passt, die noch bis in die 1980er Jahre Babys ohne Narkose operierte, weil sie angeblich nichts spüren und später keine Erinnerung daran hätten (Berndt, 2011).

Als die Patientin – mittlere von drei Schwestern, leider wieder nicht der erwünschte Sohn und obendrein noch als Baby ein Pflegefall – auf die wenige Jahre später geborene, gesunde Schwester mit starker Eifersucht reagierte, zeigten die Eltern angesichts ihres leidgeprüften Schicksals nicht etwa Verständnis, sondern züchtigten sie regelmäßig, um ihr diese egoistische Haltung auszutreiben.

„Ich war aber auch ein schlimmes Kind", entschuldigt sie noch in der Therapie die Schläge ihres Vaters. Sie habe ihren Eltern, besonders dem Vater, immer große Sorgen bereitet, obwohl gerade er es nie leicht gehabt habe und schließlich so qualvoll an Krebs gestorben sei.

Derart traumatisiert und ohne jedes Vertrauen in eine liebevolle elterliche Fürsorge, behielt die Patientin den im Alter von etwa acht Jahren wiederholt erlittenen sexuellen Missbrauch durch einen Nachbarsjungen für sich und vergrub diese Erfahrung derart tief in ihrem Unbewussten, dass er erst vierzig Jahre später, in psychotherapeutischen Gesprächen, aufgedeckt werden konnte. Ebenso wie eine weitere Vergewaltigung im Alter von siebzehn Jahren ihr Geheimnis bleiben musste, weil sie inzwischen unter Schmerzen gelernt hatte, niemanden mit ihren Problemen zu belasten. Statt der *eigenen* psychischen Not sah sie immer die ihrer Familie, und „Fremden" wollte sie sich mit ihrer Geschichte schon gar nicht zumuten.

„Das geht keinen etwas an", sagte sie immer – schließlich nimmt sie ihre eigenen Gefühle auch gar nicht wirklich wahr, geschweige denn ernst – und präsentiert stattdessen ihre körperlichen Gebrechen, für die sie einzig Beachtung erhielt.

Der „Gipfel" ihrer Entfremdung vom eigenen Selbst wurde an ihrer Einschätzung jenes entsetzlichen Verkehrsunfalls offenbar, den sie als junge Frau erlitten hatte und der die Symptomatik ihrer chronischen Schmerzen auf tragische Weise endgültig psychosomatisch fixierte. Obwohl diese Dynamik schon in frühester Kindheit vorbereitet wurde, zeigte sie sich erst Jahrzehnte später, während ihrer Psychotherapie, die sie auch nur in Anspruch nahm, weil ein Arzt sie „verordnete".

Der Unfall ereignete sich zu jener Zeit, als ihr Vater, im Endstadium seiner Krebserkrankung, die letzten Wochen seines Lebens auf der Intensivstation des örtlichen Krankenhauses verbrachte, wo ihn seine Tochter jeden Tag nach der Arbeit besuchte. Weil sie dieses eine Mal etwas verspätet war und vor dem Krankenbesuch kurz noch einmal in ihre nahe gelegene Wohnung hinauf wollte, um sich umzuziehen, lief sie, einen Moment lang unaufmerksam, an der Haltestelle vor dem Bus etwas zu schnell über die Straße und in ein Auto hinein, dessen Fahrer vermutlich alkoholisiert war und, nachdem er sie mit seinem Wagen erfasst und durch die Luft geschleudert hatte, auch noch Fahrerflucht beging.

Nicht genug, dass ihr die lebensgefährlichen Verletzungen – schwere Kopfverletzungen mit Schädel-Hirn-Trauma, zahlreiche Knochenbrüche und Prellungen – zu schaffen machten, bekam sie später vor Gericht obendrein noch die Alleinschuld für den Unfall aufgebürdet. Der Flüchtige hatte sich seinerzeit erst am nächsten Tag bei der Polizei gemeldet (als sich sein Blutalkohol längst wieder neutralisiert hatte), was er mit seinem akuten Schockzustand begründete. Als angesehener Bürger mit guten Beziehungen hatte er Recht bekommen, und sie wurde zu den schrecklichen Folgen des Unfalls auch noch vom Opfer zur Schuldigen erklärt. Diese weitere Demütigung wurde für die Patientin dann zu jener endgültig fixierenden Retraumatisierung, die ihre im Unfall aktuell widerfahrenen Schmerzen zum chronischen Ausdruck all ihrer früher bereits erlittenen Qualen werden ließ.

Zu diesem Zeitpunkt ihrer Entwicklung gab es schon keine andere „Lösung" ihres unbewussten psychischen Konflikts mehr als die Verdrängung der chronischen Ohnmacht in den chronischen Schmerz, für den es jetzt endlich einen *sichtbaren* Grund gab. Sie konnte künftig „gerechtfertigt" leiden, ohne ihre tatsächlichen Peiniger zu belasten.

Ihre Sorge galt schon damals einzig dem Wohl des Vaters, der sich über eine verspätet am Krankenbett erscheinende Tochter aufregen könnte, wo er doch an seiner todbringenden Krankheit so schwer zu leiden hatte. Und noch ein viertel Jahrhundert später haderte sie in der Therapie immer wieder aufs Neue damit, was *sie* damals mit *ihrem* Unfall *dem Vater* (!) Schreckliches angetan hat. Er habe an dem Tag vergeblich auf sie gewartet und erst Stunden später vom Unfall der Tochter erfahren. Und dann habe er sich ihretwegen tagelang quälen und sorgen müssen, um sie, die zur gleichen Zeit im selben Krankenhaus gelegen sei und nach ihrer Gehirnoperation ebenfalls mit dem Tod rang, noch ein letztes Mal wiedersehen zu dürfen – bevor er endlich sterben konnte und erlöst war.

Tatsächlich hatte der Vater, wie es bei Sterbenden häufig zu beobachten ist, an der Schwelle des Todes noch so lange abgewartet, bis es zu dieser letzten Begegnung kam. Und vielleicht wurde genau dieser Moment zu einem „Geschenk des Himmels" für ihn, in dem er für sich zutiefst bereuen konnte, was er seiner Tochter angetan hat, indem er ihr die Wut und die Angst austreiben wollte und sie dadurch für den Rest ihres Lebens mit Schuldgefühlen beladen und auf sich fixiert hat.

Diesen Wahnsinn verdrängen zu können, hat die Tochter überleben lassen, aber ihr zugleich jene *Schmerzen* beschert, die sie auch Jahrzehnte später noch immer daran zu erinnern versuchen, dass in ihrem *Körper* seit je ihre *missachtete* und *gequälte Seele* leidet.

Aus der Vielzahl chronischer Krankheiten werden hier (in ► Abschn. 3.7) nur vier eigens herausgestellt und etwas eingehender betrachtet, wobei der zunächst thematisierte Schmerz von vornherein auch als mögliches *Begleitsymptom* anderer psychosomatischer oder rein organischer Erkrankungen (Verletzungen) bezeichnet wurde.

Allgemein, wie die *Angst* als Merkmal einer *existenziellen* Verunsicherung oder tiefen Krise erscheint, erweist sich der *Schmerz* auf der *somatischen* Ebene als Hinweis auf eine gestörte Balance im Menschen.

Die weiteren hier beschriebenen Störungsbilder hängen spezifischer mit einer psychodynamisch näher bestimmbaren Problematik zusammen, auf die sie gerade in ihrer Symptomatik hindeuten. Aufgabe und Ziel einer möglichen Heilung ist es, diese genauer wahrzunehmen und zu ergründen. So gesehen kommen wir gerade mit diesen Störungsbildern – *Asthma*, *Rheuma* und *Krebs* – wesentlichen Gesetzmäßigkeiten aller *psychosomatischen Zusammenhänge* auf die Spur.

Hier hat sich längst ein überaus weitreichendes und hochinteressantes Arbeitsfeld zwischen Medizin und Psychologie entwickelt – dank der Hellsichtigkeit und des Mutes einzelner Forscher, die in ihrem täglichen Umgang mit Patienten unterschiedlichster Krankheitsbilder Zusammenhänge erkannten, die das allgemeine Verständnis vom Wesen des Menschen geradezu revolutioniert haben.

Ähnlich den Erkenntnissen eines Charles Darwin über die naturgeschichtliche Entwicklung der Arten oder eines Sigmund Freud über die Bedeutung des Unbewussten für die menschliche Seele, wird die Entwicklung einer *psychosomatischen Anthropologie* womöglich ein Zeitalter befreiter Geistigkeit des Menschen befördern können, in der einmal ganz andere Werte maßgeblich werden.

Viktor von Weizsäcker (1886–1957; 1988) und Alexander Mitscherlich (1908–1982; 1983) waren entscheidende Wegbereiter einer psychosomatischen Medizin, die zugleich mit ihrem veränderten Blick auf den leidenden Menschen, den sie als Person und Individuum mit einer ebenso individuellen Krankengeschichte betrachteten, auch die sozialen Bedingungen einbezogen haben, unter denen sich die menschliche Entwicklung vollzieht.

An den Grenzen einer naturwissenschaftlich-technischen Medizin, die den Menschen materialistisch entseelt hat und Krankheit als „Betriebsstörung des Organismus" interpretiert, revoltiert gerade dessen Körper mit immer drastischeren Symptomen gegen eine solche Zurichtung – so wie die Natur der Erde sich mit *Katastrophen* nie gekannten Ausmaßes gegen ihre Missachtung und Ausbeutung durch den Menschen wehrt. Auch diese Prozesse künden von dessen dramatisch gestörter Balance, die durch die Zunahme psychischer und psychosomatischer Erkrankungen ebenso offenbar wird wie durch das Artensterben, die Verseuchung der Meere, den Klimawandel und immer gravierendere Naturkatastrophen – von Krieg, Armut und Hunger ganz zu schweigen.

Je länger Menschen sich und ihren Planeten falsch behandeln, sich und die Welt als unbeseelte Körper und Dinge verstehen und gebrauchen, um daraus möglichst viel Nutzen und Gewinn zu ziehen – „Lustgewinn" oder „Profit" –, desto kränker und „unbewohnbarer" werden beide. Die Depression des Menschen und der Wirtschaft künden beide von endgültig erschöpften Ressourcen und fordern zum Umdenken und zur Besinnung auf.

Wenn in diesem Buch der erkrankte – *süchtige* – Mensch im Mittelpunkt der Aufmerksamkeit stehen soll, können wir auch dessen verzweifelte Seele nicht getrennt von seinem leidenden Körper betrachten, der ja gleichsam „Heimatplanet" dieser Seele ist, den sie bewohnt und der – wie die Erde für die menschliche Spezies – zum unwirtlichen, verseuchten Ödland werden kann, wenn er nicht fürsorglich gepflegt und genährt wird.

Eine naturwissenschaftlich-technisch definierte und ebenso vermittelte Medizin, die sich vor allem für das Funktionieren des menschlichen Organismus nach messbaren Kriterien interessiert, und eine klinische Psychologie, die ihr zuarbeitet, indem sie Denk- und Verhaltensweisen des Menschen unter Laborbedingungen absurden Testbatterien unterzieht, die am Ende jene Ergebnisse reproduzieren, für die sie entwickelt worden sind, verfehlen die Wahrheit der menschlichen Existenz.

Derartige Ansprüche – Machtinteressen – *materialistischer* Wissenschaften entlarven ihrerseits *süchtige Strukturen* – wie etwa an einer verhängnisvollen Allianz von Pharmaindustrie und korrupter Medizin offenbar wird (Walter/Kobylinski, 2010; Weiss, 2010) – und helfen dem Menschen nicht, sondern schaden ihm. Sie treiben ihn weiter in die Sucht, die immer wieder andere Fluchtwege finden muss, um von seiner Not zu künden, die wesentlich eine der Entfremdung des Einzelnen vom Bewusstsein des eigenen Selbst ist.

Diese Betrachtungsweise verlangt bereits im Ansatz einen anderen, würdevollen, aufmerksamen und empathischen Blick auf den Menschen, der ein anderes „Bild" von dessen Wesen – *ein anderes Menschenbild* – zugleich voraussetzt und entwirft: der jedem Einzelnen potenziell Freiheit und Selbstbestimmung zutraut und die „letzte" Entscheidung für *Krankheit* und *Gesundheit* – *Sucht* und *Sehnsucht* – beziehungsweise den persönlichen Umgang damit seiner konkreten Existenz in ihrer ureigenen Lebenssituation überantwortet, die letztlich ihre eigenen Wege und Irrwege zu gehen hat. Gerade durch einen respektvollen therapeutischen Umgang, den der Einzelne erlebt, wird er den Kontakt zu sich und seinen persönlichen Bedürfnissen nicht verlieren oder sogar wiederfinden können – so wie ein Kind, dem der Erwachsene etwas *zutraut*, sich selbst und seiner Wahrnehmung zu *vertrauen* lernt.

Alle psychischen – und in deren Folge sehr viele (vermutlich die meisten) der körperlichen – Erkrankungen eines Menschen gehen auf einen erlebten Mangel an Geborgenheit und den Verlust von Autonomie zurück. Aus dieser inneren Spannung entsteht die *Krankheit als Sucht*, die *verlorene* (verdrängte) *Sehnsucht nach Geborgenheit*, zu deren Erfüllung der Einzelne in seiner Ohnmacht nichts anderes beizutragen vermag, als eben krank zu werden – letztmöglicher, leidvoller Ausdruck seiner unterdrückten Autonomie.

3.7.2 Asthma

An dieser Stelle sei eine kurze Erklärung zur Auswahl der hier – neben der basalen Symptomatik chronischer *Schmerzen* – beispielhaft betrachteten psychosomatischen Krankheiten *Asthma*, *Rheuma* und *Krebs* gegeben: Abgesehen von der relativen Häufigkeit dieser Erkrankungen verbinden sich damit seit Langem *für mich persönlich* Erkenntnis und Interesse, da ich in ihren Zusammenhängen, aus eigenem Erleben und eigener Anschauung, aufschlussreiche Erfahrungen sammeln konnte, die nicht zuletzt die Entstehung dieses Buches wesentlich befördert haben.

Der „subjektive Faktor" hat nicht nur für die Genese der psychosomatischen Krankheiten fundamentale Bedeutung, da die Entwicklung der jeweiligen Symptomatik immer auch eine individuelle Antwort („Idee") des „existenziellen Unbewussten" ist, das sich *gerade so* – zu diesem Zeitpunkt, auf diese Weise, mit diesen Mitteln – zu retten versucht. Wir stehen vielmehr, wie schon anfangs ausgeführt, überhaupt an der notwendigen Schwelle zu einem anderen Verständnis von *Krankheit als Sucht* nach Heil und Erlösung, das wiederum einer ebenso notwendig veränderten Sicht auf das Wesen des Menschen entspricht, in der jedem Einzelnen *die Freiheit seines eigenen Weges* zugetraut wird.

Dieses Potenzial nicht entfalten zu können, weil der Einzelne gewaltsamen, unmenschlichen, ihrerseits „kranken" Lebensbedingungen unterliegt, bedingt das Ausmaß der *Entfremdung vom wahren Selbst*, die zu überwinden *jeder Mensch* zwischen Sucht und Sehnsucht *schöpferisch existiert* – noch in der schlimmsten Verirrung und mit der schwersten Krankheit von der Not seiner verlorenen Identität kündend. Zuletzt kann sich der Einzelne gerade auch in seinem Leid wiederbegegnen oder gar erstmals bewusst zu sich selbst finden.

Daher gilt es, den Menschen immer als den *freiheitsbegabten Mitgestalter* des eigenen Daseins zu begreifen, als *Ich auf dem Weg zum Selbst*, als *durchgeistigten Leib*, als *Person*, die mit anderen Personen, wie zu sich selbst, mehr oder weniger bewusste „Beziehungen" eingehen kann. Auch die Krankheit ist dabei – wie ein Traum, eine Erinnerung oder eine Fantasie dieser Person – eine zu deutende Sprache ihrer Seele.

In ▶ Abschn. 3.5.8 wurden in einem Fallbeispiel Zwangsgedanken eines Mannes beschrieben, der als Kind schwerer Asthmatiker gewesen ist und gerade in der Phase seiner Autonomieentwicklung in ein Kinderheim auf einer Nordseeinsel „verbannt" wurde, weil sich die Familie anders nicht mehr zu helfen wusste. Da war von mir selbst die Rede, vom *Autor als Patienten* (◉ Abb. 3.9). Zunächst wurden die Zwänge als erschreckende Rituale von *Zwangsgedanken* wahrgenommen – allerdings durch längere symptomfreie Zwischenphasen gemildert – doch erst Jahre später allmählich wirklich verstanden, als auch „wissenschaftlich" – *psychodynamisch* – klar wurde, in welcher frühkindlichen Entwicklungsphase der Boden dieser Störung bereitet wird.

Da mein *Asthma* im Alter von nicht einmal drei Jahren schon eine zweijährige Vorgeschichte hatte, mit lebensbedrohlichen Anfällen und verschiedenen heillosen Therapieversuchen, die schließlich zu jener schrecklichen, traumatisierenden, und die Symptome nur weiter verstärkenden Kur führten, musste es dafür Gründe geben, die tief im Unbewussten verborgen lagen. Die spätere Erinnerung an das erste Lebensjahr – die ersten zwei bis drei Lebensjahre – ist meist nur aus Indizien (Erzählungen, Fotos…) zusammengesetzt und der Erwachsene seiner eigenen vorsprachlichen Erfahrung entzogen. Gerade deshalb ist diese bedürftige und „bewusstlose" Zeit auch so entscheidend für unsere seelische Entwicklung. Wir sind der jeweiligen Umgebung, den Personen und Ereignissen, die uns begegnen, ohne dass wir sie benennen, bedenken und beurteilen können, *emotional schutzlos ausgeliefert* und haben ohne die Unterstützung uns wohlgesinnter, liebevoller Erwachsener keine Chance, zu entkommen und in Sicherheit zu gelangen.

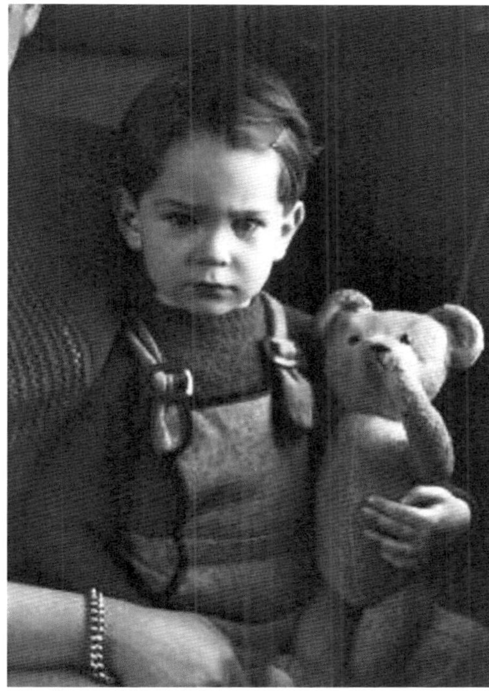

Abb. 3.9 Der Autor als Patient, auf der Zugfahrt ins Kinderheim (1956)

Das kleine Kind schreit und weint seine Bedürfnisse heraus, um so auf die einzige ihm zur Verfügung stehende Weise „Hilfe zu holen", die ihn in seiner Angst beruhigen, in seinem Kummer trösten und in seinem leibhaftig empfundenen Schmerz versorgen kann. Es ruft dabei nach jener „Bezugsperson", zu der es hoffentlich früh schon eine *sichere Bindung* aufbauen konnte, die es nach kurzer Zeit an ihrem Geruch, ihrem Gesicht und ihrer Stimme als die richtige wiedererkennt und die in dieser Lebensphase meist seine (leibliche) Mutter ist.

Wichtig ist für die gesunde Entwicklung eines Säuglings vor allem die *jederzeit verlässliche Verfügbarkeit einer ausreichend stabilen Bezugsperson*, die das Kind nicht psychisch oder physisch dazu *missbraucht*, sich von ihm trösten, bestätigen oder in eigener Not helfen zu lassen. Jeder *Gebrauch* eines Menschen ist bereits unangemessen, insofern wird er *immer missbraucht, wenn er nicht um seiner selbst willen geliebt wird.*

Die Bedeutung dieser Zusammenhänge wird in ▶ Kap. 4 noch ausführlicher erhellt, aber gerade die chronischen psychosomatischen Krankheiten und schweren psychotischen Störungen eines Menschen gehen alle auf mehr oder weniger schwere *frühkindliche Bindungsstörungen* beziehungsweise *Traumatisierungen* zurück, weshalb die *ursprüngliche Sehnsucht nach Geborgenheit* auch hier bereits ein sehr naheliegendes Thema ist: Bringt doch gerade die traumatische Frustration dieser tiefen Sehnsucht alle schweren psychosomatischen und psychotischen Krankheiten – *Süchte* – hervor.

Wie die psychodynamische Erklärung vom Zusammenhang zwischen verhinderter Autonomie im Kleinkindalter und späterer ritualisierter Zwanghaftigkeit einem Betroffenen sogleich zutiefst einleuchtet – wie Lichteinfall im Dunkel einer Höhle sogleich einen Weg ins Freie zeigt –, gibt es womöglich auch für das *Asthma* einen derart leicht nachvollziehbaren Erklärungsansatz.

Weil es für die Erkenntnis einer wesentlichen Wahrheit keine andere „Instanz" geben kann als das Bewusstsein des einzelnen Menschen, der sie *wahr*nimmt – erkennt –, ist das *Empfinden* ihrer Gültigkeit, die *Plausibilität einer* – sich selbst oder durch einen anderen Menschen gegebenen – *Erklärung*, das entscheidende Kriterium.

Jeder Betroffene, jeder Asthmatiker sowie dessen Angehörige oder beruflich an diesen Zusammenhängen interessierte Menschen mögen für sich erforschen und prüfen, ob die hier beschriebenen Deutungen der Symptomatik ihnen einleuchtend erscheinen oder nicht.

Alle „Erklärungen" einer *Krankheit*, die deren subjektive, personale Dimension von vornherein außer Acht lassen, die sich nicht um ein Verständnis dieser *individuellen Ausdrucksform existenzieller Not* im lebensgeschichtlichen Zusammenhang des Einzelnen bemühen, reduzieren den Menschen zuletzt mechanistisch auf einen „funktionsgestörten Organismus".

Das vermeintlich „neutrale", rein medizinisch oder streng (natur)wissenschaftlich ausgerichtete Verständnis von Krankheit, zumal einer chronischen, wird genau dadurch zur unmenschlichen, seelenlosen Ideologie, dass sie die Bedeutung des einzelnen Menschen für den Prozess der Gestaltung seiner (seines) Selbst ausklammert, der sich zwischen den Polen Sucht und Sehnsucht bewegt, *mit seiner Krankheit revoltierend* und deren leidvolle Konsequenzen tragend.

Ein materialistischer Zweckrationalismus, der nach vermeintlich objektiven Kriterien quantitative Kosten-Nutzen-Analysen erstellt, okkupiert dabei auch noch den Blick auf den kranken Menschen. Dieser sieht sich schließlich selbst als einen mehr oder weniger nützlichen, funktionstüchtigen, hoffentlich (noch) reparierbaren „Apparat", dessen Gesundheit durch eine erfolgreiche Behandlung „wiederhergestellt" werden kann, bis er, am Ende seiner Leistungsfähigkeit, aussortiert und zuletzt „entsorgt" werden muss.

Gerade am Beispiel der chronischen psychosomatischen Krankheiten lässt sich ablesen, wie wenig der medizinische Fortschritt zum Verständnis der Ursachen und lebensgeschichtlichen Hintergründe einer besonderen Symptomatik beiträgt, wie wenig noch immer deren *Sprache* gehört und angemessen „übersetzt" wird, um dadurch das Leid eines betroffenen Menschen nachvollziehen und womöglich überwinden zu können.

Inzwischen gibt es zuverlässig und gezielt wirksame Medikamente, um die gravierenden und zum Teil lebensbedrohlichen Symptome des *Asthmas* „in den Griff zu bekommen", sie gering zu halten, akut aufzulösen oder prophylaktisch zu unterdrücken, während zu Kinderzeiten des Autors neben lebenserhaltenden Notfallmaßnahmen (zum Beispiel eine Adrenalinspritze) nur Luftkuren an der See oder im Gebirge „verordnet" werden konnten.

Warum sich aber eine derart allergische Reaktion überhaupt ausbildet, worauf die Atemnot zurückgeht und warum bei ähnlichen äußeren – räumlichen und örtlichen –

Rahmenbedingungen ein Kind mit Asthma reagiert und ein anderes nicht, was gleichsam der philosophisch-psychologische *Sinn* seiner Krankheit ist, bleibt einer medizinischen Erklärung weitgehend verborgen und wird allenfalls auf einer oberflächlich körperlogischen Ebene beschrieben und erklärt.

Es wird beispielsweise festgestellt, dass eine Pollenallergie einen schweren Asthmaanfall auslösen kann, wenn ein Organismus besonders empfindlich – eben *allergisch* – auf eine bestimmte Pollenart reagiert, die zu einer bestimmten Jahreszeit vermehrt umherfliegt. Die Reaktionen des Betroffenen werden beobachtet, mögliche Auslöser entsprechend identifiziert und in eigens dafür entwickelten Testreihen untersucht – weil von Duftstoffen über Nahrungsmittel bis zu Hausstaub und Tierhaaren alles unterschiedliche allergische Reaktionen hervorrufen kann. Die Symptome werden entsprechend dem Schweregrad eines Anfalls für den Asthmatiker bewertet, damit er künftig sein Verhalten danach richten und sich rechtzeitig mit Medikamenten gegen die Symptome wappnen kann.

Dabei wird allergisches von chronischem Asthma unterschieden und von anderen Atemwegserkrankungen abgegrenzt, die ähnliche Symptome zur Folge, aber unterschiedliche Auslöser haben und daher anderer Therapiemaßnahmen bedürfen – so kann die Atmung eines Patienten mit Lungenentzündung ähnlich eingeschränkt sein wie die eines Pollenallergikers. Vielleicht wird auch gehäuftes Auftreten im Zusammenhang mit Ernährungsgewohnheiten, Umweltverschmutzung oder Stressfaktoren aller Art „erkannt".

So wurde allmählich „streng wissenschaftlich", aber rein deskriptiv, ein immer differenzierteres Bild von Diagnose und Therapie der Erkrankung *Asthma bronchiale* entworfen, das jedoch nichts über deren individuellen, subjektiven, *psychosomatisch-biografischen* Zusammenhang in der Person des konkreten einzelnen Patienten aussagt, der an ihr leidet und nicht weiß warum.

Auch die Verbindung des akuten Asthmas mit einer vorausgehenden psychischen Belastung – wie die festgestellte *Angst vor dem nächsten Anfall* als dessen akutem Auslöser – kommt einem (tiefen)psychologischen Verständnis dieser Erkrankung keinen Deut näher und bleibt bei der phänomenologischen Beschreibung stehen.

Die Naturwissenschaft forscht im Hinblick auf die menschliche *Seele* wie jener Tor, der seinen bei Nacht verlorenen Schlüssel nur im Schein der Straßenlaterne vor seiner Haustür sucht. Die *sichtbaren* (greifbaren, messbaren, zählbaren …) *Beweise*, die sie verlangt, bedingen dann derart absurde Feststellungen wie jene des berühmten Chirurgen Rudolf Virchow (1821–1902): „Ich habe so viele Leichen seziert und nie eine Seele gefunden." (Virchow gilt als Begründer der modernen Pathologie und arbeitete in der Prosektur der Berliner Charité.)

Das Verständnis einer *Krankheit als Sucht nach Heil und Erlösung* in einer unerträglichen, ohnmächtigen, vom Leidenden nicht beeinflussbaren und ausweglos scheinenden Situation setzt gerade den Glauben an die existenzielle Freiheit eines Menschen voraus, das eigene Selbst bewusst und verantwortlich mitzugestalten und entfalten zu können, und damit zugleich den *Glauben an die Sehnsucht* des Einzelnen, zeitlebens dem Geheimnis des eigenen Daseins auf den Grund kommen zu wollen. Die Frage nach dem Sinn des Lebens stellt sich über die nach dem Sinn der Sucht und jener Sehnsucht, die uns leben lässt.

In dem Maße, wie der Einzelne seiner ureigenen Sehnsucht nach dem Sinn dieser seiner konkreten Existenz nicht folgen „darf" und seiner persönlichen Bestimmung („Berufung") keinen schöpferisch gestaltenden Ausdruck verleihen kann, wird er krank und verzweifelt am Sinn des eigenen Daseins. Er verliert das Selbstwertgefühl – oder kann es gar nicht erst entwickeln – und schließlich den Glauben an seine Existenz, ohne den er nicht überleben könnte, käme ihm nicht sein Unbewusstes zu Hilfe, das in dieser verzweifelten Lage als einzig mögliche „Sprache" die einer geeigneten körperlichen Krankheit findet. Diese wird vom Betroffenen oder einem anderen ungeübten „Leser" oft nicht verstanden, schon gar nicht von einem mechanistisch denkenden und symptomfixierten Mediziner, doch sie sichert dem Menschen in einer Situation dramatischer Vernichtungsangst wenigstens das Überleben – so wie bei einem schweren Unfall dem Körper des Verletzten nur noch der „Fluchtweg" ins Koma bleibt.

Die chronische psychosomatische Krankheit ist wie ein beständiger Appell an den Betroffenen und seine Umgebung, sein Leben zu ändern. Und auch wenn keiner den Kranken versteht und nur dessen Symptome unterdrückt werden, ist doch auch diese „notwendigerweise" erfundene Krankheit eine schöpferische Hervorbringung des Einzelnen, ein Ausdruck der Fantasie seines Unbewussten, ähnlich wie die Träume eines Menschen überaus fantastische Kreationen sind, die ihm von einer verborgenen Wahrheit zu erzählen versuchen.

Solange ein Kranker den wahren Ursachen seiner Symptomatik nicht auf die Spur kommt und auf den Grund geht – und das kann ihm nur gelingen, wenn er aus eigener Kraft oder mit therapeutischer Unterstützung die Verbindung seiner Krankheit mit den existenziellen „Brüchen" in seiner Lebensgeschichte zu deuten lernt –, werden sich seine Symptome nicht wirklich auflösen können, sondern allenfalls mit Medikamenten „in Schach halten" lassen. Erst wenn der Kranke in der Tiefe seiner Seele „einsieht", was ihn so krank werden ließ und wie seine individuelle Symptomsprache verstanden sein will, um seine konkreten Lebensverhältnisse entsprechend umgestalten zu können – um aus der Entfremdung vom eigenen Selbst zu dessen Entfaltung zu finden –, wird sein Heilungsprozess beginnen.

Diese Aufgabe der schöpferischen Selbstentfaltung stellt sich dem Einzelnen jederzeit neu, auch wenn er sich dessen oft gar nicht bewusst ist. Doch in dem Maße wie er seine Sehnsucht nach dem *Wahren*, *Guten*, *Schönen*, die das Wesen seines Selbst bestimmt, als entscheidende existenzielle Kraft begreift und zum Mittelpunkt seiner Aufmerksamkeit – *Achtsamkeit* – werden lässt, findet er zu sich und bleibt oder wird an Körper und Seele gesund.

Immer wieder gibt es im Leben eines *Asthmatikers* (und anderer chronisch Erkrankter) Phasen größerer oder geringerer Belastung sowie auch vollkommen beschwerdefreie Intervalle, bis ein erneuter „Schub" wieder eine mehr oder weniger lange Leidenszeit einleitet. Aus diesen Übergängen lernt der Kranke allmählich mehr oder weniger bewusst und gründlich, Risiken vorherzusehen und künftig zu vermeiden und außerdem einigermaßen wohltuende Umstände für sich zu ermöglichen. Wie beispielsweise ein Allergiker bei Pollenflug das Haus nicht verlässt, bestimmte Speisen ganz vermeidet oder sich sogar entschließt, künftig am Meer zu leben, wo er endlich vergleichsweise frei atmen kann.

Doch solange er von den tieferen Ursachen seiner Atemnot nichts weiß, kann sie ihn überall wieder ereilen und bleibt ihm nach seinem Umzug ans Meer zunächst vielleicht nur deshalb erspart, weil er sich immerhin wichtig genug nahm, in seinem Sinn eine Veränderung zu treffen.

Wenn sich frühkindliches Asthma in der Pubertät vorübergehend verliert, so liegt das auch an den begleitenden hormonellen Veränderungen, vor allem aber an der ersten Verliebtheit und Liebe, mit all ihrer verheißungsvollen Sehnsucht nach Geborgenheit und Nähe, nach der Möglichkeit, sein Leben grundlegend anders zu gestalten als die Eltern es verbringen.

Auch zu anderen Zeiten erscheint auffällig, dass sich das Asthma immer dann verflüchtigt – ebenso wie andere Süchte (Alkohol, Arbeit, Fernsehen, Essen …) vorübergehend unbedeutend werden oder ganz verschwinden –, wenn sich auf einmal echte Freiräume eröffnen, wenn es privat oder beruflich Veränderungen im Sinn der eigenen Sehnsucht gibt, die unbewusst neue Hoffnung schöpfen und gleichsam wieder durchatmen lassen.

Wenn also das Schicksal dem Asthmatiker befreiend zu Hilfe zu kommen scheint, in welcher Form auch immer, obwohl er gar nicht damit gerechnet und nichts dafür getan hat und es ihm so vorkommt, als würden seine geheimsten Wünsche erfüllt, dann kann sich sein Gesundheitszustand ganz erheblich bessern.

Bis ihn seine Selbstzweifel, ob denn diese Veränderungen auch wirklich angemessen sind und er sie überhaupt verdient hat – ob er vielleicht nur vom Schicksal „verwechselt" worden sei oder sich ohnehin nur einbilde, dass sich das Blatt für ihn gewendet haben könnte –, wieder aufs Neue in eine beklemmende Enge treiben.

Vor allem, sobald sich wiederum ein Gefühl ohnmächtigen Ausgeliefertseins einstellt, weil sich die vermeintliche Befreiung tatsächlich als Sackgasse erweist, kehren auch die asthmatischen Symptome zurück.

Was also könnte die verborgene Dynamik dieser so qualvoll behinderten freien Atmung sein, die einem Betroffenen subjektiv das Gefühl vermittelt, er bekomme keine Luft mehr und müsse ersticken, tatsächlich aber aus einem *Zuviel* an Luft in den Lungen besteht, die nicht ausgeatmet werden kann, als ob ihr der Atem stockte? Das entsetzliche Rasseln und Keuchen lässt sich verstärkt beim Ausatmen hören, sichtbar jedoch ist ein Ziehen der Lungen und ein Ringen nach Luft. Mit letzter Kraft wird versucht, noch etwas mehr in sich einzusaugen. was gerade das Gegenteil dessen bewirkt, was hilfreich wäre, um wieder frei atmen zu können.

Es läuft ein paradoxer Prozess dabei ab: So wie sich etwa die Angst vor der Angst im Weglaufen vor ihr nur noch vergrößert, und so wie ein Allergiker oft gerade das besonders mag, was er nicht verträgt – Erdbeeren oder Schokolade zum Beispiel –, so sehnt sich der Asthmatiker nach innerer Entspannung im befreienden Ausatmen und saugt sich stattdessen verzweifelt nur noch mehr Luft in die ohnehin schon übervollen Lungen. Es hat etwas Selbstbestrafendes an sich wieder und wieder gerade das zu tun, was einem schadet und potenziell tödlich wirkt. Jede Sucht, die bereits als solche bewusst geworden ist und sich trotzdem fortsetzt, trägt immer diesen Grundzug eines selbstverletzenden, masochistischen Verhaltens, dessen Opfer unbewusst darüber Genugtuung empfindet, dass es erhält, was es „verdient". Es bedeutet dies genau die negative (destruktive) Umkehr jener vermeintlichen Freiheit der „Sucht als Selbsterlösung“ in die vermeintliche Freiheit, sich selbst zu zerstören. So besiegelt der Suizid als vermeintlich letzter Akt freier Wahl in Wahrheit die Ohnmacht des Einzelnen.

Der nach einer Operation rauchende Patient auf der Lungenstation gibt sich nach außen vielleicht souverän und demonstriert, dass er sich von nichts und niemandem etwas verbieten lässt. Doch unbewusst sagt ihm eine verächtliche innere Stimme vermutlich eher: „Mach nur weiter, du Versager, wer will dich schon, umso schneller ist es vorbei ...“

Im Moment des Rückfalls bestraft sich der Süchtige bereits wieder durch sein Tun, noch während er dessen erleichternde Wirkung verspürt. Denn etwas in ihm „wollte“ ja längst mit dieser Droge, diesem Verhalten, aufhören, weil er doch um die „Ersatzbefriedigung“ seiner unerfüllt bleibenden Sehnsucht „wusste “ – und wieder hat er es nicht geschafft, noch immer hat er sein Leben nicht entsprechend verändert. Über lange Zeit des chronischen Missbrauchs sagt sich der Rückfällige vielleicht noch: „Das war definitiv das letzte Mal, ab morgen wird alles anders“, doch irgendwann schlägt die Enttäuschung, dass er es wieder nicht geschafft hat, in Selbsthass um, und er erhöht nurmehr die Dosis.

Fatalerweise handelt es sich bei allen psychischen und psychosomatischen Erkrankungen – und je gravierender und chronischer sie verlaufen, desto weiter zurück in die früheste Kindheit reichen ihre Wurzeln – nicht um „logische“ Widersprüche zwischen Gefühl und Vernunft, „Bauch und Kopf“, die einer bewussten Lösung zugänglich wären. Vielmehr verläuft dabei im Unbewussten ein so frühzeitiger und tiefgehender Riss in der Seele eines Menschen, widerfuhr dieser ein so fundamental erschütternder chronischer Schrecken, dass auch nur fundamental andere, tief und wiederkehrend heilsame Erfahrungen von Geborgenheit und Liebe ein nachhaltig verändertes Verhältnis des Einzelnen zu sich selbst ermöglichen helfen.

Es kann geschehen, dass entsprechend wohltuende Erfahrungen über lange Zeit, vielleicht ganz im Verborgenen, den entscheidenden Schritt allmählich vorbereitet haben oder dass kraft einer existenziellen Erschütterung wie Liebe oder Leid, oft als deren letztem Auslöser, „schlagartig“ ein Durchbruch zur Wahrheit gelingt so als fände der Suchende nach langem Herumtappen im Dunkeln, wie zum Lohn für seine Geduld, schließlich doch den Lichtstrahl, der aus der Höhle seiner unbewussten Krankheit zum helllichten Tag der Selbsterkenntnis führt. Damit ist noch nicht gleich das ganze Leben verändert, doch es hat sich ein Anfang ereignet.

Der Autor als Patient: Eines Tages wurde die Sehnsucht nach wahrhaftiger Erkenntnis des eigenen Selbst für den Erkrankten groß wie nie. Dessen Überleben war von Anfang an so bedroht und unsicher, dass er sich schon vor dem Ablauf des ersten Lebensjahres unbewusst das *Asthma* „erwählte“, um von seiner Not zu künden. Und die Entschlossenheit zu verstehen, warum ihm gerade diese Krankheit not-wendig erschien und was genau er damit auszudrücken oder abzubilden versuchte, rückte endlich in das Zentrum seiner Aufmerksamkeit und brachte ihn von da an jeden Tag ein Stück weiter zu sich und zum Bewusstsein seiner Selbst.

Es begann mit einem großen *Schauder des Glücks* über eine unerwartete persönliche Nachricht, führte über das Erschrecken vor dessen Auswirkungen in seinem Leben zur gründlichen Suche nach der tief verborgenen Sehnsucht hinter seiner Angst und erhielt klare Antworten zur rechten Zeit.

Auf einmal vereinigten sich die entscheidenden Ideen, Bücher und Sätze, die dem Suchenden in jener Zeit im richtigen Moment zu- oder einfielen, erstmals oder erneut, „wie von selbst" zu einer befreienden Kraft, die ihn plötzlich einen anderen Weg beschreiten ließen und damit einen wesentlichen Veränderungsprozess in Gang setzen konnten.

Auf diesem anderen Weg suchte der Betroffene sich nicht länger im *Außen* zu orientieren, glaubte nicht mehr daran, womöglich dort irgendwo eine Antwort oder Lösung zu finden – an einem bestimmten Ort, durch einen bestimmten Menschen, in einer bestimmten Tätigkeit –, sondern er wusste auf einmal, dass er in *sein eigenes Inneres* zu gehen hatte, um verstehen zu können.

Er hatte bewusst zurückschauen in die „Höhle" („Hölle") der Entfremdung, aus der er kam und in der er aufgewachsen ist. Um endlich begreifen zu können, was ihm da einst widerfahren war und ihn, unter seiner Mitwirkung, zu dem Menschen hatte werden lassen, als den er sich zu kennen glaubte: mit diesem Körper, dieser Seele und diesem Geist, unter deren Unzulänglichkeiten er so sehr zu leiden hatte und deren Möglichkeiten ihm dennoch einziger Zugang zur Freude waren.

„Zu unserem Schicksal haben wir zu stehen, wie zu dem Boden auf dem wir stehen – ein Boden, der das Sprungbrett für unsere Freiheit ist", meinte Viktor E. Frankl (2005, S. 130) – aber warum genau war das Asthma sein frühes Schicksal, und wie brüchig war der Boden, auf dem es sich entwickelt hatte?

„Erstickte Schreie" – dieser Ausdruck traf bis ins Mark und ließ die Not des Kindes wieder auferstehen, als er mir bei der Lektüre einer klassischen psychoanalytischen Studie zum Thema plötzlich in den Sinn kam (de Boor, 1965):

> Als das Fundament in der Pathogenese des Asthmas möchten wir allerdings die Störung in der oralen Phase der Triebentwicklung bezeichnen und die ihr zugehörige schwere Störung der Mutter-Kind-Beziehung […] Der Asthmatiker unterscheidet sich nach unseren Erfahrungen von den vorgenannten Kranken dadurch, daß er das Objekt, von dem er die Befriedigung seiner oralen Bedürfnisse erwartet, von vornherein abstößt. Er muß die Stimmung, das „Klima" der zwischenmenschlichen Nähe zerstören. Es scheint uns, daß dieses Verhalten in Verbindung steht mit einer besonderen Vehemenz der frustrationsbedingten Aggressivität und daß die Abstoßung den Versuch darstellt, das Objekt vor der Zerstörung zu bewahren – denn alleingelassen vom Objekt, ohne es droht die vitale Katastrophe –, ein weiterer Aspekt der ungeschlichteten Ambivalenz der Objektbeziehung. In der Tat war bei den Analysen der vier Asthmatiker kein anderes verhaltenssteuerndes von so evidenter Übereinstimmung wie die unauflösliche Ambivalenz der ersehnten und gefürchteten Nähe, der ersehnten/gefürchteten Distanz. Beide Aspekte werden als bedrohend erlebt und müssen vermieden werden. Die Kranken richten ihre ganze Aufmerksamkeit darauf, einen schmalen Bereich erträglicher, mittlerer Distanz aufrechtzuerhalten. (de Boor, 1965, Band X, S. 261, S. 263)

Einerseits schreit das Kleinkind verzweifelt um Hilfe, weil es Körperwärme, Schutz und Geborgenheit braucht, an denen es offenbar Mangel leidet – sonst müsste es nicht so erbärmlich danach rufen, und andererseits „ahnt" es – „weiß es unbewusst" –, dass es ohnehin vergeblich nach *liebevoller Nähe* verlangt und wieder nicht angemessen versorgt werden wird.

Da aber immerhin jemand kommt, der sich ihm zuwendet – sonst hörte das Kind irgendwann auf zu schreien, um seine Kraft fürs Überleben zu sparen –, unternimmt es immer wieder neue Versuche, um vielleicht doch noch die so notwendige Geborgenheit zu erhalten. Doch in dieser inneren Spannung zwischen Sucht und Sehnsucht gelingt ihm nur noch ein asthmatisches Keuchen.

Dafür wird ihm wenigstens besondere Aufmerksamkeit zuteil, und es könnte die hilflose Not in den Augen der Anderen, die sich keinen Rat wissen, für eine Art von liebevoller Zuwendung halten. Alle sind in heller Aufregung um dieses kranke Kind, dem man sich nicht allzu nahe zu kommen traut, um es nicht zu ersticken – und das diese Art *aufgeregter Fürsorge* auch tatsächlich nicht braucht, weil sie keine Sicherheit vermittelt, sondern nur von der Not der Erwachsenen kündet.

In dieser paradoxen Lage ringt das Kind nach Luft – um Liebe – und hält zugleich den Atem an, es kann nicht ausatmen. „Helft mir, aber bleibt mir bloß vom Leibe, eure Angst erstickt mich, ich brauche eure Liebe." Doch so bekommt es nur die Sorge und ein trostloses Gefühl von Macht durch den Ausdruck seiner Ohnmacht (de Boor, Band IX, 1965).

Es ist diese paradoxe Spannung zwischen scheinbarer Nähe und tatsächlicher Distanz, zwischen Umsorgtwerden und Unbeachtetsein, zwischen vorgeblicher Liebe und tatsächlicher Bedürftigkeit der Erwachsenen, die im Kind jene Spannung erzeugt, die es mit seiner widersprüchlichen Symptomatik auszudrücken und zugleich abzuwehren versucht.

Mit seiner Atemnot erzwingt das Kind *Aufmerksamkeit* für seine Person, die es sich zugleich, als eine nicht wirklich liebevoll zugewandte, vom Leib hält, in der unbewussten Hoffnung, die Erwachsenen kämen so vielleicht doch noch darauf, was das ihnen ausgelieferte Kind wirklich braucht. Und um womöglich außerdem, wie das sehr häufig der Fall ist bei einem erkrankten Kind im „System Familie", durch die Entwicklung seiner mehr oder weniger gravierenden, „aufsehenerregenden" Symptomatik wieder Kommunikation und Zusammenhalt unter den gleichgültigen oder lieblosen Bezugspersonen zu erreichen. Die Familientherapie spricht in diesem Zusammenhang vom Kind als „Symptomträger" (Simon/Clement/Stierlin, 2004, S. 146).

Diese Diskrepanz von erlebter *Ohnmacht* und *Macht* in der frühesten Psychodynamik eines *Asthmatikers* – gegenüber denselben Menschen, in ein und derselben Umgebung – bringt vermutlich in späteren Zeiten auch jene „bipolare" Haltung zwischen Depression und Grandiosität hervor, wie sie sich in den Biografien prominenter Betroffener gehäuft findet, die zudem durch eine narzisstische Kompensation ihre ursprüngliche Bedürftigkeit zu verschleiern suchen, um so noch mehr Bewunderung zu ernten.

Ernesto Che Guevara, jener südamerikanische Revolutionär der 1960er Jahre, ist ein berühmtes Beispiel für den Größenwahn eines schweren Asthmatikers, der sich nicht *trotz* seiner Erkrankung zum Freiheitskämpfer berufen fühlte, sondern wegen ihr (Anderson, 1997). Durch die Identifikation mit dem Elend der ausgebeuteten und gedemütigten Armen, fasste Guevara eines Tages, nach einer langen Reise durch den lateinamerikanischen Kontinent, den Entschluss, sich zum Anführer der kommunistischen Revolution zu erheben. So hoffte er, mit den Entrechteten auch sich selbst zu befreien und dafür von allen geliebt zu werden.

In dem sehr authentisch inszenierten Film *Die Reisen des jungen Che* (Salles, 2004) über die prägenden Erlebnisse seiner Entwicklung zum Freiheitskämpfer gibt es eine höchst aufschlussreiche Szene: Guevara schwimmt als 23-jähriger Medizinstudent unter Einsatz seines Lebens bei Nacht durch den Amazonas – in dem es vor Krokodilen nur so wimmelt und trotz höchster Atemnot –, nur um auf der anderen Flussseite mit den dorthin verbannten Leprakranken seinen Geburtstag zu feiern.

Sein mitreisender Freund, Alberto Granado, Student der Biochemie, und die Kollegen der Krankenstation, in der die beiden aushelfen und die dort Che zu Ehren ein Fest ausgerichtet hatten, versuchen, ihn zur Umkehr zu bewegen. Doch Che lässt sich nicht von seinem Vorhaben abbringen und wird schließlich, halbtot am anderen Ufer angekommen, von den Aussätzigen bejubelt.

Dies erscheint als Beginn eines narzisstischen Fanatismus, der von da an weder sich noch andere schont – im Namen einer vermeintlichen Gerechtigkeit, die das Elend der eigenen Ohnmacht zum Märtyrertum seines revolutionären Befreiungskampfes verklärte: Wenn ich schon keine Luft bekomme, sollen wenigstens andere frei atmen können – „Bitte liebt mich, denn ich helfe euch".

3.7.3 Rheuma

Wenn hier in der Auseinandersetzung mit dem Phänomen chronischer Krankheiten als dem ursprünglich der Psychosomatik zugerechneten Feld auch *Rheuma* und *Krebs* eigens betrachtet werden, so geschieht das, neben einem besonderen Eigeninteresse, auch deshalb, weil diese Erkrankungen *strukturell* noch viele andere Syndrome verstehen helfen, die von einer ähnlichen Not künden und für den Betroffenen ähnliche Veränderungsprozesse in Gang zu setzen versuchen.

Während *Schmerz* – oder allgemein: körperliches Unbehagen – als Begleitsymptom nahezu aller Erkrankungen beteiligt ist, um mehr oder weniger drastisch auf das Vorliegen einer gestörten Balance von Körper, Seele und Geist hinzuweisen – oder diese Störung zu sein –, kündet das *Asthma* von einem gestörten, missbräuchlichen Nähe-Distanz-Verhältnis, einem Abwehrversuch physischer und psychischer Gewalt im frühen Kindesalter. Es erscheint als eine verhaltene, erstickte Klage, die zugleich an die Umgebung *appelliert* und gegen sie *protestiert*, wegen unterlassener beziehungsweise unangemessener Hilfeleistung.

Strukturell sehr ähnlich und häufig in Kombination oder abwechselnd mit Asthma auftretend, zeigt sich übrigens das Krankheitsbild der *Neurodermitis*, bei der die Haut entzündet ist, während es beim Asthma die Bronchien sind.

„Rheuma" ist ein chronisch *entzündlicher*, degenerativer Krankheitsprozess der Gelenke und Bindegewebe, des „Bewegungsapparats" sowie auch innerer Organe, in sehr vielen unterschiedlichen Ausprägungen und Verlaufsformen. Wie bei Krebs (siehe hierzu auch ► Abschn. 3.7.4) können nahezu alle Organe und Körperregionen betroffen sein, und die innere – psychosomatische – Logik des Prozesses weist jeweils erstaunliche Gemeinsamkeiten auf.

Geht es bei Krebs um unkontrolliertes, entartetes „Wachstum", genauer um das Wuchern von Zellen, handelt es sich bei rheumatischen Erkrankungen um chronische Entzündungs- und *autoimmune* Abwehrprozesse des Körpers, die gleichsam gegen sich ins Leere laufen und den Patienten schmerzhaft an der Bewegung hindern, obwohl er sich zu gerne bewegen möchte.

In gewisser Weise zeigt sich hier eine ähnliche Paradoxie wie beim Asthmakranken, der weiter Luft in die bereits übervollen Lungen saugt: Der Rheumatiker versucht sich immer wieder zu bewegen, obwohl ihm jede Bewegung große Qualen bereitet. Ähnlich verhält es sich bei Patienten, die an Multipler Sklerose leiden – ebenfalls einer *Autoimmunkrankheit* mit meist progredientem, entzündlichem und, wie bei Rheuma, schubweisem Verlauf: Sie sind häufig auch im fortgeschrittenen Stadium noch immer besonders ehrgeizig und leistungsorientiert, sie schonen sich nicht und möchten zum Beispiel unbedingt noch alleine gehen, obwohl sie sich kaum mehr auf den Beinen halten können und ihnen längst ein Rollstuhl empfohlen wurde.

Im Grunde handelt es sich hierbei um psychosomatische Varianten selbstverletzenden Verhaltens, in denen sich die innere Zerrissenheit des Einzelnen widerspiegelt, der seine eigentlichen Konflikte nicht angemessen ausdrücken und lösen kann, sondern über die chronische körperliche Erkrankung verzweifelt und angestrengt auf sein Elend hinzuweisen versucht. Dem Betroffenen ist dieser *psychische Konflikt* oft gar nicht bewusst, weil es in seinem Umfeld keine angemessene Zuwendung und Ermutigung gibt (gab) und er seit je nur Unterwerfung kennt, aber in der unbewussten Wahl seiner drastischen Symptome doch durchaus auffällig.

Selbst-verletzend, als fortgesetzte Entfremdung vom eigenen Selbst, ist eigentlich *jede* Sucht, doch je dramatischer die Diskrepanz zwischen der realen Not eines chronisch leidenden Menschen und der Notwendigkeit, sich das eigene psychische Elend zu verschleiern und so zu tun, als ob die Beeinträchtigung eine „rein körperliche" sei, desto größer sind die Zumutungen eines Kranken an sich selbst. In extremer Form ist dies beim „Wahnsinn" (► Abschn. 3.8) der Fall, aber es beginnt bereits auf vielen der zwanghaften Fluchtwege, die immer „steiniger" werden, wenn sie nicht zum „Ziel" führen. Ein Alkoholiker, der sein Gift noch im Rinnstein liegend weiter in sich hinein schüttet, ein Workaholic, der kurz nach einem Herzinfarkt schon wieder am Schreibtisch sitzt oder eine an lebensbedrohlicher Magersucht erkrankte Patientin, die sich ein tägliches Laufpensum verordnet, um abzunehmen – sie alle setzen unbewusst akut ihr Leben aufs Spiel, als versuchten sie, so noch lauter um Hilfe schreien.

Je mehr ein Mensch *sich abverlangt*, desto mehr wurde *ihm zugemutet*, und je weniger er das selbst wahrhaben „will" – beziehungsweise *darf* –, desto dramatischer deuten seine Symptome und sein extrem selbstschädigendes Verhalten stellvertretend auf die eigentliche, sich verbergende Misere hin.

Oft genug ist jedoch die Umgebung leider ebenso blind für die *psychische Not* eines *deshalb* körperlich erkrankten Menschen und sieht und behandelt nur dessen vordergründige Symptome. Der Alkoholiker wird auf Entzug geschickt, die Magersüchtige zwangsernährt, ein Schmerzpatient erhält Morphium, der Asthmatiker ein Atemspray, die Rheumakranke

Cortison und der Krebspatient Bestrahlung oder Chemotherapie. Doch nichts ändert sich dadurch wirklich im Leben dieser Kranken. Solange sie selbst, oder Menschen in ihrer Umgebung, den Zusammenhang der physischen Not mit der verzweifelt verborgenen Sehnsucht dahinter nicht wahrnehmen, solange die „Fremdsprache" der Symptome – die *Symptomsprache der Entfremdung* – nicht „übersetzt" beziehungsweise angemessen gedeutet zu werden vermag, lässt sich kein Heilungsprozess einleiten.

Der nachfolgend beschriebene Fall einer chronischen Rheumapatientin zeigt ihre *Krankheit als Sucht* nach Erlösung von für sie unerträglichen Lebensumständen, die zu verändern sie sich aus schicksalhaften und persönlichen Gründen nicht in der Lage sah, gegen die jedoch ihr Körper zeitlebens revoltierte und zuletzt gar tragisch zu Hilfe kam.

Bereits als sie noch ein junges Mädchen war, in den entbehrungsreichen Zeiten des Zweiten Weltkrieges, verstarb ihre Mutter, und sie musste, gemeinsam mit ihrer älteren Schwester, den Haushalt führen und ihren Vater unterstützen. Mit 22 heiratete sie einen ehemaligen Leutnant, der im Krieg lebensgefährlich verletzt worden war und den es mit seinen Angehörigen nach Kriegsende in ihre Stadt verschlagen hatte, in der Hoffnung, mit ihm eine eigene Familie zu gründen und eine bessere, friedvolle Zukunft erleben zu können.

Zwei unerfahrene, liebeshungrige, durch Kriegswirren, Tod und Vertreibung um ihre Jugend betrogene Menschen klammerten sich aneinander, an ihre Angehörigen und an ihre Religion – als den vermeintlich einzig verbliebenen Sicherheiten.

Nichts war wichtiger, als sich ein neues Leben aufzubauen und es sich möglichst gut gehen zu lassen. „Wer Sorgen hat, hat auch Likör" (Busch, 2003) war ein oft zitierter Spruch in jenen Tagen des sogenannten Wiederaufbaus der 1950er Jahre, da man sich, unter feuchtfröhlicher Verdrängung des überlebten Elends, „nach vorn" zu schauen zwang und sich keine Zeit für die eigenen Gefühle und erlittenen Traumatisierungen nahm.

Das unfassbare Grauen dieses wahnwitzigen Krieges, in den sich die Menschen hineinmanövrieren ließen und von dem sie alle als Täter, Opfer oder beides betroffen waren, war gerade erst überlebt worden. Außerdem trugen alle die Wunden und Verletzungen aus ihrer eigenen Kindheit mit sich herum, die seinerzeit in ihrer Bedeutung und ihren Auswirkungen weder bewusst waren noch bewältigt werden konnten, auch deshalb nicht, weil sich keiner die Zeit dafür nahm und nur Materielles und sichtbar Erfolgreiches als wesentlich erachtet wurde.

Man versuchte, optimistisch zu sein, immerhin lebte man noch, und es musste und sollte ja endlich wieder aufwärts gehen. Das tat es auch äußerlich wenn „Fortschritt" am Wiederaufbau aus Trümmern und wirtschaftlichem Wachstum abgelesen wird. Doch die Wahrnehmung des eigenen Selbst und seiner Gefühle blieb weitgehend auf der Strecke und musste sich andere Ausdrucksformen suchen.

Kollektive Verdrängung beherrschte die Gesellschaft bis in jede einzelne Familie hinein, es gab weder Zeit noch Raum zu realisieren, was da Ungeheuerliches geschehen war, für die „seelischen Trümmer" blieb nur noch die Ablagerung im Untergrund des Bewusstseins übrig. (*Seelische Trümmer* ist der Titel eines Buches von Bettina Alberti, 2010, in dem sie das Schicksal der in den 1950er und 1960er Jahren Geborenen noch ganz unter dem Trauma von deren Elterngenerationen begreift.)

Not und Armut ließen die Menschen nach dem Krieg zusammenrücken, sie wohnten in beengten Verhältnissen und verbanden sich, ohne einander näher zu kennen. Angst, Hoffnung und elementare Instinkte beherrschten ihr Fühlen und Denken: Nahrungs- und Schutzsuche, Fortpflanzungstrieb und Überlebenswille.

Als die Patientin den sechs Jahre älteren Mann heiratete, erwartete sie bereits ihr erstes Kind. Ihre ältere Cousine war da schon seit einigen Monaten mit dessen älterem Bruder vermählt. So verbanden sich in diesen Nachkriegsjahren drei Familiensippen und setzten für sich und ihre Kinder unvorhersehbare Leidketten in Gang, worin auch die unbewältigten Dramen der Großeltern – die Überlebende bereits *zweier* Weltkriege waren – und Eltern in ihren Kindern und Kindeskindern weiter ausgetragen wurden. Chaos und Streit entstanden nicht zuletzt aus der Tatsache, dass hier einander fremde Menschen durch die Not zwangsvereinigt wurden und die westdeutsche Bevölkerung dazu verpflichtet war, die aus ihrer ursprünglichen Heimat im Osten „Vertriebenen" („Sudetendeutschen") bei sich aufzunehmen. Weil diese Flüchtlinge ihr Schicksal als zutiefst ungerecht empfanden, wurden sie dadurch in der „Fremde" nur noch enger zusammengeschweißt und traten oft besonders dominant und selbstherrlich auf, während sie sich unter der einheimischen Bevölkerung zu etablieren versuchten.

Die resolute, durch zwei Kriege und große wirtschaftliche Not, hart und verbittert gewordene Schwiegermutter, die stolz darauf war, wie gut sie ihre drei Söhne „im Griff" hatte („Meine Jungen kennen Ordnung", betonte sie immer wieder), nahm sich nun auch noch der „Erziehung" ihrer so jungen Schwiegertochter an, die ihre eigene Mutter schon früh verloren hatte und der sie nun nicht nur die Haushaltsführung beibringen zu müssen meinte, sondern auch, wie sie ihrem jüngsten Sohn eine gute Ehefrau zu sein hätte.

Nach Temperament, Persönlichkeit und Physiognomie konnten zwei Frauen kaum gegensätzlicher sein als diese beiden durch ein verhängnisvolles Schicksal miteinander verstrickten. Dabei kam für die Patientin bis zum Tod ihres Mannes als sehr belastend hinzukam, dass dieser in Streitfällen immer die Partei seiner Mutter ergriff, der zu widersprechen er regelrecht Angst zu haben schien und die er wegen der schweren, entbehrungsreichen Zeiten verteidigte, in denen sie die Familie – zumal als gelernte Köchin – immer gut versorgt und „durchgebracht" hatte.

Noch vor der Geburt ihres zweiten Kindes, etwa fünf Jahre nach ihrer Heirat, bekam sie den ersten rheumatischen „Schub", der sie seinerzeit nur irritiert hatte.

Doch im Laufe der Jahre begann ihre immer wieder unterschiedlich diagnostizierte und behandelte „Erkrankung aus dem rheumatischen Formenkreis" – von *chronischer Polyarthritis* bis zu *Lupus erythematodes* – in immer kürzeren Abständen und mit immer drastischerer Symptomatik ihr Leben und das ihrer Umgebung zu prägen.

Eine nachhaltige Verbesserung der körperlichen Leidenszustände dieser Patientin setzte bezeichnenderweise erst mit der beginnenden schweren Erkrankung ihres Mannes und insbesondere nach dessen relativ frühem Tod (im 65. Lebensjahr) ein. Sie überlebte ihn um fast 19 Jahre.

Die Patientin hatte zwar immer wieder bei sich festgestellt, dass gewisse Zusammenhänge zwischen einer Verstärkung ihrer schmerzhaften Symptomatik und akut auftretenden oder sich zuspitzenden Belastungen in ihrem Umfeld bestanden, aber sie konnte keine entscheidenden Konsequenzen daraus ziehen.

Wenn es wieder einmal Streit mit dem Mann um das Haushaltsgeld gab oder sie sich über dessen Parteinahme für seine Mutter aufgeregt hatte, zeigte ihr das die eigene Ohnmacht gegenüber der dominanten Familiensippe des Mannes nur allzu deutlich. Oft flossen bereits auf der gemeinsamen Rückfahrt von einem der zahlreichen Wochenendbesuche am Wohnort ihrer beider Herkunftsfamilien verzweifelt die Tränen, da man sich dort wieder einmal über ihr Verhalten und ihre vermeintliche Unfähigkeit empört hatte.

Die Patientin „durfte" der Wahrheit ihres Elends nicht ins Gesicht sehen, dann hätte sie womöglich ihre Lebensverhältnisse verändern müssen, die ihr nicht zuletzt ihre streng religiöse Erziehung in einer Klosterschule als „gottgewollt" auszuhalten befahl.

Und so konnten die Angehörigen nach jeder erneuten Demütigung der Patientin ziemlich sicher vorhersagen, was sie bei nächster Gelegenheit von ihr zu hören bekamen: „Ich bin heute mal wieder stocksteif …". Das bedeutete so viel wie: „Meine Schmerzen sind unerträglich, ich kann mich nicht rühren und auch nichts für euch tun, also bitte nehmt Rücksicht, ihr habt ja keine Ahnung, wie ich leide."

Auch wenn sie das nicht direkt so ausdrückte, sich eher weinend im Schlafzimmer einschloss und den ganzen Tag im Bett verbrachte, sprachen ihr schmerzverzerrtes Gesicht, ihre Tränen und ihr Stöhnen „Bände" über ihr Elend, das ihre Angehörigen oft ebenso ohnmächtig und hilflos zurückließ wie die behandelnden Ärzte.

Die gaben ihrer Krankheit im Lauf der Jahre immer neue Namen und schlugen immer andere „Therapien" vor, von der Kneippkur bis zu Moorbädern, von heißen Quellen bis zum Herausreißen aller Zähne, von der Ernährungsumstellung zur medikamentösen Behandlung mit Schmerzmitteln und Cortison. Doch nichts änderte sich dadurch wesentlich.

Nichts half ihr schließlich so sehr wie die Aufnahme einer stundenweisen Berufstätigkeit in der Praxis ihrer Hausärztin, die ihr Selbstwertgefühl steigerte, weil ihr etwas zugetraut wurde. Und zudem die Erkrankung ihres Mannes, der endlich *sie* zur Stärkeren machte, die *ihn* zuletzt sogar betreuen und pflegen konnte, bis in den Tod.

Dazwischen aber lagen Jahrzehnte des Leidens, da sie sich in ihr Schicksal ergab, so oft sie auch mit Gott haderte und sich fragte, womit sie dieses Elend verdient habe: den frühen Tod ihrer eigenen Mutter – nach der sie in ihren dunkelsten Stunden immer wieder verzweifelt rief –, diese hartherzige Schwiegermutter, in deren Augen sie nichts taugte, ihre jahrelangen quälenden Schmerzen und diesen Mann, der sie nicht verstand, nicht liebte und im Zweifel oder Streit nicht zu ihr, sondern zu seiner Mutter hielt. Und der sie obendrein noch mit einer anderen Frau betrogen hatte.

Als sie ihn deswegen zur Rede stellte, stritt er alles ab, erklärte sie für verrückt und wollte sich scheiden lassen, „sobald beide Kinder aus dem Haus sind".

Zu dieser Zeit seiner Untreue begannen erst ihre schlimmsten Leidensjahre. Das Rheuma ergriff zuletzt noch ihren Herzmuskel, bis ihr eines Tages nur noch eine Operation das Leben retten konnte.

Sie hätte so lange schon weglaufen wollen vor dieser lauten, herrschsüchtigen Sippe, vor ihrer gefühlskalten Schwiegermutter und ihrem feigen Mann, denen sie sich moralisch und menschlich weit überlegen fühlte und trotzdem ihr Leben lang unterwarf, weil sie ihr „Gewissen" und ihre Krankheit daran hinderten.

Und genau davon „erzählte" ihr und ihrer Mitwelt jenes chronische Rheuma, das ihr zuletzt, indirekt, zwar eine Ahnung von einer anderen Freiheit verschaffte, doch durch die „Blindheit" einer symptomfixierten Medizin, die der Patientin außer Medikamenten und Operationen nichts zu bieten hatte, ein leidvolles Verhängnis für sie blieb.

Ihr Unbewusstes hatte sich in der Not darauf „versteift" zu zeigen, dass sie so nicht mehr konnte. Doch es hat sich zugleich danach gesehnt, anderswo Geborgenheit zu finden.

3.7.4 Krebs

Der Ehemann jener rheumakranken Patientin, von der in ► Abschn. 3.7.3 die Rede war, starb, wie erwähnt, in seinem fünfundsechzigsten Lebensjahr, knapp zwei Monate nach seinem letzten Geburtstag, an den Folgen einer Krebserkrankung, die sich innerhalb weniger Monate als nicht mehr behandelbar erwiesen hatte. Und es erscheint naheliegend, um zugleich die *Beziehungsdynamik* psychosomatischer Erkrankungen beispielhaft nachvollziehen zu können, hier auch auf die „verzweifelte Sehnsucht" *dieses* Patienten genauer einzugehen. Sie brachte eine ganz andere Symptomatik hervor, die sich, im Gegensatz zum chronischen Rheuma, zunächst ganz im Verborgenen entwickelt hatte, um dann eines Tages einen rasch fortschreitenden, unumkehrbar dramatischen Verlauf zu nehmen.

Es begann mit einem Knoten in der linken Achselhöhle, den der Patient sich entfernen ließ, weil er auf eine Nervenbahn drückte, die gelegentlich ein Taubheitsgefühl im linken Daumen verursachte, das ihn störte und das näher zu beobachten er vermutlich erst jetzt, da er nicht mehr berufstätig war, die Zeit fand.

Der Daumen hatte sich schon Jahrzehnte früher hin und wieder auf so seltsame Weise bemerkbar gemacht, doch blieb es jeweils bei einer kurzen Irritation, die bald wieder verging und ihm überhaupt erst wieder einfiel, nachdem die Abstände kürzer und die Symptome etwas stärker geworden waren.

Ein Arzt entdeckte damals den kleinen Knoten und erklärte den Zusammenhang, auch dass die Geschwulst seinerzeit schon auf den Nerv gedrückt haben könnte und inzwischen, ganz allmählich, gewachsen sei und nun vermehrt diese Taubheitsempfindungen auslöse. Der Arzt erklärte außerdem, dass die Symptomatik sich keineswegs verschlechtern müsse, der Zustand könne sich genauso jahrelang auf gleichem oder ähnlichem Niveau halten, und wenn es nicht allzu störend sei, müsse die Geschwulst nicht entfernt werden. Er gab aber auch zu bedenken, dass die Geschwulst bösartig sein, plötzlich entarten, zu wachsen beginnen und im Körper streuen könne, und empfahl deshalb, einen operativen Eingriff vorzunehmen, durch den sich Genaueres feststellen lasse.

Dieser Rat genügte dem Mann, sich einem Chirurgen anzuvertrauen, der einen gutartigen, jedenfalls relativ harmlosen, kirschkerngroßen Tumor entfernte. Seine Frau haderte später lange Zeit mit dem Entschluss zu dieser ersten Operation, die eigentlich unnötig gewesen sei und vermutlich die verhängnisvolle Entwicklung erst eingeleitet habe.

Ein halbes Jahr später setzten bei dem Patienten unerklärliche, therapieresistente Unterbauchbeschwerden ein, die sich bei einer Röntgenuntersuchung als Folge eines Darmtumors herausstellten, den man umgehend operativ zu entfernen riet.

Von diesem Zeitpunkt an begann ein monatelanger Leidensweg voller Bangen und Hoffen, zwischen Operation, Chemotherapie, Arztbesuch, erneuter Operation, verstärkter Chemotherapie und Wiederausbruch der Krankheit, die schließlich an verschiedenen Stellen des Körpers gleichzeitig Metastasen zu bilden begonnen hatte – bis hin zur Auskunft des betreuenden Facharztes, eines renommierten Chirurgen der Uniklinik in der benachbarten Großstadt, dass man alles versucht habe und nun leider nichts mehr für den Patienten tun könne. Das Ende sei absehbar, eine Frage von wenigen Wochen, und er empfahl, den Patienten daheim zu versorgen, damit er in seiner vertrauten Umgebung und im Kreis der Familie sterben könne.

Er war bis dahin nie ernstlich krank gewesen, seit seiner Verwundung im Zweiten Weltkrieg, etwa 40 Jahre zuvor, als er im Lazarett mit dem Tode rang, weil ihn ein Granatsplitter rechts in den Nacken getroffen hatte, der nur Millimeter unterhalb des Gehirns steckengeblieben war. Es klaffte da seitdem eine etwa drei Zentimeter lange und einen Zentimeter tiefe Wunde im Genick, die ihn und seine Angehörigen für immer an das Glück seines Überlebens erinnerte.

Doch auf diesen Schicksalsschlag einer Krebserkrankung, zu einem Zeitpunkt, da er, gerade erst pensioniert, noch einmal neu zu beginnen hoffte, war er in keiner Weise vorbereitet und konnte kaum damit umgehen.

In den letzten Jahren seines Berufslebens war der Patient immer unzufriedener geworden, bedingt durch organisatorische Veränderungen und einen Wechsel in der Leitung. Erstmals wurde einer besonders ehrgeizigen Frau die Führungsposition der bis dahin männerdominierten Dienststelle übertragen, was er schlecht hinnehmen konnte, zumal sie in seinen Augen völlig inkompetent war. Er wurde immer reizbarer und übellauniger und hatte zuletzt dem Tag seiner Pensionierung entgegengefiebert.

Der Patient hatte zu dieser Zeit offenbar schon lange an einer tiefen Depression gelitten, die durch die berufliche Krise schließlich manifest geworden war und die gerade bei pflichtbewussten Männern oft als ständige aggressive Reizbarkeit erscheint, weil sie ihre Ohnmachtsgefühle und Ängste vor sich und anderen nicht eingestehen können.

Er hatte sich immer ein anderes Leben erträumt und wäre gerne, wie sein älterer Bruder, Lehrer geworden, aber das Geld seiner Eltern reichte nur aus, einen der drei Söhne studieren zu lassen. So war er sehr oft unzufrieden und mürrisch, auch emotional überfordert und enttäuscht von seiner Ehe, in der es viel Streit und Tränen gab und in die er, wie seine damals noch kaum erwachsene Frau, viel zu früh schon hineingeraten war.

Gleich nach Krieg und Vertreibung hatten sein Bruder und er in der neuen Heimat zwei Cousinen kennengelernt und kurz darauf geheiratet, weil sich schon bald Nachwuchs ankündigte und in der damaligen Zeit, noch dazu zwischen erzkatholischen Familien, ein gottgewolltes Schicksal damit besiegelt schien. Man heiratete, gründete eine Familie und führte ein arbeitsames, pflichtbewusstes und gottesfürchtiges Leben.

Die jungen Männer jener Zeit standen immer in dem inneren Konflikt, zum einen ihre eigene Zukunft zu gestalten und für ihre Familie zu sorgen und andererseits den Erwartungen ihrer Eltern gerecht werden zu sollen, ihnen, die so viele Opfer gebracht und Entbehrungen in Kauf genommen hatten, zu helfen und sie nach Kräften zu unterstützen.

Der ältere Bruder blieb gleich ganz in der Nähe der Eltern und wurde der Stolz seiner Mutter, zumal er als Schuldirektor bald auch ein angesehenes öffentliches Amt innehatte. Der jüngere dagegen zog mit seiner Familie eines Tages aus beruflichen Gründen in eine etwa 80 Kilometer entfernte Stadt und konnte den Kontakt zu seinen Angehörigen nur durch häufige Heimfahrten aufrechterhalten.

Weil seine Frau aus demselben Ort stammte und ihre gesamte Verwandtschaft dort lebte, waren diese Fahrten zwischen den beiden kein Streitthema, sehr wohl aber die Frage, bei welcher Familie man sich wann und wie lange aufzuhalten hatte.

Da die junge Frau ihre Mutter bereits im 17. Lebensjahr verloren hatte und sich die lebenserfahrene, resolute Schwiegermutter offenbar ihrer „Nacherziehung" annehmen zu müssen meinte, waren die Dramen in dieser Ehe vorgezeichnet, und der Mann versuchte sein Leben lang, im Streit zwischen beiden Frauen zu vermitteln – um im Zweifelsfall doch eher der gehorsame Sohn zu sein. Sogar als er selbst schon schwer erkrankt war und immer schwächer wurde, zwang er sich noch zu Fahrten in den Heimatort, um seiner Mutter, als sie einmal bettlägerig war, die Öfen einzuheizen und den Haushalt zu versorgen.

Sein eigener Vater war damals lange schon verstorben – die Mutter hat ihn um fast 20 Jahre überlebt –, und auch die beiden Brüder lebten bereits nicht mehr. Der ältere, nach außen so erfolgreiche, war übrigens nur etwa anderthalb Jahre vor ihm an einem Gehirntumor verstorben und hatte jahrzehntelang immer wieder unter starken Kopfschmerzen gelitten.

Zuletzt hatte der Patient vermutlich resigniert und einfach so weitergelebt, wie er es seit je gewohnt war. Seine Ausbruchsversuche lagen schon Jahre zurück, als er, geradezu klassisch für Männer seiner Generation, bei einer Kur eine Frau kennengelernt hatte, mit der er danach eine Weile heimlich Kontakt zu halten versuchte und vermutlich noch einmal von einem anderen Leben zu träumen begann. Doch auch darüber wurde niemals offen geredet, im Gegenteil, er leugnete es hartnäckig und erklärte es für eine Fantasie seiner „verrückten" Frau.

Als die eines Tages lebensgefährlich erkrankte, war seine Affäre lange schon vorbei, und der Patient kümmerte sich aufopferungsvoll um seine Frau, da er sich jetzt, vielleicht auch aus Schuldgefühlen, wieder tiefer mit ihr verbunden fühlte. Nachdem sie wieder genesen war und sogar halbtags in der Praxis ihrer Hausärztin mitzuhelfen begann – die ihr mit dem Angebot offenbar eine neue Lebensperspektive eröffnen konnte, was für die Psyche der Patientin wahre Wunder wirkte –, setzten bald darauf die gravierenden Gesundheitsprobleme des Ehemannes ein, so als sei *er* jetzt an der Reihe, sich von seiner Frau umsorgen und pflegen zu lassen. Und tatsächlich übernahm sie diese Aufgabe mit Hingabe und neu erwachter Zuversicht.

Als habe der Patient durch den zunehmenden Ärger bei der ohnehin schon immer ungeliebten Arbeit, in seinen Lebenslügen und geplatzten Träumen und bei der Betreuung seiner chronisch kranken Frau, schließlich alle Energie und Hoffnung auf einen eigenen Neuanfang verloren, wurde er gerade da schwer krank, wo sein Leben noch einmal in andere Bahnen hätte führen können.

Wie ein Mensch mit der Diagnose einer weit fortgeschrittenen und aller Voraussicht nach in absehbarer Zeit todbringenden Krankheit umzugehen vermag, zeigt auch, wie süchtig oder sehnsüchtig er bislang existiert hat: erlösungsbedürftig und getrieben von äußeren und inneren Nöten oder geleitet von seiner Sehnsucht nach einem schönen Leben, an das er zu glauben vermag, womöglich bis in alle Ewigkeit. Ob er seinen Zustand nicht wahrhaben will und sich in Illusionen möglicher Heilung oder gar eines Wunders flüchtet, ob er sich resigniert seinem Schicksal überlässt oder verzweifelt dagegen wütet und ankämpft oder ob er es vielmehr gelassen und voller Hingabe anzunehmen versucht und als letzte Herausforderung eines noch möglichen *bewussten* Abschieds von diesem seinem persönlichen Dasein auf Erden zu begreifen vermag.

Die von der „Sterbeforscherin" Elisabeth Kübler-Ross (2001, S. 62–186) beschriebenen Phasen, die angeblich jeder Mensch zu durchlaufen habe, wenn er sich mit der Tatsache seines eigenen Todes oder dem eines geliebten anderen Menschen konfrontiert sieht – Nichtwahrhabenwollen, Zorn, Verhandeln, Depression, Akzeptanz –, scheinen da eher Folge der vorherigen lebenslangen *Verdrängung* dieses Tabus zu sein und keineswegs ein für jeden Sterbenden unvermeidlich ablaufender Prozess. Wenn die Erlösungssucht von der existenziellen Angst (vor dem Nichts) jedoch besonders stark ausgeprägt ist, muss auch die Verdrängung der Sterblichkeit zeitlebens besonders umfassend sein und konfrontiert zuletzt einen Todkranken umso dramatischer mit seinem unausweichlichen Ende.

So war es bei diesem Patienten, der in seiner verbleibenden Lebenszeit erkennbar alle Phasen durchlief, und so scheint es sich überhaupt bei einem *Krebskranken* zu verhalten: dass ihn das Leben schließlich doch zur bewussten Auseinandersetzung mit seinem Dasein zwingen will, um ihm noch eine letzte Gelegenheit zur Veränderung zu bieten. Auch wenn diese vielleicht nur noch darin besteht, dass er seine Einstellung zu wandeln vermag, dass er noch etwas aussprechen, bereuen, wiedergutmachen oder regeln kann und immerhin *bewusst stirbt*, wenn er schon so unbewusst gelebt hat.

Während ein Rheumapatient durch die chronischen Schmerzen und die damit verbundene Bewegungsunfähigkeit oder -einschränkung immer wieder aufs Neue daran erinnert wird, dass er etwas an seiner unerträglichen Lebenssituation verändern sollte, wozu er sich jedoch außerstande fühlt, so erhält der Krebspatient oft eine unwiderruflich drastische Botschaft, die ihn zum Handeln im Angesicht des Todes zwingt.

Immer sind es ausgeprägte Verdrängungsleistungen, die innere Konflikte eines Patienten, die in der Spannung seiner frühen Entfremdung vom eigenen Selbst wurzeln, von vornherein dem Unbewussten überantworten, während – und weil – sich, von einem strengen „Über-Ich", das rigide über sich und andere urteilt, Pflichterfüllung, Leistung und Anpassung abverlangt werden.

Wenn sich die „eigentliche" körperliche Symptomatik, das Wuchern der Zellen und Wachsen der Tumore, auch lange unbemerkt im Verborgenen abspielt, so ist doch der Patient meist viele Jahre schon auffällig depressiv (*angepasst*), aggressiv (*reizbar*) oder auch beides in wechselnden Phasen gewesen.

Nur hat er diese Seelenzustände meist nicht mit einem „falschen Leben" in Zusammenhang gebracht, sondern entweder sich selbst Undiszipliniertheit oder Schwäche vorgeworfen, oder andere für seine Probleme zur Verantwortung gezogen, weil er sie ebenfalls für zu undiszipliniert oder schwach hielt, seinen Vorstellungen zu entsprechen.

Der krebskranke Patient ist meist *noch weiter entfernt* von der Möglichkeit, sich der eigenen Entfremdung bewusst zu werden. Er musste oft früh schon vor allem *gehorchen* und nach den Vorstellungen anderer „funktionieren", weshalb er fatalerweise später genau dieses Verhalten auch sich und anderen abverlangt. Die Maßstäbe der Außenwelt wurden zu früh und tiefgreifend verinnerlicht, um sich dagegen wehren zu können – so bleibt die Revolte allein dem Körper überlassen.

Die hartherzige Mutter des Patienten, die von einer ihrerseits unerbittlichen, noch mit dem Rohrstock „durchgreifenden" Großmutter „erzogen" worden war und sich einem überaus gewalttätigen Schicksal, der Not zweier Weltkriege, ausgeliefert sah, führte ein rigides Regiment zwischen Angst und Gehorsam, in dem kein Platz für eigene Wünsche und Interessen blieb, sondern es in erster Linie ums Durchkommen und Überleben ging.

Wenn das Geld nur für das Studium eines Sohnes, des älteren Bruders, reichte, hatte der andere sich eben mit einem praktischen Beruf abzufinden, dem gleichen, den schon Vater und Großvater ausgeübt hatten und in dem sich der Patient als junger Mann nach dem Krieg leicht unterbringen ließ. Auch er wurde Postbeamter.

Man durfte den Eltern keine Sorgen bereiten, die hatten es schwer genug, und das vermittelten sie ihren Söhnen von Anfang an: „Wenn die Jungen mal nicht spurten, floss halt a biss'l Blutt, und dann war's wieder gutt." So wurde in späteren Erzählungen jene rohe Gewalt, die den Willen der Kinder brach, von ihrer Mutter zur Anekdote am Kaffeetisch verklärt.

Und später sagte der Patient zu seinem eigenen Sohn, wenn dieser von seinen Wünschen und Träumen zu sprechen wagte oder sich über die Ungerechtigkeit der Gesellschaft empörte, nur lapidar: „Junge, das Leben ist ein Kampf!", was gleichbedeutend war mit: „Du hast ja keine Ahnung!"

Mit dieser Einstellung versuchte der Patient seinen Weg zu gehen, zwischen unterdrückter Sehnsucht und ordnungsgemäßer Pflichterfüllung, dabei jedes innere Unbehagen, jedes Aufbegehren, sich gleich im Ansatz wieder verbietend oder, noch viel häufiger, nach außen projizierend, gegen andere wütend: seine Frau, seine Kinder, seine Vorgesetzten, den politischen Gegner, die Jugend, die Ausländer oder sonstige Sündenböcke, die an der Misere schuld seien. Dieses Denken hatte er in seiner Jugend und als Soldat in Diensten des Nationalsozialismus gründlich gelernt.

Noch einmal sei in diesem Zusammenhang mit einem krebskranken Patienten auf den Film *Das weiße Band* (Haneke, 2009) verwiesen, der uns das autoritäre, faschistoide und bigotte Denken an der Wurzel dieses zutiefst kranken 20. Jahrhunderts als einer einzigen Brutstätte von Hass, Gier, und Gewalt vor Augen führt. Denn gerade in einer derart verinnerlichten Gewalt, die sich die brutal misshandelten Kinder im Film zu eigen machen, um mit ihren grausamen Demütigungen überleben zu können, findet die Intoleranz des Faschismus ebenso ihren „Nährboden" wie die sich selbst zerfressende Krankheit namens *Krebs*.

Und je nachdem, welche Möglichkeiten ein Süchtiger im Laufe seines Lebens für sich sieht, richtet er die Gewalt unbewusst eher nach außen oder nach innen. Im ersten Fall stoppt ihn vielleicht eine öffentliche Gegengewalt, die ihn einsperrt und zu behandeln versucht, im zweiten Fall wird er früher oder später tödlich enden, mit oder ohne Operation als vermeintlich letzter Chance, Gewalt mit Gewalt auszutreiben. Doch wenn ein veränderter Blick auf die Krankheit gelingt, offenbart womöglich auch der Krebs seine Botschaft von der ursprünglichen Bestimmung eines Menschen zu einem anderen Leben, das am Ende vielleicht doch noch gelingt.

Eine solche letzte Chance des Schicksals erhält der Protagonist George Monroe im Film *Das Haus am Meer* (Winkler, 2001). Bereits vor zehn Jahren zerbrach seine Ehe, und er verlor damit die Verbindung zu seinem Sohn Sam, der nun allmählich immer weiter in die Drogensucht abzugleiten droht. Gleich zu Beginn des Filmes wird George von seiner Firma gekündigt, weil im Zeitalter des Computers seine Arbeit als Modellbauer eines großen Architekturbüros nicht mehr gebraucht wird. Unmittelbar nach seiner Entlassung bricht George auf offener Straße zusammen und wird mit einem Rettungswagen ins Krankenhaus gebracht. Dort teilt man ihm mit, dass er nur noch wenige Monate zu leben hat.

Innerhalb weniger Stunden steht George also vor dem Nichts und fragt sich, was er in der verbleibenden Zeit seines Lebens noch tun kann und sollte. Und er beschließt, noch vom Krankenbett aus, endlich den schon so lange gehegten und gut vorbereiteten, doch immer wieder aufgeschobenen Plan vom Bau seines eigenen Hauses in die Tat umzusetzen. Dabei soll sein Sohn ihm in den bevorstehenden Sommerferien helfen, weil George, der zunächst keinem etwas von seiner tödlichen Krankheit sagt, darin eine letzte Chance sieht, Sam noch einmal näherzukommen. Den Prozess der Auseinandersetzung zwischen Vater und Sohn – wobei Sam natürlich überhaupt kein Interesse am gemeinsamen Hausbau hat – und auch den zwischen George und seiner Exfrau, die inzwischen wieder verheiratetet ist und mit diesem Mann noch zwei weitere Söhne bekommen hat, lässt der Film miterleben und löst beim Zuschauer unvermeidlich eigene Gedanken über Tod und Sterben, Schuld und Reue aus, die ihn zur Auseinandersetzung auffordern.

Im Rahmen dieses Kapitels ist es allerdings weniger entscheidend, wie genau dieser Prozess verläuft, wie der Film „ausgeht" – dass George am Ende sterben wird, ist für den Zuschauer bereits nach der ersten Viertelstunde klar. Sondern wesentlich erscheint die Frage, was im Leben des Protagonisten dazu geführt haben könnte, dass ihm gerade dieses Schicksal zuteilwird, und warum er, neben all den bereits erlittenen Niederlagen, schließlich auch noch an Krebs erkrankt und, nachdem er davon erfahren hat, innerhalb weniger Monate daran stirbt.

Abgesehen davon, ob Drehbuch und Regie genau dieses Thema *auch* im Sinn hatten – in erster Linie will der Film gewiss den Umgang eines Menschen mit der Grenzsituation seines nahenden Todes vor Augen führen und zeigen, dass bis zuletzt noch Chancen zur Veränderung und Wiedergutmachung bestehen –, lässt er George in der Auseinandersetzung mit seinem Sohn doch klare Hinweise auf die Strukturen jener erfahrenen Gewalt geben, die zuletzt noch die Krebserkrankung in seinem Körper „abzubilden" versucht hat.

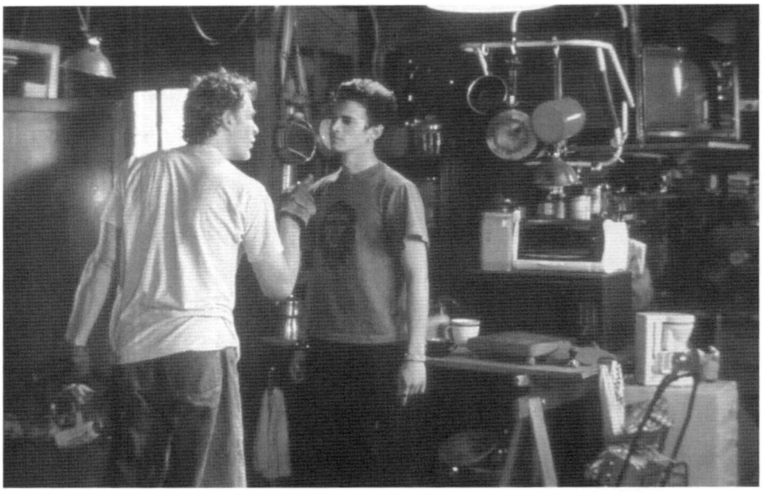

Abb. 3.10 George nötigt seinen Sohn Sam zu einer Aussprache. (Szene aus dem Film *Das Haus am Meer;* Cinetext Bildarchiv, mit freundlicher Genehmigung)

Als ahnte George diese verborgenen Zusammenhänge längst, möchte er seinem Sohn das gleiche Schicksal unbedingt ersparen. In einer zentralen Szene des Filmes erzählt er ihm von seiner eigenen Kindheit (⊙ Abb. 3.10):

„*Mein Vater spielte immer ein Spiel ... Ich hab nie verstanden, worum es ging, bis zu seinem Tod nicht ... Das Spiel ging so: Er versuchte, mich immer kleiner zu machen, als er war ... Kleiner, immer kleiner, verstehst du ... Egal, was war, er konnte als Mensch praktisch unsichtbar sein, ... egal, ich musste noch kleiner sein ... Wenn ich ... wenn ich in der Schule gute Noten hatte, dann war ich 'ne Memme, oder weil ich nicht Football spielen konnte ... Wenn ich mir die Haare schneiden ließ, waren sie nie kurz genug, hatte ich sie aber rasiert, sah ich aus wie ein Irrer ... Ich hab das Spiel nie gewonnen, nie ... Und wenn er mich mit Worten nicht kleinmachen konnte ... Scheiße ...*"

George wendet sich für einen Moment mit unterdrücktem Schluchzen von seinem Sohn ab, dann dreht er sich wieder zu ihm um. „*Sam, ich werde dich nie schlagen, niemals ... Ich will dich nicht kleinmachen, ich will, dass du glücklich bist, und das bist du nicht, nicht hier bei mir, nicht bei deiner Mutter, nicht allein, nirgendwo ... Du bist das, was ich die meiste Zeit war ... Ich sehe es an deinen Augen, deinem Schlaf, deinen Antworten auf alles ... Du lebst doch kaum ...*"

„*Ich hör dir gar nicht zu*", wehrt Sam sich gegen die Vorwürfe seines Vaters.

Doch der ist jetzt fest entschlossen, den Sohn auf seine Seite zu bringen. „*... Aber weißt du, was toll ist? Eine Veränderung kann manchmal so schleichend sein, dass man den Unterschied erst mitkriegt, wenn sie vollzogen ist ... Es geht manchmal so langsam, dass du ... nicht mitkriegst, ob das Leben besser oder schlechter wird ... Es kann dich aber auch umhauen, dich vollkommen verändern in einer Sekunde ... Bei mir war das so ... Bau dieses Haus mit mir, ... komm schon ...*"

Kurz darauf machen sie sich an die Arbeit.

„Das alles muss erst weg, bevor wir anfangen ... Reiß es ein ...“ George beginnt, mit dem Vorschlaghammer auf eine Seitenwand einzuschlagen. *„Ich hab dieses Haus von dem Augenblick an gehasst, in dem mein Vater es mir überschrieben hat ... 25 Jahre Hass, auf das, worin man wohnt, Hass auf das, was man ist ... Damit ist jetzt Schluss ... Ich bau mir jetzt endlich was Eigenes, ... etwas, das ich dir mit Stolz übergeben kann ...“*

„Lass es, ich will's nicht haben ...“, erwidert Sam.

„Okay, mach damit, was du willst ..., Hauptsache, du denkst mal dran, dass wir zusammen ein Haus gebaut haben ...“

„Einen Scheiß haben wir gebaut“, widersetzt sich Sam, *„du willst damit doch nur deinen Vater weghauen ...“*

Der bleibt bei seinem Vorhaben und entwaffnet den Sohn mit einem Lächeln: *„Versuch's auch mal, tut gut ...“*

George bäumt sich durch den Abriss des ererbten Hauses endlich symbolisch gegen all die erlittenen Demütigungen seiner Kindheit auf.

Wir erfahren, dass sein Vater nicht nur ein gewalttätiger Alkoholiker war, sondern auch durch einen im Rausch verursachten Autounfall den Tod von Georges Mutter und zugleich den einer fremden Frau verschuldet hat, die mit ihrer Tochter im entgegenkommenden Fahrzeug saß. Für dieses damals noch kleine Mädchen, das durch den Unfall zur Waise wurde und gelähmt blieb, fühlte George sich im Grunde zeitlebens mitverantwortlich.

Und der Film endet, nach der Fertigstellung des Gebäudes und Georges Tod, mit der überraschenden Idee Sams, das vom Vater ererbte Haus eben dieser jungen Frau im Rollstuhl zu schenken.

„Willst du das wirklich, Sam ...?“, fragt ihn seine Mutter noch auf dem Weg zu jenem Wohnwagen, in dem die Behinderte inzwischen lebt.

„Ja“, antwortet der entschlossen.

„Du könntest es behalten und vermieten ...“

„Er wollte es aber so ...“, behauptet Sam.

„Ich kenn den Brief, du hast das Testament gelesen ... Er wollte, dass du es behältst und irgendwann selbst drin wohnst“, widerspricht ihm die Mutter.

„Mag schon sein, dass er es nicht so gewollt hat, aber ich bin sicher, er hat es sich so erhofft ...“, beharrt Sam und fügt nach kurzem Zögern hinzu: *„Vielleicht ist es ja mein Wunsch ...“*

Aus dem Off hört der Zuschauer da, wie zur Bestätigung seiner Entscheidung, noch einmal die Stimme des Verstorbenen: „Vor 29 Jahren ist mein Vater über eine doppelte Mittellinie gefahren und hat damit mein Leben und das Leben eines kleinen Mädchens für immer verändert ... Ich kann sie einfach nicht vergessen ...“

Sam hat den „Schuldkreislauf“ seines Vaters mit diesem Akt der Güte stellvertretend „durchbrochen“ und damit zugleich etwas in sich geheilt und wiedergutgemacht, das zwischen ihm und George ungelöst war, von dem er sich im Stich gelassen fühlte, als die Ehe der Eltern zerbrach.

Die Wahrheit der tragischen Kindheit seines Vaters, die der seinem Sohn zuletzt noch enthüllt hat, da ihn die eigene Todesnähe und Sams unglückliches Leben endlich wachgerüttelt hat, befreit am Ende auch den Sohn zu sich selbst, da er sich für das Elend seines Vaters nicht länger verantwortlich fühlen muss (◉ Abb. 3.11).

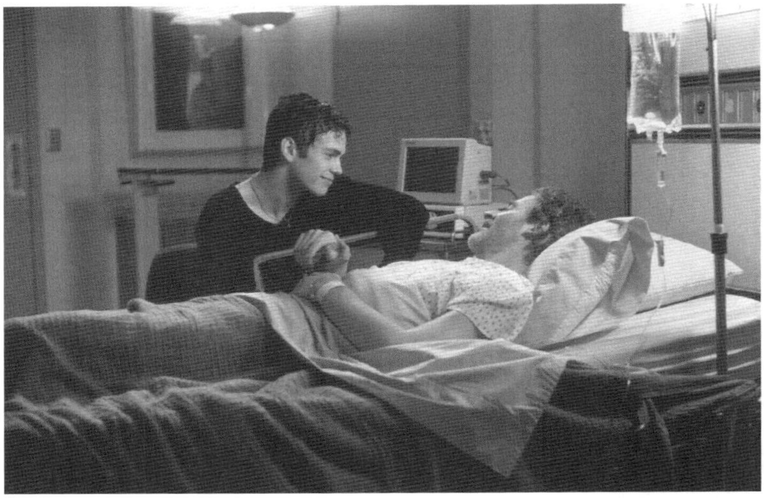

Abb. 3.11 Versöhnung am Sterbebett. (Szene aus dem Film *Das Haus am Meer*; Cinetext Bildarchiv, mit freundlicher Genehmigung)

George kam schließlich der todbringende Krebs zu Hilfe, um seinem Dasein zuletzt noch die entscheidende Wende zu ermöglichen. Endlich vermag er die Wahrheit zu benennen, sich selbst, seinem Sohn und seiner Frau gegenüber, die er immer geliebt hat, aber nicht zu halten vermochte, weil er in seiner Kleingläubigkeit und seinem zutiefst beschädigten Selbstwertgefühl, kaum genug Kraft für sich selbst hatte und schon gar nicht für seine Familie.

Nach außen lebte George gleichgültig und mehr oder weniger chronisch depressiv dahin, in seinem Inneren aber tobte der Orkan seines ungelösten und nie ausgedrückten Dramas, das sich schließlich in seine Eingeweide fraß und ihn von innen heraus verzehrte, damit er die Chance seines Lebens bekam.

3.8 Wahnsinn (Psychosen)

Der letzte Ausweg, um unerträgliche Lebensumstände aushalten zu können und in Situationen psychophysischer Gewalt besonders traumatischer, demütigender Art nicht auf der Stelle zu sterben, ist die Flucht in den Wahnsinn.

Es kann dabei zu einer schuldfixierten Verkehrung der Täter-Opfer-Dynamik kommen oder zur unbewussten Aufspaltung der Person in einen vermeintlich gesunden und einen verrückten Teil, die miteinander in einem komplexen, zunächst nur dem Betroffenen „verständlichen" Wahnsystem Austausch haben. Es herrscht ein inneres Chaos, das auf „verrückte" Weise die Wahrheit verschleiert und damit noch ein Mindestmaß an Stabilität verspricht.

Vermutlich sind es besonders begabte, schöpferische und fantasievolle Menschen, denen diese Möglichkeit der „Rettung" zur Verfügung steht – andere wären längst schwer chronisch oder tödlich erkrankt. Um sich ihrer grauenhaften Realität zu entziehen, bauen diese Patienten um ihr Drama eine Welt, in der ihre eigenen Gesetze herrschen. Das Leid der Selbstverleugnung ist erschreckend, doch unbewusst erscheint es erträglicher als das nicht aussprechbare Entsetzen ihrer drohenden Vernichtung.

Der Begriff „Psychose" (oder „psychotisch") wird im Allgemeinen zur Kennzeichnung einer besonders tiefgreifenden, besonders schwerwiegenden und an besonders auffälligen Symptomen – beziehungsweise Verhaltensmerkmalen – leidenden Person verwendet. Damit dient er auch zur Unterscheidung und als Gegenbegriff zur „Neurose", deren Symptomatik als weniger gefährlich für sich und andere gilt und variabler behandelbar erscheint. Vermeintliche oder tatsächliche „Selbst- und Fremdgefährdung" gilt als entscheidendes Kriterium für die akute „Unterbringung" (§ 33 Abs. 1 UBG) auf einer geschlossenen psychiatrischen Station.

Wenn schon zwischen den in ▶ Abschn. 3.1 bis ▶ Abschn. 3.5 beschriebenen Symptomen und den „Persönlichkeitsstörungen" (▶ Abschn. 3.6) – als eines zur Haltung einer Person erstarrten Umgangs mit der Außenwelt – ein *Wesensunterschied* besteht, der dieses Verhalten weitaus schwieriger veränderbar erscheinen lässt, weil es gleichsam zu einem „Schutzpanzer" des darunter „unverzichtbar – *notwendigerweise* – leidenden" Menschen geworden ist, so erreichen die chronischen „Psychosomatosen" (▶ Abschn. 3.7) und *Psychosen* noch einmal eine ganz andere Qualität und Aussagekraft.

Die „Kompromisse" zwischen Körper und Seele, die sein *Unbewusstes* zu schließen versucht, weil der Einzelne in seiner konkreten Situation *bewusst* keine Ausdrucks- und Veränderungsmöglichkeiten erkennen kann und sich längst den verinnerlichten Maßstäben der Außenwelt unterworfen hat, ja diese oft sogar ausdrücklich und aktiv gegenüber anderen vertritt, bezeugen in seiner chronischen, körperlich sichtbaren Erkrankung, die *Ohnmacht* – Stummheit – des leidenden Menschen ebenso wie die Unmenschlichkeit der Situation, in der er zu leben hat.

Fatalerweise muss der Betroffene sein Elend lange Zeit auch vor sich selbst systematisch verschleiern, weshalb gerade „Psychosomatiker" oft umso entschiedener an ihren Symptomen „festhalten". Dabei beharren sie auf einer „glücklichen Kindheit", nur leider seien sie trotzdem „mit dieser schrecklichen Krankheit geschlagen (!)". In Wahrheit „dürfen sie nicht wissen" (Miller, 1983; 1988), dass diese oftmals sehr reale „Schläge" auszudrücken versucht.

Außenstehenden Personen, Therapeuten oder Ärzten, die von den Zusammenhängen und Lebensumständen dieser Patienten Kenntnis haben, vermag das chronische Drama dieser unbewusst so begabten Kinder oft viel eher deutlich zu werden. Ihr Bemühen um Hilfe oder Heilung hat daher besonders behutsam vorzugehen und die inneren Verbindungsfäden zwischen der Sprache des Körpers und der Seele kaum merklich und wiederum im Unbewussten zu knüpfen – etwa über Träume, Filme, Bücher und Bilder. Und erst über die *Erfahrungen* mit veränderten Lebensumständen, die auf einmal oder allmählich die körperlichen Symptome zum Abklingen bringen – wie die Aufnahme einer beruflichen Tätigkeit und der Tod des Mannes bei der rheumakranken Patientin (▶ Abschn. 3.7.3) –, kann sich womöglich ein Bewusstsein über die psychosomatischen Zusammenhänge und den Sinn der eigenen *Sucht* entwickeln. Diese hat ihr Leben lang von jenem konkreten Elend zu künden „ver*sucht*", das zu verstehen und zu überwinden die besondere Aufgabe dieser bestimmten Person wäre.

Das Ausmaß der Entfremdung vom eigenen Selbst verlangt nicht nur immer drastischere unbewusste Ausdrucksformen für dieses innere Drama, sondern nötigt auch immer entschiedener zur Auseinandersetzung damit: durch das Erleiden chronischer Schmerzen, Atemnot, Bewegungsunfähigkeit oder – als letzter psychosomatischer „Zuspitzung" vor einer aktiven Selbstverletzung oder Selbsttötung – über den Angriff des Körpers auf sich selbst, durch unkontrolliertes Zellwachstum, gleichsam als Kompensation all der jahrelang nicht ausgedrückten Gefühle.

Ein nicht entwickeltes *Bewusstsein des eigenen Selbst*, die nicht *selbstbestimmt schöpferisch* – „aggressiv" im Sinne des *Herangehens* – gestaltete Existenz, schlägt eines Tages in Selbsthass und Autoaggression um. *Selbstbewusstsein* basierte auf einem entwickelten *Selbstwertgefühl*, das sich wiederum durch die Möglichkeit bildete, seinen Gefühlen und Bedürfnissen jederzeit Ausdruck geben zu können und darauf befriedigende und wertschätzende Antworten zu erhalten. Diese Zusammenhänge werden in ▶ Kap. 4 erhellt und vertieft, das sich gleichermaßen der leibseelischen Gesundheit und Heilung widmet, die ebenso wenig voneinander zu trennen sind wie die Frage nach dem Wesen des Menschen von den krankmachenden Konsequenzen seiner Missachtung.

Hier, gegen Ende von ▶ Kap. 3, das die *Krankheit als Sucht* nach Erlösung und Konsequenz der *verzweifelten Sehnsucht nach dem eigenen Selbst* beschreibt, geht es sozusagen um die *letzte Konsequenz*, die ein Mensch mithilfe seines Körpers, als Ort des Unbewussten, zu ziehen vermag, um die unerträgliche *Entfremdung* (Abspaltung, Vertreibung ...) von seiner ursprünglichen Verbundenheit, vom Einssein mit sich und der Schöpfung, irgendwie aushalten zu können.

Alle aktiv grenzüberschreitenden Symptome, deren Auftreten beweist, dass der Einzelne, wie bei einem wiederholten Suizidversuch, weiterhin sein Leben „aufs Spiel zu setzen" bereit ist – etwa der fortgesetzte Alkohol-, Nikotin- oder Drogenmissbrauch bei bereits eingetretenen lebensbedrohlichen Organschädigungen oder das weitere Hungern in Todesnähe –, sind im Grunde ebenso *selbstverletzende*, „wahnsinnige" Versuche, ein erlittenes Trauma auf spektakulär erschütternde Weise auszudrücken. Auch diese Patienten haben den Realitätsbezug verloren und gehorchen unbewusst sklavisch ihrer Sucht, die inzwischen längst psychotische Züge trägt.

Der leidende Mensch tritt die Flucht in den „Wahnsinn" an, er wird, ohne es *dabei* zu wissen, zeitweise oder dauerhaft ein anderer, dem das Schreckliche passiert. Er bringt sein „eigentliches" Selbst in die vermeintliche Sicherheit eines „irrsinnigen" Erlebens oder Verhaltens, das nichts mit ihm zu tun hat; und oftmals hat er gar keine Erinnerung mehr daran, was dieser „anderen" Person widerfahren ist.

Es gibt dabei alle möglichen Varianten von kurzzeitigem bis dauerhaftem „Ausstieg" aus der Realität, von mehr oder weniger schweren, selbst- und fremdgefährdenden Verlaufsformen jener „Sucht", sich durch *dissoziatives*, *abgespaltenes*, *schizophrenes* Verhalten – wie auch immer die jeweiligen diagnostischen Begrifflichkeiten lauten mögen – eine Identität zu bewahren, die paradoxerweise gerade dadurch aufs Höchste bedroht ist.

Doch genau das versucht der psychotische Wahn zum Ausdruck zu bringen: dass hier durch die *entwürdigende*, *gewalttätige* (vergewaltigende) Behandlung, *eines Kindes zumeist*, ein Mensch an Körper und Seele so großen Schaden nahm, so tief verletzt wurde, dass er sich – sein Selbst – schon aufgeben und verlassen musste, bevor er überhaupt zu sich finden konnte, um so womöglich wenigstens sein *Ich* zu retten, das künftig ohne *Selbst*-Bewusstsein weiterzuleben hatte.

Die dramatische „Rettungsaktion" eines Ausstiegs in die *Psychose* hilft dem Betroffenen zwar zu überleben, aber es kostet ihn die Identität seiner selbstbestimmten Existenz. So wird an dieser letzten Grenze der Entfremdung, da ein Mensch zeitweise oder ganz seine Identität zu verlieren scheint, der innere Widerspruch zwischen Sucht und Sehnsucht, dem Verlangen nach Sicherheit und dem Wunsch nach Autonomie, auf die Spitze getrieben – und zwingt ebenso den Betroffenen zur Umkehr wie die Gesellschaft, in der er lebt, zum Umdenken.

Am Wahnsinn des Einzelnen werden auch die krankmachenden Strukturen seiner Lebensbedingungen für andere offenkundig. Und gerade da, wo der Kranke nicht mehr selbstbestimmt entscheiden kann, was er tut oder lässt, ist seine Umgebung aufgefordert, ihm eine heilsame Entwicklung zu ermöglichen, indem sie langfristig die Verhältnisse so verändert, dass Verlust oder Spaltung der Identität einer Person niemals als Lösung erscheint.

Auch jede andere psychische Erkrankung gibt durch die Sprache ihrer Symptome sowohl dem Betroffenen als auch seiner Umgebung Hinweise darauf, dass der Einzelne nicht mehr im Gleichgewicht seiner Sehnsucht existiert, dass er auf *ungesunde* Weise bemüht ist, sich stabil zu halten, das heißt eine unangemessene Belastung mit unangemessenen Mitteln auszugleichen versucht. Angemessen erscheinen sie im System der Krankheit – so wie Fieber den Temperaturhaushalt im Organismus zu regeln versucht, während der Körper mit entzündlichen Erregern kämpft, oder bei Angst vermehrt Adrenalin ausgeschüttet wird, um die Flucht zu begünstigen. Doch gemessen an der möglichen Gesundheit eines Menschen, vom Empfinden gelassener Seelenruhe und schöpferischer Kraft aus beurteilt, ist der Einzelne aus der Balance geraten und zur Veränderung aufgefordert. In diesem Prozess befindet sich der Mensch im Grunde jederzeit, und aus einem selbstbestimmten, aktiven Umgang mit dieser Spannung entwickelt sich seine ureigene Persönlichkeit.

Die Balance der Seelenruhe ist immer nur *relativ* möglich, Sehnsucht droht immer wieder in Sucht umzuschlagen und bleibt dabei doch das Maß und Ziel des Einzelnen, der sich nur in ihrem Sinn und Geist wirklich bewusst geborgen zu fühlen vermag. Sehnsucht bedeutet die immer wieder von Neuem *augenblicklich mögliche* Einheit aller Gegensätze, reine selbstgenügsame schöpferische Kraft, die um ihre endgültige Unerfüllbarkeit weiß und sich mit dem *bewussten Bemühen* um Heilung, der *Sehnsucht nach Geborgenheit* (► Kap. 4), zufriedengibt – wie Sisyphos im Mythos den Felsen immer wieder von neuem den Berg hinaufwälzte, in dem Bewusstsein, dass er auch dieses Mal wieder hinunterrollen wird, und Albert Camus (1959, S. 101) ihn gerade in seiner *Unermüdlichkeit* als Urbild eines glücklichen Menschen gedeutet hat: „Der Kampf gegen den Gipfel vermag ein Menschenherz auszufüllen. Wir müssen uns Sisyphos als einen glücklichen Menschen vorstellen." Und in der unermüdlichen Sehnsucht nach dem Heil fand Camus (1969, S. 21) zugleich ein Maß der Solidarität aller Menschen: „Ich empöre mich, also sind wir."

Doch zu große Überforderung und mangelnde Unterstützung, zu viel Stress und fehlende Geborgenheit zwingen den Einzelnen immer wieder zu Strategien *süchtiger Kompensation* als vermeintlicher Rettung, die doch so lange nur eine „Notlösung" bleibt, wie sie nicht zu wirklicher Veränderung beiträgt, sondern ihn im kranken System festhält. Und je geschlossener, unveränderbarer das System einer Erkrankung erscheint, für den Betroffenen wie für Außenstehende, desto kranker ist das System – die Familie, die Beziehung, die Gesellschaft –, in der sich diese Krankheit ausgebildet hat. Zur „Notlösung" seiner Sucht sieht sich der Einzelne ja erst dann unbewusst aufgefordert, wenn er bewusst keine Ausdrucks- und Veränderungsmöglichkeiten seiner Not (mehr) erkennen kann. Krank wird jemand erst, wenn es momentan, in der Situation, da die Erkrankung ausbricht, keine andere Aussicht auf Heilung gibt.

Wenn ein Mensch *wahnsinnig* wird, erscheint ihm seine Lage derart aussichtslos, entweder seit je oder auf einmal, dass er unbewusst glaubt, nur als ein anderer weiterleben zu können. Das hängt auch damit zusammen, dass alle schweren psychischen Erkrankungen ihre Wurzel in traumatischen Erfahrungen der frühen Kindheit haben, auch wenn der *Wahnsinn* oft erst viel später, durch ein neuerliches Trauma oder einen Auslöser („Trigger") in ganz anderem Zusammenhang, hervorbricht.

Das Baby oder kleine Kind wird noch ganz auf der emotionalen, seelischen Ebene von seinen Erfahrungen berührt, ist seiner Umgebung vollkommen schutzlos ausgeliefert und kann sich weder physisch noch psychisch gegen körperliche oder seelische Gewalt wehren. Weder *versteht* es, was die Erwachsenen umtreibt und ihrerseits zu einem Handeln „nötigt", das die eigenen Qualen auf das Kind überträgt – was zwar deren Verhalten nicht ändern, aber zumindest inneren Widerstand dagegen mobilisieren ließe –, noch kann es, so abhängig und unselbstständig, seiner Situation entfliehen oder sie gar direkt verändern.

Das Kleinkind bleibt auf die Hilfe anderer angewiesen, und wenn es von den eigenen Eltern, älteren Geschwistern oder anderen Bezugspersonen nicht in Schutz genommen wird und keine liebevolle Zuwendung erfährt, bedarf es, wie Alice Miller (1988, S. 214–224) das beschrieb, doch wenigstens *eines wissenden Zeugen* in der Nähe des Kindes, der es begleitet und ihm die Todesangst vollkommener Ohnmacht nimmt. Andernfalls bleibt ihm nur das letzte Notfallprogramm des Überlebens, seine *innere Immigration* in die „Verliese" des Unbewussten.

Im Kleinkindalter lässt sich erlebtes Grauen nur ungefiltert verdrängen und „einbunkern", und eines Tages kann es in einer ganz anderen Situation jäh wieder aufleben, so erschreckend und unerwartet, weil vom Unbewussten verknüpft und ans Licht gezerrt, dass der Einzelne „bei dessen Anblick" gleichsam „auf der Stelle" wahnsinnig wird. Lange hat er sich noch irgendwie stabil halten können, aber dieses Ereignis, diese neuerliche entsetzliche Ohnmacht ist für einen Einzelnen nicht länger zu ertragen. Und in dieser Situation, da jede andere Suchtstrategie unwirksam geworden ist und sich auch unbewusst kein Fluchtweg mehr bietet, nicht einmal der in die *chronische Erkrankung* – weil niemand mehr erreichbar ist, der die eigene Not überhaupt wahrnehmen und darauf mit Aufmerksamkeit und Zuwendung reagieren könnte –, erscheint nur noch der Wahnsinn als „Lösung".

Das Ich gibt sich auf und wird „ein anderer Mensch", den es zu bestrafen gilt für seine Sünden und sein schändliches Versagen oder der sich zu schützen hat vor seinen Verfolgern oder zu befreien von den Dämonen, von denen er besessen ist. Alles hängt davon ab, dass dem Wahn entsprochen wird; er ist ein Zwang auf Leben und Tod, anders als jener, dem zu gehorchen einem Betroffenen Erleichterung verschafft.

Es gibt im Bannkreis dieser Erkrankung, sobald der *Wahnsinn* um sich greift, dauerhaft oder auf Zeit – sobald der Patient *psychotisch* wird –, nicht einmal mehr eine *denkbare* Alternative, eher ist der Einzelne „besessen genug" zu glauben, mit seinem Verhalten nicht nur sich, sondern womöglich die Welt retten zu können. Gerade das Spektakuläre eines wahnsinnigen Verhaltens, bis hin zur tatsächlichen oder vermuteten Selbst- und Fremdgefährdung, bis hin zum Suizid oder Mord, wird zum unübersehbaren Hinweis und zur unüberhörbaren Anklage einer Gesellschaft, in deren Mitte, in deren Familien und Öffentlichkeit, derart entfremdete Verhältnisse herrschen, dass Einzelne darüber und dadurch verrückt werden können.

Doch gerade diese Patienten werden ausgegrenzt, als Irre stigmatisiert, in Anstalten weggesperrt und für hirnorganisch krank („krank im Kopf") erklärt, was sie nur noch weiter in den Wahnsinn treiben muss, weil es wie eine doppelte Vergewaltigung ihrer ohnmächtigen Psyche wirkt, die so verzweifelte Signale aussendet, um endlich gehört zu werden. Stattdessen erhalten die Patienten hohe Dosen starker Medikamente – der modernen Variante von „Zwangsjacke" und „Gummizelle" –, um sie ruhigzustellen, und oft noch sogenannte (Trauma-)Therapien, die ihr Elend als so schwerwiegend und im Grunde unabänderlich festschreiben, dass die Patienten darauf gefasst sein sollten, dauerhaft mit ihren Spaltungen – ihrer „Psychose" – zu leben.

Diese halten die einen eher für hirnorganisch bedingt, und die anderen immerhin für eine schöpferische Antwort des Unbewussten auf das erlittene Trauma.

Um einen erfindungsreichen Akt von Überlebenskunst handelt es sich allerdings bei *jeder* psychischen Erkrankung. Doch bildet sich diese aus der tiefen Not ihres unterdrückten und verletzten Selbst, das sich zeitlebens wiederzufinden und zu heilen hofft und niemals „eigenmächtig" aus dieser Not die Tugend einer „multiplen Persönlichkeit" entwickeln würde, frei nach dem ironischen Motto eines Plattentitels aus den späten 1970er Jahren: *You're Never Alone With a Schizophrenic* (Ian Hunter, 1979).

3.8.1 Selbstverletzungen

Wie bereits erwähnt, lässt sich jedes fortgesetzte Suchtmuster, egal ob es sich um stoffgebundene oder verhaltensbezogene Formen handelt, das trotz bereits gravierender körperlicher Folgeschäden oder gar akuter Lebensgefahr weiterhin angewendet wird, auch als *selbstverletzend* und *latent suizidal* deuten. Dabei muss es keineswegs in der bewussten

Absicht des Süchtigen liegen, sein Leben zu riskieren, sondern oft geht er auch an der Schwelle des Todes noch davon aus, dass es ihn schon nicht treffen wird – schließlich seien andere noch viel kränker und lebten immer noch. Doch der *unbewusste Selbsthass* verlangt nach einer sofortigen „Bestrafung“, über die der tatsächliche Zustand der Person ganz „vergessen“ wird.

Die verzweifelte Ohnmacht angesichts einer erneut als vollkommen ausweglos empfundenen Situation macht sich der Betroffene jedes Mal in ähnlicher Weise zum Vorwurf, wie er schon durch die in früher Kindheit erfahrene Gewalt die eigene Existenz als verdammenswert erleben musste. Bei jeder neuen Niederlage ist er tief verzweifelt und reagiert „blind“ vor Hass, sodass er seine körperliche Schwäche – seine *Abhängigkeit* – und das Ausmaß seiner Sucht in dem Moment gar nicht realisiert. Und erneut handelt er nach dem gleichen, tief eingegrabenen Muster – auch wenn dieser eine „Trip“, dieses eine Glas, dieser eine Lauf, dieses eine Hungern… todbringend sein kann.

Im Endstadium des Alkoholismus zum Beispiel, wenn der Arzt einem Patienten längst signalisiert hat, dass es bereits „nach Zwölf“ für ihn sei und er ab sofort keinen Tropfen mehr trinken dürfe, genügt oft der nächste Rückfall – der schon aufgrund der *körperlichen* Abhängigkeit jederzeit geschehen kann –, um als so vernichtende Niederlage erlebt zu werden, dass sich der Süchtige dafür dann gleich mit dem Austrinken der ganzen Flasche „bestraft“. Dabei hat sich ein verhängnisvoller Teufelskreis geschlossen, für den es gar keiner zusätzlichen Belastungen mehr bedarf, um sich immer dramatischer zuzuspitzen, weshalb in diesem Stadium *selbstverletzender Sucht* von einem „Selbstmord auf Raten“ gesprochen wird.

Die eigentlichen, akut und aktiv ausgeübten *Selbstverletzungen* dagegen, bei denen sich ein Patient mit Nadeln, Klingen oder Messern ritzt oder schneidet oder sich mit einem Feuerzeug, an einer Kerze oder glühenden Herdplatte absichtlich Brandwunden zufügt, haben noch eine andere Psychodynamik, bei der paradoxerweise durch das Zufügen eines äußeren, oberflächlichen Schmerzes das tief im Inneren empfundene Vernichtungsgefühl überdeckt wird. Die Seelenqual wird durch einen Körperschmerz kompensiert, der vergleichsweise erträglicher erscheint.

Aus einem Gefühl totaler Ohnmacht und Nichtswürdigkeit, in einem Zustand einsamer Verzweiflung, muss sofort etwas geschehen, um diesem grauenvollen Erleben ein Ende zu setzen, das fatalerweise bei derart labilen Menschen unvermutet plötzlich über sie hereinbrechen kann, wenn sich eine demütigend erlebte aktuelle Erfahrung mit dem tief verwurzelten negativen Selbstbild zum Hass auf das eigene Dasein verknüpft.

Die Tat der Selbstverletzung geschieht meist im Affekt, so wie sich im Laufe eines Tages durch verschiedene Kränkungen aufgestaute Frustration in einem Wutanfall nach außen entladen kann. Daher helfen hier manchmal symptomatisch nur sehr schnell beruhigend wirkende Medikamente, um den nächsten Angriff auf sich selbst abzuwehren, sich in einem sehr kurzen Moment der „Wahl“ gegen das Messer und für die „chemische Keule“ eines Psychopharmakons zu entscheiden, um kurzfristig Erleichterung empfinden zu können.

Therapeutisch bedarf es allerdings für derart verletzte Menschen einer langwierigen und nachhaltigen Entwicklung eines so *tragend stabilen Selbstwertgefühls*, dass der Einzelne Zweifeln, Krisen und Kränkungen ohne Selbsthass zu widerstehen vermag und, tief in seinem Innern, auch unter bedrohlich scheinenden Umständen, an die „absolute" *unzerstörbare Bedeutung* und den *Sinn* der eigenen Person, das heißt: ihren *Wert*, glauben kann. Dieses hohe Ziel entspricht im Grunde als verbindlicher Wert jedem gesund und vertrauensvoll entwickelten Selbstbewusstsein. Und wenn es im Umgang mit diesen verzweifelt ohnmächtigen, sich selbst angreifenden Menschen, für Betroffene wie ihre Mitwelt, so unrealistisch und schwer erreichbar scheint, zeigt sich daran nur das ganze Ausmaß der Entfremdung und wird zu einer einzigen Anklage der Lebensverhältnisse dieser Patienten.

Doch gerade diejenigen, deren Leid am spektakulärsten und dramatischsten von entfremdeten, fehlentwickelten Verhältnissen in Familie und Gesellschaft kündet, deren Unbewusstes in ihrer Not und Ausweglosigkeit zu schockierenden Mitteln greift, um die Mitwelt aufzurütteln und womöglich doch noch Hilfe zu erhalten, werden am ehesten „psychiatrisiert", für hirnorganisch geschädigt und „verrückt" erklärt: dauerhaft behandlungsbedürftige „Fälle" mit schlechter Prognose, eine Gefahr für sich und andere und am besten in einer „Anstalt" untergebracht, auf alle Fälle mit starken Medikamenten ruhiggestellt.

Der mehr oder weniger verborgene Teufelskreis aus frühen Gewalterfahrungen in einem destruktiven Umfeld, autoaggressiven oder brutalen Übergriffen der „Opfer" gegen sich und andere – womit sie zu „Tätern" werden – und deren erneut gewaltsam bekämpfter Symptomatik (von der Pille über die Spritze bis zur geschlossenen Abteilung eines Krankenhauses) verschlechtern den Gesundheitszustand dieser Menschen immer weiter.

Es bedarf großer Anstrengungen und eines wesentlichen Umdenkens beim Verständnis von *Krankheit als verzweifelter Sehnsucht nach dem eigenen Selbst*, wenn nicht nur den betroffenen Einzelnen wirksam geholfen werden soll, sondern damit das Leid dieser Menschen womöglich als Maßstab für die notwendige Veränderung entfremdeter, krankmachender Lebensverhältnisse dienen kann.

Aus dem Motiv, die Öffentlichkeit über die katastrophalen Zusammenhänge einer falsch verstandenen psychischen Erkrankung mit ihrer ebenso unangemessenen institutionalisierten Behandlung aufzuklären, hat Susanna Kaysen (1993) ihr autobiografisches Buch *Girl, Interrupted* geschrieben. James Mangold (1999) der nach dieser Vorlage sein Drehbuch verfasst hat, inszenierte fünf Jahre später den gleichnamigen, sehr bewegenden Film (deutscher Titel: *Durchgeknallt*).

Gerade in der Beurteilung und Behandlung jener Erkrankungen, die als besonders schwerwiegend und teilweise „unheilbar" gelten, weshalb die Patienten oft genug bloß „weggesperrt" und ruhiggestellt werden, zeigt sich die *Fehldeutung des menschlichen Wesens* und daher auch dessen „mechanistische", symptomatisch und funktional ausgerichtete „Behandlung" besonders dramatisch.

Es treffen gleichsam „zwei Welten" aufeinander – der Untertitel der deutschen Buchausgabe *Seelensprung* (Kaysen, 1994) lautet passenderweise *Ein Leben in zwei Welten* –, die sich ihrerseits aus jener zugrunde liegenden Entfremdung entwickelt haben. Diese brachten auf Seiten des Kranken den verzweifelten Ausdruck „wahnsinniger" Symptome hervor

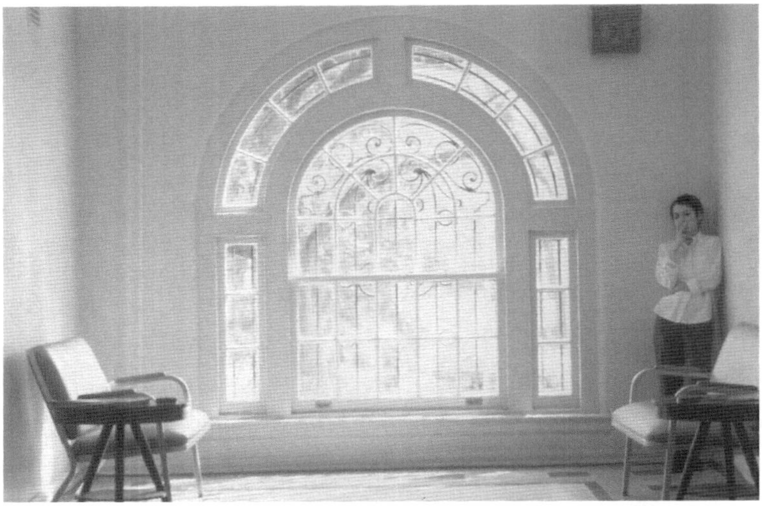

Abb. 3.12 Von den Eltern in die Klinik abgeschoben. (Szene aus dem Film *Durchgeknallt*; Cinetext Bildarchiv, mit freundlicher Genehmigung)

– und auf Seiten der vermeintlich „normalen" Gesellschaft deren Abwehrversuche durch Stigmatisierung und Ausgrenzung.

Es beginnt immer schon mit der entsprechenden *Diagnose*, durch die oft eine dramatische Fehlentwicklung in Gang kommt, sobald der Einzelne als „Symptomträger" behandelt und aus eben dem System entfernt wird, das ihn erst krank gemacht hat und das er mit seiner Symptomatik gerade zu erschüttern und anzuklagen versuchte.

Der „Hilfeschrei" des Kranken wird weder als solcher gehört noch etwa als „Systemkritik" verstanden – gerade wegen der Ignoranz und emotionalen „Taubheit" seiner Umgebung war ja das Unbewusste eines Patienten so „wahnsinnig" erfindungsreich geworden. Vielmehr wird der eigentlich tief Verzweifelte für verrückt erklärt und in eine Irrenanstalt gesperrt, wo er behandelt werden soll, damit er wieder „normal" wird, das heißt wieder ins System passt, das doch seit je nur sein Bestes will.

Susanna Kaysen war eine sensible, begabte und, wie jeder Heranwachsende, gegen ihre Familie aufbegehrende junge Frau von 18 Jahren, auf der Suche nach sich selbst und ihrem Platz im Leben. Sie hatte kein Interesse daran zu studieren wie all ihre Mitschülerinnen – und wie man es von einer Tochter aus gutem Hause erwartete – und wurde vermutlich schon deshalb von ihren Eltern für „nicht normal" gehalten.

Als sie in der Absicht, Ruhe zu finden, eine gefährliche Dosis Alkohol und Schlaftabletten zu sich nimmt, reicht das den Eltern als Vorwand, sie „aus dem Verkehr ziehen" zu lassen. Und Susanna wird 1967 mit der Diagnose *Borderline-Persönlichkeitsstörung*, durch einen ihr völlig unbekannten Psychiater in das McLean-Hospital (1811 im US-Bundesstaat Massachusetts gegründet) eingeliefert, eine schon damals, Ende der 1960er Jahre, berühmt-berüchtigte psychiatrische Klinik. Dort bleibt sie für die nächsten anderthalb Jahre ihres Lebens interniert (⊙ Abb. 3.12).

Erst 25 Jahre später, nachdem sie sich über einen Anwalt Zugang zu ihrer Krankenakte verschafft hat, erfährt sie ihre Diagnose. Und gegen Ende ihres Buches, das sie offenbar erst mit diesem großen zeitlichen Abstand schreiben konnte, setzt sie sich mit dem Bild auseinander, das die Gesellschaft und ihre Eltern, als deren „Stellvertreter", von einem Menschen haben, der seinen eigenen Weg zu finden und zu gehen versucht: den sie bekämpfen – „behandeln" – müssen, weil sie sich von seiner Individualität bedroht fühlen.

Eigentlich wird jeder zum „Abweichler" von der Norm, sobald er seinen Lebensweg selbstbestimmt zu gestalten beginnt – nichts anderes ist mit dem Begriff *Individualität* gemeint. Keiner müsste davor Angst haben, sondern alle könnten einander inspirieren. Doch Menschen gehen umso unerbittlicher gegen jeden „Abweichler" und „Außenseiter" vor, je weiter sie von ihrem eigenen, personalen Selbst entfremdet leben und sich unbewusst durch den anderen an ihre verlorene Freiheit erinnert fühlen. Das wird oft so unerträglich, dass sie diese nicht gelebte Freiheit im anderen bekämpfen müssen. Besonders häufig ist das zwischen Kindern und Eltern der Fall, die ganz bestimmte Vorstellungen von einem „richtigen" Lebensweg für ihre „Nachkommen" haben und Dogmen der „Normalität" proklamieren, mit dem Anspruch, dadurch echte „Werte" zu verteidigen und nur das Beste für die Kinder zu wollen.

Vor diesem Hintergrund hat sich auch Susanna Kaysen (1994) eines Tages mit ihrer Krankheit auseinandergesetzt:

> Was bedeutet Borderline-Persönlichkeitsstörung überhaupt? Sie scheint eine Haltestation zwischen Neurose und Psychose zu sein: eine angeknackste, aber nicht demontierte Psyche. Allerdings, um meinen Psychotherapeuten, Melvins Nachfolger, zu zitieren: „So nennen sie Leute, deren Lebensstil sie beunruhigt." Er darf das sagen, denn er ist Arzt. Wenn ich es sagen würde, würde mir niemand glauben.
>
> [...]
>
> „Unsicherheit in [...] dem Selbstbild, den langfristigen Zielen oder Berufswünschen [...] Zwischenmenschliche Beziehungen sind [...] instabil [...] Stimmungsänderungen [...]" Ist das nicht eine gute Beschreibung der Adoleszenz? Niedergeschlagen, unberechenbar, launenhaft, unsicher – kurz: unmöglich.
>
> [...]
>
> „Selbstverstümmelnde Verhaltensweisen (z. B. Aufschneiden der Pulsadern)."
>
> [...]
>
> Etwas daran kam mir bekannt vor. Aufschlagen der Pulsadern oder, genauer gesagt, des Handgelenks. Ich dachte, das hätte ich erfunden. Das ist der Punkt, an dem mir keiner mehr folgen kann. Das sind die Sachen, für die man eingesperrt wird. Allerdings wußte niemand, daß ich das machte. Ich habe es nie jemandem erzählt, bis heute.
>
> [...]
>
> Es war eine kumulative Verletzung, daher war jeder einzelne Schlag erträglich [...] Ich zitiere aus dem Manual: „Dieses Verhalten kann [...] gegen Gefühle der Empfindungslosigkeit und Depersonalisation gerichtet sein, die unter extremer Belastung auftreten."
>
> [...]
>
> Ich war wie eine Einsiedlerin in einem härenen Hemd. Zum Teil ging es darum, dass niemand von meinem Leiden wusste. Wenn jemand davon erfahren und mich bewundert – oder verabscheut – hätte, wäre etwas Wichtiges verlorengegangen. Ich versuchte, mir selbst meine Situation zu erklären. Meine Situation war, daß ich Schmerzen hatte und daß niemand davon wußte; selbst mir machte es Mühe, davon zu wissen. Daher sagte ich mir immer wieder: Du

> hast Schmerzen. Es war die einzige Methode, mit der ich zu mir selbst durchdringen konnte („gegen Gefühle der Empfindungslosigkeit […] gerichtet"). Ich führte nach außen hin und unwiderlegbar eine innere Verfassung vor.
>
> „Häufig haben die Betroffenen eine antisoziale und eine allgemein pessimistische Einstellung." Was ist wohl mit „antisoziale Einstellung" gemeint? Was glauben Sie? Die Ellenbogen auf dem Tisch aufstützen? Sich weigern, eine Arbeit als Zahntechnikerin anzunehmen? Die Hoffnung meiner Eltern, daß ich eine erstklassige Universität besuchen würde, enttäuschen?
>
> […]
>
> „Der Betroffene empfindet diese Instabilität des Selbstbildes häufig als ein chronisches Gefühl der Leere und Langeweile." Meine chronischen Gefühle von Leere und Langeweile rührten daher, daß ich ein Leben lebte, das auf meinen Unfähigkeiten aufgebaut war, die zahlreich waren. Die folgende Liste ist unvollständig. Ich konnte und wollte nicht: Ski fahren, Tennis spielen oder zum Turnen gehen; in irgendeinem Schulfach, abgesehen von Englisch und Biologie, aufpassen; Aufsätze zu vorgegebenen Themen schreiben (in Englisch schrieb ich Gedichte statt Aufsätze; ich kriegte ungenügend); planen, aufs College zu gehen oder mich dafür zu bewerben; irgendeine vernünftige Erklärung für diese Weigerungen abgeben.
>
> Mein Selbstbild war nicht instabil. Ich sah mich, durchaus richtig, als untauglich für das Bildungssystem und das gesellschaftliche System.
>
> Aber meine Eltern und Lehrer teilten mein Selbstbild nicht. Ihr Bild von mir war instabil, weil es sich nicht mit der Realität deckte und auf ihren Bedürfnissen und Wünschen beruhte. Sie legten nicht viel Wert auf meine Fähigkeiten, die zugegebenermaßen nicht zahlreich, aber echt waren. Ich las alles, ich schrieb ununterbrochen, und ich hatte massenweise Beziehungen. (Kaysen, 1994)

Diese längere Passage aus dem Kapitel „Meine Diagnose" enthält in dem lakonisch-sarkastischen Tonfall, der Kaysens Buch durchzieht, wesentliche Hinweise auf ihr eigenes Krankheitsverständnis, das den tatsächlichen Zusammenhängen einer Entfremdung vom eigenen Selbst ziemlich genau entspricht, auch wenn ihr *bewusst* nicht klar geworden sein mag, weder zum Zeitpunkt ihrer Erkrankung noch später, warum sie in ihrem Umfeld gerade diese selbstschädigende Symptomatik entwickelt hat.

„Ich führte nach außen hin und unwiderlegbar eine innere Verfassung vor", benennt sie einen naheliegenden Grund für ihre aus der Selbstverletzung resultierenden Schmerzen, die sie vor den anderen geheim halten musste: „[…] selbst mir machte es Mühe, davon zu wissen. Daher sagte ich mir immer wieder: Du hast Schmerzen. Es war die einziges Methode, mit der ich zu mir selbst durchdringen konnte (‚gegen Gefühle der Empfindungslosigkeit […] gerichtet')."

Sie kann (und „darf") ihr Leiden gegenüber ihrer Familie und der Gesellschaft nicht offen ausdrücken, weil die sie entweder ohnehin nicht ernst nehmen oder missverstehen. Aber für sie selbst wird das Elend, in dem sie zu überleben versucht, durch ihre schmerzhafte Symptomatik unübersehbar und so vielleicht doch noch zu einem entscheidenden Impuls der Veränderung und Befreiung.

Anfangs wird auch ein massiv selbstverletzendes Verhalten noch geheim zu halten versucht, weil es ja ein schambesetztes, vermeintliches Ungenügen kompensieren beziehungsweise dem Betroffenen anzeigen soll, dass etwas mit ihm „nicht stimmt", um es womöglich zu verändern. Aber weil dessen innere Spannung auf Dauer eben zu stark und zu chronisch ist, sodass es andauernder Abwehrmaßnahmen bedarf, fällt dieses Verhalten früher

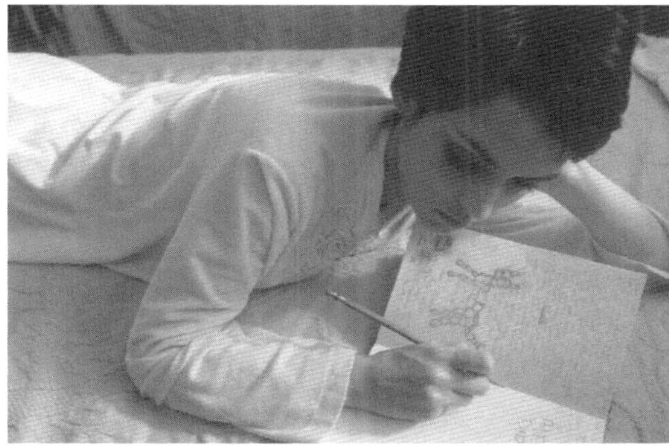

Abb. 3.13 Susanna rettet sich durch das Schreiben. (Szene aus dem Film *Durchgeknallt;* Cinetext Bildarchiv, mit freundlicher Genehmigung)

oder später eben doch den anderen auf. Sie sehen sich dann ihrerseits zur Gegenwehr gezwungen und lassen den Patienten in eine Anstalt einweisen, vordergründig aus Sorge um ihn, tatsächlich aber weil sie zutiefst erschrocken darüber sind, was innerhalb ihres vermeintlich normalen Systems passieren kann, und weil sie sich möglicherweise durch den Kranken an ihre eigene verzweifelte Sehnsucht erinnert fühlen. Wenn nicht spätestens zu diesem Zeitpunkt hilfreiche Personen in der Umgebung des Kranken auf dessen Not angemessen antworten und ihn bei einer Veränderung seiner Lebensumstände unterstützen, ist ein verhängnisvoller Teufelskreis geschlossen.

An Kaysens (1994) Buch wird die Tragik dieser „psychotischen“ *Krankheit als Sucht*, sich innerhalb eines kranken, gewalttätigen, unterdrückenden Systems selbst zu retten (◉ Abb. 3.13) und die Umgebung zugleich durch die Zuspitzung der eigenen Symptomatik auf ihre Unmenschlichkeit hinzuweisen, besonders offenkundig. Und gerade dadurch erklärt sich das große öffentliche Interesse an ihrem authentischen Bericht, der als Film ebenso viel Aufsehen erregte.

Ebenso wie bei den vergleichbaren autobiografischen Zeugnissen aus den 1970er Jahren, *Einer flog über das Kuckucksnest* von Ken Kesey (1962) und *Ich hab dir nie einen Rosengarten versprochen* von Hannah Green (1964) – beide ebenfalls sehr erfolgreich verfilmt (Forman, 1975; Page, 1977) –, erschrecken die Leser beziehungsweise Zuschauer vor dem schmalen Grat zwischen vermeintlicher Normalität und Wahnsinn, der oft genug einzig durch die Diagnose eines vermeintlichen Experten überschritten wird. Dieser kann kraft seines Amtes die Einweisung eines Menschen an Orte institutionalisierter Abwehr verfügen, wo die Zwänge der Behandlung auch jeden gesunden Menschen krank machen würden. Denn hinter den Mauern solcher Anstalten steht von vornherein fest, dass es sich um gefährlich gestörte Patienten – „Irre“ – handelt, die es so weit zu „therapieren“ – *anzupassen* – gilt, dass sie sich und anderen keinen Schaden mehr zufügen und sich wenn möglich wieder als nützliche Mitglieder der Gesellschaft eingliedern lassen, sei es auch an der langen Leine einer starken Medikation, durch die ihr Bewegungsradius dauerhaft eingeschränkt bleibt und ihre Harmlosigkeit gewährleistet ist. Die ganz schweren, nicht auf solche Behandlung ansprechenden Fälle werden schließlich ein Leben lang in „Sicherheitsverwahrung“ genommen.

Doch gerade die Geschichte der Susanna Kaysen (1994) offenbart das eigentliche Drama einer Fehlentwicklung in Familie und Gesellschaft, die jene Krankheiten und Patienten erst hervorbringt, die sie dann als „wahnsinnig" stigmatisiert und ausgrenzt, um sich ihnen gegenüber und auf deren Kosten als „normal" zu definieren und stabil zu halten. So „funktioniert" jeder Rassismus, so grenzt „das Man der Masse" (Heidegger, 1977, S. 126) seit je Minderheiten und in letzter Konsequenz *jede* Individualität aus, um die Geltung des Systems und seiner Prinzipien, das heißt die eigene Ideologie, gegen die Freiheit des Einzelnen durchzusetzen.

Kaysen (1994) lässt uns in ihrem Buch das Ringen einer jungen Frau um einen eigenen, selbstbestimmten Weg nachvollziehen: ihre *Sehnsucht nach dem eigenen Selbst*, die jedoch von den Menschen ihrer Umgebung, die ihrerseits längst verzweifelt *Süchtige* sind, weder wahrgenommen noch wertschätzend begleitet werden kann. Vielmehr empfinden sie, die ihre eigene Entfremdung längst zu verteidigen gelernt haben – wie Platons gefesselte Höhlenbewohner die Schatten an den Wänden für die einzig wahre Realität halten –, Susannas „Erkrankung" – eigentlich ihr bloßes *Anderssein* – als Bedrohung, die ihr ausgetrieben und „zur Vernunft gebracht" werden soll.

Auch alle anderen „Insassen" dieser „Irrenanstalt" sind bei Kaysen authentisch verbürgte und im Film glaubwürdig inszenierte Beispiele des Aufbegehrens gegen jenen „Wahnsinn der Normalität" (Gruen, 1987), dem sie ausgeliefert sind.

Das System einer entfremdeten Gesellschaft missbraucht den Einzelnen nicht nur für seine ideologischen Zwecke, es will ihn zugleich auch dauerhaft zur Anpassung zwingen. So bleibt dem Einzelnen dagegen nur die Flucht in den *eigenen* Wahnsinn, der immerhin seinem *unbewussten Selbst* entstammt. Vielleicht führt ihn dieses zuletzt auf Umwegen doch noch in eine eigenständige Freiheit.

3.8.2 Spaltungen

In den öffentlichen Einrichtungen, die der Verwaltung, Behandlung und Betreuung eines zuvor diagnostizierten *Wahnsinns* (einer „Psychose") dienen, herrschen die gleichen Maßstäbe wie in Familie und Gesellschaft. Allgemein geht man davon aus, dass es sich dabei um jene psychischen Erkrankungen mit der schwersten symptomatischen Verlaufsform handelt, als *psychotisch* im Gegensatz zu *neurotisch* klassifiziert: von der chronischen Suizidalität über extrem selbstschädigendes Verhalten und extrem „gemeingefährliches" – *soziopathisches* – bis hin zu massiven Wahnvorstellungen aller Art, mit der Gefahr entsprechender Impulsdurchbrüche.

Dabei sind diese Institutionen – Krankenhäuser, Nervenheilanstalten, Psychiatrien, wie auch immer sie jeweils bezeichnet werden – offiziell damit beauftragt und dazu legitimiert worden, diese „Störungen" der inneren und äußeren Ordnung, der zwischenmenschlichen Abläufe und eines möglichst harmonischen Zusammenlebens in Familie und Gesellschaft, zu beheben und zu behandeln – bis ein relativ ordnungsgemäßes „Funktionieren" dieser Kranken innerhalb der bestehenden Verhältnisse wieder gewährleistet ist.

Damit erfüllen diese Einrichtungen eine ganz ähnliche Aufgabe wie die *Gefängnisse*, nur dass diese nach einem Schuld-und-Sühne-Prinzip Strafen exekutieren, während die Krankenanstalten gescheiterte Anpassungsleistungen auszugleichen versuchen und zu einer Gesundung beitragen wollen, die dem Einzelnen die Wiederaufnahme seines Lebens vor der Krankheit – oder eines besseren Lebens *mit* der Krankheit – ermöglichen hilft. Ein Gefangener soll seine Verfehlung büßen und bereuen, der Kranke seine Schwäche kurieren oder mit ihr zu leben lernen. In beiden Fällen soll der Mensch (wieder) so werden, wie die Gesellschaft ihn haben will.

Doch der *Wahnsinn* ist gerade die letzte Chance, die das Unbewusste eines leidenden Menschen für sich noch „sieht" und ergreift, um in einer für ihn unerträglichen Situation, unter unmenschlichen, traumatischen Umständen überleben zu können. Die besondere Tragik liegt dabei in der *Spaltung* des Ich, in einem vorrübergehend oder dauerhaft so vollständigen Austritt aus der kurz zuvor oder sonst noch gültigen inneren und äußeren Ordnung, dass der Betroffene den Zusammenhang mit den traumatischen Hintergründen seiner Erkrankung bewusst gar nicht zu erkennen vermag beziehungsweise sich *in* der traumatischen Situation seiner Spaltung auch gar nicht bewusst werden *darf*, damit die Krankheit ihre stabilisierende Wirkung entfalten kann.

Der Patient ist also auf eine Form der *Therapie*, die ihm stabilisierend zuteilwird, tatsächlich angewiesen. Mit seiner „wahnsinnigen" Symptomatik appelliert er an die Außenwelt, ihn aus seiner Innenwelt zu befreien, in die er sich ja nur geflüchtet hat, um sich vor der Gewalt und Unmenschlichkeit seiner Umgebung zu retten. Er ist dorthin geflohen, weil er keinen anderen Ausweg mehr sah und musste *dabei schon* wieder verdrängen, warum er das tat, um den Wahnsinn der Verhältnisse nicht spüren zu müssen.

Wie ein sexuell misshandeltes Kind innerlich den Körper verlässt, als passiere die Gewalt einer anderen Person – Ähnliches berichten Unfallopfer oder Schwerstkranke, die ihren Körper im Angesicht des drohenden Todes nur noch von außen wahrnehmen (Bauer, 2004, S. 179) –, so spaltet sich ein Mensch unter Bedingungen extremster Entfremdung in verschiedene „dissoziative" Bewusstseinslagen auf, um sein Leben wenigstens so noch ertragen zu können. Dabei „darf" er paradoxerweise weder wissen, dass er es „tut", dass die unbewusste Abspaltung überhaupt geschieht, noch wer er dabei *eigentlich* ist (ein verletztes Selbst), dem dieser unbewusste Vorgang gerade zu Hilfe kommt.

Ein frühzeitig erlebtes Trauma oder eine Kette von „Mikrotraumen" fortgesetzter Demütigungen in Kindheit und Jugendalter kann oft in viel späterer Zeit erst, durch eine erneute ähnliche oder auch ganz andere traumatische Situation, zum Ausbruch des Wahnsinns, zum Kippen in die Psychose führen, weil genau dann alle Widerstands- und Verdrängungskraft des Einzelnen aufgebraucht ist, um auch nur noch *einen* weiteren Moment des Grauens abwehren und ertragen zu können.

Der eine Tropfen zu viel bringt bekanntlich das Fass zum Überlaufen, und die Leidkette des Erkrankten, die ihn zuvor an einen letzten Rest „Normalität" band und nach außen einen gewissen Halt zu bedeuten schien, reißt ab und lässt ihn in den „freien Raum" des *Wahnsinns* treiben. So „verrückt" es klingt und so erschreckend es vielleicht auch für den Betroffenen ist, entlastet es ihn doch zugleich ungeheuer, sich endlich „fremden Mächten" oder „inneren Stimmen" ergeben zu können, wenn der Einzelne zuvor allein mit letzter

Kraft um sein Überleben gekämpft hat, das ohnehin längst nur noch ein automatengleiches Funktionieren war (Mentzos, 2010).

Fast immer haben sich zuvor im Leben eines *Wahnsinnigen* (Psychotikers) bereits viele andere Süchte entwickelt, mit denen sich der leidende Mensch stabil zu halten versuchte, gab es unter Umständen Alkohol- oder Drogenabhängigkeit, hat er sich mit Essen oder Hungern, Arbeit oder Beziehungen, Sport oder Fernsehen getröstet und betäubt. Möglicherweise ist er außerdem chronisch psychosomatisch erkrankt, um sich so durch mehr Aufmerksamkeit zu bestärken (Geltungsdrang) oder durch offensichtliches Unvermögen zu entlasten (Krankheitsgewinn), bis schließlich noch die letzte Grenze der Entfremdung überschritten wird, um im Außer-sich-Sein endlich bei sich anzukommen.

Beispielsweise: Ein Patient litt jahrelang unter der Tyrannei seines herrschsüchtigen Vaters, der ein emotionales Terrorregime führte, in dem vernichtende Blicke genügten, um seinen Sohn in Angst und Schrecken zu versetzen. Außerdem musste er immer wieder miterleben, wie seine ältere Schwester von der Mutter geschlagen wurde, die ihren Frust, nicht zuletzt über ihren Ehemann und ihre ebenso tyrannische Schwiegermutter, an dem erstgeborenen Kind ausließ, während sie ihren Sohn verschonte, dessen Misshandlung ja bereits der Vater übernommen hatte.

Nach dem frühen Unfalltod des Vaters, den dieser ausgerechnet nach einem heftigen Streit mit seinem stark alkoholisierten und daher renitenten Sohn erlitt, fühlte der Patient sich einerseits befreit und entlastet, andererseits wurde durch das Zusammentreffen der Ereignisse unbewusst ein schweres Schuldtrauma in ihm verankert.

Er brachte seine Schule zu Ende, nahm in der fernen Großstadt ein Studium auf und begann allmählich ein wenig aufzuleben, als ihn, nach etwa zwei Jahren, die Nachricht vom Tod seiner Schwester ereilte. Die hatte noch immer mit der Mutter gemeinsam in der elterlichen Wohnung gelebt und war, kaum im 23. Lebensjahr, plötzlich verstorben. Nur wenige Tage später brach beim Patienten die Psychose aus: Stimmen aus dem Fernseher begannen mit ihm zu sprechen und übermittelten nur ihm bestimmte Geheimbotschaften. Er bekam paranoide Ängste, fühlte sich überall beobachtet, mit Kameras überwacht und von Geheimagenten verfolgt, sodass er schon bald nicht mehr arbeitsfähig war und durch psychiatrischen Einfluss von starken Medikamenten abhängig wurde, ohne dass damit seine Spaltung aufgehoben werden konnte (dies gelang schrittweise erst viel später durch eine behutsam aufdeckende Psychotherapie).

Dieser zweite Todesfall innerhalb weniger Jahre war für ein ohnehin sehr labiles Selbstwertgefühl nicht mehr auf „neurotische", ichbezogen süchtige Weise lösen; eine Art von Identität ließ sich nur noch um den Preis der Spaltung aufrechterhalten. Nachdem der Patient schon von früher Kindheit an unter starken Schuldgefühlen und Versagensängsten gelitten hatte – im Symptom des Verfolgungswahns und der „tausend Augen", die er überall auf sich gerichtet sah, schaute ihn unbewusst stets der kontrollierende und „vernichtende" Blick des Vaters an –, überfluteten ihn jetzt noch zusätzlich die Schuldgefühle gegenüber der Schwester, die ihrer jähzornigen Mutter ausgeliefert geblieben war. Die Geschwister hatten früher viel und heftig miteinander gestritten, wobei sie immer wieder durch die ungleiche Behandlung ihrer Eltern, die in ihre eigenen Machtkämpfe verstrickt waren, gegeneinander aufgewiegelt wurden.

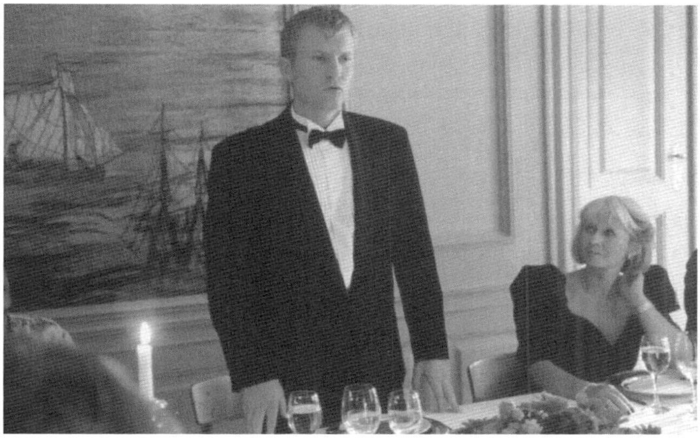

Abb. 3.14 Christian offenbart die schreckliche Wahrheit. (Szene aus dem Film *Das Fest;* Cinetext Bildarchiv; mit freundlicher Genehmigung)

Und noch ein weiteres Trauma offenbarte sich erst im Verlauf seiner späteren Psychotherapie: Seit dem sechsten Lebensjahr war der Patient immer wieder sexuellen Übergriffen seiner Großmutter ausgeliefert, die ihn zutiefst verwirrten und verdrängt werden mussten, da es in dem erstickend unaufrichtigen Familienklima keine Ausdrucksmöglichkeiten für die Not des Kindes gab. Jahrelange Alpträume mit massiven Schuldgefühlen und gravierende Beziehungsstörungen waren die unbewusste Folge dieser erlittenen sexuellen Gewalt.

Die Beschädigung und Zerstörung kindlicher Seelen durch elterliche Misshandlung führt uns auf erschütternde Weise eine Filmgeschichte vor Augen, die der seinerzeit noch sehr junge Regisseur Thomas Vinterberg als erstes Werk jener Gruppe dänischer Autorenfilmer veröffentlichte, die sich einem neuen moralischen und formalen „Kodex der Wahrhaftigkeit", DOGMA genannt, verpflichtet hatten (Hallberg/Wewerka, 2001).

Gerade für die Thematik, die Vinterbergs (1977) Film *Das Fest* behandelt, zu dem er selbst auch das Drehbuch schrieb, erwiesen sich die Maßstäbe der Gruppe als überaus geeignet. Man hatte sich unter anderem vorgenommen, nur Originalschauplätze und Originalton zu verwenden, mit einer bewegten Handkamera zu drehen, durch das Innenleben der Figuren die Geschichte zu motivieren und die Schauspieler entsprechend improvisieren zu lassen und vor allem niemals die *Wahrhaftigkeit* einer Filmerzählung aus den Augen zu verlieren.

Sein Film handelt von den entsetzlichen Abgründen hinter den Kulissen einer ehrenwerten, gutbürgerlichen Familie, die, anlässlich einer großen Feier mit Verwandten und Freunden, zum 60. Geburtstag des Vaters, eines erfolgreichen Geschäftsmannes und Hoteldirektors, unter dramatischen Umständen ans Licht der Öffentlichkeit kommen.

Christian, der älteste Sohn der Familie, dessen Zwillingsschwester Linda einige Monate zuvor Selbstmord begangen hat, hält eine Tischrede (◉ Abb. 3.14), in deren Verlauf er, angetrunken und verzweifelt, vor allen Anwesenden schließlich ausspricht, dass seine Zwillingsschwester und er in der Kindheit über Jahre vom eigenen Vater immer wieder sexuell missbraucht worden sind.

Zuerst versucht der Vater, und mit ihm die ganze Festgesellschaft, darüber hinwegzugehen, man erklärt den Redner für betrunken und unzurechnungsfähig, verweist ihn des Saales und setzt die Feier mit Musik und anderen Tischreden fort. Doch Christian lässt sich nicht länger zum Schweigen bringen, auch ermutigt von seinem Jugendfreund und schließlich im Namen seiner geliebten Zwillingsschwester, von der sich während der Feier ein Abschiedsbrief findet, aus dem noch einmal der Zusammenhang ihres Suizids mit dem erlittenen Trauma offenbar wird.

So unternimmt er noch zwei weitere Anläufe, den Anwesenden die grauenhafte Wahrheit zu vermitteln, und als schließlich die ältere Schwester Helene den Abschiedsbrief der Verstorbenen vorliest, kippt die Stimmung im Saal in erstarrtes Schweigen. In dem Moment wissen alle, dass der gefeierte Jubilar tatsächlich ein abscheuliches Verbrechen an seinen eigenen Kindern begangen hat, unter dem beide ihr Leben lang zu leiden hatten und das Linda nicht länger ertragen konnte.

Zuletzt hat der alte Patriarch die ganze Familie gegen sich. Sogar seine Frau, die immer schon von dem Missbrauch gewusst, aber geschwiegen hatte, bleibt aus Solidarität mit den Kindern schließlich im Raum, nachdem Michael, der jüngere Sohn, den Vater zum Hinausgehen aufgefordert hat, um den Gästen seinen Anblick nicht länger zuzumuten.

Auch Michael ist psychisch schwer gestört und instabil, er ist voller Aggression, ein Trinker, gewalttätig gegen Frau und Kinder, dabei zugleich kleinlaut und devot vor dem Vater, um dessen Anerkennung er offenbar von Kindheit an ringt. Zuerst verteidigt er ihn noch vehement gegen Christians Anschuldigungen und fesselt den Bruder sogar zwischendurch mit ein paar anderen Gästen im Garten, damit er seine Rede nicht fortsetzen kann.

Doch gegen Ende des Filmes, nachdem die Wahrheit ans Licht gekommen ist und Michael begreift, dass der Vater die ganze Familie ruiniert hat, entlädt sich sein Hass in einem brutalen Angriff gegen diesen Menschen, dem er dabei, betrunken und weinend, seine Verzweiflung ins Gesicht schreit – eine zu diesem Zeitpunkt auch für den Zuschauer geradezu kathartisch wirkende Szene.

Helene, als die Älteste, hatte sich früh schon von der Familie gelöst, und Michael, der Nachzügler, war als Kind bereits auf ein Internat geschickt worden und später ins Ausland gegangen.

Die Zwillinge Christian und Linda aber blieben dem Vater ausgeliefert, dessen schändliche Taten schließlich die Tochter in den Selbstmord und ihren Bruder in den Wahnsinn trieben.

Nach dem Tod seiner geliebten Schwester hat Christian nur noch die Wahl, ihr in den Tod zu folgen, sich endgültig in die Psychose zu flüchten, oder aber sozusagen die „Flucht nach vorne“ anzutreten und, mit dem Mut der Verzweiflung, endlich die Wahrheit über seinen Peiniger ans Licht zu bringen.

Noch bevor es zum endgültigen Zusammenbruch der Fassade kommt, versucht der Vater, offensichtlich bereits stark verunsichert, seinen Sohn noch einmal einzuschüchtern und ihn so nach Möglichkeit endgültig mundtot zu machen.

Dadurch erfährt der Zuschauer zugleich, wie tiefgreifend die frühe Misshandlung des Kindes bereits seit Jahren Spuren in dessen Seele hinterlassen hat und dass Christian gerade auch deshalb schwer krank wurde, dass er nicht nur mit der schrecklichen Wahrheit weiterzuleben hatte, sondern diese von den Menschen in seiner Umgebung entweder bestritten oder an ihrer Symptomatik nicht angemessen gedeutet werden konnte.

„*Was wäre, wenn ich nun aufstehen und ein paar Worte sagen würde? Ein paar Worte über dich. Wär das so lustig?... Ein paar Worte darüber, wie krank du als Kind warst. Anderen fröhlichen Kindern alles kaputt gemacht hast. Ihnen die Spielsachen geklaut und sie verbrannt hast... Was für ein verkorkstes Geschöpf du warst... Ich könnte erzählen, wie dein Vater und deine Mutter, denen du hier ins Gesicht spuckst, nach Frankreich gefahren sind, um dich aus der Nervenheilanstalt herauszuholen. Wo du lagst, so krank im Kopf, wie du immer warst, vollgepumpt mit Medikamenten, zum großen Kummer deiner Mutter... Was glaubst du, wie's ihr heute Abend geht?... Ich könnte auch davon sprechen, wie erfolglos du bei den Frauen warst... Schöne Frauen, die du immer wieder verloren hast, wegen deines krankhaften Kopfes.*“

So demütigt der Vater seinen Sohn noch eine ganze Weile, vor allem auch damit, dass er ihm vorhält, seine kranke Schwester im Stich gelassen zu haben, die immer wieder nach ihm gefragt habe. Doch damit macht er Christian nur noch entschlossener, der ja gerade auch deshalb aus Frankreich zum Fest des Vaters angereist ist, um den tragischen Tod seiner geliebten Schwester zu rächen – dabei weiß er in diesem Moment noch gar nichts von deren Abschiedsbrief, in dem sie erwähnt, es nicht länger ertragen zu können, wie ihr der Vater noch immer bis in ihre Träume hinein nachstellt ...

Und als am Ende des Filmes, nachdem sich die Ereignisse überschlagen haben und die Wahrheit ans Licht gekommen ist, die Kinder mit ihren Angehörigen und ein paar treuen Gästen beim Frühstück zusammensitzen, wissen alle, dass nichts von dem erlittenen Trauma jemals ungeschehen gemacht werden kann und jetzt doch alles für immer verändert ist.

Die inneren „Dämonen“ wurden benannt und ausgetrieben, und in einem Moment der Wahrhaftigkeit hat der befreite Geist über den Wahnsinn triumphiert.

Während dem Zuschauer in dem Film *Das Fest* die Abgründe hinter der Fassade bürgerlicher Wohlanständigkeit vor Augen geführt werden und er auf erschütternde Art miterlebt, wie elterliche Gewalt die Kinder für ihr Leben beschädigt und sie bis in Wahnsinn und Suizid treiben kann, zeigt uns ein anderes Meisterwerk, einer jungen spanischen Regisseurin, wie zerstörerisch die Gewalt eines Krieges für die menschliche Seele ist.

Das geheime Leben der Worte von Isabel Coixet (2005) ist ein sehr komplexer, psychologisch subtiler Film, der bereits in seinem Titel unterschiedlichste Interpretationen zulässt. Es geht darin um die verletzende, demütigende Macht der Worte, die entsprechende Handlungen begleiten und kommentieren, und ebenso um deren „heilsame“ Wirkung und Überlebenskraft, wenn sie, wie im Fall der Protagonistin Hanna, der Persönlichkeitsspaltung „dienen“, mit deren Hilfe sie ein Trauma bewältigt, das sonst aller Voraussicht nach tödlich geendet hätte.

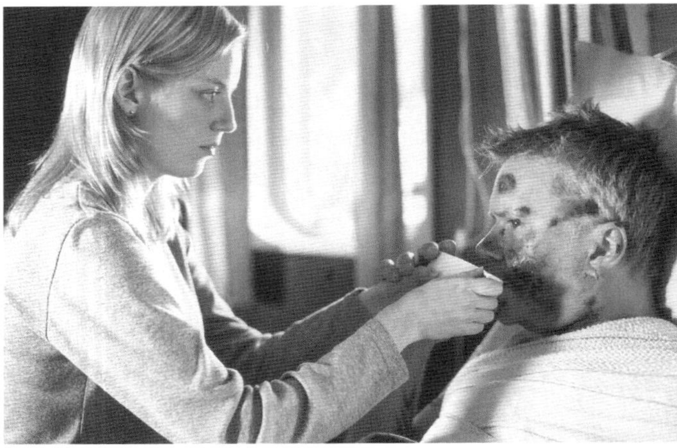

Abb. 3.15 Vom Schicksal zusammengeführt. (Szene aus dem Film *Das geheime Leben der Worte;* Tobis/Cinetext Bildarchiv, mit freundlicher Genehmigung)

So aber wird Hanna zuletzt durch „das geheime Leben der Worte" sogar wieder für die Liebe empfänglich und findet über die Nähe zu einer anderen verletzten Seele, Josef, ins Leben zurück.

Dieser zweite Protagonist des Filmes, ein ebenfalls traumatisierter Mann, der bei einer Explosion auf einer Bohrinsel in der Nordsee schwere Verbrennungen erlitten hat und knapp dem Tod entronnen ist, wird im Krankenzimmer der Station von Hanna gepflegt (◉ Abb. 3.15). Sie übernimmt diese Aufgabe freiwillig während ihres Urlaubs, weil sie sich unter anderem mit Arbeit zu betäuben versucht, um möglichst nicht zur Besinnung zu kommen und nicht an ihre Vergangenheit erinnert zu werden.

Dem Zuschauer erscheint diese junge Frau höchst seltsam, die da gleich zu Beginn des Filmes an ihrem Arbeitsplatz in einer Fabrik gezeigt wird und anschließend in ihrer kargen Wohnung, wo sie zwanghaft starre Rituale vollführt, während dazu aus dem Off zusammenhanglos erscheinende Sätze gesprochen werden, in denen eine Frauenstimme wie über eine dritte Person redet. Diese Stimme ist in den anfänglichen Szenen zu hören und dann erst wieder in der Schlusseinstellung des Filmes, da Hanna bereits, einige Jahre später, in einer anderen Wohnung, an einem anderen Ort lebt, zusammen mit Josef und ihren beiden gemeinsamen Kindern. Dadurch soll noch einmal bewusst die Verbindung zu den trostlosen und für den Zuschauer befremdlich wirkenden Eingangssequenzen aufgenommen werden.

„Ich bin schon lange nicht mehr da. Nur noch manchmal, an so einem Sonntagmorgen, wenn er die Zeitung und Brötchen holen ist und sie ihre Kinder draußen mit den Nachbarskindern spielen hört. Ja ... ja, sie hat jetzt zwei Kinder, meine Brüder ... An diesen kalten und sonnigen Wintertagen, an denen sie das Haus für sich allein hat und sie sich seltsam zerbrechlich und leer fühlt und einen Moment lang zweifelt, ob nicht alles nur ein Traum ist ... Dann kehre ich zu ihr zurück. Dann hält sie mich im Arm, streicht mir über die Haare, und nichts, nichts von all dem, was geschehen ist, kann zwischen uns stehen ... Aber jetzt höre ich,

dass die Kinder zurückkommen … Dann gehe ich … Und schon bin ich weit weg. Vielleicht … komme ich nie mehr wieder."

Mit diesen Worten endet der Film, und der Zuschauer, dem das dramatische Schicksal der jungen Frau inzwischen bekannt geworden ist – und zwar allein aus Hannas Erzählung der Ereignisse und aus einigen Erklärungen zu den Hintergründen, die Josef, gegen Ende des Filmes, zusätzlich von Hannas Therapeutin erhält – ahnt vielleicht, welche erschreckenden Spuren das Erlebte in Hannas Seele hinterlassen haben mag.

Josef, ihr schwerverletzter Patient, der in den ersten Tagen nach dem Unfall auf der Bohrinsel noch nicht wieder sehen kann, erzählt ihr zuerst von einem traumatischen Kindheitserlebnis und dann von jener Schuld, die auf ihm lastet, weil er sich für den Tod seines besten Freundes verantwortlich fühlt. Dieser ist bei der Explosion, die Josef so schwer verletzt hat, ums Leben gekommen, und die Begleitumstände des Unfalls, die der Film eingangs nur kurz angedeutet ins Bild setzt, legen nah, dass der Freund die Gelegenheit dazu benutzt hat, sich in suizidaler Absicht in die Flammen zu stürzen, aus denen Josef ihn dann zu retten versuchte. Josef hatte, wie der Zuschauer aus seinen Worten Hanna gegenüber erfährt, ein Verhältnis mit der Frau dieses Freundes begonnen und es ihm kurz vor dem Unfall gestanden.

Durch seine furchtbaren Schuldgefühle ist Josef mindestens so schwer traumatisiert wie durch seine Verbrennungen, doch er trägt außerdem noch schwer an einem frühen Ereignis, das ihn bereits als Kind beinahe das Leben gekostet hätte. Er gesteht Hanna, dass er nicht schwimmen kann, was ihr vielleicht lächerlich vorkomme, auf einer Bohrinsel, mitten im Meer, und erzählt ihr dazu eine wahre Geschichte aus seiner Kindheit: Sein Vater, der wütend über seinen feigen, wasserscheuen Sohn war, hatte ihn zu einer Bootsfahrt auf dem Meer gezwungen und ihn dabei kurzerhand über Bord geworfen, worauf Josef in seiner Todesangst sofort untergeht. Dass sein Vater selbst nicht schwimmen konnte, lässt diese Tat noch grausamer erscheinen.

Als Josef vor ihr bald darauf auch noch die Liaison mit der Frau seines Freundes ausspricht, weil er nicht weiß, wie er mit seinen Schuldgefühlen weiterleben soll, fasst Hanna endgültig Vertrauen zu diesem an Leib und Seele so schwer verletzten Menschen und erzählt ihm, in der Schlüsselszene des Filmes, das Trauma ihres Lebens.

Wort für Wort, Satz für Satz entfaltet sich durch die Schilderung der bereits Jahre zurückliegenden Ereignisse für Josef – und mit ihm für den Zuschauer – jenes unfassbare Geschehen, das Hanna zu dieser misstrauischen, schwer depressiven und wie erstarrt dahinlebenden jungen Frau werden ließ. Am Ende ihrer Geschichte, die sie zunächst so erzählt, als ob die schrecklichsten Momente darin nicht ihr selbst, sondern ihrer Freundin widerfahren sind, wird klar, dass Hanna, die sich bis dahin Josef gegenüber als „Cora" ausgegeben hat, sich in gewisser Weise *aufspalten* musste, um mit dem Trauma weiterleben zu können.

Die Stimme aus dem Off, die der Zuschauer zu Beginn und am Ende des Filmes hört, als beschriebe eine fremde Person jene Hanna, die im Bild zu sehen ist, bedeutet gleichsam eine unverletzliche, „neutrale" Instanz in ihr, eine Biografin des Geschehens, die als Zeugin darüber berichten kann, ohne selbst direkt betroffen zu sein.

Und darum geht es: Hanna ist im Bürgerkrieg auf dem Balkan in einen Hinterhalt geraten und wurde, zusammen mit mehreren anderen Frauen, Opfer brutaler Foltermethoden und Vergewaltigungen, nicht nur durch die gegnerischen Soldaten, die ja aus dem gleichen Volk wie sie selbst stammten, sondern auch durch einige Männer auf Seiten der Besatzungsmächte, deren Propaganda den Hass der Kontrahenten erst entfacht hatte.

Hanna spricht von grausam demütigenden und menschenverachtenden Übergriffen, vom Töten einer schwangeren Tochter durch ihre eigene Mutter, die man dazu mit Waffengewalt gezwungen habe, woraufhin sie aus Verzweiflung gestorben sei, vom Aufschneiden und Zunähen der Haut als Folter bei lebendigem Leibe, nachdem die Soldaten den Opfern vorher noch Salz in ihre offenen Wunden gestreut hatten. Zuletzt erzählt sie Josef mit tränenerstickter Stimme, dass ihre Freundin, der dies widerfahren sei, schließlich an den Folgen dieser Misshandlungen verblutet sei, und wie sie nur noch für ihren Tod gebetet habe, damit sie von diesem Albtraum endlich erlöst werde.

Noch während der entsetzte Josef Hannas Gesicht streichelt, knöpft sie ihre Bluse auf, und der Zuschauer sieht ihre eigene von unzähligen langen Schnittnarben übersäte Haut, die ihm beweist, das Hanna selbst Opfer der beschriebenen Foltermethoden geworden war. Und als sie die Finger des Blinden nimmt, um sie über ihre nackte Haut zu führen, ahnt Josef, dass sie die ganze Zeit von sich gesprochen hat, und stöhnt verzweifelt auf.

Jetzt weinen beide, und Hanna legt sich mit ihrem Oberkörper langsam neben Josef auf das Krankenbett. Einen Moment lang umarmen sie einander und küssen sich. Dann fragt Josef in ihr Schluchzen hinein: „Wie hieß sie … deine Freundin … wie hieß sie?“ Und mit letzter Kraft aufweinend, stößt sie ihren eigenen Namen hervor: *„Hanna!“* In dem Augenblick ist Josef – und mit ihm der Zuschauer – endgültig sicher, dass seine Pflegerin Cora und die im Krieg „verstorbene“ Hanna ein und dieselbe Person sind.

Die Wege der beiden trennen sich für längere Zeit, während der Josef in einem Krankenhaus auf dem Festland wieder gesund wird und Hanna ihren einsamen Arbeitsalltag in der Fabrik wieder aufnimmt.

Doch nachdem Josef sich, in einer nonverbalen Szene des Filmes, endgültig von der Frau des Freundes verabschiedet hat, die einst seine Geliebte war, nimmt er über die zuständige Therapeutin jener Organisation in Kopenhagen, die Folteropfer aus Kriegsgebieten betreut, Kontakt mit Hanna auf, um sie zu fragen, ob sie mit ihm zusammenleben wolle.

Und vor der trostlosen Kulisse eines dort gestrandeten Schiffes kommt es zu einer wunderbaren Wiederbegegnung zwischen Josef und Hanna und zu einem ebenso kurzen wie erschütternd schönen Schlussdialog, der tatsächlich zu einem gemeinsamen Neuanfang dieser beiden verletzten Seelen wird (◉ Abb. 3.16), der dem Zuschauer Hoffnung schenkt, dass unter allen Umständen Heilung möglich ist, solange wir nur bereit sind, daran zu glauben.

„Ich dachte … du und ich … wir beide könnten doch zusammen fortgehen … irgendwann … heute … jetzt gleich … Komm mit mir, Hanna.“

„Nein … ich …, das wäre, glaube ich, nicht möglich.“

„Warum nicht?“

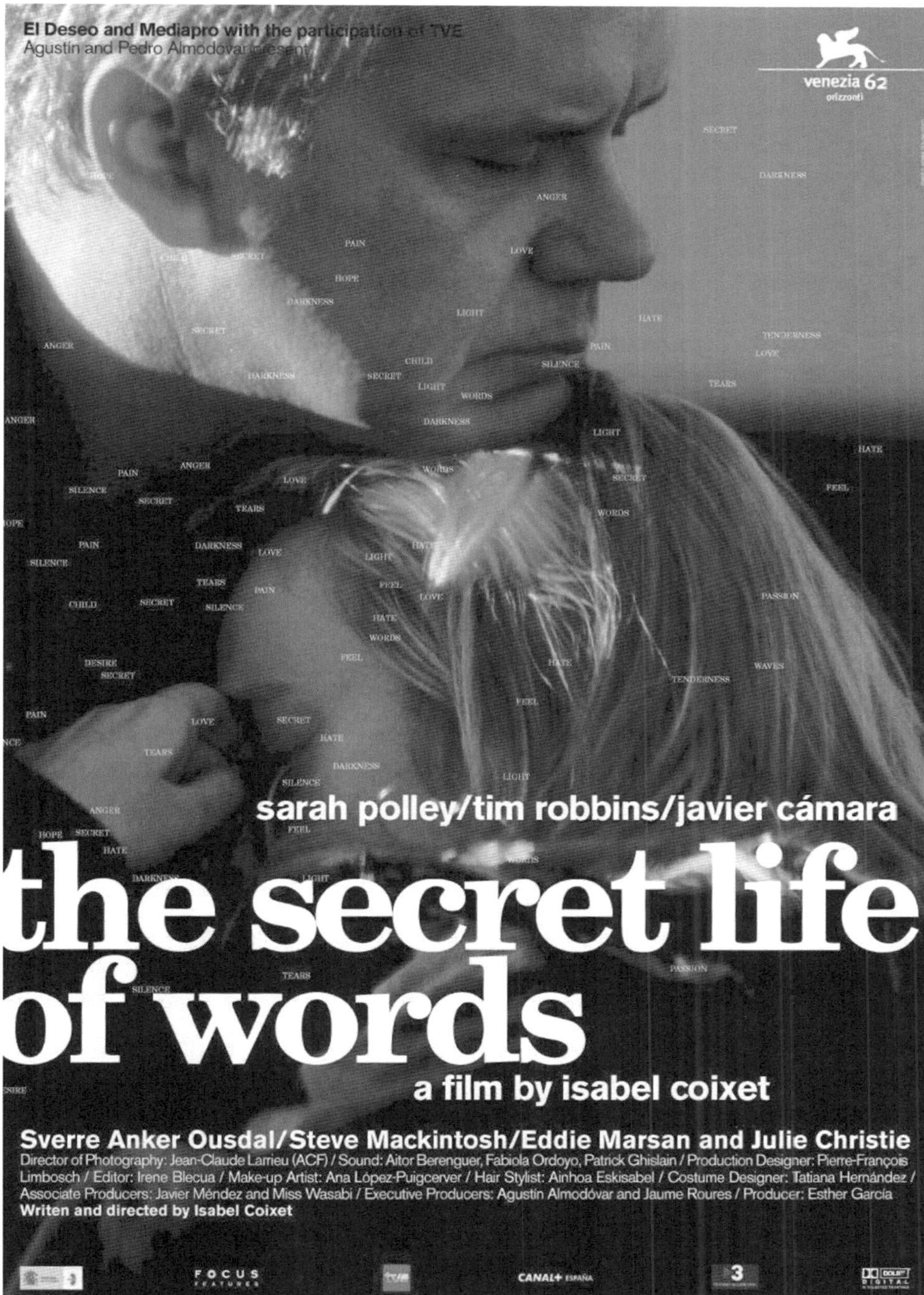

Abb. 3.16 Zwei Traumatisierte finden die Liebe. (Filmplakat zu dem Film *Das geheime Leben der Worte;* Tobis/Cinetext Bildarchiv, mit freundlicher Genehmigung)

„Ähm … weil ich Angst habe, dass wenn wir zwei gemeinsam irgendwohin gehen, dass ich dann eines Tages, vielleicht nicht heute, und vielleicht auch nicht morgen, aber dass ich vielleicht eines Tages … auf einmal anfange zu weinen und zwar so heftig und lang, dass keiner was dagegen machen kann, und dann füllen die Tränen den Raum, ich bekomme keine Luft mehr, ziehe dich mit nach unten, und dann müssen wir beide ertrinken …“

Und Josef, von dem sie ja erfahren hat, wie groß seine Angst vor dem Wasser ist, spricht spontan den wundervollen Satz: *„Ich lerne schwimmen, Hanna … Ich schwör's! Ich lerne schwimmen.“*

Nach einer Schwarzblende folgt nur noch jene erwähnte kurze Schlussszene, die Jahre später spielt, als Hanna, während sie auf Josef und die Kinder wartet, noch einmal „inneren Besuch“ von ihrem abgespaltenen Ich bekommt – um sich und den Zuschauer daran zu erinnern, welchen Wahnsinn sie durch ihre Abwehr überlebt hat und wie frei sie seither geworden ist.

Literatur

Adorno, T. W., *Negative Dialektik*, 1966

Ainsworth, M., *The Strange Situation*, YouTube, 2009

Alberti, B. *Seelische Trümmer*, 2010

Anderson, J. L., *Che. Die Biographie*, 1997

Ansbacher, H. L./Ansbacher, R. (Hrsg.), *Alfred Adlers Individualpsychologie – Eine systematische Darstellung*, 1982

Bauer, J., *Das Gedächtnis des Körpers*, 2004

Bauer, J., *Schmerzgrenze – Vom Ursprung alltäglicher und globaler Gewalt*, 2011

Bauer, J., *Warum ich fühle, was du fühlst. Intuitive Kommunikation und das Geheimnis der Spiegelneurone*, 2005

Beauvoir, S. de, *Das andere Geschlecht. Sitte und Sexus der Frau*, 1992

Bergson, H., *Die schöpferische Entwicklung*, 1912

Berndt, C., *Wann beginnt der Schmerz?*, in: *Süddeutsche Zeitung*, 09.09.2011

Boor, C. de, *Zur Psychosomatik der Allergie insbesondere des Asthma bronchiale*, 1965

Brisch, K. H., *Bindungsstörungen*, 2006

Brisch, K. H., *Grundlagen, Diagnostik und Konsequenzen für sozialpädagogisches Handeln*, AGSP, 2007

Brisch, K. H., Videoaufzeichnungen auf einem Seminar zur Bindungstheorie, Graz, 2008

Brockhaus-Enzyklopädie, Band 16, 2006

Buber, M., *Werke I, Schriften zur Philosophie*, 1984

Busch, W., *Die fromme Helene*, 16. Kapitel, 2003

Camus, A. *Der Mythos von Sisyphos – Ein Versuch über das Absurde*, 1959

Camus, A., *Der Mensch in der Revolte: Das mittelmeerische Denken*, 1969

Chaplin, C. (Regie und Buch), *Moderne Zeiten*, USA, 1936

Chopich, E./Paul, M., *Aussöhnung mit dem inneren Kind*, 1990

Coixet, I. (Regie und Buch), *Das geheime Leben der Worte*, Spanien, 2005

Crichton, C. (Regie)/Cleese, J. (Buch), *Ein Fisch namens Wanda*, Buch: John Cleese, Großbritannien, 1988

Egle, U./Hoffmann, S./Joraschky, P. (Hrsg.), *Sexueller Missbrauch, Misshandlung, Vernachlässigung*, 2004

Fenichel, O., *Hysterien und Zwangsneurosen*, 1931
Ferreri, M. (Regie), *Das große Fressen*, Buch: Rafael Azcona und Francis Blanche, Frankreich/Italien, 1973
Forman, M. (Regie), *Einer flog über das Kuckucksnest*, Buch: Bo Goldman und Laurence Hauben (nach dem Roman von Ken Kensey), USA, 1975
Frankl, V. E., *Die Sinnfrage in der Psychotherapie*, 1981
Frankl, V. E., *Ärztliche Seelsorge*, 2005
Freud, S., *Zur Dynamik der Übertragung*, 1912
Freud, S., *Bemerkungen über die Übertragungsliebe*, 1915
Giger-Bütler, J., *Sie haben es doch gut gemeint – Depression und Familie*, 2003
Giger-Bütler, J., *Endlich frei – Schritte aus der Depression*, 2007
Gilliam, T. (Regie), *König der Fischer*, Buch: Richard LaGravenese, USA, 1991
Grossmann, K. (Hrsg.), *Bindung und menschliche Entwicklung: John Bowlby, Mary Ainsworth und die Grundlagen der Bindungstheorie*, 2003
Grossmann, K./Grossmann/K. *Bindung – Das Geflecht des Lebens*, DVD des Vortrags bei den 59. Lindauer Psychotherapiewochen, 2009
Gruen, A., *Wahnsinn der Normalität*, 1987
Hallberg, J./Wewerka, A. (Hrsg.), *DOGMA 95– Zwischen Kontrolle und Chaos*, 2001
Haneke, M. (Regie und Buch), *Das weiße Band*, Deutschland/Österreich, 2009
Haneke, M., Interview in: *Falter* 38, 16.09.2009
Heidegger, M., *Sein und Zeit*, 1977
Heidenreich, B./Neitzel, S. (Hrsg.), *Medien im Nationalsozialismus*, 2010
Heine, H., *Ich weiß nicht, was soll es bedeuten* (1822), in Briegleb, K. (Hrsg.): *Heinrich Heine. Sämtliche Gedichte in zeitlicher Folge*, 1997
Hirsch, M., *„Mein Körper gehört mir ... und ich kann damit machen, was ich will!" – Dissoziation und Inszenierungen des Körpers psychoanalytisch betrachtet*, 2010
Hüther, G., *Auf der Suche nach dem verlorenen Glück der Einheit von Denken, Fühlen und Handeln*, Vortrag auf dem Kongress „Dimensionen des Lebens" in Wels, DVD, 2009
Hüther, G./Krens, I., *Das Geheimnis der ersten neun Monate – Unsere frühesten Prägungen*, 2011
Jaspers, K., *Vernunft und Existenz*, 1935
Jaspers, K., *Philosophie II, Existenzerhellung*, 1973
Jongbloed-Schurig, U. (Hrsg.), „Ich esse deine Suppe nicht", in: *Psychoanalyse gestörten Essverhaltens*, 2006
Juvenal, *Panem et circenses*, in: *Satiren*, 10, 1986
Kant, I., *Werkausgabe in 12 Bänden*, Bd. 8: *Metaphysik der Sitten*, 1977
Kaysen, S. *Girl, Interrupted*, 1993
Kaysen, S., *Seelensprung – Ein Leben in zwei Welten*, 1994
Kelley, D. E. (Idee), *Ally McBeal*, USA, 1997–2002
Kesey, K., *Einer flog über das Kuckucksnest*, 1962
Kohut, H., *Narzißmus*, 1973
Kübler-Ross, E., *Interviews mit Sterbenden*, 2001
Kümmel, P., *Von diesen Kindern stammen wir ab?* in: *DIE ZEIT*, 42, 08.10.2009
Laplanche, J./ Pontalis, J.-B., *Das Vokabular der Psychoanalyse*, 1973
Lorenz, K., *Das sogenannte Böse*, 1963
Maguire, S. (Regie), *Bridget Jones – Schokolade zum Frühstück*, Buch: Richard Curtis und Andrew Davies (nach dem Roman von Helen Fielding), Großbritannien, 2001
Mahler, M. S., *Die psychische Geburt des Menschen, Symbiose und Individuation*, 1980
Mandoki, L. (Regie), *When a Man Loves a Woman*, Buch: Ronald Bass und Al Franken, USA, 1994
Mangold, J. (Regie und Buch) *Durchgeknallt* (nach dem Roman von Susanna Kaysen), USA, 1999

Marx, K., *Einleitung zur Kritik der Hegelschen Rechtsphilosophie*, in: Marx, K./Engels, F. *Werke*, Bd. 1, 1990,
McQueen, S. (Regie und Buch), *Shame*, Großbritannien, 2011
Mentzos, S., *Neurotische Konfliktverarbeitung*, Zweiter Teil, VIII., 2. *Der zwangsneurotische Modus*, 1984
Mentzos, S., *Lehrbuch der Psychodynamik*, 2010
Miller, A., *Das Drama des begabten Kindes und die Suche nach dem wahren Selbst*, 1979
Miller, A., *Du sollst nicht merken*, 1983
Miller, A., *Das verbannte Wissen*, 1988
Miller, A., *Das Drama des begabten Kindes, II. Die Illusion der Liebe*, 1994
Miller, A., *Wie kommt das Böse in die Welt?*, Artikel auf der Webseite www.alice-miller.com, 01.06.2002
Mitscherlich, A., *Gesammelte Schriften in zehn Bänden*, 1983
Montaigne, M. de, *Philosophieren heißt Sterben lernen*, in: *Essais, Erstes Buch, Neunzehntes Kapitel*, 1998
Morris, D., *Geschichte des Schmerzes*, 1996
Nietzsche, F., *Also sprach Zarathustra, Vorrede 5*, 1966
Nietzsche, F., *Zur Genealogie der Moral, Erste Abhandlung, „Gut und Böse", „Gut und Schlecht"*, in: *Kritische Studienausgabe*, Bd. 5, 1980
Oz, F. (Regie), *Was ist mit Bob?*, Buch: Tom Schulman, USA, 1991
Page, A. (Regie), *Ich hab dir nie einen Rosengarten versprochen*, Buch: Gavin Lambert und Lewis John Carlino (nach dem Roman von Hannah Green), USA, 1977
Platon, *Symposion*, in: *Sämtliche Werke 2*, 1957
Pollack, K. (Regie und Buch), *Wie im Himmel*, Schweden 2004
Ratheiser, K., *Dauerfeuer: Das verborgene Drama im Krankenhausalltag*, 2006
Ratheiser, K., beim Seminar *Salutogenese für Psychotherapeuten* an der Universität Klagenfurt, 2009
Rilke, R. M., *Mir zur Feier*, 2000 (1897/1898)
Salles, W. (Regie), *Die Reisen des jungen Che*, Buch: José Rivera, USA, 2004
Sautet, C. (Regie und Buch), *Die Dinge des Lebens*, Frankreich, 1970
Schmid, W., *Die Geburt der Philosophie im Garten der Lüste*, 1987
Schnabel, U., *In der selbst gebauten Falle*, in: *DIE ZEIT*, 18.05.2006
Simon, F. B./Clement, U./ Stierlin, H., *Die Sprache der Familientherapie*, 2004
Skjoldbærg, E. (Regie), *Prozac Nation. Mein Leben mit der Psychopille*, Buch: Elizabeth Wurtzel (nach der Autobiografie von Elizabeth Wurtzel), USA, 2001
Soderbergh, S. (Regie und Buch), *Sex, Lügen und Video*, USA, 1989
Soderbergh, S. *Sex, Lies, and Videotape: Introduction*, 1990
Teischel, O., *Die Filmdeutung als Weg zum Selbst – Einführung in die Filmtherapie*, 2007
Teischel, O., *Seelenspiegel Film – When a Man Loves a Woman. Eine exemplarische Deutung*, 2011
Tönnesman, A., *Monopoly: Das Spiel, die Stadt und das Glück*, 2011
Vinterberg, T. (Regie und Buch), *Das Fest*, Dänemark, 1997
Virilio, P., *Rasender Stillstand*, 1992
Virilio, P., *Die Eroberung des Körpers*, 1994
Virilio, P., *Fluchtgeschwindigkeit*, 1996
Virilio, P., *Ereignislandschaft*, 1998
Virilio, P., *Information und Apokalypse – Die Strategie der Täuschung*, 2000
Walter, C./Kobylinski, A., *Patient im Visier: Die neue Strategie der Pharmakonzerne*, 2010
Weir, P. (Regie), *Die Truman Show*, Buch: Andrew Niccol, USA 1998
Weischedel, W., *Größe und Elend des Menschen*. Aus den „Pensées" von Blaise Pascal, 1979

Weiss, H., *Korrupte Medizin: Ärzte als Komplizen der Konzerne*, 2010
Weizsäcker, V. von, *Gesammelte Schriften in zehn Bänden*, 1988
Werner, G., *Einkommen für alle*, 2007
WHO (Weltgesundheitsorganisation), *Internationale statistische Klassifikation psychischer Störungen (ICD-10)*, 2005
Winkler, I. (Regie), *Das Haus am Meer*, Buch: Mark Andrus, USA, 2001
Wurtzel, E. *Prozac Nation. Young and depressed in America. A memoir*, 1994
Wurtzel, E., *Verdammte schöne Welt – Mein Leben mit der Psychopille*, 1996

Gesundheit als Sehnsucht nach Geborgenheit in sich: Heilung

4

In dem vorliegenden Kapitel wird ein grundsätzlich anderes Verständnis von Gesundheit erhellt, die als Befreiung des eigenen Selbst aus der „Höhle" seiner Entfremdung zu verstehen ist: als Rückkehr zu sich und der eigenen Sehnsucht, der ursprünglichen Quelle schöpferischer Freiheit.

Die Sucht der Krankheit wurde aus Not zum Ersatz für die verlorene Selbstbestimmung. Ihre zugleich ablenkende („kompensierende") und beruhigende (angstlösende) Wirkung erzeugte die Illusion einer Realität, die der Einzelne für die „Welt an sich" zu halten begann, weil es in sich selbst nichts wahrhaft Lebendiges mehr zu finden gab. Aus dem Bewusstsein des eigenen Ich konnte kein Bewusstsein des eigenen Selbst erwachsen, das sehnsüchtig frei existiert und sich und die Welt in seinem Sinn (mit)gestalten will.

Gesundheit bedeutete für einen Süchtigen, sich wieder – oder erstmals – empathisch und liebevoll mit sich selbst und anderen Einzelnen verbunden fühlen zu können und aus der Kraft seiner eigenen Potenziale sinnerfüllt zu leben. Doch wie ist ein solches Therapieziel erreichbar?

Den Abschluss von ► Kap. 3, in dem die seelischen und leibseelischen Krankheiten eines Menschen, die beobachtbaren und beschreibbaren Symptome, als Ausdruck *verzweifelter Sehnsucht* gedeutet wurden – als die hier die *Sucht* erscheint –, bildete ► Abschn. 3.8 über den *Wahnsinn* als der weitestgehenden Entfremdung vom eigenen Selbst. Im Verständnis der etablierten Diagnostik und Klassifikation psychischer Erkrankungen und Symptome gelten die *psychotischen* Störungen, im Gegensatz zu den vermeintlich milderen und besser therapierbaren *neurotischen*, als besonders schwerwiegend und kaum heilbar: Allenfalls seien die Symptome zu kontrollieren und so weit einzudämmen, dass ein Patient damit einigermaßen gut zu leben lerne, sein Dasein nicht mehr jederzeit von der Krankheit beherrscht werde und diese keine akute Bedrohung für sich und andere mehr darstelle.

O. Teischel, *Krankheit und Sehnsucht - Zur Psychosomatik der Sucht*,
DOI 10.1007/978-3-642-41771-9_4, © Springer-Verlag Berlin Heidelberg 2014

Doch sind diese Unterscheidungen und Klassifizierungen im Grunde weder hilfreich noch angemessen, im Gegenteil, sie bewirken nur neue Verwirrungen und Vorurteile im Umgang mit dem jeweiligen psychophysischen Leid betroffener Menschen. Die wollen hinter ihren Symptomen immer *als Einzelne wahrgenommen* und verstanden, nicht aber beurteilt und verglichen werden.

Die Krankheit hat sich ja unbewusst bereits als „Selbsterlösungsversuch" (*Sucht*) entwickelt, weil der Einzelne keine andere Möglichkeit sah, sich Erleichterung zu verschaffen und seiner Umgebung verständlich zu machen, als die *Verdrängung* oder *Abwehr* der *Entfremdung vom eigenen Selbst*, die umso massiver ausfällt, je unerträglicher diese Diskrepanz auf ihn wirkt. Bei dieser „Notlösung" wieder nur „von außen" betrachtet, bewertet und mit dem Elend anderer verglichen zu werden, käme einer erneuten Entwürdigung und doppelten Ohnmacht gleich.

Dieser Zusammenhang von notwendiger Verdrängung und unbewusst ersehntem Verständnis lässt sich gerade am Beispiel der Geschichte im zuletzt erwähnten Film – *Das geheime Leben der Worte* (Coixet, 2005) – verdeutlichen. Wir nehmen daran teil, wie die Protagonistin Hanna, *trotz* ihrer unbewussten Abwehrversuche, ihr zutiefst verletztes Selbst für sich und andere unsichtbar werden zu lassen, schließlich dennoch von ihrer Umgebung erkannt und mit der Zeit sogar *aufgrund* ihrer Symptome verstanden werden kann.

Um mit dem erlittenen Trauma überleben zu können, hat sie sich aufgespalten in eine Person, der das Unvorstellbare tatsächlich widerfahren ist, ihre „Freundin" –wobei nicht entscheidend ist, ob ähnliche Torturen eine ihr bekannte andere Frau tatsächlich auch noch erleiden musste –, und in eine zweite Person, sich selbst, als vermeintliche „Zeugin" von deren Folter. Und nur als diese vermag sie endlich vor einem anderen Menschen, Josef, zu dem sie Vertrauen fassen konnte, darüber zu reden. Damit setzt ganz allmählich Hannas Heilung ein, bei gelegentlichen, immer seltener werdenden „Rückfällen" in die „Schizophrenie", wie die Schlusssequenz des Filmes andeutet, in der, wie schon eingangs, die innere Stimme der „Freundin" noch einmal zu hören ist und Hannas Situation gleichsam als Filmszene beschreibt.

Vermutlich ließe sich der so behutsame wie leidvolle Prozess der Vertrauensbildung zwischen diesen beiden verletzten Seelen – Hanna und Josef – in allen Phasen und Entwicklungsstufen einer allmählich gelingenden Therapie beschreiben. Doch die Filmgeschichte bricht dort ab, wo die beiden, als sie einander wiedergefunden haben, beschließen, ihren weiteren Lebensweg gemeinsam zu gehen. Außerdem sind es *Filmfiguren* und keine wirklichen Personen, deren weitere Entwicklung sich untersuchen und dokumentieren ließe.

Allerdings hat die junge spanische Regisseurin Isabel Coixet – von der zugleich das Drehbuch stammt – für ihre Geschichte sehr gründlich recherchiert. Sie führte lange Gespräche mit einer jener verantwortlichen Trauma-Therapeutinnen der überlebenden Kriegsopfer – deren Person auch im Film vorkommt (dargestellt von Julie Christie) – und bekam Einblick in Originaldokumente jener Zeit.

Diese Wahrhaftigkeit des Bemühens findet im Film ebenso ihren Ausdruck wie die beispielhafte Würdigung psychophysischen Leidens durch die Intensität der beiden Hauptdarsteller (Sarah Polley und Tim Robbins), denen es durch ihr subtiles Spiel gelingt, den

Irrsinn des Krieges am *Wahnsinn* der betroffenen Menschen nachvollziehbar werden zu lassen.

Die Geschichte verbindet zudem ganz unterschiedliche Traumata – eben auch jene, deren Wurzeln bis in die frühe Kindheit zurückreichen – zu einer überaus differenzierten Studie über seelisches und körperliches Leid der menschlichen Existenz und die Heilkraft ihrer innewohnenden *Sehnsucht nach Geborgenheit*, in der jeder Einzelne sein eigenes Selbst zum Ausdruck bringen will.

Auch wenn die Entfaltung des eigenen Selbst im Fall derart schwerer und tiefgreifender Verletzungen für überlebende „Kriegsopfer" – ob des Terrors in den Familien, zwischen Geschlechtern oder Völkern – nur unter leidvollen Anstrengungen und mit großer Geduld gelingen kann, obwohl doch gerade dafür alle Kraft zu fehlen scheint, hilft möglicherweise der *Glaube* an einen unbedingten, schicksalhaften Sinn hinter *allem*, was einem widerfährt, oft noch das Unerträgliche zu überleben.

Gerade dieser Glaube lässt einen Menschen in ausweglos erscheinender Lage immerhin noch krank werden, statt gleich zu sterben, was *ohne jede liebevolle Zuwendung* in kürzester Zeit geschehen kann, auch wenn der Einzelne körperlich unversehrt und in einer abgesicherten Umgebung existieren mag.

Säuglings- und Kleinkindforscher René Spitz, der besonders auch die traumatischen Lebensverhältnisse und Störungen von Heimkindern untersuchte, brachte in diesem Zusammenhang das grausame Experiment des Stauferkönigs Friedrich II. ins öffentliche Bewusstsein, bei dem dieser befahl, Neugeborene von ihren Ammen lediglich stumm und lieblos versorgen zu lassen, woraufhin sie *alle* starben (Leuzinger-Bohleber, 2009, S. 67).

Der instinktive Überlebenswille eines Menschen, in Verbindung mit seiner ureigenen, sinnorientierten und himmelwärts gerichteten Kraft der Sehnsucht, vermag ein geradezu unendliches schöpferisches Potenzial zu entfalten, das zuletzt immer auch an ein Wunder grenzt. Dessen Grundvoraussetzungen mögen sich zwar allmählich immer besser erkennen lassen, doch angesichts seiner Wirklichkeit bleiben am Ende nur ehrfürchtiges Staunen und dankbare Demut – wie vor jedem Heilwerden eines Menschen.

Krankheit als Sucht bedeutet immer auch *Krankheit als kreative*, den gegebenen Möglichkeiten und eigenen Voraussetzungen dieses konkreten Einzelnen angemessene, täglich neu beginnende *Suche* nach einem irgendwie noch erträglichen – nicht tödlichen – Weg zur wahren Bestimmung: zur *Berufung* des eigenen Selbst, das oft gerade erst über zahllose Umwege, gegen große Widerstände und unter leidvollen Verirrungen zum persönlichen Sinn und Ziel seines Lebens findet, das es dann ebenso täglich aufs Neue schöpferisch zu gestalten gilt.

Dieser Prozess ist das menschliche Dasein selbst und währt bis zum letzten Augenblick. Solange gibt es unendlich viele Gestaltungsmöglichkeiten und ebenso jederzeit drohende Gefahren, wieder vom Weg abzukommen und krank zu werden.

Doch wenn wir einmal zutiefst eingesehen haben, dass unsere Krankheit nur die dunkle Seite unserer Gesundheit bedeutet, dass uns darin das Unbewusste unseres Körpers zu Hilfe kommt, weil uns das eigene Bewusstsein in die Irre geführt beziehungsweise die Umgebung uns der Eigenständigkeit beraubt hat, verliert sie ihren Schrecken für immer und wird zur Herausforderung unseres verlorenen Selbst, ihm auf *andere* Art und Weise Geltung zu verschaffen. „Wo Es war, soll Ich werden", meinte Sigmund Freud (1974, S. 516). Wo *Sucht* (be)herrscht, soll sich *Sehnsucht* entfalten können, ist die Leitidee des hier beschriebenen Prozesses.

Gesundheit ist – wie das Leben, die Liebe, das Glück und die Sehnsucht – zuerst immer ein *Geschenk* und kein Verdienst. Der Einzelne bekommt sie gleichsam potenziell mit seiner Existenz verliehen, so wie er einen eigenen Körper zu seiner Verfügung hat, um überhaupt existieren zu können. Dabei ist *Gesundheit* ebenso wie ihr Gegenpol (Krankheit), der hier bisher im Zentrum der Aufmerksamkeit stand, immer nur eine relative, sich dauernd verändernde, in Entwicklung befindliche Lebensenergie, die zudem nur subjektiv empfunden und bewertet werden kann und sich weder herstellen noch erwerben lässt. Kein Gedanke, kein Medikament, keine Methode und kein Training führen zum Ziel Gesundheit, auch wenn sie einen Beitrag dazu leisten mögen – oder jedenfalls nicht hinderlich sind –, die leibseelische (psychophysische) Person, als Einheit aller im einzelnen Menschen wirksamen Kräfte, Richtung Wohlbefinden zu entwickeln.

In Zeiten einer mechanistisch-materialistischen Weltsicht, da alles herstellbar und käuflich erscheint, kann gar nicht deutlich genug hervorgehoben werden, dass nichts von dem, was das Wesen eines Menschen bedeutet und ihn eigentlich erst zum Menschen macht, mit Besitz, Gegenständlichem oder Zuständlichem zu tun hat, sondern einzig mit jener *lebendigen leibseelischen Geistigkeit*, die gleichsam dynamisch „zwischen" und jenseits von allem Sichtbaren existiert und wirksam ist.

Das Wesen eines Menschen entwickelt sich nicht jenseits von Zeit und Raum und auch nicht unabhängig von den zwischenmenschlichen Beziehungen, in denen der Einzelne sich „befindet". Doch es wird auch niemals zum bloßen „Produkt seiner Umgebung", „geprägt" von den Einflüssen, denen er ausgesetzt war und ist. Eine derartige Auffassung bleibt ebenso reaktionär-ideologisch wie jene, die den Menschen als Resultat seiner Gene oder der Neurobiologie erklärt und die Idee der Willensfreiheit oder die Fähigkeit zu glauben allenfalls für eine „nützliche Illusion" hält, mit der sich womöglich die Angst vor dem Nichts ein wenig verringern lässt (Hamer, 2006; Dawkins, 2008).

Wenn ein Mensch an die *Sehnsucht der Seele* als seine ureigene Freiheit glaubt, glaubt er auch an den Sinn seiner konkreten Existenz und das Potenzial einer leibseelischen Gesundheit, die ihm geschenkt wurde, sich in der Welt zu entfalten. Was dabei konkret *Gesundheit* bedeutet, ist immer subjektiv und individuell unterschiedlich erlebbar und vom Einzelnen erst gemäß der eigenen Lebenssituation zu verwirklichen und mitzugestalten – so wie auch die Sehnsucht eines Menschen, sein Glück, seine Liebe und der Sinn seiner Existenz nicht nur von einem Individuum zum anderen verschieden gedeutet, bewertet und empfunden werden, sondern auch von Tag zu Tag, von Augenblick zu Augenblick neu und anders erlebbar sind und immer wieder aufs Neue *bewusst angeeignet* – „zu eigen gemacht" – werden „wollen", um ihre lebendige Wirklichkeit – und Wirksamkeit – spüren zu lassen.

Gerade das Empfinden *seelischer* Gesundheit ist an die *Freiheit* der konkreten Existenz des Einzelnen gebunden, der sein Leben selbstbestimmt zu gestalten vermag. Ein Mensch kann sich auch bei bester *körperlicher* Gesundheit des eigenen Daseins nicht mehr erfreuen, solange andere darüber verfügen, wie es zu verlaufen hat und welche Rolle er darin spielen soll. Auch ein körperlich „bärenstarker" Mann, der an einer schweren Depression erkrankt ist, kommt in seinem Ohnmachtsgefühl kaum noch aus dem Bett, wenn er den Sinn seiner Freiheit nicht mehr empfinden kann.

Tragischerweise setzt alle Manipulation und Unterdrückung eines Menschen genau dabei an, dem Einzelnen die *Illusion von Frei-Willigkeit* zu vermitteln, um ihm dadurch vorzutäuschen, dass er genau jene Ziele, für die er seine Kraft und Energie einsetzt, von sich aus erstrebt, dass er sie gut und richtig findet und sich nur noch ein wenig mehr anstrengen muss, um sie auch zu erreichen. Dazu wird auf fatale Weise die vom Einzelnen unbewusst gesuchte Abwehrstrategie seines realen eigenen Elends genutzt. Aus diesem Grund bemerkt der chronisch Kranke – Süchtige – auch meist erst, wenn es fast zu spät ist und ihn bereits körperliche Symptome dramatisch einschränken, dass er offenbar falsch gelebt und fremden Mächten gehorcht hat, statt die Frühwarnzeichen seiner eigenen Sensibilität zu beachten. Nach diesen Strategien funktioniert Werbung, die den Menschen als „Konsumenten" suggeriert, dass ihnen gerade diese Produkte, dieses Programm und dieses Verhalten noch zum Glück gefehlt haben.

Und auf eben diesen Mechanismen der (Selbst-)Ausbeutung und Entfremdung basiert die moderne, von *Sucht* beherrschte Leistungsgesellschaft, die der „Lüge Werbung" bedarf, um Nachschub zu erhalten, und deren „Mitglieder" ihr selbstschädigendes, ruheloses, unablässig tätiges Erfolgsstreben – ihre *Arbeitssucht* – und ihre Fixierung auf „Wachstum" noch als „Fortschritt" ansehen – im „guten Glauben", damit etwas zum Wohlstand der Menschen beizutragen, von Süchtigen für Süchtige erzeugt, die sichtbarer Zeichen und Mengen (vom Kontostand bis zum Alkoholspiegel) bedürfen, um sich für den Moment beruhigen zu können.

Die eigenen Symptome völliger Erschöpfung werden obendrein begrifflich zum sogenannten *Burnout* verklärt, das vielfach eher als Betriebsstörung eines heiß gelaufenen Motors zu gelten scheint denn als schwere leibseelische Erkrankung, deren epidemische Ausbreitung zugleich auf die Unmenschlichkeit jener gesellschaftlichen Verhältnisse verweist, unter denen sie entsteht. Und als Therapieziel gilt letztlich die Wiederherstellung des Einzelnen als „funktionierendes Rädchen" im Getriebe des kranken Systems einer Gesellschaft, die Ausbeutung und Wachstum zu ihren Leitwerten erklärt hat.

Je reicher eine Gesellschaft an materiellen Gütern, desto erfolgreicher hat sie „gewirtschaftet", je mehr ein Einzelner sichtbar „leistet", gemessen an seinem Verdienst oder seinen öffentlichen Auszeichnungen, für desto tüchtiger wird er gehalten – *Haben* statt *Sein* wird als wesentlich erachtet (Fromm, 1976).

Dieses materialistisch-mechanistische Weltbild vermittelt sich in allen Bereichen des Lebens. Und in der Logik eines solchen Denkens wurde ebenso konsequent wie fatalerweise die *Maschine* zum Götzen des Menschen, dem er sich nun schon seit Beginn der sogenannten „Moderne" (Beck, 1986) bis ins Zeitalter der Kommunikationstechnologien hinein unterwirft und mit dessen Begriffen er sich selbst beschreibt und bewertet.

Der Körper eines Menschen wird dabei gleichsam zu einer „gut geölten, leistungsfähigen Maschine", dessen Teile bei Bedarf ausgewechselt werden können, dessen Gelenke zu schmieren sind und dessen „Pumpe" sich trainieren lässt, damit dieser Körper noch möglichst lange „läuft" und viel „Energie bringt", wobei dessen Oberfläche nach beliebiger Vorlage, zur Erhöhung des eigenen Marktwertes, bis zuletzt noch operativ umgestaltet („gestylt") werden kann.

Passend dazu arbeitet eine sogenannte „Wissenschaft" an der Entwicklung einer möglichen „Superpille", gleichsam für und gegen alles, um auch unsere Gefühle nach Bedarf manipulieren zu können und so noch effizienter und leistungsfähiger zu werden (Bartens, 2008; Holsboer, 11.11.2011).

Solange die „perfekte Pille" noch nicht verfügbar ist, müssen eben noch diverse Drogen und Medikamente dafür herhalten, die lästigen Symptome zu unterdrücken und nützliche Emotionen hervorzurufen. Doch profitgetriebene Pharmakonzerne versprechen den verzweifelten Patienten immer wieder, das „Wundermittel" bereits gefunden zu haben, und machen so ihre Geschäfte mit der Not des süchtigen Menschen (Angell, 2005; Weiss, 2008).

Bisher wurde im Rahmen dieses Buches näher zu erhellen versucht, wie es zu dieser ungeheuren Entfremdung kommen konnte und auf welche Weise der Mensch sich bemüht hat, noch unter den widrigsten Bedingungen bei sich zu bleiben – wenigstens über die Krankheit ein Gespür seiner selbst zu bewahren, das im Leiden auf die *Abwesenheit* von Gesundheit verweist, sich und anderen gegenüber. Dabei wird er geleitet von der verzweifelten Sehnsucht, wahrgenommen und verstanden zu werden, um dadurch womöglich seine Lebensverhältnisse dem eigenen Sinn entsprechend verändern zu können – vielleicht sogar doch noch mit Unterstützung derjenigen, die ihn gerade an seiner selbstbestimmten Entwicklung gehindert haben und ihn so erst krank werden ließen.

Dass der Mensch zu einer derartigen Kraftanstrengung fähig ist, dass sein Überlebenswille und sein Freiheitsdrang so stark sind, dass er trotz des größten Elends und der gewaltsamsten Unterdrückung noch Mittel und Wege zu finden versucht, sich zu retten und sein verletztes Selbst zu bewahren, damit es sich eines Tages doch noch entfalten und ein würdevolles, erfülltes, eigenständiges Dasein führen kann, ist ein ebenso großes Wunder wie dieses Leben, dem sich der Mensch erst verdankt.

Krankheit als schöpferischer Prozess, der durch das Leiden auf die Abwesenheit von Gesundheit verweist, durch das *Ausmaß der Sucht* das verlorene *Maß der Sehnsucht* bezeugt, als *Warnsignal des Körpers* und *Hilferuf der Seele*, die Existenzbedingungen des *Homo patiens* zu verändern, damit dieser konkrete Einzelne sich den Möglichkeiten und Fähigkeiten seines eigenen Selbst gemäß entwickeln und verwirklichen kann, um sich als dieses einmalige Wunderwesen zu gestalten, das „Gott mit ihm gemeint hat".

Was Fjodor Michailowitsch Dostojewski für ein Merkmal wahrhaftiger Liebe hielt – „Einen Menschen zu lieben bedeutet, ihn so zu sehen, wie Gott ihn gemeint hat" (Lavrin, 1963) –, gilt ebenso für die Beziehung des Einzelnen zu sich selbst. „Liebe deinen Nächsten wie dich selbst" heißt es in der Bibel an vielen Stellen und wurde von Jakobus gar als „königliches Gesetz" bezeichnet (Jakobus 2.8).

Nachdem die verzweifelte Sehnsucht des verletzten Selbst auf ihren notwendigen Umwegen und Fluchtwegen sich und anderen als ohnmächtig und krank bewusst geworden ist und die unbewusste Sprache der Symptome in ihren angemessenen Zusammenhang übersetzt wurde, kann schließlich ein anderer Prozess beginnen. Aus der Mitte des Leidens, aus der Tiefe der Verzweiflung über die Entfremdung in der Sucht, erwächst die Sehnsucht nach Geborgenheit als Weg der Heilung.

Jener winzige Strahl, der in die Höhle fällt und vom Licht des Himmels kündet, die *eine* Kerze, die das Nachtdunkel erhellt – sie verheißen dem Kranken eine andere Welt, jenseits von Finsternis und Todesnähe, hinter der Angst, die den Leidenden zu vernichten droht.

Was immer dem Einzelnen als wahrhaftige Rettung erscheinen mag – der Glaube an Gott, die Liebe eines Menschen, die Heilkraft der Natur oder der Kunst –, letztlich erwächst ihm die Kraft der Sehnsucht nach *Geborgenheit in sich*, die in diesem Zusammenhang als Inbegriff von Gesundheit gelten kann, aus der verlorenen Mitte seiner Person, aus dem entfremdeten Selbst, das zu seiner ureigenen Identität zurückfinden will – so wie alle Menschen seit dem Moment ihrer Geburt auch schon wieder auf dem Weg in jene Heimat sind, aus der sie kamen.

Es sollte niemals einen „Nachteil, geboren zu sein" bedeuten, wie Emil M. Cioran (1979), der radikale Philosoph des Pessimismus, es sah, sondern als wunderbares *Geschenk einer Reise* erlebt werden können, die der Mensch zu seiner eigenen Entfaltung und Freude schöpferisch mitgestalten darf.

Der Mensch darf *da sein* auf der Welt, darf die äußere ebenso erfahren und erkunden wie seine innere, kann sich nach beider Zusammenhängen fragen, nach dem Sinn des Lebens überhaupt und dem konkreten dieser seiner ganz bestimmten Existenz – zu dieser Zeit, an diesem Ort, unter diesen Menschen.

Woher komme ich? Wer bin ich? Wohin gehe ich? Diese Fragen stellen sich dem Einzelnen nur, weil er als Mensch, als sprachbegabtes, philosophierendes, sehnsüchtiges Wesen existiert, kraft seiner leibseelischen Existenz zur möglichen Freiheit eines selbstbewussten Geistes berufen, der sich freiwillig auf die Lebensreise begeben kann – oder ihr und sich jederzeit ein Ende setzen.

„Es gibt nur ein wirklich ernstes philosophisches Problem: den Selbstmord. Die Entscheidung, ob das Leben sich lohne oder nicht, beantwortet die Grundfrage der Philosophie", sei hier noch einmal Albert Camus (1959, S. 9) zitiert, der damit sein existenzphilosophisches Credo ausdrückt. Sein Weggefährte und Widersacher Sartre erlebte den Menschen – also *sich* – als „zur Freiheit verurteilt" und wurde damit ebenso ideologisch wie Cioran, indem beide ihre subjektive Perspektive zur Allgemeingültigkeit erhoben.

Doch der Mensch kann sich und das Dasein eben auch als ein „Geschenk des Himmels" erleben, sich selbst als Kind der Gnade und das Leben als unbegreiflich schönes Wunder der Natur, vor dem er sich in staunender, dankbarer Ehrfurcht verneigt und das sich durch seine wahrhaft menschliche, sehnsüchtige, sich schöpferisch entfaltende Existenz bezeugen lässt.

In ► Kap. 3 galt die Aufmerksamkeit dem Thema *Krankheit* und damit der Tatsache, wie sehr Leiden und Verzweiflung, auch die beständige *Angst* vor dem Tod, das Leben des

Menschen überschatten können. Es zeigte sich, wie allein die Hilflosigkeit und Ohnmacht des kleinen Kindes seit Anbeginn große Gefahren in sich birgt, jeder Moment zugleich derjenige sein könnte, in dem dieses verletzliche, zerbrechliche Wesen schon wieder vergeht oder schweren Schaden an seiner Seele nimmt.

Wie ein Wunder erscheint da jene existenzielle geistige Kraft dieses Wesens, jeden Augenblick selbstbewussten Einklangs mit dem eigenen Dasein zu einer kostbaren Ewigkeit werden zu lassen, indem es sich sehnsüchtig über seine schicksalhaften Begrenzungen in ein Reich schöpferischer Freiheit erhebt.

Eingangs stellten sich die grundlegenden Fragen nach dem Wesen des Menschen und der Möglichkeit von Freiheit und Selbstwerdung. Und es wurde klar, dass zuletzt erst der *Glaube* daran – wie jener an „Gott" – auch die Entfaltung dieser Potenziale zu bewirken vermag, ihre inneren Energien „freisetzt".

Jetzt soll es vor allem um die Kräfte der Heilung gehen, um die *Voraussetzungen* von Gesundheit, um die Fähigkeiten des Menschen, sie zu bewahren oder wiederzuerlangen, wenn er krank geworden ist. Was erhält einen Menschen gesund, und was lässt ihn wieder gesund werden? Welche Bedingungen benötigt ein neugeborenes Kind, sich mit der Zeit, seinen Möglichkeiten gemäß, zu einer selbstbewussten und eigenständigen Persönlichkeit zu entwickeln?

Woran, an welchen *Haltungen* wird eine gesunde Entwicklung für den Einzelnen und seine Umgebung erkennbar und spürbar? Und welche schöpferischen *Ausdrucksweisen* entwickelt ein *wahres Selbst*, das seiner Entfremdung nicht länger symptomatisch entkommen muss, sondern sich selbst in seiner Welt jederzeit sehnsüchtig gestalten kann?

Mögen solche Fragen jenen wunderbaren Weg erhellen, den es zeitlebens zu erwandern gibt, jenseits der Höhlen von Angst und Verzweiflung, im hellen Licht einer „Sonne", die aus der „Liebeskunst" selbstbewusster Seelen erstrahlt.

4.1 Voraussetzungen

Damit sich ein Mensch überhaupt seinem Wesen gemäß entwickeln und zu einer vertrauensvollen inneren Stabilität finden kann, bedarf es bestimmter Voraussetzungen, die gerade nicht im Belieben des Einzelnen stehen.

Um selbstbewusst sein zu können und immer wieder zu werden, muss sich ein stabiles Selbstwertgefühl entwickelt haben. Und das benötigt ebenso zunächst die Erfahrung einer sicheren, geborgenen Umgebung wie später die Freiheit, diese ohne lähmende Angst oder Schuldgefühle („schlechtes Gewissen") jederzeit verlassen zu können.

Ermutigt zu sich selbst und geborgen im Vertrauen seiner Bezugspersonen macht sich der Einzelne „gelassen" auf den Weg der Selbsterkenntnis und der Entdeckung seiner ureigenen Möglichkeiten. Und auf der Grundlage seiner frühen – im Wesentlichen sicheren – Bindungserfahrung entwickelt er kraft seiner ureigenen Begabungen und Fähigkeiten schrittweise sein individuelles Selbst.

Dieser sich herausbildenden Persönlichkeit vermag ein Mensch dann zeitlebens, in sich wandelnden Gestalten, selbstbestimmt schöpferischen Ausdruck zu verleihen.

Das *Wesen des Menschen* lässt sich aus der Einheit unterschiedlicher Dimensionen beschreiben (► Abschn. 2.1), deren Zusammenwirken erst jene Möglichkeit einer selbstbewussten, sehnsüchtigen, schöpferischen Existenz hervorbringt, für die es keinen anderen „Beweis" gibt als den *Glauben* des Einzelnen an sich selbst. Wenn dessen Glaube der bewussten Einsicht in die inneren Zusammenhänge seines Wesens erwächst, bezeugt das *Wunder der Selbsterkenntnis* die Existenz des Selbst – so wie das Wunder der Natur die Gnade der Schöpfung (des Schöpfers) bezeugt.

Damit bliebe die Möglichkeit eines Selbstseins in Freiheit letztlich nichts als reine Behauptung, ähnlich abstrakt und paradox wie ein „Gottesbeweis", der logisch überzeugend und sogar brillant erscheinen mag, aber dennoch, ohne sinnliche Erfahrungsgrundlage, nichts anderes als sich selbst beweist – wie jener einfachste von allen, der aus dem bloßen *Vorhandensein der Idee* von einem vollkommenen Wesen auf dessen *reale Existenz* schließt. Was wir uns als das Größte vorstellen können, muss es „also" auch tatsächlich geben (von Canterbury, 2005, Kapitel 2–4).

Vermutlich ist ein Glaube so einfach und klar wie diese Schlussfolgerung, doch hat er eben nichts mit Logik und Beweisen zu tun – sonst hieße er nicht *Glaube* –, sondern vielmehr mit einem „Empfinden von Sinn", mit der Bereitschaft, etwas Vollkommenes, ganz und gar anderes als das Sichtbare, für möglich zu halten und darauf zu vertrauen, dass es *ist* – persönliche *Gewissheit* im Gegensatz zu Wissen.

Die Aufmerksamkeit soll hier aber auf das gerichtet werden, für das es eindeutige Gründe gibt – *Menschenrechte* sozusagen: die *Voraussetzungen des Selbstseins*, die *Bedingungen der Möglichkeit*, dass sich etwas wie *Freiheit* überhaupt entwickeln *könnte*.

Wenn wir aus philosophischer Perspektive den Gedanken an die Freiheit zulassen wollen, weil er die Dimension eines selbstbewussten Geistes erst vorstellbar werden lässt und aus diesem wiederum die Bedeutung der konkreten einzelnen Existenz und die Würde der Person begründbar sind – wir also noch immer „vernünftig" argumentieren –, dann geht es jetzt um die Gestaltung von Lebensverhältnissen und -bedingungen, unter denen sich eine vernunftgemäße Entfaltung des menschlichen Wesens in seinen unendlichen Potenzialen individuell und existenziell überhaupt verwirklichen ließe, darum, Voraussetzungen zu gewährleisten, unter denen sich die Entwicklung des Einzelnen nicht von vornherein unter entfremdeten, unwürdigen, seine Autonomie verhindernden oder einschränkenden Umständen vollzieht.

Dabei sind nicht die natürlichen, leibseelischen Grundlagen der menschlichen Existenz gemeint – vor diesem anthropologischen Hintergrund werden ohnehin alle Überlegungen erst möglich –, hier geht es um die *menschlichen Beziehungen* und deren Auswirkungen auf das Zusammenleben der Individuen. Auch diese Perspektive setzt „Axiome" voraus, die mit dem Glauben an die potenzielle Freiheit des Einzelnen die Verantwortung für den (oder die) „Nächsten“ einbezieht und ebenso für die Umgebung, in der dieser konkrete einzelne Mensch existiert: die Gesellschaft – das Gemeinwohl – ebenso wie die Erhaltung und Pflege seines natürlichen Lebensraumes.

Es ist also hier keine Frage mehr, ob der Mensch überhaupt *Voraussetzungen* dafür in sich trägt, verantwortlich zu denken und zu handeln – diesem Thema wurde gleich zu Beginn verstärkte Aufmerksamkeit geschenkt –, wesentlich erscheint jetzt, *auf welche Weise* der Mensch durch und in seinen Beziehungen *Voraussetzungen schaffen* kann, die zur Entfaltung jener potenziellen Freiheit beitragen *beziehungsweise* (!) dieser nicht hinderlich sind.

Zu den schicksalhaften, naturgegebenen Einschränkungen, die durch unsere anfällige, *verletzliche* Existenz als Mensch ohnehin dauernd neue Herausforderungen bedeuten und die wir oft genug nur aus einer gelassen geduldigen Einstellung heraus ertragen können oder durch die Mobilisation jener „Trotzmacht des Geistes“, wie Viktor E. Frankl (1998, S. 62) sie nannte, kommen noch jene Schicksalsschläge, die von Menschen verursacht sind: Verbrechen und Gewalt in all ihren Abarten.

Gerade das Beispiel von Frankl (1982), der die Widerstandskraft des Geistes, der unter allen Umständen an einen Sinn zu glauben vermag, im Konzentrationslager für sich erkannte, verweist auf jenen Bereich unermesslichen Leidens, das allein *Menschen* einander zufügen und das auch nur Menschen überwinden können – vorausgesetzt, wir halten ihn nicht für wesenhaft „böse“ und den Krieg für das Gesetz des Lebens schlechthin. Doch wer vorgibt, diese vermeintliche Wahrheit erkannt zu haben, ist wieder „nur“ ein Mensch, der an sie glaubt und den vom Gegenteil zu überzeugen, andere wiederum zu ihrem Lebensziel erklären können, indem sie der *Liebe* Raum geben und sie in ihrem Denken und Tun zu bewahrheiten versuchen. Auch hier entscheiden Menschen über Menschen, welche Wahrheit, und damit welche *Haltung*, das letzte Wort unter ihnen haben soll.

Gewiss bleibt es immer wichtig, zu bedenken *beziehungsweise* zu berücksichtigen, welches Verhalten überhaupt „menschenmöglich“ ist und welche Voraussetzungen erfüllbar sind, gemessen an der leibseelischen (psychophysischen) Natur und Kraft unseres Wesens, um keine Erwartungen zu wecken oder Illusionen zu nähren, deren unvermeidliche Enttäuschung die Sehnsucht verzweifeln und zur *Sucht* werden lässt, um das Drama der eigenen Ohnmacht auszuhalten. Ein wesentlicher Aspekt des Gesundbleibens und der Heilung liegt darin, dass es dem Einzelnen gelingt, im Einklang mit sich und seinen natürlichen, aktuell verfügbaren – mehr oder weniger beeinträchtigten – Ressourcen, seine konkreten Lebensverhältnisse entsprechend seiner ureigenen, existenziellen *Sehnsüchte* zu gestalten.

Der Weg zur Heilung bedeutete, nicht – oder nicht länger – einer sofortigen, zwanghaften Erleichterung durch die *Sucht* zu bedürfen oder sich unbewusst eine neurotische, psychosomatische oder psychotische *Krankheit* zu „suchen“, die zu erleiden erträglicher scheint, als im Bewusstsein einer unüberwindlich wirkenden Entfremdung zu leben.

Dabei kann es wie eine Ironie des Schicksals anmuten, dass es auch für die Erhaltung oder Wiederherstellung der *Gesundheit* immer zuerst und zuletzt auf den *Einzelnen* ankommt, der ja selbst (s)eine ganze Welt ist, die er für sich erforschen und gestalten kann, so wie sich andererseits auch die „Erfindung“ einer ganz persönlichen, zum eigenen Problem

„passenden Symptomatik“ (Krankheit) einem schöpferischen Prozess verdankt, in dessen Verlauf der Betroffene auf das Erleiden „allgemeiner“ Verhältnisse individuell antwortet. Diese Verhältnisse hängen mit der Gewalt und dem Unrecht in Beziehungen aller Art zusammen – von der Gesellschaft über die Familie bis hin zur Umweltzerstörung.

Da jedoch die Entfremdung vom eigenen Selbst ein derart verbreitetes Phänomen ist, nimmt sich der Einzelne – und daran ist das Ausmaß des Elends gerade erkennbar – oft gar nicht mehr als solcher war, sondern erlebt sich als „Rädchen im Getriebe“ eines Systems, aus dem er als „krank“ herausgefallen ist und in dem er baldmöglichst wieder funktionieren möchte. Doch sein Unbewusstes ist klüger, dank dessen Vernunft ist er überhaupt erst krank geworden und bleibt es, mehr oder weniger stark ausgeprägt, mit *Suchtverlagerungen* aller Art – so lange, bis sich *Perspektiven der Heilung* finden.

Der erkrankte Leib mit seiner verdrängten Sehnsucht hilft dem leidenden Einzelnen, seinem Selbst endlich angemessenen Ausdruck verleihen zu können und keine Sucht mehr nötig zu haben, die ein System zu ertragen versucht, das in Wahrheit krank und krankmachend ist.

„Es gibt kein wahres Selbst in einem falschen System“, wie sich der Satz Adornos (2008, S. 59) hier abwandeln ließe, und solange die Verhältnisse, in denen wir leben, die Entfaltung der selbstbewussten schöpferischen Potenziale des Menschen unterdrücken und verhindern, macht die Not den Einzelnen eben *unbewusst* erfinderisch, und er *sucht* nach Auswegen der *Sucht*, um schließlich doch noch bei sich selbst anzukommen, ganz Mensch *sein* zu können und nicht nur ein Leben zu *haben*.

Die Symptome der Krankheit künden von der Entfremdung des Einzelnen *und* von deren Gegenteil: einer *Gesundheit als Geborgenheit in sich*. Sie bezeugen zugleich die Sehnsucht danach und werden so, hinter ihr und durch die Sucht hindurch, zum Ausgangspunkt einer möglichen Heilung.

4.1.1 Bindung

Betrachten wir also wesentliche *Voraussetzungen* für die leibseelische Gesundheit eines Menschen im Einzelnen genauer und bedenken zunächst, dass es sich dabei um die *ursprünglichen* zwischenmenschlichen Beziehungen handelt, in denen alle späteren wurzeln. Und wenn wir von daher die Zusammenhänge und Verhältnisse zwischen *Menschsein* und *Ichsein*, der *Gesellschaft* und dem *Individuum*, einer Familie und ihren einzelnen Angehörigen, *Eltern* und *Kindern*, verstehen und mitgestalten wollen, müssen wir die Aufmerksamkeit zuerst auf den Ausgangspunkt aller möglichen Entwicklung richten: die Geburt eines Menschen und die Frühzeit der ersten Lebensmonate und Jahre.

Zu Beginn des Lebens werden überaus entscheidende, nachhaltig einflussreiche Erfahrungen zuteil – stärkende oder schwächende, liebevolle oder schmerzhafte, Geborgenheit vermittelnde oder Unsicherheit erzeugende –, die im Neugeborenen einen ersten bleibenden Eindruck von der Welt und den Menschen in ihr hinterlassen. *The First Cut is the Deepest*, wie es in einem frühen Song von Cat Stevens (1967) heißt, und das gilt für den *Schmerz* enttäuschter Liebe ebenso wie für deren erstes Glück, die oft sogar eng zusammengehören und beide niemals vergessen werden. Doch geschieht dieser Prozess sehr bewusst, mit überaus wachen Sinnen, und in solcher Intensität meist erst irgendwann im jugendlichen Alter. Und auch dessen Schmerz und dessen Freude hängen eng damit zusammen, was der junge Mensch zuvor schon alles erleiden oder entbehren musste: Jede spätere Erfahrung scheint frühere Erfahrungen zu bestätigen, und so wird das Fundament entweder immer brüchiger oder stabiler.

Zwar gibt es auch den früheren widersprechende *andere* Erfahrungen, doch braucht es sehr lange, einen früh verunsicherten und zutiefst misstrauischen Menschen vom Gegenteil zu „überzeugen". Und das kann ohnehin nicht von anderen „geleistet", sondern nur vom Leben *geschenkt* werden, wenn sich dieses auch in Gestalt eines anderen Menschen offenbaren mag.

Andererseits hilft eine frühe, dauerhaft sichere Zuwendung sehr dabei, ein stabiles Selbstwertgefühl aufzubauen, das durch Enttäuschungen und Niederlagen, die jederzeit möglich sind, nicht gleich aus der Bahn geworfen wird.

Spätere Liebes- und Lebenskrisen hängen in ihrer Intensität und ihrer Verlaufsform alle mit denen der ersten Lebensphase eines Kindes zusammen, weil alles, was zu jener Zeit geschieht, da der Einzelne ohnmächtig, ausgeliefert und schutzbedürftig ist – angewiesen auf die liebevolle Unterstützung der Menschen seiner Umgebung –, ihm direkt, roh und ungefiltert durch bewusste sprachliche Distanz unter die Haut geht und sich für immer und bis in alle Ewigkeit unbewusst dort ablagert – gleichsam in ihn eingeschrieben wird.

Das geschieht auch mit jeder beliebigen anderen späteren Erfahrung – wir behalten in unseren Zellen vermutlich jeden einzelnen Moment unseres Daseins aufbewahrt, gleich einem riesigen Erfahrungsspeicher –, doch die frühen sind *unsere allererste Begegnung mit dem Leben* und für dessen *Abbild und Atmosphäre in unserer Seele* verantwortlich.

So wie unser Unbewusstes überhaupt in Sekunden auf vorsprachlicher Gefühlsebene über Sympathie oder Antipathie eines Menschen, eines Ortes oder einer ästhetischen Wahrnehmung entscheidet, zeigt sich die Wirkung des ersten Eindrucks für die erste Lebenszeit eines Menschen inzwischen immer klarer und deutlicher. Eine *bewusste* Bewertung erfolgt dagegen immer erst im Nachhinein, den ersten gefühlsmäßigen Eindruck dann oft genug revidierend oder differenzierend – allzu oft leider von einem widersprechenden Über-Ich gesteuert und dadurch krankmachend.

In dieser Frühzeit, da das menschliche Neugeborene hilfloser als die meisten Tierkinder ist, bleibt es noch weit entfernt von jeglicher bewussten sprachlichen Entwicklung – ein distanzlos hingegebener, auf seine Versorgung angewiesener, von seiner Außenwelt abhängiger Organismus.

Inzwischen ist gut genug beobachtet und untersucht worden, auch unter Einbeziehung der Vergleichenden Verhaltensforschung von Tier und Mensch, wie wesentlich für die stabile kindliche Entwicklung eine *sichere Bindung* zur Mutter – oder einer anderen primären Bezugsperson – ist, in der die Bedürfnisse und Signale eines Säuglings wahrgenommen, richtig interpretiert sowie angemessen und prompt befriedigt werden.

Die Untersuchungen von John Bowlby (1975), der als Pionier der Bindungsforschung gilt, haben seit den 1950er Jahren entscheidende Anstöße für ein vertieftes Verstehen der seelischen Entwicklung eines Kindes geliefert, aus der sich die Bedingungen und Möglichkeiten einer gesunden Reifung vom Ich zum Selbst erhellen lassen. Und ähnlich wie Bowlby mit seinen Untersuchungen die weitgehend noch intuitiven Einsichten von Sigmund Freud über die Bedeutung der frühen Kindheit stützen konnte, bekommt er heutzutage seinerseits von den Erkenntnissen der Neurobiologie immer nachhaltigere Bestätigung, die mit ihren bildgebenden Verfahren den gravierenden Einfluss frühester Erfahrungen bereits für den Fötus im Mutterleib nachweisen können (siehe hierzu ▶ Abschn. 3.2).

Die sogenannte Bindungstheorie kam durch weitere Beobachtung und Erforschung frühkindlichen Verhaltens sowie durch die neueren Untersuchungsmethoden, zu der Erkenntnis, dass die Entwicklungspotenziale der menschlichen Natur ursprünglich harmonisch aufeinander abgestimmt in ihrer Beziehungsdynamik grundgelegt sind.

Karl Heinz Brisch (2006), einer der nachfolgenden, die Arbeit von Bowlby (1975) aufgreifenden und vertiefenden Forscher, beschreibt dies in seinem Buch *Bindungsstörungen* gleich eingangs, weil erst aus dem Wissen um die Möglichkeiten einer *gesunden* Entwicklung eine „Fehlentwicklung" erkannt und verändert werden kann:

> Nach Bowlby stellt das Bindungssystem ein primäres, genetisch verankertes motivationales System dar, das zwischen der primären Bezugsperson und dem Säugling in gewisser biologischer Präformiertheit nach der Geburt aktiviert wird und überlebenssichernde Funktion hat. Der Säugling sucht besonders dann die Nähe zu seiner Mutter, wenn er Angst erlebt. Dies kann etwa dann der Fall sein, wenn er sich von seiner Mutter getrennt fühlt, unbekannte Situationen oder die Anwesenheit fremder Menschen als bedrohlich erlebt, wenn er etwa an körperlichen Schmerzen leidet oder sich in Alpträumen von seinen Phantasien überwältigt fühlt. Er erhofft sich von seiner Mutter Sicherheit, Schutz und Geborgenheit. Das Nähesuchen wird durch Blickkontakt zur Mutter, aber auch besonders durch Nachfolgen und Herstellen von körperlichem Kontakt mit der Mutter erreicht. Dabei ist das Kind immer ein aktiver Interaktionspartner, der seinerseits signalisiert, wann Bedürfnisse nach Nähe und Schutz auftauchen und befriedigt werden wollen. (Brisch, 2006, S. 35)

Der Säugling ist also von sich aus aktiv und „kompetent" genug ausgestattet, seinen Bedürfnissen Geltung zu verschaffen; daher hängt für ihn alles davon ab, dass er von seiner Bezugsperson auch angemessen wahrgenommen wird. Auf deren Seite ist eine Eigenschaft von besonderer Bedeutung, die „Feinfühligkeit" genannt wird und besonders intensiv von Mary Ainsworth (2003), einer Mitarbeiterin Bowlbys, untersucht worden ist:

> „Feinfühliges Verhalten" der Bezugsperson besteht darin, dass diese in der Lage ist, die Signale des Kindes wahrzunehmen (z. B. sein Weinen), sie richtig zu interpretieren (z. B. als Suche nach Nähe und Körperkontakt) und sie auch angemessen und prompt zu befriedigen. Dies geschieht in den vielfältigen alltäglichen Situationen unzählige Male.
>
> Der Säugling entwickelt häufiger zu derjenigen Bezugsperson eine sichere Bindung, die durch ihr Pflegeverhalten seine Bedürfnisse feinfühlig in der oben beschriebenen Art und Weise befriedigt. Werden dagegen die Bedürfnisse in den Interaktionen mit der Bezugsper-

> son gar nicht, nur unzureichend oder inkonsistent – etwa in einem für den Säugling nicht vorhersagbaren Wechsel zwischen Verwöhnung oder Überstimulation und zu großer frustrierender Versagung – beantwortet, entwickelt sich häufiger eine unsichere Bindung. (Brisch, 2006, S. 36)

Im Umgang mit der Mutter bildet der Säugling sogenannte „innere Arbeitsmodelle" aus (Bowlby, 1975), die das Verhalten zwischen Bezugsperson und dem Kind im Laufe des ersten Lebensjahres, je nach adäquater Interaktion, vorhersagbar erscheinen lassen und sich so zu einer entsprechenden „psychischen Repräsentanz" entwickeln:

> Das Kind lernt im Laufe des ersten Lebensjahres: Wenn ich in Gefahr gerate, weine und meine Bezugsperson als meine emotional sichere Basis – quasi als „Heimathafen" – aufsuche, wird diese mir zur Verfügung stehen und meine Bindungsbedürfnisse mit einer bestimmten charakteristischen Nähe oder Distanz sowie einem umfassenden Verhaltensrepertoire beantworten. (Brisch, 2006, S. 37)

Das Bindungssystem seinerseits steht in Zusammenhang mit einer scheinbar entgegengesetzten Kraft in der menschlichen Natur, die jedoch ebenso elementar wesentlich für die gesunde Entwicklung eines Kindes ist und die sehnsüchtigen, schöpferischen Potenziale in ihm zur Entfaltung zu bringen versucht. Auch diesem Grundbedürfnis entspricht die ursprüngliche Beziehungsdynamik in angemessener Weise. Brisch (2006) schreibt:

> Dem Bindungsbedürfnis steht das Explorationsbedürfnis des Säuglings gegenüber, das von Bowlby als weiteres starkes motivationales System betrachtet wird. Obwohl das Bindungssystem und das Explorationssystem entgegengesetzten Motivationen entspringen, stehen sie wechselseitig zueinander in Abhängigkeit.
>
> Nach Bowlby kann der Säugling dann ausreichend seine Umwelt erkunden und auch Angst während seiner Entfernung von der Mutter aushalten, wenn er dies von der Mutter als sicherer emotionaler Basis aus tun kann. Eine sichere Bindung ist also Voraussetzung dafür, dass ein Säugling seine Umwelt erforschen und sich dabei als selbsteffektiv und handelnd erfahren kann. […] Die Selbststeuerung des Säuglings in bezug auf Distanz und Nähe zur Mutter wird von einer feinfühligen Bindungsperson akzeptiert. Die Mutter kann sich darauf verlassen, dass ihr Kind bei Stresserfahrung ihre Nähe sucht. Tritt dieses erwartete Verhalten nicht ein, ist zu vermuten, dass es aufgrund von Erfahrungen der Zurückweisung bereits aktiv unterdrückt wurde. Bei empfundener Sicherheit ist das Explorationsverhalten „vorprogrammiert" und muss nicht erzwungen werden. Initiative und Steuerung für Bindungs- und Explorationsverhalten gehen jeweils vom Kind aus. […] Die wechselseitige Beziehung zwischen Bindung und Exploration ist nach der Bindungstheorie kein Phänomen, das nur in der Säuglingszeit besteht. Diesen Prozess hat Bowlby vielmehr als einen beständigen Vorgang im Laufe des gesamten Lebens betrachtet. Die Spannung zwischen den Polen Bindung und Exploration muss dabei immer wieder neu wie auf einer „Wippe" ausbalanciert werden, da Bindung und Exploration wie These und Antithese zueinander in Beziehung stehen. (Brisch, 2006, S. 38 f.)

Diese Zusammenhänge sind für die Entwicklung des Menschen zwischen den Polen von Sucht und Sehnsucht, Nähe und Distanz, Abhängigkeit und Freiheit, wie sie die Perspektive dieses Buches leiten, von zentraler Bedeutung, weil sich erst aus der *natürlichen*

Möglichkeit, diese Spannung in sich wahrzunehmen, sie auszuhalten und immer wieder schöpferisch zu überwinden, die Beziehung zwischen Gesundheit und Krankheit verstehen lässt: als dynamischer Prozess, die Sehnsucht als ihr eigenes Maß zu erleben und sich nicht *süchtig* – in der Krankheit – von ihr „erlösen" zu müssen.

Dass ein Kind die Welt entdecken möchte, sobald es sich beschützt und sicher genug fühlt, nicht alle Energie für sein Überleben zu benötigen, ist seit je eine leicht zu beobachtende Tatsache. Bereits der Säugling fängt ja damit an, seine eigenen Gliedmaßen zu „erforschen" und seine Umgebung mit allen Sinnen zu „probieren". Doch erst in den frühen *Beziehungen* zu Menschen – und hier sind die ersten jene zu Mutter und Vater oder zu vergleichbar eng vertrauten Personen in der Umgebung des Babys – kann deutlich werden, ob und wieweit die leibseelische Natur eines Menschen – sein Wesen – ihn von Anfang an befähigt, sich zu einer eigenständigen, selbstbewussten Persönlichkeit zu entwickeln oder nicht. Diese Frage und das Interesse an der Beziehung des Einzelnen zu seiner Umgebung setzen dabei im Grunde schon den Glauben an die Möglichkeit existenzieller Freiheit voraus.

Daher sind auch Fallstudien und Entwicklungsgeschichten einzelner Menschen in ihrem jeweiligen Beziehungssystem so hoch bedeutsam für die „Psychologie", weil die Erforschung von Eigenschaften und Strukturen der menschlichen Spezies immer nur an konkreten Lebenserfahrungen und Verhaltensformen Einzelner in ihrem bestimmten Dasein möglich ist. Auch wenn es sich dabei – wie im nachfolgend beschriebenen Szenario – um eigens geschaffene Beobachtungsräume und Versuchsanordnungen handelt, werden dabei gewonnene Erfahrungen wiederum erst in der Übertragung auf die realen Lebensverhältnisse und konkreten Bezugspersonen und -systeme des Einzelnen verständlich.

Dies verweist auf die Bedeutung des konkreten Individuums für die gesamte Menschheit und bezeugt die Tatsache, dass jeder Einzelne im Grunde eine Welt für sich bedeutet, so wie sich ihm umgekehrt die Gesamtheit der großen Welt durch diese seine spezifische Umwelt vermittelt, in die der Einzelne genau zu dieser Zeit hineingeboren wurde und die sich gerade so auf ihn auswirkt. So wie jede einzelne Zelle des Menschen auch sein komplettes genetisches Programm enthält, spiegelt sich in jeder Facette menschlichen Verhaltens, das *die Psyche eines bestimmten Individuums* hervorbringt, potenziell die *Spezies Mensch* in ihren möglichen Süchten und Sehnsüchten. Und so wie ein einzelner Mensch im Laufe seines Lebens bereits ein ungeheures Spektrum unterschiedlicher Verhaltensweisen erkennen lässt, immer wieder mehr oder weniger krank oder gesund oder beides ist, süchtig oder/und sehnsüchtig, ergeben die Beobachtungen an Menschen zu *allen* Zeiten, an *allen* Orten ein potenziell übertragbares Bild vom „Wesen des Menschen", das sich letztlich doch wieder nur am Einzelnen und für den Einzelnen bewahrheiten kann, der sich darin wiedererkennt oder nicht.

Wenn die Bedeutung des Einzelnen für die Welt wirklich ernst genommen würde – im Sinn des biblischen Spruches über die Einheit von Gott und Mensch: „Was ihr für einen meiner geringsten Brüder getan habt, das habt ihr mir getan" (Matthäeus, Kapitel 25, 40) –, ginge daraus womöglich eine Haltung hervor, die einer universellen Verantwortung gleichkäme und die sich im Umgang mit dem Nächsten offenbarte: Wenn wir einem einzigen Kind Gewalt antun, verletzen wir auch alle anderen, wenn ein einzelner Mensch leidet, leidet das Universum.

Diese Zusammenhänge werden in (▶ Abschn. 4.2 betrachtet, in dem gezeigt werden soll, wie ein Mensch sich im Umgang mit anderen verhält, sofern sich seine leibseelische Natur angemessen entwickeln konnte.

Eine Medizin, die Babys ohne Narkose operierte (▶ Abschn. 3.7.1), da sie später angeblich alles vergessen haben und sowieso nicht verstehen können, was ihnen dabei geschieht – das *macht* es ja so grauenhaft, wie wir heute wissen –, und eine „Pädagogik", die meinte, „Zucht und Ordnung" in die Kinder hineinprügeln zu müssen, um pflichtbewusste, „tüchtige" Menschen aus ihnen zu machen, interessieren sich nicht für die Bedürfnisse und Fähigkeiten der Kinder. Diese werden vielmehr als unbeherrschte, triebgesteuerte kleine „Wilde" erlebt, die es erst zu formen gilt, damit sie nicht etwa gefährlich entarten.

Die Bezeichnung der „infantilen Sexualität" als „polymorph pervers" (Freud, 2000a, S. 97) – und vor allem jene „Wende" im Denken von Sigmund Freud, da er sich und die „Psychoanalyse" von der ursprünglichen „Verführungstheorie" frühkindlichen Missbrauchs zum „Ödipuskomplex" eines dunklen Begehrens „bekehrte" (Masson, 1991) – verrät deren ursprünglich emanzipatorischen Anspruch an die Entfremdung einer gewalttätigen Gesellschaft, die mit der potenziell „bösen" Triebnatur des Menschen auch dessen erzieherische Zurichtung rechtfertigt.

Wie sehr die Impulse eines Kindes vom Zeitpunkt der Geburt schon auf Nähe, Beziehung und Kommunikation ausgerichtet sind und nichts dringender verlangen, als angemessen beantwortet zu werden, ist aus Angst und eigener Bedürftigkeit der Bezugspersonen weitgehend außer Acht gelassen worden. So wurde die mögliche Perspektive einer *sehnsüchtigen Begabung zur selbstbewussten, schöpferischen Freiheit* des Einzelnen immer wieder in ein vermeintliches Naturgesetz vom Überlebenskampf und „Recht des Stärkeren" umgedeutet, dessen „Moral" die so gedeutete Tiernatur der Spezies nur illusionär verschleiert, um sie im eigenen Interesse besser beherrschen zu können (Nietzsche, 1980a).

Obwohl seit Beginn des 20. Jahrhunderts das Interesse an der Entwicklung der menschlichen Seele in Beziehung zu ihrer Außenwelt, in Familie und Gesellschaft, allmählich stärker wurde, hat sich doch die allgemeine Entfremdung bis in die Gegenwart hinein massiv fortgesetzt, weshalb auch die Suchtstrategien psychischer und psychosomatischer Krankheiten nach Häufigkeit und Vehemenz weiter zunehmen. Die Zusammenhänge von Krankheit und Gesundheit, Sucht und Sehnsucht, in ihrer *Beziehungsdynamik* bewusst wahrzunehmen und zu *verstehen*, ist die Voraussetzung dafür, sie in entsprechende Veränderungsprozesse transformieren zu können, die jedem Einzelnen künftig eine stabile seelische Entwicklung ermöglichen und ihn zu einem selbstbewusst schöpferischen Ausdruck der eigenen Existenz befähigen.

Durch die Untersuchung frühkindlichen Erlebens von Nähe und Sicherheit, von *Geborgenheit*, als Voraussetzung für die sehnsüchtige Freiheit des Einzelnen, sein eigenes Selbst in der Welt und in Beziehung zu anderen zu entdecken und zu entfalten, könnten endlich auch entscheidende Grundlagen für eine *Weltgesellschaft* entwickelt und wirksam werden, in der Menschen nicht länger aus Verzweiflung erkranken, sondern aus Liebe zum Leben gesund bleiben.

Wesentlich für die Unterscheidung zwischen einer angemessenen und einer gestörten Bindung der Beziehung zwischen Mutter und Kind wurde die Untersuchungsreihe der sogenannten „Fremden Situation“, die zwischen dem zwölften und 18. Lebensmonat in einer für Mutter und Kind gleichermaßen unvertrauten Umgebung durchgeführt wurde, und zwar mittlerweile weltweit in den verschiedensten Gesellschaftsformen (Brisch, 2006, S. 44).

In einem Spielzimmer werden dabei Interaktionen zwischen Mutter und Kind, Mutter, Kind und einer fremden Person sowie das Verhalten des Kleinkindes während einer Trennung von der Mutter – die auf ein Klopfzeichen den Raum verlässt – beobachtet. Zuerst bleibt die fremde Person im Raum und versucht Kontakt mit dem Kind herzustellen; nach der Rückkehr der Mutter und kurzem Austausch mit ihrem Kind verlässt die fremde Person und dann erneut auch die Mutter den Raum, und das Kind bleibt allein zurück. Aus den Beobachtungen dieser Szene ergeben sich drei eindeutig unterscheidbare Bindungsqualitäten und eine weitere, gleichsam chaotische Reaktionsweise, die als eigene vierte „Zusatzklassifikation“ hervorgehoben wurde (Brisch, 2006):

Sicher gebundene Kinder („secure“):

Diese Kinder zeigen deutliches Bindungsverhalten nach der ersten wie auch nach der zweiten Trennung von der Mutter. Sie rufen nach der Mutter, folgen ihr nach, suchen sie – auch längere Zeit –, weinen schließlich und sind deutlich gestresst. Auf die Wiederkehr der Mutter reagieren sie mit Freude, strecken die Ärmchen aus, wollen getröstet werden, suchen Körperkontakt, können sich aber nach kurzer Zeit wieder beruhigen und dem Spiel erneut zuwenden.

Unsicher-vermeidend gebundene Kinder („avoidant“):

Diese Kinder reagieren auf die Trennung nur mit wenig Protest und zeigen auch kein deutliches Bindungsverhalten. Sie bleiben in der Regel an ihrem Platz, spielen weiter, wenn auch mit weniger Neugier oder Ausdauer. Manchmal kann man erkennen, dass sie der Mutter mit den Augen nachfolgen, wenn diese den Raum verlässt, also das Verschwinden der Mutter tatsächlich auch registrieren. Auf die Rückkehr der Mutter reagieren sie eher mit Ablehnung und wollen nicht auf den Arm genommen und getröstet werden. In der Regel kommt es auch zu keinem intensiven Körperkontakt.

Unsicher-ambivalent gebundene Kinder („ambivalent“)

Diese Kinder zeigen nach den Trennungen den größten Stress und weinen heftig. Nach der Rückkehr der Mutter können sie von dieser kaum beruhigt werden. In der Regel braucht es längere Zeit, bis diese Kinder wieder einen emotional stabilen Zustand erreicht haben. Manchmal können sie auch nach mehreren Minuten nicht wieder zum Spiel zurückfinden. Wenn sie von ihren Müttern auf den Arm genommen werden, drücken sie einerseits den Wunsch nach Körperkontakt und Nähe aus, während sie sich andererseits gleichzeitig aggressiv gegenüber der Mutter verhalten (Strampeln mit den Beinen, Schlagen, Stoßen oder Sichabwenden).

Kinder mit desorganisiertem Verhalten (Zusatzklassifikation)

Mehrere Kinder konnten keiner der oben genannten Kategorien zugeordnet werden. Bei diesen Kindern konnten später typische Besonderheiten des Verhaltens identifiziert werden, die als „unsicher-desorganisiert/desorientiert“ beschrieben wurden.

> Dieses Desorganisationsmuster kann bei den drei bereits genannten Bindungsmustern als eine zusätzliche Codierung vergeben werden. Selbst sicher gebundene Kinder können in kurzen Sequenzen desorganisierte Verhaltensweisen zeigen. Diese sind dadurch charakterisiert, dass die Kinder etwa zur Mutter hinlaufen, auf der Hälfte des Weges stehenbleiben, sich umdrehen, von der Mutter weglaufen und den Abstand zu ihr vergrößern. Ihre Bewegungen können mitten im Bewegungsablauf erstarren und scheinbar „einfrieren" („freezing"). Außerdem beobachtet man stereotype Verhaltens- und Bewegungsmuster. Diese Beobachtungen werden so interpretiert, dass das Bindungssystem dieser Kinder zwar aktiviert ist, ihr Bindungsverhalten sich aber nicht in ausreichend konstanten und eindeutigen Verhaltensstrategien äußert. Nachdem man bei den Kindern mit dem desorganisierten Muster bei physiologischen Messungen in der Fremden Situation ähnlich erhöhte Stresswerte wie bei den unsicher-gebundenen Kindern gefunden hat, rechnet man dieses Muster dann der Gruppe der unsicheren Bindungsqualitäten zu, wenn die spezifischen Verhaltensweisen in einem hohen Ausprägungsgrad vorhanden sind.
>
> Das Desorganisationsmuster wurde überzufällig häufig bei Kindern aus klinischen Risikogruppen wie auch bei Kindern von Eltern gefunden, die ihrerseits traumatische Erfahrungen wie Verlust- und Trennungserlebnisse, Misshandlung und Missbrauch mit in die Beziehung zum Kind einbrachten. (Brisch, 2006, S. 47)

4.1.2 Freiheit

Es mag sich die Frage stellen, warum dem Thema *Bindung* als Voraussetzung von Gesundheit hier gleich zu Anfang so breiter Raum gewährt wird. Kommt den Beobachtungen und Definitionen einzelner Forscher irgendeine nachdrücklichere Beweiskraft zu, als sie auch anderen „Lehrmeinungen" irgendwelcher anderer Wissenschaftler gebührte, die ihrerseits vielleicht das genaue Gegenteil behaupten und für ihre Sichtweise wiederum eigene Beobachtungen und deren Interpretationen anführen könnten? Jedes Experiment und jede Versuchsanordnung, die mit einer *bestimmten Absicht* durchgeführt werden – und das werden sie im Grunde alle –, bestätigen immer auch die Erwartung jener „Vorurteile", aus denen die Idee für das Experiment oder den Feldversuch entstanden sind.

Hier aber verhält es sich wesentlich anders, weil es um *eine andere Sicht auf den Menschen und seine Möglichkeiten* geht, die überhaupt erst freiwerden kann, sobald der Einzelne Interesse an sich und seiner Herkunft zu entwickeln beginnt. Erst ein geborgenes, wohl versorgtes Kind, das keine Not zu leiden hat, erforscht seine Umgebung voller Staunen und Aufmerksamkeit, fühlt sich nicht bedroht, sondern herausgefordert und schaut mit Entdeckerfreude genauer hin – es bleibt ja zugleich im „sicheren Hafen" seiner Obhut gebunden.

So hat sich auch der Mensch im Verlauf seiner Evolution erst spät für die Frage nach seinem Wesen zu interessieren begonnen, und auch da waren es, recht besehen, immer eher privilegierte Einzelne, die es sich leisten konnten, materiell und zeitlich, über ihre Herkunft, ihre Anlagen und ihre Bestimmung zu philosophieren und ihre Lebensbedingungen entsprechend zu gestalten.

Die Geschichte der Philosophie, so wie sie uns in den vielfältigsten Zeichen, Schriften, Dokumenten und audiovisuellen Zeugnissen aus unterschiedlichen Kulturen überliefert ist und wird, ist eine Geschichte der allmählichen Emanzipation des Menschen vom Höhlenbewohner bis zum sogenannten *Homo sapiens*, dessen Erscheinen als eine Gattung, die ihrem Namen Ehre machte, noch immer vielmehr Sehnsucht als Realität bleibt, und der als befreites Individuum, das seinen Möglichkeiten gemäß selbstbewusst und selbstbestimmt existiert, bis heute eher die *Ausnahme* und keine Selbstverständlichkeit ist.

Es blieb seit je einzelnen Menschen vorbehalten, sich eigenständig und schöpferisch zu entfalten, und auch die allgemeine, öffentliche Auseinandersetzung mit den anthropologischen und psychologischen Grundlagen der menschlichen Natur steht noch immer am Anfang ihrer Entwicklung und ist längst kein Allgemeingut geworden.

Zwar hat sich bereits die *Philosophie*, als erste aller „Wissenschaften" seit der Antike, da der Mensch mit ihr überhaupt einmal grundlegender die äußere und innere Natur zu erforschen anfing, auch die Fragen nach dem eigenen Wesen zu stellen begonnen, doch die *Psyche* des Menschen, ihre Entwicklung, ihre Beschaffenheit und ihr Ausdruck, wurde erst relativ spät, gegen Ende des 19. Jahrhunderts, ein eigenes, wissenschaftlichen Kriterien entsprechendes Forschungsgebiet (▶ Abschn. 2.1.1).

Mit der zunehmenden Beherrschung der äußeren Welt durch die Fortschritte in Naturwissenschaft und Technik wurde dann auch die Innenwelt des Menschen immer systematischer erforscht: Medizin und Psychologie nahmen sich seines Körpers und seiner Seele an, während die Fragen nach Sinn und Werten, an denen ein Leben auszurichten sei, weiterhin den Geisteswissenschaften oder Religionen überlassen blieb.

Die technische Bemächtigung der Welt, die Eroberung neuer Lebensräume durch die fortgesetzte Ausbeutung der Natur und eine immer stärker beschleunigte Aneignung von Zeit und Raum, wurde zum Ideal einer naturwissenschaftlich-materialistischen Sicht auch auf den Menschen, dessen entsprechende Erforschung wiederum seine (Selbst-)Beherrschung und effizientere Entwicklung ermöglichen sollte.

Am Anfang war die Angst – nicht das *Wort*, das allenfalls bei „Gott" war, über dessen Anfang wir nichts wissen –, und schon die ersten überlieferten Erklärungsversuche der Welt und jener „Gottheiten", die diese Welt hervorgebracht zu haben und ihre Geschicke zu lenken schienen, waren Versuche, die Angst zu bannen, indem Menschen nach Deutungen und Gründen für das Unbegreifliche suchten. Aus der Quelle unserer Angst vor dem Nichts, des quälend erlebten Nichtwissens, woher wir kommen, wer wir sind und wohin wir gehen, entspringen Philosophie und Religion, die Künste und alle Wissenschaften.

Alle ernsthaften Überlegungen und Bemühungen des Menschen, Antworten zu finden und Erklärungen zu geben oder zumindest dem großen Rätsel des Seins ästhetischen Ausdruck zu verleihen – im Gegensatz zu den süchtigen Betäubungs- und Verdrängungsversuchen esoterischer Heilsversprechen –, sind eigentlich *Befreiungsversuche des Geistes*: Sie entstammen unserer Sehnsucht nach einer ursprünglichen, verlorenen Geborgenheit, die *bewusst* wiederzuerlangen, die wahre Größe des Menschen ausmacht und sein Wesen verwirklicht.

Eigentlich vollzieht sich in der Entwicklung der menschlichen *Gattung* der gleiche Prozess wie in jener des *Individuums*, und es kann gar nicht anders sein, weil sich die Menschengesellschaft aus *allen Einzelnen* zusammensetzt und sich so in ihr die gleichen Verletzlichkeiten und Potenziale spiegeln.

Wie jede einzelne Lebensgeschichte sich vom ersten Moment an – vermutlich ab der Befruchtung der ersten Eizelle – zwischen den Polen Sucht und Sehnsucht, Krankheit und Gesundheit, Schicksal und Freiheit bewegt, so finden sich auch im Laufe der Menschheitsgeschichte Symptome und Zeugnisse für Fehlentwicklungen und Heilungsprozesse aller Art.

Aus hinreichender Distanz betrachtet – wie es Anne Wilson Schaef (2004) in *Leben im Prozess* beschreibt, jenem Buch, das sie selbst für ihr therapeutisches „Vermächtnis" hält – ließe sich auch die Evolution des Planeten und womöglich des gesamten Universums als derartige Entwicklung begreifen: Alles Leben entfaltet sich aus ihm selbst unbewussten, „geschöpflichen" Anfängen – seien diese nun göttlichen oder natürlichen Ursprungs – hin zu einer Entfaltung seiner in sich angelegten, eben *ursprünglichen* Potenziale, wobei es entweder im Zustand der Ohnmacht und Entfremdung beziehungsweise Krankheit und (Umwelt-) Zerstörung verbleibt oder sich seiner selbst bewusst wird und der eigenen Lebendigkeit schöpferischen Ausdruck verleiht. Der durch Liebe befreite Mensch wird zum Künstler seines Lebens, die nicht länger ausgebeutete Natur erblüht überreich und verschenkt sich an alle Lebewesen, die im Einklang mit ihr sind.

So wie die Entwicklung des Individuums zeitlebens ein potenziell frei gestaltbarer und unabschließbarer Prozess ist, der immer neue Erkenntniswege beschreitet, die sich wie bei einer Reise erst aufgrund der bislang zurückgelegten Strecke eröffnen, entwickelt sich auch das Bewusstsein der Menschheit evolutionär weiter, auf sich und seine Möglichkeiten hin. Und so wie die Evolution den *Homo sapiens* als Potenzialerweiterung der „Hominiden" (Menschenaffen) hervorbrachte, sich also dessen Intelligenz und entwickelnde Sprache als Befreiung erwiesen hat, emanzipiert sich auch das Kleinkind durch die Entwicklung seiner motorischen und sprachlichen Fähigkeiten aus der Obhut seiner Eltern hin zu einer eigenständigen, schöpferischen Persönlichkeit – vorausgesetzt, die Entwicklung wird nicht durch gewaltsame Einflüsse unterdrückt oder verhindert.

Wenn die Angst zu einer jederzeitigen Bedrohung geworden ist, die das Unterbewusstsein des Einzelnen beherrscht, statt zu einer *existenziellen Herausforderung*, nach *innerer* Geborgenheit zu streben, dann regiert die *Krankheit als Sucht* und schlägt jeden Weg ein, der Beruhigung und Erlösung verspricht – je eher, desto besser.

Der emanzipatorische Prozess, in dessen Verlauf es eher Fragen als Antworten gibt, kein endgültiges Wissen, sondern nur persönliche Gewissheit, die Freiheit des Glaubens statt sichtbarer Beweise und überprüfbarer Fakten, erscheint dabei dem Einzelnen und seiner Umgebung – der Gesellschaft, einer Kultur, der Menschheit –unerträglich offen. Der vor Angst Erstarrte verlangt nach sicherer Abgeschlossenheit, nach vermeintlicher Objektivität.

Die Ungewissheit ist nicht auszuhalten, die Angst so allgegenwärtig – wie der Suchtdruck einen Drogensüchtigen beherrscht –, dass es sofort einer beruhigenden Erklärung, einer spannungslösenden Substanz oder eines kontrollierenden Verhaltens bedarf, um weiterleben zu können. Wenn diese psychisch wirkenden Mechanismen nicht helfen oder nicht verfügbar sind, übernimmt schließlich der Körper die Regie und lässt den Einzelnen krank werden, um ihn wenigstens auf diese Weise zu entlasten.

So wie das Individuum psychosomatisch krank oder wahnsinnig werden kann, wenn es keinen Ausweg mehr sieht, kann auch ein Kollektiv – eine Gesellschaft, ein Volk, ein Kontinent, ja die Menschheit – manifeste Körperstörungen hervorbringen oder psychotisch werden, wie der Rassenwahn der Nazis ebenso beweist wie die Entwicklung der *chronischen Erschöpfung* zur Volkskrankheit in sinnentleerten Leistungsgesellschaften (Ehrenberg, 2004).

Fatalerweise verläuft auch diese Entwicklung meist schleichend und lange unbemerkt. So wie zum Beispiel die *Arbeitssucht* in einer Gesellschaft, die sich über diesen Wert definiert, kaum als problematisch auffällt, gibt es vor dem Ausbruch eines kollektiven Wahns oder globaler Verblendung – mögen wir dieser im Zeitalter des weltweit vorherrschenden Materialismus auch gefährlich nahe sein – noch viele Zwischenstufen. Diese mögen jeweils durchaus rational und differenziert erscheinen und tragen doch längst jenen ideologischen Keim in sich, der ein Denken potenziell besetzt hält und süchtig entarten lässt und der bereit ist, sich selbst und andere zu unterdrücken, weil jede autonom und eigenverantwortlich sich ausdrückende Freiheit eines Einzelnen als bedrohlich für die Macht des Kollektivs erscheint.

Diese Zusammenhänge hat Friedrich Nietzsche (Ross, 1980), der selbst in seiner Kindheit furchtbar unter Fremdbestimmung und Bevormundung zu leiden hatte – und noch zuletzt, als er sich, schon geistig umnachtet, nicht mehr dagegen wehren konnte, Opfer seiner eigenen Schwester wurde (Ross, 1980, S. 724) –, auf überaus klare und treffende Weise analysiert.

Am Beispiel der Ideologie des Christentums und anderer dogmatischer Erstarrungen – wissenschaftlicher, ästhetischer oder politischer Art –, deutet Nietzsche die psychische Not von Menschen, die sich als zutiefst ohnmächtig erleben, als deren Motiv, für eine vorhandene „Lehre" Partei zu ergreifen oder eine solche zu begründen.

Aus dem Dogma vermeintlicher Wahrheit werden dann alle Abweichler als Bedrohung der gesellschaftlichen Ordnung erlebt. Freie Individuen, die als wirklich starke, unabhängige Menschen auftreten – und nur diese Haltung selbstgenügsamer Autonomie des Einzelnen ist eigentlich mit Nietzsches (1966, S. 71) so missbrauchtem Begriff vom „Übermenschen" gemeint –, gilt es, als „feindlich" zu bekämpfen, um das Kollektiv vor ihnen zu schützen. Gleichzeitig verleiht die Zugehörigkeit zur vermeintlichen „Wahrheit" der jeweiligen Ideologie den Ohnmächtigen Bedeutung und wertet sie auf.

Wie die Uniformiertheit gleicher Kleidung Angehörige eines Berufsstandes verbindet und erkennbare äußere Identität stiftet, verleiht die Doktrin einer Partei, die Überlieferung einer Religion, die Lehre eines Führers oder die Theorie einer Wissenschaft eine Uniformität des Denkens, auf die sich all jene berufen können, die außerhalb ihrer selbst Halt suchen und der Erlösung bedürfen.

Wer sich selbstbestimmt, eigenständig und aus freiem Willen auf die *Suche nach Antworten* auf jene Fragen macht, die seine Existenz ihm aufgibt – wer also seiner *ureigenen Sehnsucht* folgt –, will davon gar nicht „erlöst" werden, um endlich zur Ruhe zu kommen, sondern beruhigt sich in der Möglichkeit eines eigenen Weges und findet in der Sehnsucht sein Maß.

Ein freier Geist hat es nicht nötig, über andere zu herrschen oder im Besitz einer letztgültigen Wahrheit zu sein, von deren Durchsetzung sein Wert abhängt, sondern er genügt sich selbst in seinem aufrichtigen Interesse an einer *möglichen* Wahrheit, der sich immer nur genähert werden kann: in seiner Sehnsucht, seinem Philosophieren und seinem Glauben an den unbedingten Sinn seiner Existenz.

Gegen die öffentliche Behauptung vermeintlicher Wahrheiten politischer oder religiöser Ideologien mag sich im Laufe der Jahrhunderte und einer Geschichte fortgesetzter Gräueltaten, die daraus hervorgegangen sind, zunehmend Widerstand gebildet haben, der zum Zerfall solcher Systeme beigetragen hat.

Abgesehen vom plötzlich gefährlichen Wiedererstarken längst überwunden geglaubter Fundamentalismen in orientierungslosen Krisenzeiten – so wie sich unter widrigen Umständen auch alte todbringende Seuchen, zum Beispiel die Pest, erneut ausbreiten können –, ist die menschliche Freiheit durch „verdeckt" auftretende Ideologien allerdings weit mehr bedroht: Ideologien, die sich im Gewand liberaler Offenheit und Neutralität präsentieren und nichts anderes beabsichtigen – jedenfalls unbewusst –, als gewaltsam die Herrschaft ihres Systems zu etablieren. Anders als im Fall politischer oder religiöser Ideologien läuft dieser Prozess allerdings weniger direkt ab, nicht durch moralischen Druck und die Verbreitung von Angst und Schrecken, durch die Androhung oder Ausübung realer physischer Gewalt, die Abtrünnige ausgrenzt, bestraft oder vernichtet, sondern subtil und manipulativ – durch falsche Hoffnungen (zum Beispiel dass *Besitz* einen glücklich und frei mache) und Tatsachen*behauptungen*, in denen tatsächlich nur die Wahrheit des Subjektiven und die Bedeutung des konkreten einzelnen Menschen ausgeblendet ist.

Der „Liberalismus" als Ideologie, insbesondere einer sogenannten „freien Marktwirtschaft", in der jeder Einzelne (jede Gruppierung, jedes Land …) alle Möglichkeiten habe, sich zu entfalten, bedeutet in Wahrheit die Herrschaft des Reichtums über die Armut, des Stärkeren über den Schwächeren, bei der bereits die ungerechte Ausgangslage zur Quelle anhaltender Ungerechtigkeit wird. Mögen *theoretisch alle* Chancen haben, sich „durchzusetzen" oder zu „gewinnen", treten tatsächlich Vermögende gegen Unvermögende an, Trainierte gegen Ungeübte, Läufer gegen Versehrte.

In einer scharfsichtigen und überaus fundierten Studie mit dem Titel *Schulden – Die ersten 5000 Jahre* analysiert der Anthropologe und bekennende Anarchist David Graeber (2012) die Zusammenhänge der Ausbeutung als Bereicherung Vermögender auf Kosten Armer (Länder und Menschen), die sie mit ihren Lügen vom „Reichtum für alle" infiziert und verblendet – seit den Anfängen des Tauschhandels bis in die Gegenwart eines weltweit zusammenbrechenden Kapitalismus, der zuletzt an seiner eigenen Gier scheitern wird, wenn seine global grassierende Krankheit nicht von einer neuen *Ethik des Lebendigen* und *der Verantwortung* eingedämmt und überwunden werden kann. Wie jeder Süchtige im Endstadium nur noch einen Weg der radikalen Umkehr und Abstinenz von seinem bisher praktizierten Konsum und Verhalten gehen kann, wenn er überleben will, so kann im Zeitalter der Globalisierung auch die süchtige Weltgesellschaft nur noch ein radikaler (globaler) Bruch mit ihren bisherigen „Erlösungsstrategien" retten. Die in der allgemeinen Krisenpanik geforderte „Rettung des Kapitals" (der Banken) mutet so wahnhaft verzweifelt an wie das Verlangen eines todkranken Junkies, sein Leben durch „Straffreiheit für Drogenhändler" und „Freigabe aller Suchtmittel" erhalten zu wollen. Dabei haben die vorgeblich so „neutral", „objektiv" und „zweckfrei" forschende Naturwissenschaft und Technik diesem sich so „freiheitlich“ und gönnerhaft gebärdenden Wirtschaftsliberalismus in Wahrheit erst die Logik, das Regelwerk und die „Baupläne“ geliefert: für jenen mechanistisch-materialistischen Fortschrittswahn, der die Welt an den Rand der Katastrophe und der Selbstauslöschung geführt hat.

Das entscheidende Kriterium, das eine Ideologie von einer *persönlichen Glaubensgewissheit* unterscheidet, ist die Behauptung eines „objektiv“ verbindlichen „Garanten“ außerhalb der menschlichen Individualität, der angeblich die Gültigkeit dieser bestimmten Theorie gewährleistet. Doch nur als persönlicher Glaube lässt sich überhaupt ein Anspruch auf Wahrheit erheben, nämlich ein *für sich gültiger*, indem dieser den subjektiven Zugang jedes Einzelnen anerkennt (zur Ideologie philosophischer Systeme siehe Teischel, 1984).

Ob es sich bei einem „Wahrheitsbeweis“ um eine angeblich offenbarte Schrift oder um einen auserwählten Propheten handelt, ein bestimmtes geschichtliches Ereignis, eine logische Schlussfolgerung (wie bei den „Gottesbeweisen“) oder eine angeblich „exakte“ wissenschaftliche Untersuchungsmethode, ob die vermeintliche Überlegenheit einer Rasse als bewiesen gilt, der Pragmatismus bloßen „Funktionierens“ sich durchsetzt („Wer heilt, hat recht“) oder der Nihilismus einer postmodernen Beliebigkeit – alle Ideologien haben die gleiche Struktur und *notwendige* Wurzel, nämlich die Ohnmacht gegenüber einer bedrohlichen *Fremdheit*, die entsetzliche Angst bereitet und tief verunsichert, abzuwehren und auszugleichen.

Dabei lauert tief im Inneren des Einzelnen die Angst vor dem Nichts, vor der Auslöschung und dem endgültigen Verschwinden, vor einer Ungewissheit, die nicht mehr auszuhalten ist, vor der völligen Bedeutungslosigkeit und Nichtexistenz als dieser konkreten einzelnen Person, die für sich genommen nicht zählt – „ein Nichts“ ist –, aber als Teil einer „absoluten“ – unabhängig von ihr „objektiv“ bestehenden – letztgültigen Wahrheit, endlich Wert und Bedeutung erhält.

Aus dieser inneren Logik bezieht jede Ideologie ihre Anziehungskraft: Indem der ihr „Angehörige“ zum Vertreter einer verbindlichen Wahrheit verklärt wird, erhebt die jeweilige „Lehre“ einen sich eben noch verschwindend gering fühlenden Menschen zur Bedeutsamkeit eines ihrer „Stellvertreter“. Als solcher gilt er dann als Gottes Ebenbild, Glaubensgenosse, Parteifunktionär, Soldat, Kollege, Forscher, Teammitglied – je nachdem, was für den sich *entfremdeten* Einzelnen in seinem Umfeld gerade besonders wichtig, aufwertend und naheliegend erscheint. Denn darin liegt die eigentliche Wurzel der Angst und damit der Ideologieanfälligkeit eines Menschen begründet: dass er sich früh schon abhandenkam und kein Bewusstsein seiner selbst und seiner Freiheit entwickeln konnte.

Wohl vermag er *Ich* zu sagen und zu meinen, weiß, wer er ist in Bezug auf die Systeme seiner Umgebung (Familie, Partnerschaft, Schule, Arbeit …), hat aber als „Selbst“, *an und für sich*, keine Sehnsucht, keinen Wert und keinen eigenen Sinn. Er ist nur für und durch andere da, braucht deren Reaktionen als Bestätigung seines Ich und lässt sich von den anderen für deren Zwecke benutzen.

Das hat nichts mit Freiheit, sondern nur mit Abhängigkeit zu tun: Der Einzelne lebt für den Erhalt des jeweiligen Systems und erhält seinen Wert und seine Bedeutung aus dem Urteil anderer über ihn und deren Ansprüchen an ihn. Diese anderen Mitglieder

„verleihen“ ihm seinen „Stellenwert“, der sich in dem Maße erhöht, wie er dem System nützlich erscheint und er tut, was es verlangt. Fatalerweise meint der Einzelne, dabei aus freiem Willen zu handeln, sich das jeweilige System selbst erwählt und dessen Gültigkeit erkannt zu haben. Auch das ist ein Teil von dessen Logik: die eigene Verblendung nicht zu bemerken, sondern sie denjenigen zu unterstellen, die sich dem System *nicht* anschließen.

Tatsächlich müssen sich Liebe und Respekt in solchen Systemen erst „verdient“ und der eigene Wert als „Leistung“ unter Beweis gestellt werden, statt dass wir sie jedem einzelnen Menschen als die ureigene Würde seiner Person von Geburt an bezeugen, so wie uns das Leben in dieser Welt ursprünglich aus Liebe geschenkt worden ist.

Religiöse Ideologien wie das Christentum oder der Islam enthalten genau diese Doppelmoral in ihrem Kern und üben dadurch ihre Herrschaft aus. Als Offenbarung einer vermeintlich befreienden „frohen“ Botschaft, der zu folgen Gehorsam verlangt, doch dafür eines schönen Tages mit dem Eintritt ins Paradies belohnt wird.

Das Gleiche geschieht zwischen Eltern und Kindern, wenn denen Zuneigung oder Belohnung für Bravsein und Leistung gewährt wird und andernfalls Liebesentzug droht, in Paarbeziehungen, wenn der eine vom anderen Unterordnung verlangt und ihm dafür die Ehe verspricht oder wenn Loyalität gegenüber der Partei oder der Firma mit Aufstieg und Anerkennung honoriert wird. Der Einzelne lässt sich im übertragenen wie wörtlichen Sinn „kaufen“ und gibt seine innere Freiheit und Selbstbestimmung an ein Außen ab, das über seinen Wert entscheidet, ohne dass er sich dieser Entfremdung bewusst wäre.

Je früher und nachhaltiger deren Logik verinnerlicht worden ist und das Ich gleichsam davon kolonialisiert wurde, je rigider das „Über-Ich“, desto fester die Überzeugung des Einzelnen, jederzeit dem eigenen Weg zu folgen. So wie eine besonders geschickt manipulierende, subtil suggestive Werbung ein Bedürfnis zu wecken versteht, wo bisher gar keines vorhanden war, und der ihr Ausgelieferte aufrichtig meint, gerade dieses Produkt, diese Methode, diese Erkenntnis schon immer gebraucht und gesucht zu haben.

Die Entfremdung vom eigenen *Selbst*, dessen Herausbildung den Einzelnen ursprünglich aus dem Erleben und dem Bewusstsein seiner Geborgenheit zur sehnsüchtigen Kraft eines selbstständigen Weges befreite, lässt den eigenen Wert nicht spüren. Er vermag so keine schöpferischen Impulse zu entwickeln und wird in dieser inneren Leere empfänglich für alle von außen einströmenden Botschaften, die Sinn und Halt versprechen.

Diesem inneren Konflikt zwischen der ungestillten *Sehnsucht nach Geborgenheit*, die bei einem sicher gebundenen Urvertrauen als *reine Lebensenergie* im eigenen Selbstwertgefühl beheimatet wäre, und dem Drama einer entsetzlichen Ohnmacht, deren Angst den Einzelnen zu vernichten droht, erwächst die *Krankheit der Seele als Sucht nach Erlösung*. In dieser Spannung wird die freie Entfaltung behindert, und die Entfremdung nimmt ihren verhängnisvollen Verlauf.

Bindung und *Freiheit* bedingen und ermöglichen sich also gegenseitig: Zu Beginn seiner Entwicklung benötigt der neugeborene Mensch sichere Geborgenheit und bedingungslose Liebe, um sich möglichst angstfrei entfalten zu können – ohne Angst vor den Menschen seiner Umgebung, deren Nähe und Wärme ihm gerade dabei helfen, die *unbegreiflichen Phänomene des Daseins* nicht als Bedrohung zu erleben, sondern als *wundervolles Geheim-*

nis, das ihn dazu herausfordert, es zu ergründen, dessen Rätsel wie sich selbst zu bezeugen und auf die Spur zu kommen.

Und jeder, der die Freiheit des Selbstseins für sich entdecken kann und in der bewussten Sehnsucht nach Geborgenheit sein Maß findet, wird diese Freiheit auch jedem anderen Menschen in seiner Umgebung zuerkennen und auf seine Weise weitervermitteln wollen – nicht als „Lehre“ oder Mission in höherem Auftrag, sondern wie beiläufig wirkend durch sein liebevoll zugewandtes Tätigsein in der Welt, die er so sehr als Raum und Bühne seiner eigenen schöpferischen Freiheit erlebt, dass er nichts lieber wünscht, als von ebenso schöpferisch Tätigen Einzelnen umgeben zu sein, die einander durch ihre Freiheit inspirieren: jeder Mensch ein Lebenskünstler, der in liebevoller Geborgenheit mit sich existiert und in seiner ureigenen Sehnsucht Maß und Lebenssinn findet.

4.1.3 Selbsterkenntnis

Erst die Freiheit ermöglicht dem einzelnen Menschen – dem Individuum – die *Erkenntnis seines Selbst* als einer eigenständigen, *sehnsüchtigen Existenz*. Das *Da-Sein* eines Menschen unterscheidet diesen auch begrifflich schon vom bloßen „Vegetieren“ oder Lebendig-Sein anderer Arten – Lebe-Wesen –, weil es, durch die Betonung der Gegenwärtigkeit eines *Hier und Jetzt* bereits seine Bewusstseinsfähigkeit anklingen lässt, die wiederum Ausdruck und Voraussetzung der Entwicklung einer *selbstbewussten*, konkreten, einmaligen, einzelnen *Existenz* wird.

Bewusstsein, im Sinn eines intelligenten, verknüpfenden, lernfähigen Denkens, das sich im Unterschied zur Außenwelt wahrzunehmen vermag und sein Verhalten danach ausrichtet, hat, so verstanden, auch das fortentwickelte Tier, über seine bloßen Instinkte und Reflexe hinaus, die ebenso „natürlich“ dem Menschen das organische Überleben sichern helfen. Ein Hund, der zwischen sich und seinem Herren (als „Leitwolf“) unterscheidet und weiß, dass er eine Belohnung erhält, wenn er das Stöckchen apportiert, der seinen Schlafplatz kennt und, entsprechend abgerichtet, bestimmte Aufgaben für den Menschen übernehmen kann, hat ein Bewusstsein der eigenen Lebensumstände – ein Erfahrungswissen über sie –, in denen er sich mehr oder weniger adäquat verhält.

Was sich evolutionär bewährt hat, bleibt erhalten, auch bei den sogenannten „höheren“ Lebewesen, wobei erst der sprachlich unterscheidungsfähige Mensch hier eine Rangordnung eingerichtet hat, die letztlich auf der Macht einer Spezies über alle anderen basiert, aber keineswegs für die Hervorbringung einer ganz anderen, *ethisch befreienden* Lebensform steht. Deshalb ist im Frankfurter Zoo, dessen Direktor 30 Jahre lang der berühmte Tierschützer und Verhaltensforscher Bernhard Grzimek (1909–1987) war, im Affenhaus, unter einer Hinweistafel mit der Aufschrift „Hier sehen Sie das gefährlichste Raubtier der Erde“, in Augenhöhe auch nur ein *Spiegel* aufgehängt.

Der Begriff *Existenz*, im Unterschied zu *Dasein*, bezeichnet im Verständnis der gleichnamigen philosophischen Perspektive des Menschseins – *Existenzphilosophie* –, ebenso wie im Zusammenhang dieses Buches, eine grundlegend andere Dimension, die jenseits der

Triebnatur des *Homo sapiens*, des physischen und psychischen, intelligenten und bewusstseinsfähigen Erscheinens dieser Spezies *noch* zur Welt gekommen ist: die selbstbewusste, eigenverantwortliche, entscheidungsfähige und potenziell freie *Existenz* des Menschen.

Mag der Einzelne auch schicksalhaft eingeschränkt sein, behindert, unterdrückt, entrechtet, ausgebeutet und gequält, krank geboren oder geworden, an Leib und Seele, so vermag er sich doch kraft seines Geistes und mit seinem Körper *nach Heil zu sehnen, Sinn zu suchen* und sich gegen die Realität seiner unwürdigen Lebensumstände *aufzulehnen.* Wenn die Sehnsucht in sich selbst ihr Maß findet, verlangt sie nicht auf Erden schon das „Paradies" und muss nicht so schnell wie möglich erlöst werden.

An das Unerträgliche der Abwesenheit von Heil gemahnen beständig unsere Angst, unsere Verzweiflung und unser Schmerz, unsere Sucht nach Erlösung von dem gegenwärtigen Elend, für das der Verstand bewusst und der Körper unbewusst immerfort Erleichterung finden müssen. Der Leidende sucht *manisch* im Außen angebotener Mittel und Wege – von der Droge bis zur Ideologie – und *verzweifelt* in der Entfremdung all seiner Krankheiten, deren Symptome die unerträgliche Wahrheit seiner Abhängigkeit zugleich verschlüsseln und entlarven können.

Seine eigentliche Krankheit ist die *Unfreiheit* als Verlust seiner Eigentlichkeit, die *Entfremdung von der Möglichkeit einer selbstbewussten Existenz*, die sich *freiwillig sehnt* und aus ihren ureigenen Potenzialen schöpferisch zu entfalten vermag. Insofern vergrößern sich mit jedem Hilfsmittel, das ein Elend erträglich machen soll, das die Symptome betäubt und die Ursachen vergessen lässt, die eigene Abhängigkeit von diesen Suchtmitteln und das Ausmaß meiner Unfreiheit. Daher scheuen so viele psychisch Kranke „instinktiv" die Einnahme einer als manipulativ empfundenen Medikation mit „Psychopharmaka", vor allem wenn diese von autoritär auftretenden Ärzten mit dem Anspruch der Unverzichtbarkeit verordnet werden, und bevorzugen die vermeintlich gesunde und frei verfügbare Droge Alkohol. Oder sie stürzen sich in Arbeit, Spiel und Sport – diese hoch angesehenen Rauschmittel einer modernen Leistungsgesellschaft –, weil all das eher die Illusion von Freiwilligkeit nähren hilft, als verschriebene Pillen einzunehmen.

Die eigene Entfremdung kann so lange mit „Genuss" verschleiert und als „Tatendrang" kompensiert werden, bis drastischere psychosomatische Symptome die innere Zerrissenheit unüberhörbar werden lassen – bis gleichsam eine „Schwarze Pädagogik" des eigenen Körpers die Ignoranz „bestraft", nach der autoritären Maxime: „Wer nicht hören will, muss fühlen." Dann wird die Unfreiheit schicksalhaft und kann nur in noch größeres Elend führen, solange die eigene Erkrankung lediglich mit einer Dosissteigerung des jeweiligen Suchtmittels zu bekämpfen versucht wird, statt sich mit ihr zu verbünden, die Symptome als Sprache der eigenen Misere zu deuten und die Krankheit als Kehrseite jener Gesundheit anzunehmen, nach der sich der Einzelne als seiner selbstbewussten Freiheit sehnt. Wenn er seine eigentlich menschliche Berufung schicksalhaft verloren hat, sich selbst entfremdet wurde, wird es zur Lebensaufgabe seiner Existenz, sich auf die Suche nach dem verlorenen Selbst zu begeben.

Der Neurobiologe und Hirnforscher Gerald Hüther (2009) sieht eine gesunde menschliche Entwicklung – ja die Entwicklung schon einfachster Organismen – an den Grundbedürfnissen *Geborgenheit* und *Wachstum* orientiert, die zur Verwirklichung der Potenziale einer Spezies und eines Individuums unerlässlich sind. Jedes Lebewesen ist auf eine möglichst geeignete, sichere Umgebung angewiesen, um wachsen zu können. Wie eine Pflanze, die nur mit Licht und Wasser auf einem nährstoffhaltigen Boden Wurzeln bildet, aus denen sie ihre Lebenskraft bezieht, Vögel ein geschütztes Nest, Wärme und Futter benötigen, bis sie flügge geworden sind, so braucht ein „Säugetier" wie der Mensch, das erst durch die Sprache zu einer geistbegabten, selbstbewussten Existenz reifen kann, außer der Versorgung seiner körperlichen Bedürfnisse vor allem eine liebevolle sichere Bindung, in der von Anbeginn *aufmerksam miteinander kommuniziert* wird – mit Blicken, Gesten und Worten. Erst dadurch wird ein stabiles, gesundes, menschliches Wachstum überhaupt möglich – erst auf dem Nährboden der Liebe gedeiht die *Freiheit*.

In jenem erwähnten Experiment aus grausamer Zeit, da man Kinder ohnehin nicht als vollwertige Menschen ansah – und davon sind wir im Grunde noch immer erschreckend weit entfernt –, ließ man Neugeborene lediglich körperlich versorgen: von einer fremden Frau, die sie stumm und ohne liebevolle Zuwendung gestillt und gewickelt hat, an einem nur äußerlich geschützten, warmen Ort. Diese Kleinkinder sind binnen kurzer Zeit alle gestorben, aus *Todesangst* ihrer grenzenlosen Einsamkeit, in der ihre Seele keinen Halt und keine Orientierung finden konnte – an einer ihnen *persönlich*, mit ungeteilter Aufmerksamkeit in Wort und Tat *zugewandten*, *liebevollen* Bezugsperson.

Das zeigt, wie anders sich die Voraussetzungen einer gesunden Entwicklung bei einem Menschen gestalten, der nicht nur besonders schutzbedürftig ist, um sich überhaupt erst in seelischer Ruhe – in „Frieden" – und Freiheit entfalten zu können, sondern dessen sprachgeformtes Bewusstsein eine ganz andere Dimension des Daseins ermöglicht: *Selbsterkenntnis*. Der Mensch wird im Lauf seines Lebens potenziell zu einer reflektierenden, nachdenklichen, philosophischen Existenz befreit, die sich nach ihrer Herkunft, ihrer Zukunft und ihrem Sinn fragen kann und dadurch zu einer ureigenen, persönlichen Antwort aufgefordert ist.

Diese existenzielle Freiheit des Einzelnen, sich nach angemessenen Antworten auf die Rätsel seines Daseins zu *sehnen*, im Bewusstsein der Unmöglichkeit, dabei je endgültige Gewissheit zu erlangen, macht ihn zu einem selbstbewussten Individuum, ganz unabhängig davon, wie seine persönliche Antwortet lautet. Diese ist im Konkreten immer eine ganz besondere, aus *seiner* Lebenssituation, *seinen* Sehnsüchten und *seinen* Talenten gebildete „Philosophie", eine so nur für diesen einmaligen Einzelnen geltende Sinnperspektive seiner eigenen Bestimmung.

Grundlegend für die Situation des Menschen „an sich" ist *die Möglichkeit einer freiwillig und eigenständig gegebenen Antwort* auf die Tatsache seiner Existenz in der Welt. *Selbsterkenntnis* entspringt nur dieser Freiheit, einer unbeeinflussten, nicht ideologisch verblendeten oder gewaltsam aufgezwungenen Perspektive, aus deren Geist wiederum allein das Potenzial einer sehnsüchtig freien, selbstbestimmten Existenz begründet werden kann.

An die Freiheit lässt sich – wie an den Sinn, die Wahrheit oder Gott – nur *glauben*, und um die *Möglichkeit* einer persönlichen Glaubensgewissheit überhaupt offenzuhalten – und nur diese gibt es zuletzt – kann nicht deren Unmöglichkeit oder eindeutige Unfreiheit des Menschen behauptet werden. Dann wäre bloß der nächste Ideologiekreislauf geschlossen.

Für Albert Camus, der nicht an Gott glauben konnte angesichts des Elends in der Welt, deren Ungeheuerlichkeit und monströser Ungerechtigkeit, wurde die Gestalt des Sisyphos zum stolzen Helden des Absurden, den er sich bei aller Tragik in seiner Auflehnung gegen das aufgebürdete Schicksal als „glücklichen Menschen" dachte.

In seinem 1947 erschienenen Roman *Die Pest* lässt er den Arzt Rieux, als Anwalt des leidenden Menschen, und den Pater Paneloux, als Vertreter der christlichen Ideologie, jene Auseinandersetzung um die menschliche Freiheit führen, die für ihn selbst, als Philosophen der Existenz, zur Erkenntnis jener persönlichen Gewissheit führte, dass für den Einzelnen in einer absurden Welt kein anderer Sinn zu verwirklichen sei als die Revolte gegen das Unrecht – so wie der Arzt das Leiden der todgeweihten Menschen bis zuletzt zu lindern versucht, während der Pater es für eine Prüfung Gottes hält (Camus 1950, S. 176).

Und es bezeugt Camus' Redlichkeit und Freiheit, dass er von einer absurd und gottlos erscheinenden Welt als seiner *persönlichen* Sichtweise spricht, die er nicht als verbindliche Wahrheit postulieren will, sondern als *ihm* nicht anders mögliche Antwort (Camus, 1969, S. 241; 1986, S. 64). Gerade damit lässt er jedem anderen Einzelnen die Freiheit einer eigenen, dann ebenso persönlich geltenden Perspektive. Dieser durch einen existenziell denkenden Einzelnen eröffnete *Freiraum individueller Selbsterkenntnis* ist im Grunde das wesentliche Kriterium undogmatischen Philosophierens, das die Entfaltung einer sehnsüchtig sinnerfüllten Perspektive zulässt und ermöglichen hilft.

Auf der Basis der anfänglichen sicheren *Bindung*, die jedes neugeborene Menschenkind braucht, um überhaupt einen gedeihlichen Entwicklungsprozess beginnen zu können, und in dessen Verlauf sich allmählich seine Selbstständigkeit (auch im wörtlichen Sinn) und sein Ich-Bewusstsein ausbilden, wird schließlich die *Freiheit* zur *wesensgemäßen* Voraussetzung der *Selbsterkenntnis*.

Der einzelne Mensch wird zu einem *existierenden Wesen*, das, seiner Selbst bewusst, in dieser konkreten, einmaligen, unersetzbaren Tatsache seine ureigene, „absolute" – unabhängig von allen Ideologien und anderen Menschen *existierende* – Bedeutung und Würde verwirklicht. Damit wird der Mensch kein „höheres" oder „besseres" Wesen, doch er unterscheidet sich von allen anderen Lebensformen – wie jedes einzelne Individuum von allen anderen Einzelnen – durch diese *Fähigkeit zu einer selbstbewussten Existenz*, in der seine *Sehnsucht nach einem eigenständig schöpferischen Dasein* ihren Ursprung hat.

Jeder Einzelne ist ein Fremder in der „Außen-Welt" dieses Planeten Erde, auf dem er existiert, und ein „Ausländer" für die „Innen-Welt" jedes anderen Einzelnen, dem er begegnet. Zugleich vermag jeder einzelne Mensch *in sich* Heimat und Geborgenheit zu finden, auf der Insel seines *Selbst*, im Land seiner *Sehnsucht*, im Raum seiner *Sprache* – an seinen „inneren Orten", die sich aufeinander beziehen und zusammenhängen wie *Körper*, *Seele* und *Geist*. Auch zwischen diesen Dimensionen gibt es keine Hierarchie, doch die geistige Dimension des Selbstbewusstseins, das sich in seiner Sprache ausdrückt – wobei „Sprache" auch die körperliche und seelische Ebene des Einzelnen umfasst, mit deren Hilfe sie spricht –, erschließt erst das Wesen des Menschen und ermöglicht dessen Dasein als *Existenz.*

Wie erst der *Gehirntod* eines Menschen dessen Dasein beendet, ist dieses komplexe Organ, mag es auch noch so „baugleich" mit dem Gehirn anderer Säugetiere sein, nicht nur die zentrale „Schaltstelle" aller Körperfunktionen, Gefühlsregungen und Denkvorgänge, sondern gerade durch das geheimnisvolle, nicht einmal annähernd in seiner Logik erforschte Zusammenspiel der menschlichen Kräfte, für das es sorgt, ein ebensolches Wunder wie das Leben selbst.

So wie jede einzelne Körperzelle den „Bauplan" des „ganzen Menschen" enthält und schon ein Fingerabdruck die Einmaligkeit dieses bestimmten Einzelnen bezeugt, findet sich die geheimnisvolle Besonderheit der menschlichen Existenz auch gerade in der gleichzeitigen Verbundenheit ihrer verschiedenen *Dimensionen – Stadien*, wie Kierkegaard (1959) sie nannte, der Körper, Seele und Geist des Menschen sich potenziell vom *ästhetischen* über das *ethische* zum *religiösen* Stadium hin entwickeln sah, zwischen denen jeweils ein Sprung sich zu vollziehen habe, den zu wagen der Einzelne in seiner existenziellen Freiheit gefordert sei.

Warum wir überhaupt da sind, woher wir stammen und wohin wir gehen, werden wir zu Lebzeiten nicht erfahren. Warum existiert ein Wesen wie der Mensch, der sich unbeantwortbare Fragen zu stellen vermag und letztlich nicht im Wissen, sondern nur *in der Sehnsucht seines persönlichen Glaubens*, das heißt *in sich selbst*, Geborgenheit finden kann? Was macht uns krank, was hält uns gesund oder lässt uns wieder gesunden? Auch dafür gibt es für jeden Einzelnen andere konkrete Gründe, die sich existierend (subjektiv) erspüren und erahnen – *wahrnehmen* – und nicht eindeutig (objektiv) wissen lassen.

Erkenne dich selbst war schon am Tempel von Delphi als *Appell* gemeint, nicht als bereits mit dem Menschsein gegebene *Tatsache* (Giebel, 2001). Eine „Tatsache" ist nur die *Möglichkeit* von Freiheit und Selbsterkenntnis, sofern sie ein konkreter Einzelner mit seiner Existenz wahrhaftig bezeugt – zuerst und zuletzt vor und für sich selbst. Und jede *persönliche Gewissheit*, die einer auf seine Weise ausdrückt, ist kein Dogma, dem sich zu unterwerfen gilt, sondern sein liebevolles Geschenk an die Welt, das jedem gehört, der sich darin wiederfindet.

Insofern kann der *Mensch als Wesen*, ebenso wie *der konkret existierende Einzelne*, nur immer mehr zu dem werden, der als Möglichkeit in ihm angelegt ist und darauf wartet, entfaltet zu werden. Und das gelingt eben nicht einfach durch Zellwachstum, durch Nahrung, Wasser und Licht – so wie aus einem Samenkorn eine Blume wächst –, sondern die Entfaltung seiner Potenziale bedarf von Anfang an einer lebendigen, aufmerksamen und tragfähigen *Beziehung* zwischen den Menschen – ebenso wie im Einzelnen selbst zwischen den verschiedenen aufeinander bezogenen Ebenen.

Sprache und Bewusstsein entstehen nur in aufmerksamer Kommunikation mit anderen – auch die uns näher verwandten („höheren") Säugetiere tauschen sich intensiver und differenzierter aus als andere Arten.

Selbstbewusstsein verlangt eine Atmosphäre wertschätzender Geborgenheit, aus der heraus der Einzelne erst eine ruhige Aufmerksamkeit für die Selbsterkenntnis seiner Existenz in der Welt zu entwickeln vermag. Ein sogenanntes „Aufmerksamkeitsdefizitsyndrom" – schon der Begriff ist ein gewaltsames Ungetüm –, das heutzutage bei Kindern diagnostiziert wird, die nicht zur Ruhe kommen können und ständig „hyperaktiv" und nervös sind, ist eigentlich Symptom der Krankheit ihrer Bezugspersonen. Für diese „Auffälligkeit" gilt in ganz ähnlicher Weise die Erkenntnis der Bindungsforscher Karin und Klaus Grossmann (2009) vom „Schreibaby", das „immer für die Mutter schreit". Auch die ADHS-Kinder verspüren die Überforderung in ihrer Umgebung und spiegeln sie in ihrem Verhalten den Eltern zurück. Diese sind aufgrund ihrer eigenen Störungen zunehmend unfähig, eine aufmerksam zugewandte, geborgene Atmosphäre zu vermitteln, auf die Kinder für eine gedeihliche Entwicklung angewiesen sind (Leuzinger-Bohleber/Brandl/Hüther, 2006).

Wenn dem Einzelnen eine selbstbewusste Entwicklung ermöglicht wird, reift er zu einer eigenverantwortlichen, im Bewusstsein ihrer schicksalhaften Einschränkungen freien, sich schöpferisch ausdrückenden Persönlichkeit heran, die an ihren Wert und ihre besondere Bestimmung in dieser Welt zu glauben vermag. Er fühlt seine Innenwelt mit der Außenwelt gut verbunden und dadurch *inspiriert*, zu jenem Menschen werden zu können, den „Gott" womöglich mit ihm „gemeint" hat.

Selbsterkenntnis stiftet die *Identität* der einzelnen Existenz und setzt deren Glaubensfähigkeit frei, die dem Dasein des Menschen Kraft und Sinn verleiht. Auch wenn der Einzelne dabei vielleicht den Sprung in eine Transzendenz, den Glauben an eine höhere Macht, nicht vollziehen kann, glaubt er doch immerhin an sich selbst, an den Menschen, die Gemeinschaft oder an die Revolte gegen das Absurde. Ohne *Glauben* vermag ein selbstbewusster Mensch nicht zu existieren, das heißt nicht ohne *Sehnsucht nach einem Sinn* seines Daseins in der Welt – und sei es in der Auflehnung des eigenen Trotzdem.

Die Fähigkeit zur Selbstdistanz, zur Annahme des Unabänderlichen, der unlösbaren Fragen des Lebens und des Todes, vor denen wir aufgerufen sind, in unserer *Sehnsucht nach Antwort* ein verbindendes Maß zu finden, befreit uns erst eigentlich zum Menschen. Und wir werden krank (süchtig) in der *Entfremdung* davon, aus einer Distanz, die wir eben *nicht freiwillig* eingenommen haben – krank im gewaltsamen Abstand vom eigenen Selbst als unserem wahrhaftigen Wesen, das durch die Kraft seiner Sehnsucht Geborgenheit in sich zu finden vermag.

Unter Schmerzen zur Welt gekommen und zunächst auf die liebevolle Fürsorge seiner Bezugsperson(en) angewiesen, in deren Obhut sich seine Selbstständigkeit erst entwickeln kann, will und soll der Einzelne, da er zur Möglichkeit schöpferischer Freiheit begabt ist, die Welt auf seine Weise entdecken können und dabei in sich eine Heimat finden.

Jeder selbstbewusst lebende Mensch ist im Grunde seines Wesens ein „Philosoph", der die „Liebe zur Weisheit" zu seinem Lebenssinn erhebt. Wie Novalis es so schön ausdrückte: „Philosophie ist eigentlich Heimweh – Trieb überall zu Hause zu sein" (Schulz, 1798/1799, S. 491). Dabei geht es gerade um einen ganz eigenen, individuellen, persönlichen Weg, der nicht nur die schicksalhaft bestimmten Lebensumstände dieses konkreten einzelnen Menschen einbezieht – seine Familiengeschichte, seine Zeitumstände, seine physischen, psychischen und sozialen Gegebenheiten … –, sondern sich zur Freiheit eines authentischen schöpferischen Ausdrucks dieser seiner einmaligen Existenz berufen fühlt.

Der Einzelne sehnt sich danach, dem Geschenk seines wundervollen, unbegreiflichen Daseins in der Welt mit der Verwirklichung seiner selbstbewussten Existenz zu antworten – dankbar Zeugnis abzulegen von der Schönheit des Lebens.

Wird der Einzelne auf dem Weg zur Selbsterkenntnis seines Wesens gehindert oder gestört, darf er sich nicht entfalten oder fühlt sich zutiefst verunsichert, weil er immer wieder Demütigungen erfährt und an den Wert seiner selbst nicht wirklich glauben kann, dann wird er neurotisch oder körperlich krank – oft beides zugleich oder nacheinander. Und dann hilft dem Menschen jene unterdrückte – verdrängte – *Geistigkeit*, deren Entfaltung seit je seine eigentliche existenzielle Sehnsucht gilt, auf wunderbare Weise gerade auch dabei, die Entfremdung zu überwinden und allmählich wieder zu gesunden: indem er, womöglich mit dem Beistand eines Therapeuten, sein wahres – spirituelles – Selbst aus der „Höhle" der Krankheit zu befreien vermag.

Durch das *Wunder der Sprache* – auch derjenigen seiner Symptome, die er zu deuten lernt –, im *Nachdenken* und im „Reden als Kur" („talking cure" nannte zuerst Bertha Pappenheim alias Anna O., eine der frühen Patientinnen der Psychoanalyse, ihre Behandlung), entwickelt der Einzelne, wieder oder zum ersten Mal, ein Bewusstsein der eigenen Situation, seiner verzweifelten Sehnsucht nach der Wahrheit seiner Existenz und der Hintergründe ihrer Entfremdung. Und im Erkennen seiner inneren Zusammenhänge von Körper, Seele und Sehnsucht kann er schließlich spirituelle Geborgenheit in einer aufrichtigen *Selbstliebe* finden, die keine ichsüchtige Ersatzlösung ist, sondern tiefe Erfüllung und innere Ruhe bedeutet.

Bei der Entfaltung seiner inneren und äußeren Potenziale ist immer der „ganze Mensch", als Zusammenhang von Körper, Seele und Geist, beteiligt, so wie auch die verschiedenen Areale des Gehirns in jedem Augenblick zusammenwirken, auch wenn, je nach Bedarf, mehr der eine oder andere Bereich die Aktivität steuert. Auf der Flucht vor Gefahr, bei einem herzerfrischenden Lachen oder dem Lesen eines Buches sind jeweils andere Eigenschaften des Menschen herausgefordert, die auch beim „Blick" in sein Gehirn, mit bildgebenden Verfahren, an sichtbar anderer Stelle aktiviert werden.

Für die Selbstdistanz und Reflexion dessen, was der Einzelne jeweils erfährt, fühlt und denkt, woher er kommt, wer er ist und wozu er lebt, für seine Natur als der eines fragenden, suchenden und philosophierenden – also sehnsüchtig existierenden – Menschen, ist sein sprachgebundener Geist das Medium der Selbsterkenntnis und gleichsam der Inbegriff seines Wesens.

Die Voraussetzungen des Menschseins – die Dimensionen seines Wesens ebenso wie die Potenziale seines Gehirns – vereinigen sich in jeder konkreten einzelnen Existenz zur Möglichkeit des seiner selbst bewussten Geistes, in dem er diese seine Freiheit, Identität und Geborgenheit zugleich finden kann.

Das Bewusstsein des eigenen Ich, der sprachliche Ausdruck eigener Gefühle und die selbstbewusste Verwirklichung der eigenen Person in ihrer Lebenswelt werden erst durch die *Geistigkeit* des Menschen ermöglicht, und in ihr gründen jene *Haltungen* des Einzelnen, mit denen er zu anderen Menschen und zur Welt in eine liebevolle, spirituelle Beziehung tritt.

4.2 Haltungen

Unter den Voraussetzungen einer als ausreichend sicher erfahrenen Bindung und einer einigermaßen ungestörten Entwicklung von eigenständigen Lebensperspektiven kann das Selbstbewusstsein des Einzelnen heranreifen.

Aus dem Empfinden der ihm entgegengebrachten („geschenkten") liebevollen Nähe und wertschätzenden Geborgenheit lernt er, sich selbst anzunehmen und zu lieben. Er soll und darf in dieser Welt leben und seinen ureigenen Weg suchen, finden und gehen können.

Und weil andere sich in ihn einfühlen konnten und seinen Weg ermöglicht haben, entwickelt sich auch seinerseits die Fähigkeit, sich den Menschen seiner Umgebung – und potenziell allen anderen – empathisch und solidarisch verbunden zu fühlen.

Hierin wurzelt die Möglichkeit und die Heilkraft jeder Art von Therapie, die Menschen einander aus der Tiefe ihrer eigenen Verbundenheit mit sich selbst und anderen angedeihen lassen können.

Wenn das gelingt, wird aus der für sich selbst und andere empfundenen „Zuneigung" eine Haltung der Liebe, die sich bewusst existierend („achtsam"), von Verantwortung erfüllt und mit demütigem Respekt der gesamten „Schöpfung" voller Hingabe zuwendet.

Wir werden „Lebenskünstler", die – ein jeder geborgen in sich und zugleich in liebevoller Gemeinschaft – miteinander ihre Möglichkeiten entfalten, um ein wahrhaft schönes Leben zu verwirklichen.

„Freiheit des Willens", „Wille zum Sinn" und „Sinn des Lebens" sind nach Frankl (2005) die tragenden Kräfte im Menschen, mit deren Hilfe er seine Existenz sinnorientiert und auf seine persönliche Weise zu gestalten vermag. Er glaubte an die *Freiheit* des Menschen, als dessen ureigener Antriebskraft, an den *Willen* des Einzelnen, durch sein eigenes Dasein in der Welt sinnvolle Werte zu verwirklichen, und an einen *Sinn*, den sein Leben unter allen Umständen hat – wie beeinträchtigt, erkrankt oder unterdrückt es durch schicksalhafte Widrigkeiten auch sein mag (Lukas, 2006, S. 16).

Der Glaube an einen höheren Sinn, einen „Übersinn", wie Frankl (1992, S. 64) ihn nannte, wie immer dieser auch religiös geprägt sein mochte, war im Grunde jenes Hauptaxiom, das dem Menschen Halt und Sicherheit geben konnte. Darauf gründete er seine „Logotherapie", deren vorausgehende „Existenzanalyse" den fehlenden Sinnbezug des Einzelnen erkennen ließ, als dessen Abfall vom Glauben an jenen „unbewussten Gott", der letztlich unser Urvertrauen – in den Sinn des Lebens – gewährleistet und dadurch die Orientierung und Wirkkraft des Sinnes ermöglicht. Und es sind für Frankl (1998 [1959]) auch die Kräfte der *geistigen Dimension* – der Sinnbezug und die Willensanstrengung –, die den Einzelnen zu befreien und zu heilen vermögen. Damit setzte Frankl der als einseitig erlebten Körperbezogenheit der Freud'schen Psychoanalyse, die sich für die Folgen einer gestörten

Triebdynamik im menschlichen Seelenhaushalt interessierte, ebenso einseitig die Geistbezogenheit des Menschen entgegen, dessen Psyche vor allem Schaden nehme, wenn gleichsam ihre „Sinndynamik“ nicht mehr in Balance ist.

Jenseits solcher Polarisierung erscheinen die verschiedenen Ebenen im Menschen, wie die verschiedenen Zuständigkeitsareale in seinem Gehirn, *jederzeit zur Einheit verbunden*. Wir sind jederzeit Körper, haben Gefühle – eine Seele – und potenziell auch ein Bewusstsein unserer selbst. Diese Wesensmerkmale können nur aus heuristischen (theoretischen) Gründen getrennt werden und im Fall einer Erkrankung ungleichwertig erscheinen – so wie für einen Blinden das Gehör und für einen Tauben die Zeichensprache wichtiger wird.

Es gibt ursprünglich keine Rangordnung oder Hierarchie zwischen den Wesensebenen eines Menschen, sondern nur verschiedene Entwicklungszeiten, ein Früher oder Später ihres In-Erscheinung-Tretens, so wie wir erst als Körper da sein müssen, um über ihn verfügen zu können, erst Augen bekommen müssen, um zu sehen, und eine Stimme brauchen, um zu sprechen.

Unser „Reptiliengehirn“ (wie der stammesgeschichtlich älteste Teil des Gehirns genannt wird, der sich schon bei den Echsen findet) ist nicht weniger bedeutsam als das Fühl- oder Denkhirn, sondern archaischer und einfacher strukturiert, weil es elementare, das Überleben sichernde Aufgaben zu erfüllen hat, zum Beispiel Angriff oder Flucht. Und ohne dessen entwicklungsgemäße „Arbeitsweise“ wäre weder eine gesunde Entwicklung zum wahren Selbst einer eigenständigen Persönlichkeit möglich – wobei „wahr“ eine für diesen Einzelnen angemessene Verbindung mit seinen Potenzialen meint –, noch ließe die innere Freiheit sich unter bedrohlichen Umständen schützen.

Die Entwicklung des Selbstbewusstseins des sich schöpferisch ausdrückenden Einzelnen, der sich existenziell nach Selbstverwirklichung sehnt, entspricht einer später sich eröffnenden Entwicklungsmöglichkeit, die zu entfalten ebenso in der Natur des Menschen liegt wie die Ausprägung einer dafür erforderlichen Hirnregion.

Was die Fragen nach dem Wesen des Menschen eigentlich interessant erscheinen lässt und nicht länger nur dem Machtanspruch irgendeiner Theorie dient – womit sie im Grunde die narzisstische Bedürftigkeit ihres Urhebers befriedigen soll –, wäre ihre Bewährung – „Bewahrheitung“ – in der Praxis einer befreiend wirkenden Gemeinschaft sich wechselseitig inspirierender Einzelner.

Eine Philosophie, die kein Gedankengebäude errichten will, kein ideologisches System, das die Verhältnisse entsprechend seiner Logik uminterpretiert oder gar umformt, wobei sie im Extremfall über Leichen geht, verwirklicht sich in einem ethisch angemessenen *Handeln* und nicht als „richtige Gesinnung“. Die wahrhaftige *Liebe zur Weisheit* sucht nach Wegen aus dem Dunkel der Angst zum Licht der Erkenntnis.

Und eine angemessene Ethik zeigt sich nicht als Ordnung einzuhaltender Gesetze und Gebote – jeder Moralkodex nichts als bloße Ideologie –, sondern als *ausdrückliche Haltung*, die durch ihre eigene ethische Existenz jedem anderen konkreten einzelnen Menschen potenziell ebenso eine Perspektive sehnsüchtiger Freiheit eröffnet, in der dieser seinem ureigenen – wahren – Selbst schöpferisch Ausdruck verleihen kann.

Die Haltungen der *Selbstliebe*, *Empathie* und *Liebe*, die in diesem Abschnitt begründet und beschrieben werden sollen, sind gleichfalls „Eigenschaften" des menschlichen Wesens, über dessen Natur in diesem Buch eingangs bereits (▶ Abschn. 2.1) reflektiert wurde, doch sie bilden sich in *Beziehungen* aus und sind immer von Empfindungen und Gedanken zugleich erfüllt.

Haltungen lassen sich nicht definieren oder als eine Wahrheit der menschlichen Existenz „behaupten" oder „verordnen" – das ist schon für jede Aussage über „das Wesen des Menschen" unzulässig, auch die kann nur als persönliche Glaubensgewissheit postuliert werden –, sondern im Wesentlichen nur beschreiben, vor allem aber *bezeugen* und *ausdrücken* durch das eigene *Tun*.

Die *Haltung* eines Menschen ist der lebendige Ausdruck dessen, was er unter gewissen allgemeinen *Voraussetzungen* und den konkreten äußeren und inneren Gegebenheiten seiner Lebenssituation für eine *Beziehung* entwickelt: *zu sich*, *zu anderen Menschen* und *zur Welt* – wie er seinen Körper, seine Seele und seinen Geist *behandelt* –, ob er sich aufmerksam und wertschätzend wahrnimmt, liebevoll mit seinen Gefühlen umgeht und seiner Sehnsucht treu zu sein versucht oder sich vernachlässigt, gefallen „muss" und fremden Erwartungen entspricht.

Selbstliebe trägt Sorge für das eigene Wohlergehen, im Einklang aller Daseinsebenen, pflegt eine gute Beziehung zu sich als Quelle der Hoffnung und Lebensfreude.

Empathie verbindet uns mit anderen menschlichen Wesen, mit Einzelnen und in Gemeinschaft, als Weg und Ziel solidarischen Lebens und Handelns, Quelle von Mitgefühl und Verstehen, Stifterin von Nähe und Geborgenheit.

Liebe ermöglicht Urvertrauen in den Sinn des Lebens und erschafft eine Beziehung zum Universum und zur Welt des anderen, schenkt das Selbstbewusstsein, zum Gestalter seiner eigenen Existenz zu werden und sich als göttliches Kind zu fühlen.

Für die menschliche Existenz ist ihre *Beziehung* zu anderen Menschen, von der sicheren Bindung eines Babys über die sprachgebundene Entwicklung des Selbstbewusstseins zum schöpferischen Ausdruck der eigenen Persönlichkeit in ihrer jeweiligen Lebenswelt, elementar wichtig und identitätsstiftend. Daher entscheidet sich die Möglichkeit einer wahrhaft menschlichen, jeden Einzelnen mit Würde und Respekt behandelnden Gesellschaft auch gerade auf dieser *zwischenmenschlichen* Ebene offener, *liebevoller Kommunikation*. Dabei werden *allen* Menschen möglichst gleiche Voraussetzungen geschaffen, ist allen der gleiche Wert zuerkannt und das gleiche Mitspracherecht gewährt. Die schicksalhaften Widrigkeiten Benachteiligter – Krankheit, Herkunft, Armut … – werden durch Bevorteilte auszugleichen versucht, die sich der Leidenden in besonderer Fürsorge annehmen.

Auch diese menschliche Größe lässt sich nicht als „Solidaritätsprinzip" verordnen oder gar als ein finanzieller „Zuschlag" erheben – so wie im Mittelalter reiche Sünder sich per „Ablass" freizukaufen hofften. Nächstenliebe erwächst vielmehr *wie von selbst*, aus einem Gefühl für den eigenen Wert und der Liebe zu sich ebenso auch für den Mitmenschen. Dem wenden wir uns aus eigener selbstbewusster Kraft liebevoll zu, um ihm von der empfundenen dankbaren Freude darüber, am Leben sein zu dürfen, etwas abzugeben. Wir haben dabei nicht etwas zu verlieren, das wir angstvoll schützen und gegen andere abgrenzen müssen, sondern schöpfen aus dem Überfluss eines inneren Reichtums, der sich in jedem Augenblick selbstbewussten Daseins erneuert und selbst belohnt.

Eine liebevolle Haltung wird erst dann zur befreienden, solidarischen Kraft in der Gesellschaft, wenn sich die Abhängigkeit der Menschen von *Besitz* aller Art überwinden lässt, auch von dem vermeintlichen Besitz einer ideologischen Wahrheit, die es mit Gewalt zu verteidigen und durchzusetzen gilt, und wenn der Einzelne die *Krankheit als Sucht* nach Erlösung endlich nicht mehr nötig hat, sondern ihm seine *Sehnsucht nach Geborgenheit*, die seiner ureigenen menschlichen Freiheit entstammt, *Sicherheit in sich selbst* schenkt und er allein die Tatsache seiner selbstbewussten Existenz in dieser Welt als *Liebe* zu empfinden vermag, die ihm vom Leben entgegengebracht wird.

Das macht die *Voraussetzungen* so entscheidend für die Entwicklung der *Haltungen* eines Menschen. Wie überhaupt in diesem Teil des Buches, der sich auf die wesentlichen Aspekte der Gesundheit und die Möglichkeiten der (Selbst-)Heilung bezieht, die inneren Zusammenhänge der eingangs gesondert beschriebenen Wesenheiten immer deutlicher erscheinen.

Im Verhältnis von Krankheit und Gesundheit, Sucht und Sehnsucht sind die beiden wesentlichen Tendenzen ein und derselben Lebensenergie untrennbar im Menschen verbunden: die Fähigkeit seiner *Suche nach dem eigenen Selbst*, als dem *bewussten* Ausweg aus der Höhle der Angst, die Fähigkeit, fragen und nachdenken – *philosophieren* – zu können, über die er als Kleinkind schon verfügt, und seine *Freiheit*, als dieser konkrete einzelne Mensch *selbstbewusst zu existieren*, angesichts des Todes, des Leidens und allgegenwärtigen Scheiterns.

Dieses besondere Potenzial des Menschen, das ihn *nach Zusammenhängen fragen*, *in Zusammenhängen denken* und *lebendige Zusammenhänge verwirklichen* lässt, verbindet uns mit dem „Himmel einer ewigen Wahrheit“, nach der wir uns zu Lebzeiten schon sehnen können, ob wir nun daran glauben, eines Tages in ihn zu gelangen oder nicht.

Dass wir nicht nur durch unsere physischen Kräfte überlebensfähig sind, sondern begabt dazu, das Wunder unseres Daseins in eine selbstbewusste Existenz zu verwandeln, bedeutet die *irdische Glückseligkeit* eines Menschen, die jedem Einzelnen potenziell als Erlebnis seiner persönlichen Freiheit zugedacht ist. Ob er diese Freiheit voll Zuversicht und Freude empfindet oder von Mühsal gebeugt und in verzweifelter Empörung, wie Sisyphos, hängt von den Lebensbedingungen und Entwicklungsmöglichkeiten des konkreten Einzelnen ab. Meistens werden sich diese polaren Befindlichkeiten im Laufe des Daseins für jeden mehr oder weniger häufig und dramatisch abwechseln, so wie Sucht und Sehnsucht, Krankheit und Gesundheit zeitlebens bestehende Gefahren und Verheißungen bleiben.

Solange wir uns in *Selbstliebe* zugetan bleiben können, tragen wir allemal eine sichere Heimat in uns. So sehr die auch nur im Boden einer sicheren Bindung wurzeln kann, bedarf es doch außerdem der freien Entscheidung des Einzelnen, den bewussten Sprung in ein selbstbestimmtes und eigenverantwortliches Dasein zu wagen. Durch die Freiheit des *Selbstbewusstseins* kann die *Selbstliebe* erst erwachen, erst im liebevollen Akzeptieren des eigenen So-Seins, unter allen Widrigkeiten und Unzulänglichkeiten der eigenen Existenz, entfaltet sich die Sehnsucht des Einzelnen, sein Dasein in Schönheit zu gestalten.

Erst jenseits einer *Liebe*, die uns das Leben und damit die Freiheit geschenkt hat, haben wir selbst etwas zu geben, entwickeln *Empathie* für unsere Mitgeschöpfe und entfalten unser *schöpferisches Talent*, mit dem wir der Wahrheit unserer eigenen Existenz Ausdruck verleihen wollen. Was das bedeutet und wie es sich zeigt, wird in ► Abschn. 4.3 näher erhellt.

Hier gilt es, die *Haltungen der Seele* immer klarer als jene Einheit zu betrachten, die im Wesen des Menschen bereits von Anfang an grundgelegt ist – so wie jede erblühte Pflanze, die Wasser, Nahrung und Licht für ihr Wachstum benötigt, bereits ganz in ihrem Samenkorn enthalten war.

Wie sich die Entwicklung des Kosmos und das natürliche Wachstum des Lebens als letztlich unbegreifliches, vom Menschen nur wahrnehmbares und beschreibbares Wunder vollzieht – ob es für ihn nun von Gott kommt und in die Ewigkeit führt oder aus dem Nichts wieder in das Nichts zurück –, so geschieht auch der Prozess der menschlichen Entwicklung von der befruchteten Eizelle bis zur Entfaltung der selbstbewussten einzelnen Persönlichkeit als ein potenziell natürlicher.

Von ebenso schicksalhaften, oft chaotisch erscheinenden Widrigkeiten, wie sie bei der Entstehung der Welt und der Entwicklung des Lebens geschehen – vom Urknall über das Aussterben der Saurier bis zu Naturkatastrophen aller Art –, ist auch die Entfaltung der menschlichen Natur seit Anbeginn herausgefordert und kann daran zerbrechen oder wachsen.

Mit dem *Bewusstsein der Angst*, die das Tier *instinktiv* zu fliehen versucht und die beim Menschen übermächtig werden kann, sodass er die Freiheit zu ihrer Überwindung selbstzerstörerisch gegen sich richtet, bis hin zur eigenen Auslöschung, wird das mögliche Scheitern zur beständigen Herausforderung – nicht nur ein für alle Mal, sondern immer wieder aufs Neue: weil wir Sterbliche sind und unsere Sicherheit jederzeit bedroht bleibt. Gerade das macht die Existenz des Einzelnen so kostbar wie zerbrechlich und die Frage nach dem Sinn so elementar, wie es Camus (1959) mit seiner radikalen Zuspitzung formuliert hat.

Sich zu fragen, ob das Leben lohnt oder nicht, ob der Einzelne sich, wie Sisyphos, *trotzdem* entschließt zu existieren, um dem Absurden die Stirn der eigenen Revolte zu bieten, oder ob er an seine *selbstbewusste Sehnsucht* als ein „Geschenk des Himmels“ glauben kann, dem er in großer Dankbarkeit mit einer schöpferischen und zugleich von wahrhaftiger Demut erfüllten Existenz zu antworten versucht, immer zeigt sich die wesentliche Kraft des Einzelnen als eine Energie, die ihn zugleich trägt, erfüllt und handeln lässt: die *Liebe*.

4.2.1 Selbstliebe

Liebe als Grundhaltung der menschlichen Existenz bedeutet eine andere Energie als die instinktive Zuneigung einer Tiermutter für ihr Junges, obwohl auch diese Kräfte in uns weiter wirken und, wie das „Reptiliengehirn“ für den Selbstschutz bei Gefahr, bei der Versorgung eines Säuglings (► Abschn. 4.1.1) eine überaus stabile, gleichsam angeboren hilfreiche Voraussetzung bilden – wie eben auch die Ausdrucksmöglichkeiten eines Neugeborenen diesem ein Repertoire passender Überlebensmittel zur Verfügung stellen, die zu den angemessenen Reaktionen seiner Betreuungspersonen führen.

Doch die Lebenswirklichkeit der Menschen dieses Planeten sieht dramatisch anders aus. Der Mensch verwendet die ihm geschenkten Möglichkeiten zur freien Selbstentfaltung und schöpferischen Gestaltung seiner eigenen Lebensverhältnisse und der Gesellschaft, in der er existiert, oft nur zur Entwicklung neuer, vermeintlich hilfreicher *Suchtmittel*: von der Erfindung immer neuer Medikamente bis zur Durchsetzung neuer Herrschafts- und Machtsysteme – politischer, religiöser oder ökonomischer Art, was strukturell keinerlei Unterschied bedeutet.

Damit sorgt er nicht für menschliche Lebensverhältnisse und eine Atmosphäre der Geborgenheit, sondern für ein *Klima der Angst* und ein *System der Entfremdung*. So verstärkt er nur jene Situation, der er selbst ausgesetzt war – die eines in lähmender Angst gefesselten „Höhlenbewohners", statt das Potenzial seiner selbstbewussten Sehnsucht für einen Weg zum Licht der Liebe zu entfalten, die bei der Selbstliebe beginnt.

Auch hier hängt es zusammen und bleibt die Herausforderung jedes Einzelnen, die Verbindung zu seinem eigenen Selbst (wieder) aufzunehmen, auch in angstvoller Verzweiflung, über Krankheit und Leid, doch getragen von einer tiefen Sehnsucht nach Geborgenheit in sich, der er ursprünglich entstammt, und die wiederzufinden, seine schöne Lebensaufgabe wäre: jenes ursprüngliche Vertrauen, das ihn ebenso anfangs zur Welt kommen lässt (der Embryo „will" schließlich geboren sein) wie er zuletzt damit seinem eigenen Ende gelassen entgegengeht – denn im Grunde seiner Sehnsucht bleibt der Einzelne immer zu Hause.

Die Entfremdung des Einzelnen ist allerdings immer mit der globalen, gesellschaftlichen Gewalt verbunden, der sie unterliegt und in der sie sich widerspiegelt, etwa in der Umweltzerstörung unseres Heimatplaneten. Entfremdete Menschen hinterlassen auf der Erde ihre Spuren, die wiederum krank machende Auswirkungen für den Menschen haben. Der Maler und Sängerpoet Arik Brauer beschreibt dies in seinem Lied *Sie hab'n a Haus 'baut* (1971) sehr treffend: „Siehst den ganzen Tag a graue Mauer, kriegst a graues Herzl auf die Dauer, spielen die Buben auf 'an harten Grund, kriegens bald harte Augen und 'an harten Mund …"

Die unwirtlichen Behausungen, in denen Menschen leben, vom Slum bis in die Wohntürme riesiger Städte, zwischen Lärm und Gestank, in grauenvoller Enge und mit der Aussicht auf nichts als Beton, Verkehr und die Massen elender Mitbewohner, sind nur *ein* sichtbares Fanal der Entfremdung in angstbeherrschten, süchtigen Gesellschaften.

Wie weit wir uns auf allen Ebenen von unseren natürlichen Ursprüngen entfernt haben und diese sogenannte „Zivilisation", die wir für Fortschritt halten, eigentliche Barbarei und Verbrechen gegen die Menschlichkeit ist, wird beim bewussten Blick auf Kulturen eingeborener Völker sichtbar. Tragischerweise sind diese fast alle vom Aussterben bedroht und fristen vielfach nur noch in Reservaten ein unwürdiges Dasein, was die Gewalttätigkeit der materialistischen Ideologie drastisch vor Augen führt, ebenso wie die weltweite Hungersnot oder die Abholzung der Regenwälder direkte Folge der globalen Ausbeutung sind.

Umso wertvoller sind bleibende Zeugnisse von Feldstudien eingeborener Stämme, wie jenes bahnbrechende Buch *Auf der Suche nach dem verlorenen Glück* (Untertitel: *Gegen die Zerstörung unserer Glücksfähigkeit in der frühen Kindheit*, 1980) der amerikanischen Anthropologin und Publizistin Jean Liedloff (1926–2011), die über zwei Jahre lang unter den Yequana-Indianern im Urwald Venezuelas lebte.

Bei diesem Stamm konnte sie beobachten – was auch für die Weiterentwicklung der *Bindungstheorie* wesentlich wurde –, wie deren ganz anderer, liebevoll zugewandter und jederzeit Geborgenheit schenkender Umgang mit ihren Kindern, die dort für lange Zeit in ständigem Körperkontakt gehalten werden, in eine vollkommen friedvolle Gesellschaft mündet. Deren Haltung überliefert sich dann ebenso natürlich und „selbstverständlich" von Generation zu Generation weiter.

Die bewusste Aufmerksamkeit für den eigenen Körper und die eigene Wahrnehmung wird gerade in der liebevollen Zuwendung der Frühzeit erlernt, in der ein Kind seinen Wert und seine Fähigkeiten dadurch an sich selbst erfährt, dass es sich mitteilt, in seinen Bedürfnissen wahrgenommen wird und als direkte Antwort deren angemessene Befriedigung erlebt. Die liebevolle Fürsorge wird zur Basis der *Selbstliebe*.

Nach dem Originaltitel des Buches *The Continuum Concept* hat sich ein Netzwerk von Menschen gebildet, die aus Liedloffs Erkenntnissen Maßstäbe für eine ursprünglichere Betreuung von Kindern in ihrer frühen Lebensphase entwickeln und verbreiten (www.continuum-concept.org).

Wie sehr die Entfremdung von der äußeren Natur mit derjenigen vom eigenen Selbst zusammenhängt und daher auch erst eine Rückkehr zu unseren eigenen naturhaften Wurzeln, zur Urgeborgenheit in der uns alle ursprünglich nährenden „Mutter Erde", Heilung bedeuten kann, veranschaulicht der wunderbare Film *Der geheime Garten*, nach dem Kinderbuchklassiker *The Secret Garden* von Francis Hodgson Burnett aus dem Jahre 1911, der mehrfach verfilmt wurde, aber ganz besonders anrührend von Agnieszka Holland (1993) mit den unglaublich lebensecht agierenden kindlichen Darstellern (◉ Abb. 4.1).

Erzählt wird eine märchenhaft anmutende Geschichte, deren Wahrhaftigkeit sich jedoch in jeder gelingenden Therapie auf ähnliche Weise zeigt: die Sehnsucht nach Geborgenheit in unserer eigenen und der uns umgebenden Natur, nach einem Zugang zum eigenen Selbst, der ursprünglich durch jene Natur, die uns zur Welt kommen ließ, erst ermöglicht wurde und die dann durch die *Angst* in der Gesellschaft, in unseren Eltern und schließlich durch unsere eigene Verinnerlichung dieser angstvollen Haltung wieder verloren ging.

Insofern gilt es, von der Sucht zur Sehnsucht zurückzufinden, zum Potenzial unseres Selbstbewusstseins, das vor lauter Angst nicht mehr spürbar gewesen ist und in der *Therapie* allmählich wieder wahrgenommen werden kann. Als solche kann manchmal auch ein Film erscheinen, wenn dessen Geschichte die eigene Situation berührt und wie ein Spiegel jener Entfremdung erscheint, die einen krank werden ließ, und wenn sie zugleich daran erinnert, wie sehr wir in unserer Sehnsucht geborgen waren, als wir uns in der Natur – im Leben – noch beheimatet fühlten.

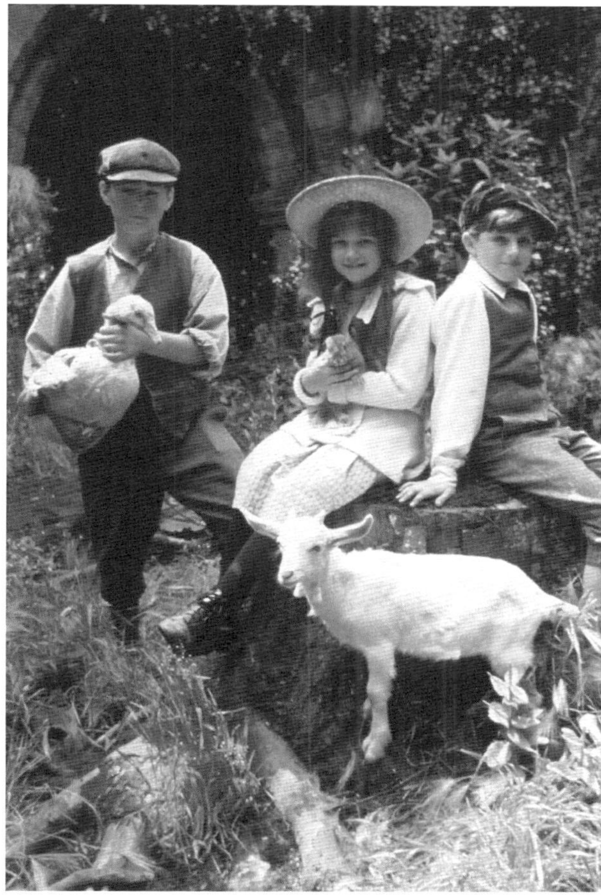

Abb. 4.1 Mary, Colin und Dickon finden Geborgenheit in der Natur. (Szene aus dem Film *Der geheime Garten,* Warner Bros./Cinetext Bildarchiv, mit freundlicher Genehmigung)

Die beiden kranken Kinder in dieser Geschichte sind durch Lieblosigkeit und Verlust schwer traumatisiert und reagieren unterschiedlich darauf:

Mary, ein Mädchen von zehn Jahren, hat bei einem Erdbeben im Indien der Kolonialzeit, wo sie aufgewachsen ist, ihre Eltern verloren und wird zusammen mit anderen Waisenkindern zurück nach England gebracht.

Dort soll sie künftig in der Obhut ihres Onkels, Lord Craven, leben, der durch einen tragischen Unglücksfall seine geliebte Frau, die Zwillingsschwester von Marys Mutter, verloren hat und seitdem vollkommen zurückgezogen auf seinem Schloss wohnt.

Seine Frau war hochschwanger, als sie von einer Schaukel in ihrem Garten stürzte, und verstarb kurz nach der Frühgeburt ihres Sohnes Colin. Unbewusst gibt der Vater dem Jungen die Schuld am Tod seiner Frau. Er kümmert sich nicht um Colin, der ganz sich selbst und der Aufsicht einer hartherzigen Haushälterin überlassen bleibt.

Dieser dauernde Liebesentzug lässt das Kind in die Hilflosigkeit eines Schwerkranken flüchten, er entwickelt hypochondrische Angst und immer neue psychosomatische Symptome, unter anderem allergisches Asthma, durch das er sich vor allem auch der Natur entfremdet. So wie der Vater den Garten verschließen lässt und jedem das Betreten dieses verhängnisvollen Ortes untersagt, in dem seine Frau ums Leben kam, sperrt er auch für seinen Sohn die Natur aus, die er in seinem Gram für die Wurzel allen Übels hält. Daher hat Colin seine Kindheit fast ausschließlich im Bett verbracht, bei künstlichem Licht und zugenagelten Fensterläden.

Eines Abends, als sie seinem Weinen nachgeht, findet Mary ihn in seiner Kissengruft im abgedunkelten Zimmer und durch die Begegnung der beiden gleichaltrigen Kinder beginnt der langsame Prozess ihrer Heilung.

Denn auch Mary wurde von ihren Eltern extrem vernachlässigt. Sie wuchs zwar in Wohlstand, aber ohne Liebe auf. Während ihr Cousin Zuflucht in der Krankheit suchte, wurde Mary verstockt und aggressiv, unfähig, ihre eigenen Gefühle angemessen wahrzunehmen oder auszudrücken – wie erstarrt in ihrem stummen Schmerz.

Eines Tages entdeckt Mary den „geheimen Garten" im Park des Schlosses – ein Rotkehlchen, dem sie folgt, hat ihr den Weg dorthin gezeigt. Und mithilfe von Dickon, einem Bauernburschen, dem dritten Kind der Geschichte, dessen freundliche Gestalt im Film den harmonischen Einklang mit der Natur verkörpert – er spricht mit den Tieren und kennt alle Blumen und Bäume in seiner Umgebung –, lernt Mary die Wunder des Lebens mit eigenen Augen wahrzunehmen.

Gemeinsam säen und pflanzen sie überall im Garten – den Mary schon für tot gehalten hatte – und erleben bald nach einem großen Frühlingsregen die Früchte ihrer liebevollen Werke: wie es ringsum grünt und wächst und sich das verwilderte Gelände allmählich in ein blühendes Paradies verwandelt.

Dorthin bringen sie Colin eines Tages – anfangs noch im Rollstuhl und gegen den Willen seiner empörten Pflegerin –, und zum ersten Mal erfährt er das Wunder der Natur – atmet und fühlt er den Duft der Freiheit, außerhalb des Krankenzimmers.

Von da an gehen die drei Kinder jeden Tag in den Garten und erfreuen sich an dessen Schönheit. Und weil Mary und Dickon es ihm zutrauen, lernt Colin schließlich sogar wieder seine Beine zu gebrauchen, die durch seine Bettlägerigkeit ganz verkümmert waren. Von Tag zu Tag wird er kräftiger und gesünder und hat bald nur noch den einen Wunsch: endlich seinen Vater zu sehen, der jedes Jahr im Frühling die Flucht ergreift und im Herbst erst zurückkehrt. Endlich auch ihn von seinen Qualen zu erlösen, indem er ihn an der eigenen Heilung teilhaben lässt und auch ihn in den blühenden Garten (des Lebens) lockt.

Und weil in dieser märchenhaften Geschichte auch das Wünschen noch hilft, erhört der Vater eines Tages Colins Rufen und empfängt den nächtlichen Zauber der drei Kinder, die, um ein Feuer versammelt, den Himmel um seine Rückkehr angefleht haben.

Als er schließlich seinen Sohn im Garten beim Versteckspielen mit den anderen Kindern beobachtet, ist er so überwältigt von Colins wundersamer Heilung, dass bei dessen Anblick inmitten der blühenden Gartenherrlichkeit auch sein eigener Lebensmut wieder erwacht.

Mit einem schwarzen Tuch vor den Augen sucht Colin nach seinen Freunden und stößt dabei mit ausgestreckten Armen gegen seinen Vater, den er zunächst für Dickon hält. Ganz

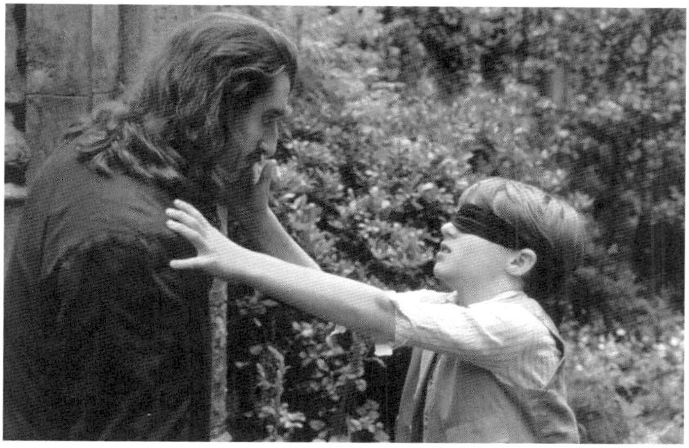

Abb. 4.2 Endlich kommen sich Vater und Sohn nahe. (Szene aus dem Film *Der geheime Garten;* Warner Bros./Cinetext Bildarchiv, mit freundlicher Genehmigung)

behutsam ertastet er, in einer anrührenden Szene, dessen Gesicht (◉ Abb. 4.2), bevor er die Augenbinde abnimmt und seinen so lange vermissten Vater mit einem glückseligen Lächeln begrüßt.

Als Colin ihn dann voller Freude im Garten herumführt, glaubt sich Mary für einen verzweifelten Moment noch einmal schmerzlich verlassen, weil sie fürchtet, nach dem Wiedersehen der beiden nicht mehr erwünscht zu sein und sogar von Colin noch vergessen zu werden. Sie läuft in den nahen Wald, und auch Dickon kann sie nicht trösten.

Als Vater und Sohn sie schließlich finden, wendet sich der Lord an seine verängstigte Nichte. „*Warum bist du vor uns weggelaufen?*", fragt er Mary.

„*Es war nicht erwünscht*", antwortet sie kleinlaut.

„*Was war nicht erwünscht?*"

„*Der Garten.*" Immerhin war sie ja heimlich dort eingedrungen, obwohl der Ort von ihrem Onkel mit einem Tabu belegt war.

„*Du hast recht, ich wollte ihn wirklich nie wieder sehen.*"

„*Du wolltest auch Colin nie sehen*", hält Mary ihm trotzig entgegen.

„*Du brachtest uns beide ins Leben zurück, Mary*", gesteht ihr der Onkel und streichelt sanft ihr Gesicht. „*Du hast etwas vollbracht, das ich niemandem zugetraut hätte … Du hast nichts zu befürchten. Ich werde ihn nie wieder abschließen, bitte glaub mir.*" Die beiden umarmen einander. „*Ich danke Dir*", betont er vor dem Kind mit tiefer Überzeugung und sieht ihr tief gerührt in die Augen. Dann winken sie Colin herbei und drehen sich fröhlich lachend miteinander im Kreis.

Aus dem Off, zu einer berauschend schönen Schlusssequenz, da zuletzt der Blick aus der Vogelperspektive über die Weite der Landschaft streift, durch die das Naturkind Dickon auf seinem Schimmel reitet, erklingt die Stimme von Mary:

„Der Fluch war gebrochen. Mein Onkel lernte lachen und ich lernte weinen. Der geheime Garten ist jetzt immer offen. Offen und wach und voller Leben. Und wenn ihr es richtig betrachtet, dann werdet ihr sehen, dass die ganze Welt ein Garten ist …"

Dann setzt über das letzte Bild und den Abspann ein herzergreifend sehnsüchtiges, eigens dafür komponiertes Lied ein (Preisner/Kaz, 1993), *Winter Light*, gesungen mit der engelhaft reinen, unwirklich schönen Stimme von Linda Ronstadt, und treibt dem mitfühlenden Zuschauer Tränen der Dankbarkeit für dieses heilsame Wunder der Natur in die Augen, von der wir die Liebe zum Leben und uns selbst geschenkt bekommen haben – „wenn wir es richtig betrachten …"

Hearts call
Hearts fall
Swallowed in the rain
Who knows
Life grows
Hollow and so vain
Wandering
In the winter light
The wicked and the sane
Bear witness to salvation
And life starts over again
Now the clear sky is all around you
Ah! Ah!
Love's shadow will surround you
All through the night
Star
glowing in the twilight
Tell me true
Hope whispers
and I will follow
'Till you love me too
Ah! Ah! Ah!
(Preisner/Kaz 1993)

Märchen, Mythen und Geschichten, ob erzählt, aufgeschrieben, auf der Bühne oder in einem Film inszeniert, erzählen immer auch vom Verlieren und Wiederfinden, vom Sichverirren und Ankommen, vom Scheitern und Neuanfangen. Und sie haben alle auch mit Entfremdung vom eigenen Selbst, das heißt mit der verlorenen Geborgenheit in uns, zu tun, die letztlich jener ursprünglichen Geborgenheit in der Natur entstammt. Wie sich der Einzelne in ihr sicher und geschützt fühlen kann, ohne Angst um sein Leben haben zu müssen, verbunden genug, um nicht einsam zu sein, und frei genug, eigenständig die Welt entdecken zu können, der er sich voller Staunen und Entdeckerfreude zuwendet, entscheidet wesentlich darüber, ob und wie sich die Beziehung zu sich selbst gestaltet.

Und immer liegen Fluchtwege und Heimwege vor uns: ein kindliches Ich kann mit seinem sprachbegabten Bewusstsein und der Fähigkeit zur Distanz, zur Erinnerung und vorausschauenden Lebensplanung, eine *angepasste Rolle* übernehmen, im System seiner Familie, der Gesellschaft, in der es aufwächst, und in den Beziehungen, die es sonst eingeht, und seinen eigenen Wert davon abhängig machen, wie gut es diese Rollen erfüllt. Oder es kann sich zu einer selbstbestimmten Persönlichkeit entwickeln, die in dieser konkreten, sehnsüchtig selbstbewussten einzelnen Existenz Gestalt annimmt und das eigene Dasein schöpferisch gestaltet. Dabei entscheidet es über *die Möglichkeit seiner Freiheit*, sich selbst *und daher* das Leben zu lieben.

Colin und Mary sind verlassene Kinder, die sich nur ungeliebt fühlen können, weil sie zwar versorgt werden – Colin ist sogar von zahlreichen Dienstboten umgeben, denen seine Wünsche Befehl sind –, doch von Anfang an keine sichere Bindung, liebevolle Zuwendung und Geborgenheit erlebt haben.

Offenbar waren in den Beziehungen ihrer Eltern beide Partner in süchtiger Symbiose miteinander verstrickt, sodass sie ihren Kindern gar keine Liebe zu geben hatten. Während Lord Craven sich, nach dem Tod seiner Frau, dem Leben ganz verschließt und in depressiver Erstarrung versinkt, immer wieder ins Reisen flüchtet und den Anblick seines Sohnes nicht erträgt – dessen Hilflosigkeit ihn vermutlich an seine eigene tiefe Ohnmacht erinnert, die ihn erst so sehr in der Abhängigkeit von seiner Frau Halt suchen ließ –, erklärt Mary dem Zuschauer gleich in der Eingangssequenz, in welcher Lieblosigkeit sie aufgewachsen ist:

„Niemand, außer meiner Dienerin, kümmerte sich um mich. Meine Eltern wollten mich nicht. Meine Mutter hat nur ein Interesse: Partys. Und mein Vater hatte genug mit seinen militärischen Pflichten zu tun. Mir wurde es nie erlaubt, zu den Partys mitzugehen. Ich beobachtete sie vom Schlafzimmerfenster meiner Mutter aus. Ich war zornig, aber ich habe nie geweint. Ich wusste nicht, wie man weint. Meine Eltern dachten immer nur an sich selbst, sie dachten nie an mich.“

In einer besonders erschütternden Sequenz des Filmes erinnert sich das Mädchen in einem Traum an ihre tiefe Verlorenheit schon als kleines Kind. Zuvor war sie mit Dickon im winterlich kargen Garten gewesen und hatte von ihm erfahren, wie dort einst ihre Tante ums Leben kam. *„Zum erstenmal, als ich aus Indien gekommen war, träumte ich von meiner Mutter. Sie war hier im Garten, und der Garten war ein Dschungel …“* Und wir sehen ein kleines, vielleicht zwei Jahre altes Mädchen, das angstvoll zwischen den Pflanzenstielen unter dem Dach großer grüner Blätter herumirrt und nach seiner Mutter sucht, die aus einiger Entfernung nach dem Kind ruft. Sie streckt Mary bereits lächelnd die Arme entgegen, als die Kleine sie endlich erblickt hat, doch dann dreht sie sich plötzlich um und läuft in einen nahe gelegenen Wald – als wolle sie dem Kind noch mehr Angst einjagen und Fangen mit ihm spielen.

Das wäre vielleicht einer Sechsjährigen als liebevoll lustig gemeinte Aufforderung verstehbar – gegenüber diesem kleinen, ohnehin schon tief verängstigten Kind, das Trost und Zuwendung nötig hat, ist es vollkommen unangemessen und nur dadurch erklärbar, dass diese Mutter als Kind *genauso* behandelt worden ist: in seiner Angst ausgelacht und untröstlich allein gelassen, „Spielball“ liebloser Erwachsener.

Der Zuschauer erschrickt vor dieser Reaktion der Mutter, als die Kamera auch schon die Kleine in Großaufnahme zeigt, die sich für einen kurzen Moment mit ihren winzigen

Fingern erschrocken die Nase reibt und sogleich in heller Verzweiflung nach ihrer verschwundenen Mutter zu weinen beginnt.

Ein kaum erträglicher Augenblick für einen mitfühlenden Zuschauer, der sofort gegenteilig reagieren und das Mädchen in die Arme nehmen möchte – so tief rührt ihn die Verzweiflung der Kleinen, deren echte Mutter beim Dreh dieser Szene gewiss gleich tröstend zur Stelle war.

Im Film erwacht Mary genau im Moment ihres Weinens als Kleinkind aus dem Traum und hört dabei zum ersten Mal aus der Ferne das nächtliche Weinen ihres Cousins, von dessen Existenz und Nähe sie zu diesem Zeitpunkt noch gar nichts ahnt – als seien die beiden traumatisierten Kinder durch ihr Leiden seelenverbunden.

Sie macht sich durch die Gänge des riesigen Schlosses auf die Suche nach ihm, und als sie einander begegnen, beginnt der Prozess ihrer gemeinsamen *Heilung.*

Die gelingt ihnen im Laufe der Filmgeschichte erst mithilfe der *Natur*, der sie beide durch die fehlende Liebe so lange schon entfremdet waren und die symbolisch, als dieser geheime, verbotene Garten, der für beide den Schlüssel zu ihrem eigenen Selbst enthält, vor ihnen versperrt wurde – von Eltern, die ihrerseits krank vor Entfremdung geworden sind und ihren Kindern nichts als die eigene Sucht weiterzugeben hatten.

Insofern erzählt uns dieser wunderbare Film mit der Geschichte entfremdeter Eltern, die sich in ihren Kindern und Kindeskindern fortsetzt, zugleich jene über die Entfremdung des Menschen von der Natur und damit von jener Urgeborgenheit im Leben, die es dem Einzelnen erst ermöglichen kann, frei zu werden für die liebevolle Öffnung zur Welt und zum Nächsten.

Erst die erfüllte Geborgenheit in sich, die innere Ruhe angstfreier Aufmerksamkeit, getragen vom *Erlebnis* eines tiefen *Glaubens* an den eigenen Wert, der seinerseits genährt wurde von einer bedingungslos zugewandten, liebevollen Fürsorglichkeit, die den kindlichen Bedürfnissen jederzeit mit „heiligem Ernst“ zu entsprechen versuchte, schützt einen Menschen vor dem Abgleiten in die Sucht.

Und weil das Ausmaß der Entfremdung von der ursprünglichen Geborgenheit so ungeheuer groß ist – für das einzelne Kind in seiner „Familie“ ebenso wie für das „Menschenkind“ als Gattungswesen vom Leben im Einklang mit der Natur –, nehmen die Suchterkrankungen epidemische Ausmaße an. *Das erschöpfte Selbst* (Ehrenberg, 2004) nimmt seit Langem schon mehr und mehr Zuflucht in psychosomatischen Symptomen, die ihm und anderen davon zu künden versuchen, dass „der ganze Mensch“ nicht mehr kann und eine kranke Gesellschaft, in der er leben muss, ihn hat krank werden lassen.

Hier stehen wir einmal mehr, doch für dieses Buch an wesentlicher Stelle, vor dem zentralen Widerspruch von der Bedingtheit des Unbedingten, von der Möglichkeit von Freiheit im Bann des Schicksals und daher wieder zwischen den Polen Sucht und Sehnsucht. Damit hängt die Frage zusammen, was der einzelne Mensch tun kann, um sich selbst – sein Selbst – vor Krankheit zu schützen oder wieder gesund zu werden, das heißt *sein Selbst* wiederzufinden, nach dem er sich so lange verzweifelt schon sehnt.

In der Frage liegt die Antwort, der Weg ist das Ziel – solange wir an die Möglichkeit einer selbstbestimmten, eigenständigen, schöpferischen Existenz glauben, mag deren Freiheit auch nur im selbstbewussten Akzeptieren der eigenen Bedingtheit bestehen. Doch mit diesem Dilemma ist letztlich jeder Einzelne konfrontiert, ganz unabhängig davon, woran er glaubt. Entscheidend ist, wie der Einzelne persönlich auf diese Herausforderung antwortet.

Dieses Buch geht, in der Perspektive seines Autors, von einer *Glaubenswahrheit der Liebe* aus, die mit dem Menschen ein Wesen zur Welt kommen ließ, das mit der Möglichkeit begabt ist, ein *Selbst-Bewusstsein* zu entwickeln, das sich in Gestalt seiner schöpferischen Existenz, gleichsam als sein eigenes Kunstwerk, ausdrückt und in die Welt hinein gestaltet – zu seiner eigenen Welt *wird*, die es zu schützen und zu pflegen gilt, liebevoll zu erleben und zu behandeln, und die ihm schließlich, gemeinsam mit den Menschen, denen er sich wahrhaftig verbunden fühlt, zu einem irdischen Paradies werden kann, in dem die eigene Sehnsucht ihr Maß findet, ohne sich mit einer Sucht oder dem Versprechen jenseitigen Trostes betäuben zu müssen.

So ließe sich der alte magische „Ohrwurm" der Popgruppe Amen Corner *(If Paradise Is) Half as Nice* (Fairweather Low, 1969), der in den liebessüchtigen Zeiten der späten 1960er Jahre eine Hymne auf die Beziehung zwischen den Geschlechtern war, mühelos – und damit erst wirklich befreiend – auf die *Selbst*liebe des Einzelnen zur Schönheit seiner eigenen Existenz beziehen.

> If paradise is half as nice as heaven that [I] take me to.
> Who needs paradise, I'd rather have [me].
> They say, paradise is up in the stars,
> but I needn't sigh because it's so far,
> 'Cos I know it's worth a heaven on earth
> To me, where [I am].
> (Fairweather Low, 1969 [d. Verf.])

An diese Freiheit sehnsüchtiger, schöpferischer Selbstliebe zu glauben, die zugleich den Glauben an die Sinnhaftigkeit des eigenen Daseins „umgreift", bedeutet auch, an die Möglichkeit von Therapie und Gesundheit zu glauben, als jenen Weg aus der Höhle der Entfremdung, in der das eigene, wahre Selbst in Fesseln liegt – die ihm zuerst angelegt wurden, bis es sie selbst immer fester zu ziehen begann, weil es verzweifelt genug war, dadurch Halt finden zu wollen –, hin zum Licht einer Geborgenheit in sich, zur Sehnsucht nach dem eigenen Selbst, das sich und seine Welt in Liebe zu gestalten vermag. Und genau hier kommt die Heilkraft der Natur ins schöne Spiel.

4.2.2 Empathie

Wenn die Krankheit eines Menschen immer auf seine verlorene Gesundheit verweist, auf ein gestörtes Gleichgewicht, das zum Zeitpunkt der Erkrankung nicht mehr ausbalanciert werden konnte – wie ein durch Kommunikation vorerst nicht lösbarer Konflikt oder eine durch intensives Nachdenken nicht zu treffende Entscheidung –, und zugleich gilt, dass von jeder Art der Erkrankung immer „der ganze Mensch" betroffen ist, dann kann auch die Heilung nur aus der Einheit des menschlichen Wesens erfolgen. Dabei erwächst sie aus all jenen Kräften und Fähigkeiten eines Menschen, die sich auf den drei wesentlichen Ebenen, nacheinander und gemeinsam, entwickelt haben und die in umgekehrter Richtung, wie sie den Einzelnen von der Einheit zur Entfremdung der Sucht geführt haben, aus Sehnsucht nach der verlorenen Geborgenheit auch wieder gesund werden wollen und können. Und so zeigt sich das Wunder der *Heilung* – wie die Sucht als unerfüllte Sehnsucht erschienen ist – als *Heimkehr zu sich*, als Wieder- oder Selbstfindung des Einzelnen, der durch sein Leiden sich läutert, die Fesseln der Krankheit löst und seine unbewusst gewählten Symptome in bewusste Selbsterkenntnis übersetzt.

Jedes konkrete Symptom, jedes Stadium einer Krankheitsentstehung und eines Heilungsverlaufs, erzählt zugleich eine ebenso konkrete Geschichte ihres Gegenteils, weist darauf hin beziehungsweise erinnert an das immer schon oder noch Fehlende und fordert zur Veränderung auf, vorausgesetzt, wir nehmen die eigene Entfremdung an unseren Symptomen wahr und deuten die Symbolsprache des Unbewussten in angemessener Weise.

In dem Maße, wie uns das gelingt, wie wir Situation für Situation, Traum für Traum, Symptom für Symptom „übersetzen" – jeden einzelnen Rückfall eines Süchtigen, der jedes Mal einen ganz bestimmten konkreten Grund hatte, der zu seinem Auslöser wurde –, wächst das Selbstvertrauen in die Möglichkeit der Heilung. Der Einzelne beginnt sich wieder nach seiner verlorenen Geborgenheit zu sehnen, und diese Sehnsucht wird zur Motivationskraft, gesund zu werden.

Das Symptom der *Angst* mag hier als ein zentrales Beispiel für die Störung der *Beziehungsfähigkeit* eines Menschen gelten, die sehr verbreitet ist und oft ein Ausgangspunkt für die Psychotherapie – des Einzelnen oder eines betroffenen Paares.

Jede *Angst vor Nähe* in einer späteren Beziehung erinnert an das Misstrauen des verlassenen Kindes, das Geborgenheit nötig hatte, aber nicht erleben konnte. Dann fürchtet es immer schon das Verschwinden des anderen und lässt sich entweder gar nicht erst auf dessen Nähe ein, oder es versucht den anderen eng an sich zu binden und dessen Verhalten eifersüchtig zu kontrollieren, um niemals wieder diese frühe Verlassenheitsangst erleben zu müssen. Leider weiß ein Betroffener oft nichts von diesem Hintergrund, weshalb eine wirklich vertrauensvolle Nähe, die seinen Schmerz einzubeziehen hätte, gar nicht gelingen kann.

Ein Kind, das für die Stabilität seiner Eltern benutzt wurde, Trost spenden sollte, als es selbst bedürftig danach war, oder herhalten musste für deren verzweifelte Ohnmacht, die sich immer wieder gewalttätig gegen das Kind entlud, zieht sich später oft ganz zurück vor den Menschen oder benutzt diese in ähnlicher Weise, wie es ihm selbst widerfuhr.

Doch sobald ein Betroffener an seiner Beziehungsunfähigkeit zu leiden beginnt und verstehen will, warum er immer wieder so verhängnisvoll gleich reagiert, immer wieder fliehen oder angreifen muss, sehnt er sich auch wieder oder zum ersten Mal nach einer wahrhaftigen Nähe, in der er einem anderen Menschen seine Angst und tiefe Verlassenheit eingestehen kann. Er begibt sich in die Obhut eines anderen, der sich ihm als vorbehaltlos zugewandter, liebevoll einfühlsamer Verbündeter seiner Not bereit hält: als deren Spiegel und Erinnerung an ein Heil jenseits der Angst.

Der leidende Mensch begibt sich in die Obhut eines Seelenverwandten, der zum *empathischen Zeugen* seines Dramas wird, der ihn ernst nimmt, akzeptiert und auf seinem Weg „aus der Höhle" begleitet.

Alice Miller (1988) spricht von einem „wissenden Zeugen", den jedes Kind zum Überleben seines Traumas brauche, der ihm vermittelt, dass er weiß, was dem Kind geschehen ist, es versteht in seinem Leid und ihm beisteht auf dem Weg der Heilung. Idealerweise findet das Kind in seiner nächsten Umgebung wenigstens *einen* solchen Zeugen und Helfer in der Not, ein Geschwister, einen erwachsenen Verwandten oder Freund. Wenn der Einzelne jedoch allein geblieben ist in seiner Angst und das eigene Überleben nur möglich schien, indem er in Krankheiten seine Zuflucht nahm und gleichsam in deren Höhle ein „Versteck" für seine Sehnsucht fand, dann bedarf es der *empathischen Liebe* eines Wahlverwandten, um zur eigenen Geborgenheit finden zu können.

Damit Heilung beginnen kann und zwei sich gemeinsam auf den Weg machen, aus der Höhle zum Licht, damit einer sich liebevoll zuwendet und ein anderer sich vertrauensvoll öffnet beziehungsweise sich helfen lassen *will*, müssen in beiden – im Therapeuten wie im Leidenden – Bereitschaft und Fähigkeit vorhanden sein, zueinander Verbindung aufzunehmen. Dafür schließen beide sich bewusst an die Wurzel einer tief empfundenen – „eingewurzelten" – Geborgenheit an, die sie entweder schon einmal erlebt haben oder nach der sie sich zutiefst sehnen. Sie tragen als Menschen nicht nur diesen *Kompass des Schönen* in sich, der sie leitet, je weiter sie von dessen Gegenwart entfernt sind, und sei es in Gestalt der *verzweifelten Sehnsucht* einer schweren Krankheit, sie bewahren in sich auch unter allen Umständen, und sei es noch so verborgen, das Potenzial ihrer Freiheit, sich ihrer selbst und der Situation, in der sie existieren, bewusst zu werden und sie entsprechend zu verändern.

Diese Möglichkeit zur Veränderung besteht bis zum buchstäblich letzten Augenblick einer jeden menschlichen Existenz, sofern wir ihrem Wesen die Freiheit und Würde *selbstbewusster Gestaltungskraft* zutrauen – wobei es unter widrigen Verhältnissen eines repressiven Systems in Familie oder Gesellschaft, im Gefängnis oder bei schwerer, unheilbarer Erkrankung, manchmal allein durch eine andere *Einstellung* gelingen kann, sich seine Freiheit und Würde zu bewahren.

In der inneren Revolte gegen das schicksalhafte Leid, liegt die erste und letzte Freiheit eines Menschen, ganz gleich ob es sich dabei um die *Empörung* über erlittenes Unrecht handelt oder tief empfundene *Reue* über eigene Schuld, eigene Gier oder den „Verrat" der eigenen Potenziale – aus Angst vor Veränderung oder Blindheit gegenüber den eigenen Möglichkeiten.

In einer solchen Haltung hat auch die Bereitschaft zur Therapie ihren Ursprung, die nie etwas anderes sein kann – wenn nicht wieder nur neue Herrschaft und Abhängigkeit etabliert werden soll – als *Hilfe zur Selbstfindung*, Rückkehr zu sich oder ein Wachrufen der eigenen Sehnsucht im leidenden Menschen, den die Entfremdung von sich selbst krank werden ließ.

Dass es überhaupt gelingt, sehnsüchtige Impulse in sich wahrzunehmen und sie einem anderen gegenüber auszudrücken, ist ein gleichsam naturhaft aufeinander abgestimmtes Bezogensein zwischen Menschen, wie die Bindungsbereitschaft des Säuglings mit der besonderen Feinfühligkeit seiner Mutter. Es wird *Empathie* (Mitgefühl) genannt und hat in den mittlerweile „sichtbar" zu machenden „Spiegelneuronen" im menschlichen Gehirn eine substanzielle und nicht nur vermutete Grundlage. Doch auch an deren spezifische, der mitmenschlichen Solidarität dienliche „Funktion" kann immer nur *geglaubt* werden – das bloße Wahrnehmen bei entsprechenden Verhaltensweisen aktiver Gehirnteile sagt noch nichts aus über deren Bedeutung in einer ethischen Perspektive des Menschen als eines freiheitsbegabten Wesens.

Geradezu lächerlich mutet, in umgekehrter Auslegung, zum „Beweis" der menschlichen Unfreiheit, jene berühmt gewordene hirnphysiologische Untersuchung an, bei der die Tatsache von aktiven Gehirnarealen *vor* dem jeweiligen Handeln eines Probanden im Experiment die menschliche Freiheit endgültig als Hirngespinst, genauer gesagt als „Produkt entsprechender Gehirnströme", entlarvt zu haben meinte (zu den Experimenten, die nach dem Neurophysiologen Libet benannt sind, und deren unterschiedlich radikaler Auslegung siehe Libet, 2004). Gefühle, Gedanken, Werte, Ideen, Glaubenswahrheiten seien nichts als nützliche Illusionen, die das Leben erleichtern helfen, indem sie den vollständigen physiologischen Determinismus des Menschen verschleiern.

Das Vorhandensein von physiologischen oder psychologischen Dispositionen – des Fluchtreflexes bei Angst etwa –, besagt jedoch nichts über die mögliche *Bedeutung* dieser Anlagen jenseits ihrer Funktionsweisen. Für jede von der Natur gefundene physiologische Lösung eines physiologischen Problems wären immer auch andere, in sich ebenso systemimmanent logische Modelle denkbar. Deren Sinn kann sich also nur aus dem *Glauben an die Bedeutung* genau dieser „gefundenen" Lösung erklären lassen – so wie die *bloße Tatsache* der ganz bestimmten Existenz dieses einzelnen Menschen, in genau dieser konkreten individuellen Form, bereits *den absoluten Sinn und Wert* dieses Menschen bedeutet, der nicht mehr infrage gestellt, sondern nur noch existierend bewahrheitet werden kann.

Die Würde eines Menschen kann nur ein *Axiom* sein, aus dem sich Rechte ableiten, die nicht verhandelbar sind. Entweder besitzt jedes Menschenleben einen absoluten Wert, eben *weil* es ein Menschenleben ist, und dann bedingt dieser Wert auch dessen Recht auf Leben, für einen Embryo ebenso wie für einen Mörder, da jeder sein Leben geschenkt bekommt, um es auf seine besondere Weise entfalten zu können, das heißt auch Fehler zu begehen und diese wiedergutzumachen – oder rassistischer Willkür und dem Recht des Stärkeren sind Tür und Tor geöffnet.

Wie der Einzelne sein Leben gestalten kann, wie unmenschlich und ungerecht sein Schicksal erscheint, wenn es von Armut, Unterdrückung oder schwerer Krankheit beherrscht wird, ist eine ganz andere Frage – in jedem Fall kann ihm kein anderer die Freiheit bestreiten, auf seine eigene Weise darauf zu antworten. So wie kein Mensch die Existenz Gottes beweisen kann, weiß auch keiner, wie sein Nächster auf die besonderen Herausforderungen seiner Existenz reagiert, welche „göttlichen" Kräfte er womöglich gerade in einer unerträglich scheinenden Lage entwickelt, um über sich hinauszuwachsen und sein schweres Schicksal in einen Triumph der Freiheit zu verwandeln. Das freilich sollte uns alle dazu inspirieren, an der Beseitigung des Unrechts in der Welt mitzuwirken, einander respektvoll zu begegnen und in jedem Einzelnen auch einen einzigartigen Vertreter des menschlichen Universums zu sehen – eine Welt in der Welt sozusagen, die zu schützen, zu lieben und zu würdigen uns eine Ehre ist, die uns selbst ebenso erwiesen wird.

Die *Kraft der Empathie* ermöglicht gerade diese Wertschätzung des Nächsten und stiftet zum Handeln an, ist eine weitere befreiende Energie, die uns lieben lässt – und vielleicht die entscheidende überhaupt, die Lebenswelt des Menschen verändern zu wollen. Umso wunderbarer ist es, wenn es dafür mit den „Spiegelneuronen" auch noch eine physiologische Disposition gibt.

Trotzdem zeigt sich auch im Blick auf diese „solidarische Veranlagung" des menschlichen Wesens die gleiche Möglichkeit einer Fehlentwicklung wie sie für die Freiheit, die Sehnsucht und das Selbstbewusstsein des Einzelnen bestehen, die ihn nicht vor Gefangenschaft, Sucht und Entfremdung bewahrt, solange nicht gewisse Voraussetzungen gewährleistet sind und der Einzelne sich nicht immer wieder ganz bewusst dagegen entscheidet und sich zugleich um die Geborgenheit in sich bemüht.

Auf unser Grundthema bezogen heißt das, wir werden nicht in das eine oder andere Schicksal geboren und hatten dann damit eben „Pech" oder „Glück" – das Leben ist kein Roulettespiel –, sondern die Frage ist einzig und allein, was der Einzelne aus den schicksalhaften Bedingungen macht, denen er unterliegt. Und dabei lässt sich das Erlernen der Orientierung in seiner Umgebung, die einem blind geborenen Menschen gelingt, nicht mit jener eines Gesunden vergleichen, der über das Instrumentarium seiner Sinne mühelos verfügt. Der Mut eines schwer angstgestörten Patienten, der zum ersten Mal alleine einen Waldspaziergang unternimmt oder vor einer Gruppe ihm fremder Personen das Wort ergreift, steht in keinem Verhältnis zur allenfalls gespannten Erwartung, mit der ein ausgeglichener Mensch Ähnliches unternimmt.

Das heißt, jedes Gelingen ist in seinem Wert immer abhängig von den Voraussetzungen, unter denen es gelungen ist, und nicht vergleichbar mit dem Verhalten eines anderen.

Schon gar nicht lassen sich zwei Menschen in der Gestaltung ihrer jeweiligen Existenz vergleichend bewerten, obwohl genau das in einer materialistischen Welt, in der sich alles nach Maß und Zahl beurteilt, ständig geschieht: „Spieglein, Spieglein an der Wand, wer ist der (die, das) Beste im ganzen Land …?", in Abwandlung des Spruches der narzisstischen Königin aus dem Märchen *Schneewittchen* (Grimm, 1999a, S. 297).

Immer kann nur der Einzelne bei sich selbst wahrnehmen, ob sich eine Entscheidung, eine Veränderung oder ein Lebensabschnitt „richtiger", seinen Wünschen und Möglichkeiten angemessener anfühlt als das aus seiner Perspektive vergleichbare Empfinden vor dem Ist-Zustand. Im Grunde ist nur von Person zu Person und von Situation zu Situation, aus dem inneren Erleben des konkreten Einzelnen, zu entscheiden, ob er sich gerade krank oder gesund, süchtig oder sehnsüchtig, abhängig oder frei fühlt und aus welcher Quelle sich seine Lebenskraft jeweils nährt.

Wie die Gefahr eines Abgleitens in die Sucht für jeden Menschen jederzeit besteht – jeder kann von einem Moment zum anderen erkranken, verunfallen oder sterben –, genauso kann jeder Augenblick Beginn einer Veränderung und Wendepunkt zum Heil werden, Beginn der Abstinenz sein oder Entschluss zur Therapie. In den meisten Fällen werden sich weder der Tod noch die Gesundheit „schlagartig" ereignen, sondern in einem allmählichen Prozess; dennoch gibt es Schlüsselerlebnisse, die einen langen Prozess in Gang setzen können.

Wie die *Selbstliebe* Voraussetzung für die Liebe ist, weil der Einzelne zunächst in sich Schönes empfinden und entdecken muss, um es dann, vor lauter Freude darüber, ausdrücken und weitergeben zu wollen – eine Speise, die mir schmeckt, ein Film, der meine Seele berührt, ein Buch, das mich Zusammenhänge erkennen lässt, soll auch andere Menschen bereichern –, so bedarf *Empathie* zunächst der Aufmerksamkeit für das eigene Befinden, für den eigenen inneren Reichtum. Die „empfindliche Beschaffenheit" seiner Sinne lässt einen Menschen überhaupt erst *sensibel* werden. Und aus dieser Sensibilität entwickelt und formt er im Laufe der Zeit, mithilfe der Sprache, sein *Ich-Bewusstsein*, das sich aus der Verbindung seiner *Innenwelt* – seinen Bedürfnissen, Erlebnissen und Vorstellungen (Projektionen) – mit denen der *Außenwelt* – deren Anforderungen, Verhaltensweisen und Erwartungen – gestaltet.

Ich und *Über-Ich*, *Subjekt* und *Objekt* treffen aufeinander, und alles hängt davon ab, ob sich aus diesen beiden Welten eine neue, eigenständige entwickeln kann oder nicht. Hier spielt sich jener Grundkonflikt der Individualisierung, gleichsam der zweiten, *existenziellen Menschwerdung*, ab, in deren Verlauf sich aus dem bewussten Ich ein bewusstes Selbst zu entfalten beginnt, das sich von seiner eigenen Sehnsucht leiten lässt, die für sich selbst und ihre individuellen, ureigenen Möglichkeiten, Wünsche und Ziele Sorge trägt und in Verbundenheit damit eine selbstbewusste und selbstbestimmte Persönlichkeit entwickelt, die in sich geborgen *zu Hause* ist.

Versucht sich der Einzelne dagegen, mangels Empathie und Selbstliebe, dem Über-Ich der Eltern, der Gesellschaft und der Menschen, auf die er trifft, anzupassen und ihrer Ordnung zu gehorchen, beginnt das Drama seiner Entfremdung, in dessen Verlauf ihn künftig Krankheiten aller Art daran zu erinnern versuchen, dass er den Weg zum eigenen Selbst verlassen hat.

Dabei gibt es leichtere oder schwerere Stadien der Sucht, die bewusster oder unbewusster verlaufen und dem Grad der eigenen Entfremdung entsprechen. Der Einzelne kann inmitten der Zerrissenheit steckenbleiben und sich „aufspalten" in ein vordergründig angepasstes und dahinter erlösungssüchtiges Ich, das sich in Alkohol, psychosomatische Krankheiten oder Wahnwelten flüchtet. Oder er wird, in manischer Abwehr der eigenen Ohnmacht, seine verzweifelte Wut aggressiv nach außen richten und sich narzisstisch inszenieren. Vom größenwahnsinnigen Künstler bis zum brutalen Diktator reicht dabei die Bandbreite eines Verhaltens, mit dem sich das beschädigte Ich über andere erheben muss, um die Entfremdung vom eigenen Selbst gar nicht erst wahrzunehmen.

Wahrhaftige, angemessene Empathie, als solidarisch verbundene, bewusste Einfühlung in die Seelenlage eines anderen Menschen, können süchtige Menschen gar nicht empfinden, weil sie entweder zu narzisstisch um sich kreisen und ihre Umgebung aktiv für die eigene Bestätigung manipulieren – benutzen – müssen, oder zu passiv den Bedürfnissen ihrer Umgebung unterworfen sind und von ihrer Rolle als gehorsame Helfer abhängig bleiben. Und immer ist dabei die Störung des *Einfühlungsvermögens* für andere – der Narzisst muss besonders gefallen oder beherrschen, der Depressive besonders hilfreich oder angepasst sein – Folge einer gestörten oder gar nicht vorhandenen *Selbstwahrnehmung*, mangelnder oder fehlender *Empathie* des Einzelnen *mit sich*.

Was Heidegger (1977, 6. Kapitel, § 41), einer der wesentlichen Philosophen der menschlichen Existenz, als *Sorge um sich* bezeichnete und als eine *Grundbefindlichkeit* unseres Daseins ansah, meint genau jene Empathie, deren es bedarf, um eine bewusste, wertschätzende Beziehung zu sich selbst aufzubauen, die wiederum eine erfüllte und sich von daher auch um den anderen und die Welt sorgende Liebe erst ermöglicht.

Selbstliebe und Empathie gehören zusammen wie Körper und Seele und sind nur begrifflich und reflektierend, aber nicht in ihrer Wirkung zu trennen. Und wenn sich für unsere Fähigkeit zur Empathie hirnorganische Grundlagen finden, bedeutet das nichts anderes, als dass wir mit unseren Wahrnehmungsorganen (Sinnen) über körperliche Voraussetzungen unserer Gefühle verfügen oder in unserem Sprachvermögen über solche der Selbsterkenntnis.

Es erscheint vielleicht verwunderlich, dass in dem vorliegenden Abschnitt von der eher *spirituell verstehbaren Selbstliebe* – das hat diese mit der gleich noch näher zu betrachtenden *Liebe* gemeinsam – bereits *vor* der eher *fühlbaren Empathie* die Rede war. Daran mag sich jedoch gerade zeigen, dass in den *Haltungen* eines Menschen die Verbindung von Theorie und Praxis, von Wesen und Existenz „tatsächlich Gestalt annimmt", ja deren Zusammenhang gleichsam „verkörpert". *Haltungen* sind eben keine Wesensmerkmale, sondern offenbaren die *konkrete Lebenswirklichkeit* des Einzelnen, in der er sich *handelnd* auf konkrete andere Menschen bezieht.

Es lässt sich „tatsächlich" so leben, wie es sich für Körper, Seele und Geist gleichermaßen gut und richtig „anfühlt" oder „vernünftig ist", was hierbei das Gleiche bedeutet. Auch dazwischen verfließen die Grenzen, sobald wir die *Haltungen der Liebe* berühren, denkend oder handelnd.

„Denken ist Handeln", wie Heidegger (2006, S. 117) meinte und das auch Freud (2000b, S. 524) zumindest für „*Probe*handeln" hielt. Und insofern kann Empathie als „Bindeglied" zwischen Selbstliebe und Liebe gelten, als Sprache eines liebevollen Körpers, der mit sich und dem anderen gleichermaßen gut verbunden ist.

Die Biografie der amerikanischen Psychotherapeutin Anne Wilson Schaef (1986; 1989; 1990), die sich ein Leben lang intensiv mit der *Sucht* in all ihren Varianten beschäftigt und einige grundlegende Bücher zum Thema veröffentlicht hat, kann an dieser Stelle als geradezu idealtypische Fallgeschichte gelten. (Ihr Werk wurde von mir erst beim Entstehen dieser Arbeit entdeckt, als Hinweis im Buch zweier Kolleginnen von Wilson Schaef – Erika Chopich und Margaret Paul –, die sich im Zusammenhang ihrer Beschäftigung mit dem Drama des früh verletzten *inneren Kindes* auch auf sie bezogen.)

Anne Wilson Schaef hat das Phänomen Sucht nicht nur während ihrer Arbeit als Therapeutin erforscht, sondern bereits früh ihre eigene Betroffenheit erkannt und in ihren Schriften und Vorträgen zu dokumentieren begonnen. In ihrem Buch *Mein Weg zur Hei-*

lung (1993) beschreibt sie ihren beruflichen Weg von der Medizin über die Psychologie zur Psychotherapie, von der sie sich, nach Jahren als Suchttherapeutin, Mitte der 1980er Jahre endgültig zurückzog, um sich ganz auf das Schreiben und das gelegentliche Abhalten von Workshops zu konzentrieren und künftig ein „ganzheitliches, teilnehmendes" *Leben im Prozess* (2004) zu führen. In diesem späten Hauptwerk beschreibt sie eine gänzlich undogmatische, offene, von Empathie zu allen Geschöpfen, und vor allem mit sich selbst, getragene Lebensweise im Einklang mit der „Natur" als einem Leben im Prozess fortwährender Entfaltung, die alle Dimensionen des Menschseins und alle Potenziale der existenziellen Entwicklung des Einzelnen (Selbstseins) und der Welt, in der er lebt, einbezieht: Familie, Partnerschaft, Gemeinschaft, Gesellschaft – bis hin zum Dasein auf diesem Planeten, innerhalb des Universums und darüber hinaus.

Was einem flüchtigen Blick wie eine „esoterische Heilslehre" anmuten mag, ist genau dies nicht, sondern die konsequente Befreiung der Autorin aus den inneren und äußeren Strukturen der *Sucht*, die sie nicht nur an ihren eigenen diversen Abhängigkeiten erkennen konnte, sondern die in ihren Augen die beherrschende Gewalt in einer zutiefst entfremdeten, inhumanen, süchtigen Gesellschaft ist.

Nur durch den Ausstieg aus diesem kranken System und durch die Rückbesinnung und Neuorientierung auf unsere ursprüngliche Verbundenheit mit einer Natur, die uns hervorgebracht hat und erhält, kann sich das Selbst des Einzelnen angemessen entfalten, und nur so wird Heilung möglich sein. Die Kräfte dazu liegen für Wilson Schaef in jedem einzelnen Menschen und können allenfalls wachgerufen werden, aber lassen sich niemals von außen „erzeugen", weder mit Medikamenten, Methoden oder Heilslehren – so setzt sich die *Entfremdung der Sucht* nur weiter fort. Und da sah sie besonders auch ihren eigenen Berufsstand in der Verantwortung, nicht länger Illusionen zu nähren, die nur neue Abhängigkeiten verursachen, weil sie ihrerseits der Geltungs- und Beziehungssucht des Therapeuten entstammen, der sich erst bedeutsam fühlt, wenn er helfen kann und dafür Macht über seine Patienten nötig hat.

Es geht für Wilson Schaef, und darin zeigt sich eine tiefe Verbundenheit mit dem Autor dieses Buches, um die *Überwindung der süchtigen Persönlichkeit* des sogenannten „modernen Menschen", weil dessen „Haltung", die eben gar keine ist, sondern in jene *Maßlosigkeit* – „Haltlosigkeit" – führt, der sie entstammt, längst alle Gesellschaftsbereiche betrifft und zuletzt noch die Zerstörung unserer Lebensgrundlagen bedeuten kann.

Wilson Schaef (2009, S. 218–221) spricht in diesem Zusammenhang von der „Technokratisch-Materialistisch-Mechanistischen Persönlichkeit", die für sie nicht zuletzt in fast allen Bereichen der Wissenschaft vorherrschend ist und längst das gesellschaftliche Leben dominiert, das über seine öffentlichen Einrichtungen den eigenen Nachwuchs für das Funktionieren innerhalb seines Suchtsystems erzeugt – so wie jeder Trinker in seinem Umfeld andere zum Mittrinken animiert und Werbung nach Belieben unseren Konsum beeinflusst. Dagegen hilft nur konsequente Abstinenz: Abwenden, Abschalten und Aussteigen aus der Sucht – hinein und zurück in ein *Leben im Prozess*, das seit je das eigentliche und autonome ist, nach dem wir uns zutiefst sehnen.

Weil der Mensch im Grunde an der Entfremdung vom eigenen Selbst leidet und seine eigentliche Krankheit die *verlorene Freiheit* ist, können auch nur die Selbstheilungskräfte des Einzelnen zu einer Heilung führen, die ebenso Geborgenheit in sich wie in der äußeren Natur bedeutet.

Wenn der Zeitpunkt noch nicht da ist, an dem die Wende für den Einzelnen gelingen kann, solange seine Fähigkeit der Empathie mit sich und dem Leben noch blockiert ist und er die Abwehr der Verdrängung durch die eigene Sucht weiterhin nötig hat, weil die Angst vor der Freiheit noch größer ist als seine Sehnsucht danach, kann kein Therapeut oder Arzt etwas erreichen.

Wenn sich aber hinter der seelischen Erstarrung und durch das oft auch körperlich manifeste Leiden endlich auch das *Mitgefühl*, die *Empathie*, für das verletzte Selbst, in Gestalt des verlassenen inneren Kindes, zu rühren beginnt, kann ein Satz, im richtigen Moment gesagt oder gelesen, den „Durchbruch" bewirken und der erste Lichtstrahl der Sehnsucht sein, der in die Höhle der Sucht fällt.

Indem Anne Wilson Schaef ernst nahm, was sie auch bei sich selbst erkannte, und entscheidende Konsequenzen daraus zog, die ihr ganzes Leben verändert haben, wird sie nicht nur als Mensch überaus glaubwürdig, sondern bezeugt die Möglichkeit der Heilung durch eben jene Kräfte, deren Fehlentwicklung zuvor in die Krankheit geführt haben. Sie erkannte sich privat und beruflich vor allem als eine Beziehungssüchtige und war gewiss über Jahrzehnte extrem leistungsfixiert und arbeitssüchtig, bis sie sich nach vielen äußeren und inneren Krisen gleich in mehrfacher Hinsicht auf ihre Wurzeln zu besinnen begann, die zugleich irischen und indianischen Ursprungs sind. So fand sie in den Weisheiten der Urvölker, die sie nach ihrer Abkehr vom Wissenschaftsdogma intensiv zu studieren begann, viele wertvolle Einsichten für jenes respektvolle, demütige und empathische Leben im Einklang mit der Natur, deren Ausbeutung schließlich auch die Gesundheit des Menschen ruiniert.

Das erste Kapitel ihres Buches *Leben im Prozess* beginnt mit den Sätzen:

> Leben im Prozess ist ein Buch über Leben – über spirituelles Leben und leben auf spirituelle Weise. Wir alle haben die Möglichkeit, ein volles, uneingeschränktes Leben in Fülle, Freude und Gelassenheit zu leben, in dem sich unsere Spiritualität in jeder Facette unseres Lebens ändert. Dieses Versprechen schwingt tief in unserem Inneren, doch haben wir vielleicht den Zugang dazu verloren. Dieses Buch lädt Sie ein, in jene tiefe, sich ständig bewegende und allumfassende Spiritualität zu reisen, die es in jedem von uns gibt und von der wir fühlen, dass sie im Einklang steht mit der Lebenskraft, die in uns und gleichzeitig jenseits von uns allen ist – wie immer wir sie nennen mögen oder wie immer wir uns ihr nähern wollen. Jeder von uns hat die Möglichkeit, mit seiner spirituellen Weisheit in Kontakt zu kommen und sich mit der Einheit von allem zu verbinden. Wir brauchen uns nur zu erinnern und uns wieder mit dem zu verbinden, was wir vergessen und verlassen haben. (Wilson Schaef, 2009)

Genau darum geht es auch hier: um die Überwindung der Sucht aus dem Geist der Sehnsucht, um die potenziellen Heilkräfte in jedem Einzelnen, die ihm als Mensch ebenso zur Verfügung stehen wie die Entfaltung seiner schöpferischen Potenziale. Zwischen den

Gegenkräften von Schicksal und Freiheit, Sucht und Sehnsucht, Krankheit und Gesundheit findet der Einzelne zur Geborgenheit in sich selbst oder flüchtet sich ins Exil seiner Symptome, die dann statt seiner vom Verlust des eigenen Selbst künden.

Dieser *Prozess* vollzieht sich im Grunde immer wieder aufs Neue, von Tag zu Tag, von Moment zu Moment, und sein Verlauf wird, solange der Einzelne existiert, nicht *dauerhaft* zur einen oder anderen Seite hin entschieden sein. Der Lebensprozess wird sich immer nur *eher* krank oder gesund, süchtig oder sehnsüchtig, selbstbestimmt oder fremdbestimmt anfühlen – wie wir auch nur so lange leben, lieben und hoffen (glauben) können, wie diese Kräfte andauern, die uns allen geschenkt sind und gerade dadurch so kostbar erscheinen.

Das gilt für *jeden Einzelnen* von uns, jede andere Behauptung – die vom Ganz-gesund-Sein ebenso wie die vom Unheilbar-krank-Sein – beweist nur den Größenwahn und die Entfremdung dessen, der sie aufstellt und zu *wissen vorgibt*, was wir nur glauben und hoffen können: gesund zu bleiben oder geheilt zu werden, wobei immer auch schicksalhafte Faktoren mit im Spiel sind, die sich dem eigenem Einfluss völlig entziehen.

Je nach den Bedingungen, unter denen der Einzelne existiert, und je nach den Antworten, die er darauf zu geben vermag – wie er Unabänderliches hinnimmt und was er bewusst zu gestalten versucht –, entscheidet sich, immer wieder neu, in welche Richtung sein Lebensweg verläuft.

Frankl (2004, S. 156) sprach vom *Sinnanruf der Situation*, den es für den Einzelnen, kraft seines Gewissens, das er als „Sinnorgan" bezeichnete, zu vernehmen gelte. Deshalb war für ihn der Sinn nicht etwas Statisches, sondern etwas, das von Augenblick zu Augenblick und von Person zu Person verschieden und immer erst zu „entdecken" war – so wie Gesundheit durch die eigene Lebensweise erhalten oder gefährdet wird und die Kraft der eigenen Sehnsucht sich entweder schöpferisch entfalten oder unerträglich erscheinen kann und dann in die Maßlosigkeit einer erlösenden Sucht umschlägt.

Gerade diese Prozesshaftigkeit der Dynamik zwischen Sucht und Sehnsucht, Angst und Geborgenheit, Ohnmacht und Selbstbewusstsein, die sich inmitten der Existenz jedes Einzelnen ereignet, gewährleistet deren Lebendigkeit und ermöglicht die Entfaltung eines eigenständigen Selbst, das sich aus seinen ganz besonderen schicksalhaften *Voraussetzungen*, diesen selbstbestimmten *Haltungen* und ureigenen *Ausdrucksweisen* als seine einzigartige Wunderwelt erschafft.

Dass er sich *selbst gestalten* kann aus dem, was ihm mit und in seinem Dasein zur Verfügung gestellt wurde – mag das auch oft eher wie ein Fluch denn als Segen erscheinen –, offenbart die „Göttlichkeit" des Einzelnen, dem aus der Kraft einer *unbegreiflichen Liebe*, die ihn hervorgebracht hat, auch diese Freiheit geschenkt wurde.

4.2.3 Liebe

Wenn Empathie die „organische" Verbindung zwischen Selbstliebe und Liebe bedeutet, die vom Geschenk der Geborgenheit zur Entdeckung der Sehnsucht führt, deren Kraft den Einzelnen zu sich selbst befreit und ihn aus Freude darüber Mitgefühl empfinden lässt mit der Sehnsucht der anderen, dann wird *Liebe* zur Grundhaltung eines so geborgenen Selbst, das sich schöpferisch in die Welt hinein ausdrücken will.

Ohne das Erlebnis, geliebt zu sein, das dem Kind in einer geborgenen Bindung geschenkt wird, die es im Leben willkommen heißt und bedingungslos annimmt -oder die möglicherweise später, mit therapeutischer Unterstützung, mühevoll nachgeholt werden kann –, ist die Empathiefähigkeit blockiert oder nur als Mit*leid* verfügbar.

Im Unterschied zum Mit*gefühl* verstärkt Mitleid die eigene Opferrolle und sieht im Elend des Nächsten das eigene gespiegelt.

Wahrhaftige Empathie jedoch wirkt als *solidarische Kraft*, die sich mit dem anderen über dessen Möglichkeiten freut und gemeinsam mit ihm gegen deren Unterdrückung aufbegehrt und die Verhältnisse zu verändern bereit ist.

Die Empathie mit sich selbst will die eigene Sehnsucht befreien und nicht unnötig leiden unter Bedingungen, die ihm eine süchtige Umgebung auferlegt hat.

Die Empathie mit dem Nächsten verbindet uns zur Sehnsucht nach einer liebevollen Gemeinschaft, die jeden Einzelnen auf dem Weg zu sich selbst unterstützt – und sie schafft mit jedem empathischen Moment eine *zutiefst emotional erlebbare Voraussetzung* für einen gemeinsamen Neuanfang.

Zwei empathisch verbundene Menschen werden potenziell zur Keimzelle der Gegengesellschaft, in der nicht länger vermeintlich „Stärkere" über „Schwächere" herrschen, sondern allein die *Liebe* „regiert".

Für Nietzsche (1966) verhielt es sich ohnehin genau umgekehrt, weil ein wahrhaft starker, autonom lebender, Einzelmensch nur an Selbstbeherrschung interessiert ist und nicht daran, Macht über andere auszuüben. Da ist er, fatalerweise auch von den psychopathischen Nazis, die nach einer ideologischen Rechtfertigung für ihren Rassenwahn suchten, gründlich fehlgedeutet worden. (Alfred Baeumler, ein seinerzeit einflussreicher Pädagoge, schrieb 1931 ein Buch, *Nietzsche, der Philosoph und Politiker*, das diesen als ideologischen Wegbereiter des Nationalsozialismus darstellte.)

Die *Liebe als Haltung* entsteht aus Selbstliebe und Empathie, so wie die Selbsterkenntnis aus Geborgenheit (Bindung) und Freiheit erwächst. Und die *Sehnsucht*, als ureigenes Merkmal der menschlichen Existenz, wird zur verbindenden, beseligenden Kraft im Einzelnen *und daher* potenziell in uns allen. Sie bezeichnet jenen eigentlich menschlichen Wesenszug, der immer schon, über uns hinaus, in eine ganz andere Dimension verweist, nach der wir uns sehnen wie nach unserer eigentlichen Heimat – vielleicht weil wir aus ihr kommen und wieder in sie zurückkehren, weil sie unsere Fantasie, unseren Glauben und unsere Hoffnung an einen Raum und eine Zeit jenseits des Sichtbaren zu binden vermag.

In unserer Sehnsucht können wir grenzen- und zeitlose Wesen sein und einen Augenblick als Ewigkeit erleben, sobald wir uns der inneren Vorstellungswelt überlassen und nicht länger im Außen verhaftet bleiben.

Die Sehnsucht vermag sich die Welt so vorzustellen, wie sie wünschenswert erscheint, und sie glaubt und hofft immer weiter, gegen jede Logik und Wahrscheinlichkeit. Gerade daraus bezieht sie ihre Kraft, dass sie keines Beweises bedarf, weder eines sichtbaren noch eines zwingend logischen, sondern sich selbst genügt in ihrer *Glaubensgewissheit*: dass

Sehnsucht existiert, weil sie selbst sich wahrzunehmen vermag – ebenso selbstgewiss wie die Existenz der eigenen Seele, die Wirklichkeit des eigenen Daseins oder das persönliche Empfinden von Gesundheit, das kein anderer „objektiv" bestreiten kann. Und so verhält es sich auch mit der Wahrheit der Liebe und dem Glauben an ihre Kraft, die einem Liebenden zuwächst aus der Tiefe seines Empfindens und ihn gehen lässt, wohin die Sehnsucht zieht.

Wenn die Liebe im anderen den Menschen zu sehen vermag, „den Gott mit ihm gemeint hat", verklärt die Sehnsucht eine entfremdete Welt zum potenziell romantischen Ort, an dem sich in Schönheit leben lässt – die „Religion der Romantik" als Gestalt zeitloser Sehnsucht, die mit ihrer Kunst in Wort, Bild und Musik die Welt eines jeden verändert, der ihr glaubt (Safranski, 2007).

Für Platon (2002) galt die Kraft des „Eros" gleichsam als die „Seele des Schönen", die sich von der schönen Körperlichkeit bis zur unsterblichen Schönheit geistiger Wesensschau zu entfalten vermag. Darin drückt sich jene auch an dieser Stelle intendierte *Haltung einer universalen Energie der Liebe* aus, die sich gleichermaßen auf Menschen, auf die belebte und unbelebte Natur und die Künste, in all ihren Erscheinungsformen, bezieht. Dem liebevollen Blick, der sich aufmerksam und aus der Sehnsucht nach dem Schönen, in die Welt richtet, wird alles liebenswert und verehrungswürdig, was ihn bewegt und anrührt, und das wiederum kann mit allem geschehen, wenn sich ein Einzelner nur die Zeit nimmt und sich zu öffnen bereit ist.

Da im Grunde *alles* miteinander zusammenhängt und Ausdruck jener universalen Liebe ist, die diese Welt und den Menschen hervorgebracht hat, kann auch jedes einzelne Phänomen mit Liebe wahrgenommen und gewürdigt werden – und sei es als Gestalt seines Gegenteils, der Sucht statt der Sehnsucht, oder des abwesenden Schönen.

Dabei ist dieses Schöne nicht (nur) ästhetisch, als „Wohlgestalt", zu verstehen – wenn die sich außerdem zeigt, umso erhabener –, sondern als *innere Harmonie*, als eine *Balance der Kräfte*, aus der ein *Empfinden von Gesundheit* entsteht. Und dieses Empfinden bleibt immer *subjektiv*, wie jenes vom *Glück*, das ein zeitgenössischer Philosoph treffend als „das Gefühl, lebendig zu sein" bezeichnet hat (Strasser, 2011).

Krankheiten können in dieser Perspektive endlich als *Symptome einer gestörten Balance* und *Ausdruck fehlender Liebe und Selbstliebe* gedeutet werden, die sie letztlich sind: Zeugnisse der Entfremdung des Einzelnen, in der er das Maß seiner Sehnsucht verloren hat, die ursprünglich vom *Heimweh nach dem Schönen* und der *Geborgenheit im eigenen Selbst* geleitet wird. Erst der *liebevolle Blick* eines Patienten auf sich und die *geduldige Zeit* und *wertschätzende Aufmerksamkeit*, die ihm von anderen entgegengebracht werden, lassen seine Heilung beginnen, weil er genau daran Mangel litt.

Die Lieblosigkeit einer Apparate-Medizin und Medikamenten-Psychiatrie treibt dagegen die Entfremdung nur noch weiter institutionalisiert auf die Spitze: sie „behandelt" den Einzelnen als „Symptomträger" und entzieht ihm gerade dadurch jene liebevolle Zuwendung, durch deren Fehlen er überhaupt erst krank geworden ist.

Eine Krankheit vor allem mit technischen Instrumenten oder durch die Gabe von Drogen behandeln zu wollen, ist ungefähr so hilfreich, wie mit einem verzweifelten Alkoholiker gemeinsam weiterzutrinken.

Medikamente können durchaus die körperlichen Begleiterscheinungen eines Entzugs erleichtern, den der Süchtige durchstehen muss, um nicht gleich wieder rückfällig zu werden – die Droge wurde von ihm ohnehin wie ein Medikament eingesetzt –, und sie sind ein Segen, um Schmerzen aller Art erträglicher zu machen. Aber sie sind keine Therapie für eine verzweifelte Seele und heilen weder den Einzelnen noch eine Gesellschaft von den Qualen der Lieblosigkeit.

Die Sucht einer Krankheit, als dem Leiden an der Entfremdung, heilt nur durch die Sehnsucht nach Geborgenheit im eigenen Selbst, die zugleich Sehnsucht nach einem schönen, wahrhaftigen Leben in *Liebe* bedeutet. Und Liebe ist wie Glück und Gesundheit das Empfinden einer Balance und eines Maßes zwischen allen Dimensionen des menschlichen Wesens. Körper, Seele und Geist wirken in jedem Moment zusammen wie die verschiedenen Bereiche des menschlichen Gehirns, und ein Empfinden von Geborgenheit in sich verlangt immer wieder aufs Neue, einen Ausgleich zwischen deren unterschiedlichen und jeweiligen Bedürfnissen und Ansprüchen zu schaffen.

Diese können sich von Augenblick zu Augenblick ändern – Hunger oder Müdigkeit, Angst oder Freude, Kreativität oder Besinnung wollen gleichermaßen berücksichtigt sein, manchmal gleichzeitig, manchmal in Gestalt einer drängenden Notwendigkeit, genau jetzt genau diesem Bedürfnis nachzugeben.

Die existenzielle Lebenskunst des Einzelnen besteht darin, jederzeit achtsam für alle inneren Impulse zu bleiben, um möglichst angemessen darauf reagieren zu können – „feinfühlig und prompt" (Brisch, 2006), wie eine Mutter gegenüber den Signalen ihres Babys, nur mit dem Unterschied, dass der seiner selbst bewusste Mensch eine Vielzahl widerstreitender Bedürfnisse, Interessen und Notwendigkeiten in sich trägt und obendrein noch von der einen oder anderen süchtigen Strategie beherrscht wird, was es ungleich schwieriger macht, dazwischen so zu vermitteln, dass die innere Balance gewahrt bleibt.

Der Körper ist schon entsetzlich müde, und sein Geist wünscht sich, das Buch noch heute zu Ende zu lesen. Je nachdem, wie viele Seiten es sind und wie wach ihn sein Interesse hält, schafft er es vielleicht in kurzer Zeit und findet dann trotzdem noch genug Schlaf. Oder es fallen ihm bereits beim nächsten Absatz die Augen zu, und er nimmt das als Impuls, sich zur Ruhe zu begeben. Kann sich der Einzelne jedoch nicht entscheiden und ringen die Bedürfnisse fortgesetzt in ihm, bleibt eine unzufriedene Spannung zurück: Weder hat er ausreichend erholsamen Schlaf gefunden noch mit wacher Aufmerksamkeit zu Ende lesen können. Auch wenn er weit nach Mitternacht auf der letzten Seite angekommen ist, weiß er am nächsten Morgen vielleicht gar nicht mehr genau, wie die Geschichte eigentlich ausgegangen ist. Das ist nur ein harmloses Beispiel, um zu zeigen, welcher Mitwirkung es in jedem Augenblick bedarf. Eine manifeste Sucht dagegen stellt den Einzelnen vor eine ganz andere Herausforderung.

Auf dem Weg der Befreiung zum eigenen Selbst, etwa während einer Therapie, die großen Schmerz ans Licht kommen lässt, oder inmitten eines Umbruchs, zwischen bislang vertrauten, haltgebenden Strukturen, hin zu neuen Orten, anderen Aufgaben, unter fremden Menschen, widerstreiten die süchtigen und sehnsüchtigen Kräfte im Einzelnen oft in dramatischer Weise.

Die Sehnsucht nach Freiheit ringt mit der Angst vor dem Unbekannten, das bedrohlich erscheinen kann wie ein Sturz ins Bodenlose, und inmitten der Spannung erscheint die Sucht als erlösender, naheliegender Ausweg – nicht als bewusste Überlegung, sondern als Verlangen nach einer Wirkung, die sich längst „bewährt" hat: Der Alkohol oder die Pille betäuben den Druck, die Arbeit bestätigt meinen Stellenwert, der Migräneanfall zwingt zum Rückzug, die zwanghafte Kontrolle (des Essens, der Ordnung) bindet alle Aufmerksamkeit. Egal, welche Sucht sich gerade durchsetzt, eine Zeitlang erfüllt sie ihren Zweck, den Einzelnen aus der Spannung seiner Existenzangst in die Vertrautheit der Abhängigkeit zu „retten", in der ihm die Wirkung seiner Symptome Halt zu geben verspricht – bis der nächste Konflikt zwischen seiner Sehnsucht nach Autonomie und der Sucht nach Anpassung zur Entscheidung auffordert.

Darin liegt jene fatale Dynamik der *Krankheit als Sucht*, dass sich der Einzelne aus Angst vor einer Freiheit, die er zutiefst ersehnt, in deren Gegenteil flüchtet und diese Abhängigkeit dann zur Freiheit verklärt. Doch weil er sich damit unbewusst belügt und die Wahrheit verdrängt, bleibt die Sehnsucht nach dem eigenen Selbst als dauernder Stachel im Bewusstsein des Ich, gleichsam als Entzugssymptom der Freiheit inmitten der Entfremdung, da der Einzelne zu „funktionieren" versucht, es ihm aber nicht gelingen „will".

Darauf gründet sich alle Therapie und jeder mögliche Heilungsprozess: dass der Einzelne in seinem Körper und seiner Seele – in seinem Geist sowieso, sonst hätte er sich gar nicht in Therapie begeben – insgeheim (unbewusst) *weiß*, etwas in ihm sich erinnern kann, dass da eine andere Kraft, eine andere *Ausgeglichenheit* in ihm wohnt, die ihn eigentlich zur *Freiheit* bestimmt hat, zur *Sehnsucht*, nicht zur Sucht.

Wenn unsere Krankheiten durch eine verlorene innere Harmonie zwischen notwendiger Geborgenheit und ersehnter Unabhängigkeit entstehen, von der sie zugleich indirekt künden und die sie ersatzweise und zwanghaft wiederherstellen „müssen", dann liegt in der jeweiligen, bestimmten, Krankheit, die ein bestimmter Mensch entwickelt, zugleich der Hinweis auf das, was diesem konkreten Einzelnen zur Befreiung seiner ureigenen Sehnsucht fehlt, was genau er braucht, um gesund zu werden.

Eine liebevolle, wertschätzende Atmosphäre zu schaffen, in der sich ein Patient geborgen und sicher genug fühlt, um allmählich, Schritt für Schritt, unabhängiger zu werden von den Mechanismen seiner Sucht, ist Aufgabe und Ziel jeder Therapie, auf welcher Ebene oder bei welcher Verletzung eines Menschen sie auch immer ansetzen mag. Schließlich heilt auch ein Beinbruch in Ruhe besser und ist vielleicht genau deshalb passiert. Ein Patient kann an einem geschützten, ruhigen Ort mehr und mehr zu sich finden und zur Besinnung kommen, auch darüber, was seine Verletzung bedingt hat – vielleicht war er seit Langem viel zu manisch unterwegs, und nur der Sturz, der sein Bein brach, konnte ihn stoppen.

Was jedoch nach einer Therapie geschieht, was ein Patient daraus für sein Leben schlussfolgert und künftig zu verwirklichen bereit ist, hängt immer *auch* ganz allein von ihm ab. Und das muss so sein, denn letztlich ist er an gerade seiner *ungelebten Freiheit* erkrankt, und die steht durch das therapeutisch entwickelte Bewusstsein der Möglichkeit des eigenen Selbst mehr denn je zur Entscheidung.

Das macht eine Psychotherapie im fortgeschrittenen Stadium zugleich so schwierig und verheißungsvoll wie das wahre Leben, dessen Wieder-Holung sie im besten Fall ist. Und alles hängt davon ab, ob in der Therapie nicht wieder neue Abhängigkeit entsteht, in der beide einander nötig haben, mögen sie sich bewusst auch noch so respektvoll und aufmerksam zugewandt sein. Wenn einer bevormundet und der andere gehorcht und keiner mehr ohne diese Droge auszukommen meint, weil sich bei beiden jene Muster wiederholen, die sie schon außerhalb der Therapie entwickelt haben, um zu überleben, dann wiederholt sich nur die alte Sucht in anderer Form.

Grandiosität trifft Depression, Macht begegnet Ohnmacht, Herrschaft verlangt Unterwerfung – wobei auch das Symptom des Patienten über den Therapeuten herrschen kann, der sich so weit zurücknimmt, dass der narzisstisch bedürftige Patient Regie führt.

Zur Psychodynamik der helfenden Berufe hat Wolfgang Schmidbauer (1977) in seinem Buch *Die hilflosen Helfer* erhellend Gültiges ausgeführt und auch sonst immer wieder von der eigenen Bedürftigkeit des Therapeuten gesprochen, der umso glaubwürdiger beziehungsfähig sein und arbeiten kann, je bewusster er um seine eigenen Verletzungen und Abwehrmechanismen weiß und diese sogar als umso empathischere Verbundenheit oder mit ironischer Selbstdistanz heilsam in die Therapie einbringen kann.

Je chronischer eine Sucht bereits ausgeprägt ist, desto höher ist die Rückfallgefahr und desto größer die Notwendigkeit einer grundlegenden Lebensumstellung. In deren Verlauf sind nicht nur belastende Bedingungen zu verändern oder zu überwinden, sondern es gilt, Freiräume der schöpferischen Selbstgestaltung zu eröffnen, Wege der Sehnsucht zu finden, auf denen sich der Einzelne in Selbstliebe geborgen und von Liebe zum Leben inspiriert fühlt. Erst dann verliert die Sucht ihre Beruhigungsfunktion einer „herstellbaren" Erlösung, jener *Scheinautonomie* der Angstbeherrschung, die in Wahrheit immer abhängiger werden lässt und immer tiefer in die Höhle der Entfremdung führt. Und erst wenn der Einzelne für sich eine eigene Entwicklungsperspektive gefunden hat, wenn er seiner Sehnsucht zu folgen beginnt und die eigene Existenz in deren Sinn zu gestalten vermag, unabhängig davon, ob andere ihn dabei verstehen oder unterstützen, ist er selbst überhaupt *beziehungsfähig* geworden.

Zwar wird Anerkennung fast immer als bestärkend und erfreulich erlebt, aber der Selbstwert hängt für eine innerlich befreite, eigenständige Person nicht länger davon ab, ob sie ihr zuteilwird oder nicht. Und der unabhängige Einzelne muss sich auch nicht erst durch Verstellung und Anpassung jene „Liebe" verdienen, die ihm Sicherheit geben soll für den eigenen Weg und so doch wieder nur seine eigene Anstrengung war. Ein mit Gewalt oder Unterwerfung erzwungener „Liebesbeweis" ist eben keiner, ein Lob für Leistung oder Wohlverhalten stärkt nur den Narzissmus desjenigen, der es gönnerhaft ausspricht.

Nur in liebevoller Verbindung und gutem Einvernehmen mit der eigenen Sehnsucht, auf der geborgenen Spur eines selbst gewählten Weges, besteht keine Notwendigkeit, den anderen als Hafen, Anker oder Kompass zu benutzen auf dem Ozean des Lebens. Auf diese Voraussetzung einer *inneren* sicheren Bindung kommt es in *allen* späteren Beziehungen von Menschen an – der zu sich selbst, unter Liebespaaren, in Familien, Gruppen oder Gemeinschaften.

Ob sich selbstbewusste, in sich geborgene Einzelexistenzen begegnen und sich immer wieder von neuem freiwillig zum Austausch ihrer Eigenwelten entschließen, zur empathischen Kommunikation über Empfindungen, Gefühle und Gedanken, oder ob Süchtige einander zur „Krücke" werden und sich wechselseitig als Droge gegen die Angst gebrauchen: Zuerst und zuletzt entscheidet sich *die Möglichkeit der Liebe* im Dasein dessen, der frei genug ist, eine Wahl zu haben, der selbstliebend die empfangene Geborgenheit weitergibt, weil das Wunder der Liebe jedem Lebewesen gehört.

Leben und Lieben sind seit Anbeginn der Schöpfung als Einheit gemeint und fließen als Energie eines universellen Eros, so wie jedes Leben ursprünglich schön und wahrhaftig ist, bis der Mensch es zur Hässlichkeit entstellt oder zerstört. Jedes Neugeborene ist potenziell ein wunderschönes Kind der Liebe, das schon dadurch verletzt worden sein kann, dass es unerwünscht war oder einen Zweck zu erfüllen hatte – eine Ehe retten, als Erbe fungieren oder billige Arbeitskraft sein.

Alle Entfremdung eines Menschen, jede psychische und psychosomatische Erkrankung und indirekt auch jede körperliche, die mit mangelnder Achtsamkeit und Selbstsorge zusammenhängt, wie der Unfall eines Getriebenen, entsteht in Beziehungen und drückt sich in Beziehungen aus, oft zeitversetzt und in einer nicht gleich verständlichen Symptomsprache. Und immer wird die Erkrankung zugleich zu einem Hinweis auf die fehlende oder verlorene Geborgenheit des Einzelnen, die auf Erfahrungen von Verlassenheit und Lieblosigkeit zurückgeht, die er leidvoll zu kompensieren versucht hat – die ihn krank werden ließ, um überleben zu können.

Und so wird jede Krankheit zum Fanal fehlender *Geborgenheit in sich*, als der eigentlich ersehnten Gesundheit eines Menschen, die wiederum nur in Beziehungen erlebt und ausgedrückt werden kann.

Der Mensch als zur Freiheit begabtes, selbstbewusstes und schöpferisches Wesen ist zugleich wie keine andere Lebensform auf eine angemessen liebevolle Bindung angewiesen, um die eigene Liebesfähigkeit als Ausdruck seines eigenen Selbst entfalten zu können. Er bedarf ursprünglich einer liebevollen Gemeinschaft, die eigentlich im Mutterleib schon grundgelegt ist, um später seine eigene Liebe auf besondere Weise in seiner Beziehung zur Welt verströmen zu können.

Jede tiefgreifende Störung in diesem liebevollen Kreislauf von Nehmen und Geben zwingt den Einzelnen zur süchtigen Kompensation, indem er sich in Einseitigkeit flüchtet und fortsetzt, was ihm widerfahren ist, oder genauso zwanghaft das Gegenteil zu tun versucht. *Die Balance von Nehmen und Geben, Geborgenheit und Wachstum, Nähe und Distanz ist die wesentliche Beziehungsdynamik menschlicher Lebenswirklichkeit.*

Alle „Störungen" sind Störungen dieser Balance: Entweder wird dem Kind zu viel genommen oder zu viel gegeben, wird es benutzt für die Stabilität einer Beziehung oder wird ihm eine Beziehung aufgezwungen, was es ebenso vergewaltigt in seiner Selbstwerdung. In jedem Fall soll es gehorchen und tun, was andere verlangen: es soll lieb sein oder verschwinden, helfen oder ruhig und unauffällig sein. Entweder kommt man dem Kind zu nah, verlangt von ihm Anpassung und erstickt es in seiner Autonomie, oder man überlässt es sich allein, lässt es verwahrlosen und gibt ihm das Gefühl, störend und wertlos zu sein.

Daraus ergeben sich die unterschiedlichen Beziehungsmuster eines Erwachsenen, der später zunächst das wiederholt, was in seiner eigenen Entwicklung prägend war, weil sich seine Eltern ihm gegenüber und miteinander so verhielten und es daher einem Kleinkind wie ein Naturgesetz erschienen ist: Einer herrscht, der andere unterwirft sich. Einer kommt besonders nahe, der andere bleibt auf Distanz. Einer ist dauernd weg, der andere wartet zu Hause. Einer geht arbeiten, der andere hofft auf bessere Zeiten. Längst wechseln dabei die Rollen zwischen den Geschlechtern und immer wieder auch im Laufe des Lebens für jeden Einzelnen, in mehr oder weniger regelmäßigen Abständen.

Eltern, die Gehorsam verlangen, erziehen Kinder zu einer Haltung, die diese, als Erwachsene, dann wiederum ihren Kindern aufnötigen und meist in der gleichen Art und Weise, die ihnen auch widerfahren ist. Und je nachdem mit welchem Elternteil, dem dominanten oder unterwürfigen, sich ein Kind eher identifiziert, weil ihm das abverlangt oder als notwendig demonstriert wurde – „sei brav" oder „wehr dich" –, spielt es später dessen Rolle nach, bis es an seiner Entfremdung krank wird und vor Sehnsucht verzweifelt.

Die erlernten Strukturen Schwarzer Pädagogik sind überaus tiefgreifend und dauerhaft und hinterlassen im Menschen eben nicht in erster Linie „Verstandesspuren", die durch andere Erkenntnisse gelöscht oder überdeckt werden können – dann wäre Umlernen bloß eine Sache ständiger Wiederholung, als ginge es um neue Vokabeln. Strategien wie das Neurolinguistische Programmieren (NLP) verraten da schon im Begriff ihre tiefe Hilflosigkeit, was ein wirkliches Verstehen der inneren Zusammenhänge betrifft – so wie der zwangsgestörte Bob sich zu Beginn des Filmes *Was ist mit Bob?* (Oz, 1991) noch formelhaft einzureden versucht: „Ich fühl mich gut, ich fühl mich toll, ich fühl mich wundervoll", während er in Panik durch die Straßen von New York hetzt.

Die frühkindliche „Erziehung" – und im Übrigen auch jede andere Art von nachhaltigem Lernen – erfolgt auf der *emotionalen* Ebene, die alle anderen mit betrifft, und wird verhängnisvollerweise noch immer meist von *Angst vor dem Versagen* und drastischem Leistungsdruck angetrieben. Doch diese elementare Angst geht direkt „unter die Haut" und ist vom Denken kaum vermeidbar, weil sie archaische Gefühle berührt, die aus jener hilflosen Frühzeit stammen, in der die Abwesenheit der Mutter akute Todesgefahr bedeutete. Wenn schon von einem Kind Gehorsam oder Leistung verlangt wird und seine Wertschätzung daran geknüpft erscheint, ob es diese Erwartungen erfüllt, dann herrscht die Angst allgegenwärtig und gräbt sich tief in Seele und Bewusstsein – ebenso wie die vermeintlichen Lösungsstrategien der Sucht.

Die *Empfindungen bahnen die Wege des Denkens*, das aus der Angst den Schluss zieht, dass es darauf ankommt, brav und fleißig zu sein.

Als ein erschreckendes Fanal der Lieblosigkeit, das in diesen entfremdeten Zeiten weltweit großen Zuspruch fand, erweist sich das Buch *Die Mutter des Erfolgs. Wie ich meinen Kindern das Siegen beibrachte* der chinesischen Juristin Amy Chua (2011), die den gewalttätigen demütigenden Umgang mit ihren Kindern zu deren „Lebensertüchtigung" verklärt.

Ein „anderes Denken" allein vermag dagegen nichts auszurichten – es sei denn, es spricht jene Gefühlsebene im Einzelnen an, in der seine Sehnsucht wurzelt, die ihn plötzlich zutiefst aufwühlt und erschüttert – vielleicht als Traumgestalt über ihn kommt oder als Film zu Tränen rührt, vielleicht ein neues Symptom hervorbringt, dessen Symbolik unübersehbar ist. Damit wäre immerhin ein Zeichen gesetzt und vielleicht ein Neuanfang möglich. An diesem Punkt können Entscheidungen getroffen werden, die zu *neuen Erfahrungen* führen: eine Trennung, ein Umzug, eine Reise, der Beginn einer Therapie – etwas, das dem Einzelnen plötzlich verheißungsvoll erscheint und ihn in eine andere Richtung zieht.

Erst aus den neuen Erfahrungen kann sich ein neues Denken entwickeln, das dann eine andere Perspektive eröffnet. Und die neuen Erfahrungen sind nur heilsam, wenn sie ein *anderes Erleben* ermöglichen, das Gegenteil dessen, was dem Einzelnen Angst gemacht hat und ihn krank werden ließ: Sicherheit statt Bedrohung, Aufmerksamkeit statt Gehorsam, Wertschätzung statt Wettbewerb – *Liebe statt Gewalt.*

Gerade an der *Liebe als Haltung* zeigt sich, wessen der Mensch bedarf, damit er sich und seine Potenziale angemessen zu entfalten vermag. Und in ihrem Zusammenhang wird noch einmal besonders deutlich, in welcher „dialektischen" Wechselbeziehung Schicksal und Freiheit, Abhängigkeit und Autonomie, Sucht und Sehnsucht, Krankheit und Gesundheit im Menschen stehen – Pole, zwischen denen sich seine existenzielle Selbstwerdung als ein zeitlebens andauernder Prozess vollzieht. In dessen Verlauf kann der Einzelne jederzeit, erstmals oder erneut, die Balance verlieren und wiederfinden, zu sich kommen oder süchtig werden, erstmals erkranken oder immer wieder rückfällig sein, durch Angst und Leid als sein eigenes Selbst geboren werden oder sich chronisch entfremden – mit der Krankheit als letztem Ausdruck seiner Suche nach dem verlorenen Glück einer Geborgenheit in sich.

Der Neurobiologe Gerald Hüther (2011) hat in seinem Buch *Was wir sind und was wir sein könnten* in seiner so klaren wie inspirierenden Sprache diese Zusammenhänge von Freiheit und Notwendigkeit aus Sicht der Hirnforschung beschrieben, die durch ihre Erkenntnisse nur bestätigen kann, dass es zuerst und zuletzt darum geht, wie Menschen als soziale Wesen mit sich und ihrem Nächsten in Beziehung stehen. Unser Gehirn liefert die Grundlage unserer Freiheit, und es hängt von uns allen ab, welche Welt, als Gesellschaft und als Einzelne, wir damit zu gestalten versuchen. Nur der Mensch hat die Freiheit, sich das Leben zu nehmen, im doppelten Sinn des Wortes, als Selbstauslöschung oder Selbstwerdung.

Ob wir einander die *Freiheit eines jeden* ermöglichen helfen oder ob wir sie verneinen und dem Recht des Stärkeren opfern, schon immer stand der Mensch als Wesen – und die Menschheit als Gattung – vor dieser Entscheidung. Und schon immer brachte sie Ausgrenzung und Unrecht hervor, sobald die Macht sich durchsetzte.

Jetzt begreift sogar die Naturwissenschaft, die seit je ihre Erkenntnisse im Dienst der Bemächtigung von Mensch und Natur anwandte, dass wir erst dann wahrhaft freie Menschen in einer befreiten Weltgesellschaft werden können, wenn wir damit beginnen, uns alle liebevoll und gleichwertig wahrzunehmen und zu behandeln. Liebe kommt nur durch Liebe in die Welt, die, wie unser Gehirn, die Lebensgrundlage und Voraussetzung dafür bietet.

Was wir mit unserem Gehirn aus unserer Welt machen, ist immer auch Ausdruck unserer Freiheit, und solange wir die nicht jedem Einzelnen zubilligen, machen einzelne Mächtige mit ihr, was sie wollen, und bewirken für alle anderen das Gegenteil. Dann regiert die Willkür der Ideologie, mit keinem anderen Ziel, als andere zu unterwerfen und sich zu erhalten.

Gleich in der Einleitung seines Buches skizziert Hüther (2011) sozusagen „das Drama des begabten Menschen", der deutlich wie nie am Scheideweg von Sucht und Sehnsucht steht und sein Gehirn entsprechend einzusetzen hat, das heißt immer auch darüber mitentscheidet, wie und wo er nach welchen Wertmaßstäben leben will.

> Nie zuvor in der Menschheitsgeschichte sind in so kurzer Zeit solch dramatische und globale Umwälzungen der bisherigen Lebensbedingungen ausgelöst worden wie gegenwärtig von uns. Zwangsläufig werden nun auch wir selbst uns auf eine bisher nie dagewesene Weise verändern […]
>
> Dass mehr in jedem einzelnen Menschen steckt als das, was bisher aus ihm, also auch aus Ihnen oder mir, geworden ist, haben wir wohl schon immer geahnt. Sie brauchen sich ja nur kurz vorzustellen, Sie wären als kleiner Inuit am Polarkreis oder als Amazonasindianerin im tropischen Regenwald aufgewachsen. Oder meinetwegen auch hier bei uns als Kind einer arbeitslosen, alleinerziehenden Mutter oder einer wohlsituierten Akademikerfamilie. Vielleicht auch bei Eltern, die gar kein Deutsch können, womöglich sogar weder Lesen noch Schreiben gelernt haben. Überall wäre aus Ihnen oder mir etwas geworden. Aber jedes Mal eben etwas anderes. Je nachdem, in welchem Kulturkreis und unter welchen Bedingungen wir aufgewachsen wären, hätten wir ganz bestimmte der in uns angelegten Möglichkeiten besser entfalten können als andere.
>
> Und wir hätten dann auch ein anderes Gehirn bekommen. Je nachdem, ob wir in eine komplexere oder eine weniger komplexe Lebenswelt hineingewachsen wären, und in Abhängigkeit davon, wie gut oder weniger gut wir es geschafft hätten, uns in dieser Welt zurechtzufinden, diese Welt zu verstehen und uns selbst als Gestalter dieser Welt zu erfahren, wären auch mehr oder weniger komplexe neuronale und synaptische Verschaltungen in unserem Gehirn stabilisiert worden […]
>
> Unser Gehirn wird so, wie und wofür wir es besonders gern und deshalb auch besonders intensiv benutzen. Es muss also auf uns selbst zurückwirken, wenn wir unsere eigene Lebenswelt und die Lebenswelt unserer Kinder immer stärker verändern. Und wenn die Hirnforscher recht haben, müssen wir davon ausgehen, dass sich solche Veränderungen entweder günstiger oder auch ungünstiger auf die Entfaltung der in uns und unseren Kindern angelegten Potentiale auswirken und zur Herausforderung komplexer und weniger komplex vernetzter Gehirne führen […]. (Hüther, 2011, S. 11)

Die Frage ist also – und diesem Anliegen gilt Hüthers Interesse ganz besonders –, wozu wir unser Gehirn eigentlich benutzen wollen, wofür wir uns begeistern und worauf wir unsere Aufmerksamkeit richten. Welchen Unterschied – von der Gehirnentwicklung des Einzelnen bis zur Potenzialentfaltung einer Gesellschaft – bewirkt die Intention, ja die Haltung, aus der ein Mensch denkt und handelt?

„Unsere Biologie legt fest, was aus uns werden könnte. Was aber tatsächlich aus uns wird, hängt von den Erfahrungen ab, die wir im Lauf unseres Lebens innerhalb des jeweiligen kulturellen Raumes machen, in den wir hineinwachsen", schreibt Hüther (2011, S. 120).

Und er appelliert damit erneut an das entscheidende Potenzial der menschlichen Freiheit, die so viele Entfaltungs- und Veränderungsmöglichkeiten in sich birgt, wie sie ursprünglich in der offenen spielerischen Entdeckerfreude eines sicher geborgenen Kindes sichtbar wird, das nicht herrschen, sondern *sein* will, um staunen zu können.

Da inzwischen im Gehirn sichtbar gemacht werden kann, welche dramatischen Spuren die Erfahrung von Angst dort hinterlässt und welche Räume in denselben Arealen durch Begeisterung und Liebe eröffnet werden, sozusagen „freigeschaltet" sind, ergibt sich daraus, nicht nur für diesen Forscher, ein einziges Plädoyer für eine fundamentale Veränderung der menschlichen Weltgesellschaft und ihrer Werte: vom Egoismus zur Solidarität, vom Leistungsdruck zur Freude, vom Kampf gegeneinander zum liebevollen Miteinander, das jeden Einzelnen auf dem Weg zum eigenen Selbst unterstützt, das dann wiederum diese erlebte Geborgenheit in sich liebend gern auch an andere weiterschenkt.

Wir *spüren* jetzt nicht nur, wie krank und überfordert wir längst sind und welche Gewalt wir uns antun, sondern finden auch naturwissenschaftliche Belege dafür, dass wir uns auf diesem Wege selbst ruinieren. Wenn wir bislang allenfalls ahnten, dass unser Elend mit Angst und ideologischem Wahn zu tun hat, könnte sich unsere *gewaltige Entfremdung*, die eine monströse *Verdrängung des Lebendigen* bedeutet – der inneren wie der äußeren Natur –, zuletzt noch mit ihren eigenen wissenschaftlichen Herrschaftsinstrumenten ad absurdum führen und überwinden lassen.

Die *Sehnsucht* nach Selbstliebe ist zugleich die Sehnsucht nach unserer *ursprünglichen* Geborgenheit in Liebe und jedem einzelnen Menschen seit Anbeginn eingeboren. Jeder Einzelne hat potenziell die Fähigkeit und damit das Recht auf seinen Prozess der *Selbstwerdung*, die ihm als die ureigene Würde eines menschlichen Wesens qua Geburt verliehen ist und damit zusteht wie sein physisches Lebensrecht.

Liebe ist jene Nahrung für die Seele, die der Körper eines Säuglings mit der Muttermilch erhält, der seit Anbeginn auch der liebevollen Zuwendung bedarf, um überleben zu können. Wie ein starker Baum für sein Wachstum und seine Wurzeln einen nährstoffreichen, förderlichen Untergrund braucht, benötigt das eigene Selbst zuerst ein hilfreiches Klima, damit es allmählich von sich aus wachsen und hilfreich werden kann, seine eigene freie Entfaltung zu ermöglichen.

Wenn einem Menschen gerade zu Anfang dieser erforderliche *Halt gegeben* und *Liebe geschenkt* wird – die im Grunde das menschliche Ebenbild der Liebe Gottes ist, der uns mit dem Leben auch die Fähigkeit geschenkt hat, es zu lieben –, dann wird der Einzelne mit der Zeit *wie von selbst* eine *Haltung der Liebe* entwickeln, aus der er mit sich, seinem Nächsten und der Welt liebevoll und fürsorglich umgeht.

Der selbstbewusst existierende einzelne Mensch findet dafür seine ganz persönlichen, individuellen, so nur durch ihn zur Welt kommenden und die Wahrheit seines eigenen Selbst bezeugenden Ausdrucksweisen. Er wird zum Künstler seiner Existenz, zum Liebhaber seines Lebens und zum Gläubigen seiner Religion.

4.3 Ausdrucksweisen

Wenn der Einzelne sich berufen und befähigt fühlt, sein eigenes Leben bewusst und selbstbestimmt zu gestalten, seiner Sehnsucht zu folgen, seiner Fantasie freien Lauf zu lassen und die einmalige Besonderheit seiner Person immer wieder aufs Neue in die Welt, in der er existiert, zu entwerfen, dann wird solche Hingabe ansteckend und befreiend für andere wirken.

Wer sich seiner sicher (geworden) ist, weil ihm etwas zugetraut wurde, vertraut nicht nur seiner eigenen Kraft, sondern öffnet sich auch seinen Mitmenschen, in der Hoffnung und Zuversicht, in ihnen ihr Je-Eigenes zu berühren, die anderen damit einzuladen, zu ermutigen und zu inspirieren, der Welt auf ihre Weise zu antworten – wie Liebende, die einander beflügeln, beistehen und zum eigenen Selbst befreien können, während zwei Abhängige sich doppelt einengen und einander benötigen wie ein Drogensüchtiger seinen Stoff.

Auf der Suche nach dem eigenen Selbst die Liebe zum Leben und zum Menschen als die Liebe zum Schönen zu erkennen, befreit zum Glauben an eine Transzendenz, die gelassen und zuversichtlich werden lässt. Auch wenn wir nicht wissen, wie uns geschieht, können wir doch in der eigenen Sehnsucht nach dem Schönen für immer Geborgene sein.

Wenn in diesem Kapitel die Aufmerksamkeit besonders der *Gesundheit* des Menschen gilt, als der wesentlichen Perspektive unserer *Sehnsucht*, bedarf es ebenso einer näheren Interpretation des Begriffs wie für die leitende Grundidee von der *Krankheit als Sucht*.

Sucht bezeichnet das Leiden des seiner selbst – seines Selbst – entfremdeten Menschen und wurde zum Schwerpunkt dieses Buches, nicht nur weil es vor dem Hintergrund der alltäglichen psychotherapeutischen Arbeit entstanden ist, sondern vor allem, um wesentliche Hintergründe und Zusammenhänge psychischer und psychosomatischer Erkrankungen zu erhellen, die weltweit epidemische Ausmaße annehmen. Immer ist dabei, wenigstens indirekt, auch von jener Gesundheit die Rede, die uns in der Krankheit mehr oder weniger stark abhandengekommen ist – hinter jeder Sucht eine Sehnsucht.

Der Mensch sehnt sich im Grunde vom ersten Tag an nach einer verlorenen Geborgenheit zurück, deren Erfahrung er in der Ohnmacht eines Neugeborenen besonders schmerzlich vermisst, weshalb er zuerst auch so überaus schutzbedürftig ist. Und wenn wir den menschlichen Lebenszyklus bis hin zum Tod betrachten, sind wir gewissermaßen schon mit dem Zeitpunkt der Geburt wieder auf der „Heimreise" in jene Sphären des *Unbegreiflichen* – Gottes oder des Nichts –, aus dem wir kommen.

Das Ende ist so unerklärbar wie der Anfang – nur zu *glauben* und als Geborgenheit zu *ersehnen*. Wir kommen allein, und wir gehen allein, auch wenn wir dabei von anderen umgeben sein mögen. Am Anfang sind wir alle auf Sicherheit und Hilfe angewiesen, um überleben zu können. Und am Ende, wenn wir alt, krank und gebrechlich, zu einem Pflegefall geworden sind, verhält es sich oft ganz ähnlich. Dazwischen liegt unser mehr oder weniger eigenständiges Dasein, als das eines *menschlichen* Wesens, das unter ihm gegebenen Voraussetzungen die Freiheit hat, seinen eigenen Lebensweg zu gehen.

Der Einzelne vermag, unter den Bedingungen seines Schicksals, die eigene Existenz schöpferisch zu gestalten: sich vom Es des Kindes zum Ich eines bewussten Individuums zu entwickeln und schließlich zu einem *sehnsüchtigen eigenen Selbst* zu reifen. Das erschafft sich in bewusster Verbundenheit mit dem universalen Leben in der Natur seine *persönliche Welt* als sein *ureigenes Kunstwerk* und kann so *das Wunder der Schönheit* auf seine Weise ausdrücken und bezeugen.

Wenn es ihm gelingt, wird der Mensch dankbar und demütig zugleich. Er fühlt sich geborgen im eigenen Selbst, dessen Dasein ihn mit Freude und Schönheit erfüllt, und wünscht sich nichts sehnlicher, als das Kunstwerk seiner Person weiter gestalten zu dürfen, um damit womöglich auch anderen Menschen Freude und Zuversicht zu schenken – so wie er sich durch deren Kunstwerke bereichert und bestärkt fühlen kann.

Der selbstbewusste Einzelne ist solidarisch mit anderen Einzelnen verbunden, die sein Schicksal und seine Freiheit teilen und die einander dazu ermutigen, die eigene Existenz nicht als Fluch („zur Freiheit verurteilt"), sondern als Segen zu empfinden, *da sein zu dürfen*.

Dazu bedarf es entsprechender Erfahrungen, die uns anfangs mit dem Leben zugleich geschenkt werden. Das Kind entwickelt sich innerhalb des Mutterleibes sicher genug, um geboren zu werden, und fühlt sich außerhalb so willkommen und wohlversorgt, dass es eines Tages sein Ich entdeckt und einen eigenen Weg zu gehen beginnt. Dieser Prozess ist immer störanfällig und, wie wir heute wissen, schon vor der Geburt sehr gefährdet, durch Erkrankungen der Mutter ebenso wie durch schädliche Einwirkungen aus der Situation, in der sie existiert – und erst recht, sobald das Kleinkind mit all seinen Sinnen auf eine sichere Versorgung außerhalb des vergleichsweise geschützten Raumes, den es verlassen musste, angewiesen ist.

Den vielfältigen Störungen, die sich im Laufe der Entwicklung ereignen können, und den Versuchen des Menschen, sie zu ertragen, mit ihnen zu leben und sie womöglich zu überwinden, galt in diesem Buch besondere Aufmerksamkeit, und zwar gerade auch deshalb, weil Krankheit immer schon auf Gesundheit verweist, wie Sucht auf Sehnsucht oder Entfremdung auf Vertrautheit – auf jene oft verborgenen Kräfte, Zustände und Haltungen eines Menschen, in denen zugleich das Potenzial der Heilung liegt, sobald sie (wieder) zum Leben erwacht sind. Durch ihre Abwesenheit vielleicht unbewusst umso nachhaltiger entwickelt, sodass die *Sehnsucht nach Heilung* nur noch stärker erwacht.

Damit Heilung gelingt, wo sie bisher nicht oder nicht mehr vorstellbar war, bedarf es großer, leidvoller Anstrengungen, der mühsamen Arbeit des Bewusstseins, des Aushaltens schmerzlicher Erinnerungen und beschämender Wahrheiten. Oft wird es nicht ohne therapeutischen Beistand gelingen, um sich ermutigt und ernst genommen zu fühlen, um nicht aus Enttäuschung aufzugeben und wieder rückfällig zu werden in die alten Ersatzlösungen, die nur neue Demütigungen bedeuten.

Um die Blindheit der Entfremdung zu überwinden und die Fesseln der Sucht abzulegen, bedarf es *innerer Kräfte*, die den Einzelnen sehend werden lassen, ihn „erleuchten" und ihm zugleich einen sicheren Halt gewähren, die ihm eine Wahrheit offenbaren, nach der sich in Schönheit leben lässt, weil es die Wahrheit des eigenen Selbst ist, das ihm die Kraft seiner eigenen Sehnsucht schenkt: selbstbewusst in sich geborgen zu sein.

Diese Geborgenheit in sich wiederzufinden oder zum ersten Mal bewusst wahrzunehmen, ist das eigentliche Ziel jeder Therapie, weil jede Erkrankung erst durch den Verlust der Ur-Geborgenheit und aus der Entfremdung vom eigenen Selbst entstanden ist, das sich in übermächtiger Angst abhandenkam beziehungsweise sich gar nicht entwickeln konnte.

Und weil der Mensch ein sehnsüchtiges, nach Eigenständigkeit strebendes Wesen ist, kann auch die Heilung seiner Abhängigkeit nur vom bewussten Erlebnis des eigenen Selbst ausgehen, das aus Sehnsucht nach Freiheit sein Leben von sich aus verändert oder freiwillig beschließt, sich dabei helfen zu lassen.

Immer bleibt der Mensch, solange er existiert, seinen Möglichkeiten treu, auch wenn er sie nicht einmal ahnt. Dann wird er krank (süchtig) vor unerfüllter, unbewusster Sehnsucht nach seinem wahren Selbst, das er ursprünglich werden könnte: nach jenem Menschen, den „Gott" *eigentlich* „mit ihm gemeint" hat. Und wenn in diesem schönen Aphorismus von Fjodor Michailowitsch Dostojewski (Lavrin, 1963) die Kraft der Liebe gemeint ist, die den anderen erhebt, in dem sie an ihn glaubt und Bedeutsameres in ihm zu sehen vermag, als er selbst sich zutraut, dann gilt das eben auch für die verborgene Selbstliebe im Einzelnen, die wieder spürbar zu werden vermag und ihn zu sich ermutigt, sobald er wahrhaftiger Schönheit begegnet und sie als solche wahrnehmen kann. Dann erschaut er sich darin wie in einem Spiegel, dann kann er sich in seiner umgebenden Lebenswelt so geborgen fühlen wie in sich selbst, weil beide jene Schönheit miteinander teilen, die sie hervorgebracht hat.

Wieder einmal zeigt sich, dass es in der *Philosophie* keinen Fortschritt gibt, sondern sich jeder Einzelne die Wahrheit seiner Existenz und die Inhalte seines Glaubens auf seine Weise neu zu erschließen hat. Das sei hier betont als wieder ganz neu empfundene Nähe zum Ursprung der antiken abendländischen Philosophie, die schon mit dem platonischen *Höhlengleichnis* ein wunderbar stimmiges Bild der menschlichen Entfremdung gefunden hatte, das auch im hier erörterten Zusammenhang von *Krankheit als Sucht* hilfreich erscheint (► Abschn. 2.2.2).

Nur mit seinem ganz konkreten Dasein und seiner ganz persönlichen Antwort kann die Wahrheit *seine Gestalt* annehmen, wenn sie denn eine lebendige, zutiefst empfundene und den Einzelnen erfüllende *wahrhaftige Kraft* sein soll und keine Lehre oder Theorie, der zu folgen einer sich und andere auffordert.

Daher war Platon (1947, S. 64) schließlich – in seinem *Siebten Brief* – so konsequent, im Grunde jede schriftliche Äußerung für unangemessen zu erklären, weil aus der formulierten Festschreibung einer Erkenntnis von anderen bereits ihre Gültigkeit abgeleitet werden könnte und es dann nicht länger um gelebte, sich im Tun „bewahrheitende", sondern nur noch um *behauptete* Wahrheit ginge, deren Anspruch es dann mit mehr oder weniger subtiler Gewalt durchzusetzen gelte. Wahrheit verwirklicht sich vielmehr existierend im

Selbstbewusstsein des Einzelnen und in seiner *Sehnsucht nach dem Schönen*, in dem er sich eigentlich geborgen und beheimatet fühlt und worin er sein Maß findet.

Auch wenn der Idealismus zur Ideologie geworden ist und Platon als sein Ahnherr gelten mag, ist doch auch bei ihm – und seinem Lehrer Sokrates, der überhaupt nichts aufschrieb, sondern sich als „geistiger Geburtshelfer" zur Selbsterkenntnis verstand – von Anfang an klar, dass es darauf ankommt, an die Wahrheit zu *glauben* und ihren Sinn im eigenen Dasein zu verwirklichen (Figal, 2006). „Im Schönen zu zeugen", beschrieb Platon als Aufgabe des Einzelnen und Vermögen des Eros und meinte damit eine umfassende, immer auch sinnlich erlebbare Kraft, die auf eine unsterbliche Wahrheit bezogen bleibt, als die ihm zugleich das ästhetisch Erhabene und sittlich Gute galt. Daran wird sich der Mensch zeitlebens zu orientieren versuchen, weil seine Seele nach jener Vollkommenheit strebt – sich nach ihr sehnt –, deren Ideen ihm gleichsam eingeboren sind und die er aus jener Ewigkeit kennt, der er entstammt und in die er nach seinem Tode wieder zurückkehren wird.

„Alles Erkennen ist Wiedererinnern" war seine philosophische Glaubenswahrheit, für die auch Platon (1983a, S. 22) keinen „Beweis" hatte, aber die er in seinen Dialogen in immer neuen Zusammenhängen so sehnsüchtig beschwor, dass die Idee von der unsterblichen Seele für alle Zeit eine wunderbare Fantasie über die Ewigkeit bleibt – so wie sein „Höhlengleichnis" oder jener Mythos über den Ursprung der Liebe, als der Sehnsucht des Menschen nach seiner einst von ihm getrennten „Kugelhälfte", die er wiederfinden möchte.

Deutet ein derart symbiotisches Verlangen in konkreten Paarbeziehungen eher auf deren Suchtcharakter hin, indem einer sich durch den anderen „erlösen" und endlich „ganz" werden will, ist die Erklärung im übertragenen, symbolischen Sinn, eine schöne Fantasie über die Sehnsucht nach dem *Guten, Wahren, Schönen*, mit dem ein Mensch sich zu Lebzeiten schon vereinigen möchte, um ein Teil dieser ewigen Liebe sein zu können.

Der Glaube an die Sehnsucht nach dem eigenen Selbst entspricht der Sehnsucht nach einer „Transzendenz", in deren Geist der Mensch fortdauert – welche Fantasie auch immer der Einzelne davon entwerfen mag. Dass der Mensch sich nach einem „Himmel" *sehnen* kann, nach einer ewigen Wahrheit jenseits der sichtbaren Welt, dass er zu glauben, zu hoffen und zu lieben vermag „wider alle Vernunft", ohne an der Unsichtbarkeit oder Unerfüllbarkeit zu verzweifeln, hebt ihn in jene höhere Dimension ewiger Schönheit, die ihn hervorgebracht hat, in der er selbst „gezeugt" worden ist, wiederum symbolisch verstanden, im Sinne von Platons unsterblicher, schöner Seele – die in der Realität eines entfremdeten Daseins oft genug von Gewalt entstellt ist und krank wird –, der die Fähigkeit „eingeboren" ist, und sei es als „Wiedererinnerung", nach dem Vollkommenen zu streben.

Wenn das Verlangen nach Geborgenheit und Wärme jedes Säugetier instinktiv leitet, ist des Menschen Sehnsucht nach *Geborgenheit in sich* eine ganz andere Kraft. Diese kann und will gerade nicht sofort gestillt werden – wie die Sucht sich von ihrer Not zu erlösen versucht –, sondern schöpft gerade aus der Unstillbarkeit ihre ewige Lebensenergie, der sie immer aufs Neue Ausdruck geben will. Dass dem Menschen mit seiner Existenz die Möglichkeit geschenkt wurde, sich nach der Unendlichkeit zu sehnen, nach dem „ganz

Anderen", nie wirklich Erreichbaren, begeistert ihn zutiefst und lässt ihn nicht müde werden, es weiter zu suchen – wissend, dass es zu Lebzeiten niemals gelingen kann, die „blaue Blume der Romantik" zu finden.

„Wir werden schön vor Sehnsucht" und entdecken dabei unendlich viele Wege in den „Himmel auf Erden": Das schöne Kunstwerk einer selbstbewussten Existenz verwirklicht sich in jedem Augenblick voller Liebe, da der Einzelne in sich und aus sich *gestaltet*, *vertraut* und *glaubt*.

Die *Geborgenheit in sich* kann als Inbegriff eines *schönen Lebens* gelten, weil sie alle Dimensionen des menschlichen Wesens umfasst – Körper, Seele und Geist – und auf allen Ebenen zugleich erlebbar ist. Und sie erfüllt sich inmitten jener „polaren Ambivalenz" von Sucht und Sehnsucht, Schicksal und Freiheit, Bindung und Autonomie, die zeitlebens zur wesentlichen Herausforderung eines Menschen wird und sich immer nur existierend in selbstbewusster Gegenwart verwirklichen lässt.

Ob der Einzelne, aus einer Ur-Geborgenheit kommend, leicht seinen Weg zum eigenen Selbst findet oder ob er sich aus der Höhle seiner Entfremdung mühsam zu befreien hat und sich dabei immer wieder verliert und auf Hilfe angewiesen ist, liegt nicht nur in seiner Verantwortung, sondern hängt immer *auch* von den schicksalhaften Bedingungen ab, unter denen er lebt. Wie er jedoch auf sein Schicksal *antwortet*, ob und was er daraus zu lernen und zu verändern versucht, liegt wesentlich *im Freiraum seiner Möglichkeiten* und verlangt immer wieder von Neuem *seine Entscheidung*.

Wir „müssen" leben, seit unserer Geburt, aber wir können dieses „Geschenk" auch eines Tages ablehnen oder nach Belieben zu vergeuden beginnen – so wie wir uns „eigentlich" jeden Morgen zu entscheiden haben, ob wir aufstehen oder liegen bleiben, auch wenn wir „pflichtschuldigst" meinen, gar keine andere Wahl zu haben.

Und wir können andererseits jeden einzelnen Tag, jede wache Stunde unseres Lebens so bewusst zu gestalten versuchen, dass wir sie gern verbringen, weil sie unseren eigenen Vorstellungen von einem erfüllten Dasein entsprechen und wir uns darin lebendig fühlen können.

Wenn es gelingt, die eigene Existenz in Schönheit zu gestalten, dem Leben, uns selbst wie dem nächsten zu vertrauen und an die Ewigkeit einer Transzendenz zu glauben, in der wir seit je und für immer geborgen sind, dann sind wir so gesund, glücklich und frei, wie ein Mensch nur sein kann – in jedem selbstbewussten Augenblick der eigenen Sehnsucht.

So wie Körper, Seele und Geist nur getrennt *erscheinen*, sobald wir die verschiedenen Dimensionen unseres Wesens gesondert betrachten, entsprechen auch die unterschiedlichen Erlebnis- und Ausdrucksweisen eines Menschen immer der *Einheit der Person dieser konkreten einzelnen Existenz*, die in jedem Augenblick *sich selbst* erlebt und ausdrückt.

Den drei tragenden „Säulen", auf denen für Frankl (2005) das „Gebäude der menschlichen Existenz" ruht – „Freiheit des Willens, Wille zum Sinn, Sinn des Lebens" – entsprechen bei ihm drei Wertebenen, die, um im Bild zu bleiben, gleichsam die Bausteine der jeweiligen Säulen sind: das „Material", aus denen sie sich formen und mit der Zeit immer solider und belastbarer werden, so wie der Einzelne im Laufe seines Daseins an Erfahrungen, Reife und Selbstbewusstsein wächst. Und diese *Werte* sind keine statischen Gebilde, die nach Regeln oder Theorien zu erlernen und anzuwenden wären, sondern *Ereignisse* im Dasein des Einzelnen, der sich existierend, erlebend und entscheidend verwirklicht.

Frankl (2005, S. 91) unterscheidet „Schöpferische Werte", „Erlebniswerte" und „Einstellungswerte", die für ihn *drei* wesentlichen *Fähigkeiten* eines Menschen entsprechen, mit denen er seine Persönlichkeit gestaltet und die für ihn konkret gültigen Werte ethisch bezeugt, indem er sie nicht nur bekennt, sondern sein Denken und Handeln an ihnen orientiert. Sinnorientierung heißt Wertorientierung, Werte zu verwirklichen bedeutet Sinn zu verwirklichen.

Die „Leistungsfähigkeit" eines Menschen gestaltet die Welt, erschafft Gegenstände und bringt Werke hervor. Seine „Liebesfähigkeit" lässt ihn Beziehungen aufnehmen, zu Menschen, zur Natur, zur Schönheit in allen Gestalten, von einer Idee bis zur Marmorstatue, wenn sie nur dem Wunder des Lebens Ausdruck verleiht und als beseelt empfunden werden kann. Und als „Leidensfähigkeit" galt ihm jener unbedingte Glaube an einen Sinn noch in dunkelster Stunde, bei unheilbarer Krankheit, Verlust der Freiheit und im Angesicht des Todes (Frankl, 1996, S. 202).

Wie sich der Einzelne einem unabänderlichen Schicksal gegenüber „einstellt", wie frei er sich in seinem Inneren zu fühlen vermag, ohne es im Außen zu sein, bezeugt für Frankl die wahre Größe des Menschen. Wie kein anderes Lebewesen vermag er sich durch seinen Geist zu transzendieren und eine Beziehung zu „Gott" aufzunehmen, jedenfalls zu etwas *jenseits* seiner eigenen Person.

So kommen Freiheit, Wille und Sinn überhaupt erst und nur durch den existierenden Einzelnen zur Welt, indem er in seinem Tun, Erleben und Bewerten die für ihn selbst gültigen Werte bewahrheitet und sie mit seiner Person auf seine eigene Weise zum Ausdruck bringt. Wie und in welchen Formen das geschehen kann, soll jetzt „Ziel der Sehnsucht" sein, da sich hierin Schönheit entfaltet und Heilung möglich wird.

4.3.1 Gestalten

Die verschiedenen Wertebenen, die Frankl (Riemeyer, 2002, S. 47) beschreibt – und die sich für sein Denken durch die Auseinandersetzung mit der Wertethik von Max Scheler (1966) entwickelt haben –, erscheinen gerade an dieser Stelle des Buches hilfreich, da es um jene Potenziale im Menschen geht, die ihm Selbstbewusstsein und Selbstvertrauen schenken, indem sie ihn Geborgenheit und Wachstum in sich selbst verspüren lassen und in der eigenen Sehnsucht ein haltgebendes Maß offenbaren.

Die *Sehnsucht* nach dem Absoluten genügt ja schon und entfaltet sich für alle Zeit. Sie ist zugleich die Sehnsucht nach einer ewigen Bedeutung des eigenen Selbst, das nicht verloren ist und nicht untergehen kann, solange es sich in jener zeitlosen Schönheit geborgen weiß, die mit seiner konkreten Existenz als dieser einzelne Teil des Ganzen erst zur Welt gekommen ist.

So wie alle Wassertropfen zusammen und jeder für sich den Ozean bilden, ist jede einzelne Person Teil der Menschheit und eine Menschheit für sich, die mit jedem Wort und jeder Tat – und jedem *Wert*, den sie selbst verwirklicht – *ihre* Welt und damit *die* Welt verändert. Bewusst zu existieren und Werte zu verwirklichen, sind untrennbare Ausdrucksformen ein und derselben Person, und es gibt zwischen den Wertdimensionen ebenso wenig eine Hierarchie wie zwischen den nur phänomenologisch – oder heuristisch – trennbaren Dimensionen des menschlichen Wesens. Alle gehören zusammen und sind mehr oder weniger gleichzeitig aktiv – wie die verschiedenen Gehirnareale –, und erst im Zusammenwirken und in der Balance der Kräfte verwirklicht sich die selbstbewusste Existenz des Einzelnen.

Wohl geht in der menschlichen Entwicklung notwendigerweise und nach Möglichkeit die eine der anderen Phase voraus – so wie die *Haltungen* eines bestimmten Menschen auf seinen bestimmten schicksalhaften und gewählten *Voraussetzungen* basieren –, aber wertvoll und bedeutsam ist alles, was die Entwicklung und Entfaltung der selbstbewussten Existenz des Einzelnen ermöglichen hilft und ihr Ausdruck verleiht. Es hängt auch hierbei davon ab, woran wir *glauben* können, welches Menschenbild uns leitet und Halt zu geben vermag, weil wir darin eine entsprechend sinnerfüllte Lebensperspektive finden.

Wie für Jaspers (1935), der vom „Umgreifenden" sprach und den Transzendenzbezug des Menschen hervorhob, durch den er die existenzielle Bedeutung und die Freiheit des Einzelnen verbürgt sah, war auch für Frankl (2005, 72) durch den „Über-Sinn" und unseren eingeborenen Glauben an „Gott" alles verändert und die Existenz des Einzelnen erst eigentlich zu sich befreit, wenn es ihm gelang, dieser besonderen Verantwortung gerecht zu werden. Das Besondere an der existenzphilosophischen Perspektive lag gerade, wie eingangs schon erwähnt, in der Bedeutung des Einzelnen, jenseits aller ideologischen Systeme – ob philosophischer, politischer oder religiöser Prägung – und traditioneller Eingebundenheit.

Dadurch, dass der Einzelne sich durch Leid, Schuld und Tod, vor allem auch angesichts der Gräueltaten zweier Weltkriege, auf sich selbst zurückgeworfen sah und „trotzdem Ja zum Leben" zu sagen versuchte, stellte sich die Frage seiner Freiheit und Verantwortung in aller schicksalhaften und unverstellten Deutlichkeit. Das wurde jedoch von den meisten der existenziellen Denker, auch von ihrem Ahnherrn Kierkegaard (1959), nicht als Verhängnis und Fluch erlebt, sondern als das Geschenk einer Freiheit, die den Einzelnen zur *Selbstwerdung* befähigte und dazu, endlich *wesentlich* zu werden: Verantwortung für sich und die Welt zu übernehmen, im Angesicht der Ewigkeit, gegenüber einer letzten Instanz, ob die nun Gott, Kosmos oder Transzendenz genannt wurde, vor der sie sich *handelnd* zu bewahrheiten hatte.

Eben darin liegt die besondere Freiheit des Menschen: dass der Einzelne sich seiner Begabungen und Möglichkeiten nicht nur selbst bewusst werden kann, sondern diesen auch Ausdruck verleihen darf. Wenn es ihn nicht gäbe und er als Mensch keine Gelegenheit bekommen hätte, eine selbstbewusste Existenz zu werden, gäbe es auch nichts zu erkennen und nichts auszudrücken – gäbe es keine Schönheit zu bewahren für die Ewigkeit.

Die „Gottesebenbildlichkeit" des Menschen besteht in seiner Schöpferkraft, die Liebe empfindet, an das Gute in sich und im anderen glauben kann und Schönes hervorbringt. Und ob wir dabei von einem göttlichen Ursprung ausgehen oder nicht, ändert nichts daran, dass die eigenen Kräfte jedes Einzelnen seine eigene Welt erschaffen können, die es ohne diese bestimmte, einmalige Existenz so nicht gäbe.

Alles hängt davon ab, wie wir unser Dasein bewerten: ob wir es als Qual empfinden und für sinnlos halten, uns so anzustrengen, wenn wir zuletzt doch nur in jenes Nichts verschwinden, aus dem wir gekommen sind, und uns also durch die Zeit schleppen, so gut es geht, mit „einem Lüstchen für den Tag und einem Lüstchen für die Nacht"; oder ob wir uns wohl und geliebt genug fühlen können, in unserer Haut und in unserem Dasein, staunen über das Wunder des Lebendigen, das wir empfinden, erkunden und gestalten dürfen, wie es uns entspricht.

Diese Tatsache ernst zu nehmen, sich ihr in sehnsüchtiger Dankbarkeit würdig zu erweisen und ihr voller Begeisterung schöpferisch zu antworten, wäre der Verantwortung eines *gläubigen* Menschen gemäß, dem das Leben geschenkt wurde, um sich bewusst und gewissenhaft auf die Ewigkeit vorzubereiten.

Wie sehr diese Entwicklung zur selbstbewussten, eigenständigen, sehnsüchtig geborgenen Existenz gestört werden kann, sodass der Einzelne erst auf leidvollen, süchtigen Umwegen zum eigenen Selbst findet, wurde in ► Kap. 3 dieses Buches verdeutlicht. Dabei war von Krankheit als *verzweifelter* Sehnsucht die Rede, weil auch die *Abwesenheit* von Gesundheit noch auf ihr Gegenteil verweist, weil hinter der Sucht jene Sehnsucht liegt, die sich mit all ihrer unbewussten Kraft auf die Suche nach dem eigenen, wahren Selbst begibt, um es schließlich, mit angemessener Unterstützung, im Spiegel bewusster Erinnerung und tief erlebter Empathie wieder oder erstmals zu finden.

Auch der *entfremdete* Mensch, dessen Voraussetzungen einer gesunden Entwicklung nicht förderlich waren, entwickelt Haltungen und Ausdrucksweisen seiner Existenz, doch künden die von Lieblosigkeit und Misstrauen, von der Sucht nach Erlösung und eben einer *verzweifelten* Sehnsucht, die gerade nicht daran glauben kann, in sich Geborgenheit und Halt zu finden, sondern Beweise im Außen nötig hat, um sich zu beruhigen.

Wie sehr die Sucht des Einzelnen zum Spiegelbild eines kranken Bezugssystems und dadurch wiederum zum Symptom einer kranken Gesellschaft wird, die ihrerseits zerstörerische Auswirkungen auf die ökologischen Lebensgrundlagen hat, ist hier schon verschiedentlich thematisiert worden. Auch der einzelne Kranke misshandelt sich symptomatisch (und systematisch), um vordergründig und kurzfristig abgelenkt und beruhigt zu sein – so wie eine kranke Weltgesellschaft die natürlichen Ressourcen der Erde angstgetrieben und habgierig verschwendet und Erleichterung dabei empfindet, wenn ein Schmerz nachlässt, der sich mit der Entfremdung selbst zugefügt wurde. So wie auch jener Irre im Witz jedes Mal erleichtert seufzt, nachdem er zuvor mit dem Kopf gegen die Wand gerannt ist.

Doch hier sei besonders von den heilsamen *Ausdrucksweisen* einer sehnsüchtigen Existenz die Rede, um inmitten der Entfremdung zu erinnern an die Potenziale eines Menschen, sich und seine Welt in Schönheit zu gestalten und die Entfaltung des einzelnen Selbst zum bewussten Maßstab der Entwicklung der Menschheit und des Planeten zu erheben.

Diese Zusammenhänge zwischen dem Einzelnen, seiner Umgebung, der Gesellschaft, in der er existiert und der globalen Welt – bis hin zu einer möglichen Ewigkeit –, gelten wunderbarerweise ebenso und vor aller Entfremdung – so ausgeprägt diese auch sein mag – für die „transzendierenden“ Kräfte im Menschen, die sich für immer und ewig in Schönheit zu bewahrheiten sehnen.

Der Einzelne sollte nicht darauf warten, bis sich seine Lebensumstände oder gar die Gesellschaft verändert haben, um entsprechende Entscheidungen im eigenen Sinn und gemäß eigener Sehnsucht zu treffen – weil er dann womöglich weniger oder keine Widerstände zu überwinden hätte. Sondern er existiert *jetzt in dieser Realität* und ist in *dieser* konkreten Situation zum Handeln aufgerufen, *dieses* Dasein unter *diesen* schicksalhaften Bedingungen als seine selbstbewusste Existenz zu gestalten. Das gerade ist seine Berufung und der Adel seiner sehnsüchtigen, freiheitsbegabten Seele: mit der Entfaltung seiner schöpferischen Kräfte *die eigene Welt zu gestalten und damit die ganze Welt zu verändern*, die in seiner besonderen Gestalt gleichsam modellhaft diese einmalige Ausformung hervorgebracht hat.

Es verhält sich mit der Existenz des Einzelnen wie mit Ländern, Völkern, Stämmen und Kulturen: Die sind bestimmte Ausprägungen bestimmter Menschen in bestimmten Regionen zu bestimmten Zeiten, deren Sitten, Gebräuche und Ausdrucksweisen wir entweder als historisch überlebte Fakten abtun oder mit Interesse erforschen und zu verstehen suchen können, und uns sogar schöpferisch anverwandeln, um etwas eigenständig Neues daraus zu gestalten – wie etwa Picasso sich von afrikanischer Maskenkunst inspirieren ließ (Stein, 2008; www.journal-ethnologie.de).

So wird auch die Welt jedes konkreten Einzelnen entweder zur beliebig austauschbaren Statistenrolle jener Zeit und Gesellschaft, in die er schicksalhaft (oder „zufällig“) hineingeboren ist, oder zu einem schöpferischen Entwurf seiner selbstbewussten Existenz – zum Lebenskunstwerk eines „gottesebenbildlichen“ Individuums, das sich in seiner Welt selbst erschaffen hat und mit dem andere sich aus ihrer individuellen Welt heraus potenziell verbinden können.

Wie wir die Welt des Menschen im Allgemeinen und die Welt des Einzelnen im Besonderen sehen, hängt zum einen von unserer „Einstellung“, das heißt unserer wesentlichen *Glaubenswahrheit* ab: ob wir uns für ursprünglich *schöpferische, selbstbestimmte, eigenverantwortliche, nach ethischer Schönheit sehnende Individuen* halten können oder nicht; und zum anderen davon, ob wir die eigene *und damit die umgebende* Welt entsprechend dieser Haltung auch tatsächlich schöpferisch in Schönheit zu gestalten versuchen oder ob wir nur „grandiose“ Reden halten und Ideologien beschwören, die das eigentliche *Drama des verlorenen Selbst* verleugnen müssen, um nicht daran zu zerbrechen.

Denken und Handeln, Theorie und Praxis sind eine untrennbare Einheit: Dem Ausdruck zu verleihen, woran wir glauben, und in einer entsprechend „schön“ gestalteten Welt wahrhaftige Schönheit erleben und erkennen zu können, wäre unsere eigentliche Bestimmung.

Wer an die helle Welt jenseits der Höhle zu glauben vermag, wird versuchen, seine Fesseln zu lösen, um ins Freie zu gelangen und künftig im Licht zu leben. Und er wird dafür Sorge tragen, dass auch kein anderer mehr jemals sein Leben in solchem Dunkel verbringen muss.

Und auch die Heilung setzt immer auf beiden Ebenen ein. Wobei für den in seiner eigenen Blindheit wie in einer Höhle Gefangenen zuerst das Licht eines anderen Lebens aufscheinen muss, eine Ahnung sich regen und eine Schönheit spürbar werden, um auch für andere Gedanken empfänglich zu sein. Gedanken sind so lange nur Worte für ihn, mit denen er seit je belogen und um sich selbst gebracht wurde, bis er zu *fühlen* beginnt, dass eine andere Sprache auch ein anderes Leben zu verwirklichen hilft.

In einer wahrhaftigen Poesie der Liebe lebt die Schönheit, und wer sich ihr öffnet, wie beim Klang einer erhebenden Musik oder im Angesicht eines besänftigenden Bildes, existiert ja schon in der anderen, ewigen Welt.

Wenn ein schönes Leben, gewachsen aus der Fülle des Eros, geleitet von Sehnsucht nach wahrhaftiger Geborgenheit im eigenen Selbstbewusstsein, als dem *personalen Ort der universalen Schönheit* des Seins, das Ziel jeder gesunden menschlichen Existenz ist, das potenziell immer wieder aufs Neue erreicht und verloren werden kann, dann bleibt dieses Ziel auch für jeden mehr oder weniger schwer erkrankten, entfremdeten Einzelnen bestehen. Nur hat sich dessen Sehnsucht in Sucht verkehrt, und statt Geborgenheit in sich sucht es Erlösung außerhalb seines unbewussten Selbst: in einem bestimmten Mittel, einem bestimmten Verhalten, einer bestimmten Ideologie und jenen Menschen, die ihm diese Wirkung zu versprechen scheinen.

Der fortwährende Heilungsprozess, der so offen und dynamisch bleibt wie das Leben und erst mit dem eigenen Tod zu seinem – vermutlich auch nur *vorläufigen* – Ende kommt, wird in der Sucht symptomatisch unterbrochen und zu einem vorzeitigen Ende gezwungen. So wie der Suizid, als letzte „Wahl" eines Kranken, den Lebensprozess endgültig abbricht, unterbricht jeder Rückfall in die jeweiligen Erlösungsstrategien den möglichen Heilungsprozess.

Trotzdem, und gerade deshalb, kann jede mögliche Therapie nur über *das innere Erleben* des Patienten die Sehnsucht nach dem eigenen Selbst und einem Dasein in Schönheit wieder zum Leben erwecken. Weder vermeintlich „rettende" Methoden, „richtige" Medikamente oder abhängige Beziehungen zu anderen Menschen können befreiend wirken, da sie für die Sehnsucht äußerlich bleiben.

Die Idee vom „Reden als Kur" und einer Atmosphäre „gleichschwebender Aufmerksamkeit" in der Psychotherapie (Freud, 2000c, S. 171) will gerade jenes Klima ermöglichen helfen, in dem die unbewusste Angst und Ohnmacht hinter den Symptomen sich allmählich in ein Bewusstsein der ursprünglichen sehnsüchtigen Freiheit verwandeln kann, deren Ausdrucksweise *notgedrungen* die Erkrankung geworden ist, doch nur, um auch diese schließlich als ein Kunstwerk der Seele begreifen zu lernen.

„Zeit ist Kunst" steht da auf einem eigens an einem Steinsockel platzierten Schild (bezeichnenderweise am Treppenaufgang zur Alten Nationalgalerie in Berlin), im Film *In weiter Ferne, so nah!* (Wenders, 1993) – nur für einen kurzen Moment und nur für den aufmerksamen Zuschauer überhaupt sichtbar. Und doch enthält dieser kurze Satz einen entscheidenden Hinweis auf das zentrale Thema dieser vielschichtigen Filmgeschichte: *Was ist die Zeit*, was macht der Mensch damit aus seinem Leben, woran glauben wir, und welche Werte zählen wirklich?

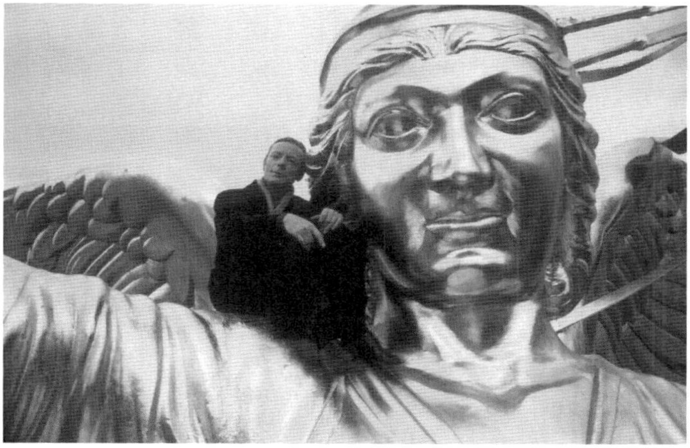

Abb. 4.3 Auch Cassiel will den Menschen näher kommen. (Szene aus dem Film *In weiter Ferne, so nah!*; Cinetext Bildarchiv, mit freundlicher Genehmigung)

Dieser Film ist die Fortsetzung jener märchenhaften Geschichte *Der Himmel über Berlin*, in der Wim Wenders (1987), gemeinsam mit Peter Handke als Co-Autor am Drehbuch, aus Sicht der Engel über das irdische Dasein reflektiert – um uns daran zu erinnern, wie schön und vollkommen, in all seiner Zerbrechlichkeit, doch das menschliche Leben sei. Einer der Engel, Damiel (Bruno Ganz), hatte sich sogar aus Liebe zu einer Zirkusartistin dafür entschieden, ein Sterblicher zu werden, um die Nähe der Frau auch wirklich *spüren* zu können. Sein „Kollege" Cassiel (Otto Sander) dagegen blieb bewusst im Abstand des reinen Geistwesens.

In weiter Ferne, so nah! spielt dann im Berlin der frühen 1990er Jahre, *nach* dem Fall der Mauer und der Grenzen zwischen Ost und West, zu Beginn jenes entfesselten Ausbruchs eines gierigen „Raubtierkapitalismus", der überall neue Märkte witterte (Schmidt, 2003).

Die Engel können in dieser Geschichte nur immer hilfloser zusehen, wie der Materialismus und die Glaubensferne ängstlicher Menschen ihre Seelen verderben. Bis Cassiel (⊙ Abb. 4.3), inzwischen ebenfalls Mensch geworden, aus Liebe zu Raissa, einem kleinen Mädchen, das er bei einem Unfall rettet, ausgerechnet ein gefallener „Kollege" die Augen öffnet.

„Time itself" bedeutet rückwärts gelesen der Name dieses „dunklen" Engels, „Emit Flesti" (Willem Defoe), der nicht müde wird, seinen Mitengeln zu erklären, dass es für das Seelenheil der Menschen entscheidend ist, womit sie ihre Lebenszeit verbringen. Und so er kann an die Rettung der Erdenbewohner kaum noch glauben.

„Einst gab es ein goldenes Zeitalter der Harmonie zwischen Himmel und Erde. Oben war oben, unten war unten, innen war ‚in' und außen war ‚out'. Aber heute haben wir Geld. Alles ist aus dem Gleichgewicht. Es heißt: Zeit ist Geld. Doch sie irren sich. Zeit ist die Abwesenheit von Geld", sagt Flesti in einer zentralen Szene zu Cassiel, der in seiner Naivität ausgerechnet in die Fänge eines skrupellosen Geschäftsmannes geraten ist, der mit Waffen-

handel und Pornografie sein Geld verdient. Flesti kann es nicht länger ertragen, wie sehr Menschen ihre Zeit mit so etwas Sinnlosem vergeuden wie Erfolgsstreben, Gewinn- und Genusssucht – statt in Schönheit zu leben, zu lieben und zu glauben.

Er ist nicht aus Liebe zum Leben auf die Erde gekommen, wie seine menschgewordenen Kollegen, sondern als das verkörperte „schlechte Gewissen", indem er wie ein zynischer Sokrates unter Menschen und Engeln im Zwischenreich wandelt, um an den wahren Sinn des Daseins zu gemahnen. Oft verstärkt er die Entfremdung des Einzelnen noch mehr, um ihn dadurch zur Umkehr zu bewegen: Als Cassiel seinen Frust über die Menschen in einer Bar betäuben will, trinkt Flesti mit ihm Schnaps, bis Cassiel volltrunken vom Hocker fällt, damit er am eigenen Leibe spürt, wie zerstörerisch die Sucht der Menschen wirkt.

In dieser märchenhaften Geschichte künden die Engel, als spirituelle Wesen, von einer anderen, jenseitigen Welt, in der ursprünglich auch die Menschen einmal beheimatet waren und in die sie wieder zurückkehren können, wenn sie dafür empfänglich bleiben.

Das Leben ist den Menschen geschenkt worden, um sich auf die Ewigkeit vorzubereiten, und sie bekommen ihre kostbare Lebenszeit, um das Wunder ihres Daseins zu bestaunen, lieben zu lernen und zu würdigen, auf eine ganz einmalige, sinnlich erfahrbare, bewusst wahrnehmbare und zu verewigende Weise – in solcher Schönheit, dass sich manchmal sogar Engel entschließen, lieber als Menschen aus Fleisch und Blut zu existieren.

Im letzten Abschnitt dieses Buches, in dem es um die *Glaubensfähigkeit* als Ausdrucksweise des Menschen geht, soll diese wundervoll poetische Filmgeschichte wesentliche Zusammenhänge verdeutlichen helfen.

Hier geht es um den Aspekt der schöpferischen Gestaltung unserer Lebenszeit, die wir mit Machtkämpfen, Ausbeutung und Abgrenzung, mit Leistungsdruck, Wettbewerb und Zerstreuungen aller Art vergeuden, statt sie selbstbewusst sehnsüchtig in Schönheit zu verwandeln, ein jeder auf seine einmalige, persönliche Weise.

Dabei lebt der Einzelne oft in großer Angst und bleibt immer gefährdet, krank zu werden – die anfällige, zerbrechliche Endlichkeit des menschlichen Daseins macht es ja gerade so kostbar und wundervoll. Und dennoch erfüllt ihn allein die Möglichkeit seiner selbstbewussten, freiheitsbegabten Existenz mit demütiger Dankbarkeit: dass es überhaupt solche besonderen Wesen gibt, die alle anderen und die Welt bewusst wahrnehmen und ihrem Erleben schöpferischen Ausdruck geben können.

So ist der Mensch seinen Möglichkeiten gemäß wesentlich und eigentlich gemeint: als *Schöpfer seiner selbst* (seiner eigenen Existenz) und *Gestalter seines Lebens* (seiner Beziehungen zum Nächsten und zur Welt) zu einem eigenen, individuellen, nicht ersetzbaren, zeitlebens sich entfaltenden und verändernden *Gesamtkunstwerk*.

Das Bild vom „Lebensfilm", dessen Drehbuch täglich weiter geschrieben, inszeniert und entwickelt wird, mit neuen und vertrauten Personen, wechselnden oder gleichen Schauplätzen und vielfältigen Handlungszusammenhängen, trifft es da besonders gut, weil die sinnliche, emotionale und geistige Komplexität dieser Kunstform – Film – auch der Mehrdimensionalität des menschlichen Wesens am ehesten entspricht. Mag eine Theaterinszenierung noch unmittelbarer, greifbarer, im Hier und Jetzt stattfinden, kann der Film innere Bilder, Rückblicke, Träume und Zeitreisen ermöglichen, ganze Epochen überspringen und sogar zeitgleich entlegene Welten verbinden und anschaulich machen. Und die technischen Weiterentwicklungen dieses Mediums erlauben – wie höchst bedenklich wir eine derart virtuelle Realität auch einschätzen mögen – eine zunehmende Plastizität und simulierte Echtheit des Erlebten, die eine virtuell begehbare Bildlandschaft und künstlich erzeugte Erregung von der wahrhaftigen Erlebniswelt, außerhalb der „virtuellen Höhle", immer schwerer unterscheiden lassen.

Die bewegten Schattenbilder an der Höhlenwand, die für Platons gefesselte Bewohner ausreichten, ihnen eine Realität vorzugaukeln, gleichen längst täuschend echten Abbildungen der Wirklichkeit. Und immer mehr Menschen weltweit halten ihre tägliche Kulissenwelt, wie Truman Burbank aus dem Film *Die Truman Show* (Weir, 1998), für das „wahre, schöne Leben", zu dem sie sich auch die passenden Empfindungen noch einbilden.

Immer geht es für den Einzelnen zuerst um den Inhalt, den Sinn, die Wahrhaftigkeit und seine eigene Sehnsucht nach dem Schönen, für die er dann die seinem *Empfinden*, seinem *Erleben* und seinem *Bewusstsein* gemäßen Ausdrucksweisen zu finden versucht – innerhalb seiner gegebenen Möglichkeiten und Grenzen –, durch die er sich und seine Existenz gestaltet, sich bemüht, jene Person zu werden, als die „Gott" – oder wer oder was sonst – ihn hervorbrachte und gemeint haben könnte.

In welcher Kunst*form* sich der Einzelne ausdrückt oder welche technischen Hilfsmittel er dazu benutzt – vom Buch über die Leinwand bis zu digitalen Medien –, ist nicht entscheidend für den *Wert* einer Botschaft, das Medium ist eben *nicht* die Botschaft, wie Marshall McLuhan (2008) meinte, so wenig wie Geld, Geschwindigkeit oder Menge an sich eine Bedeutung haben.

Das Fortbewegungsmittel eines Menschen besagt noch nichts darüber, mit welcher Sichtweise und in welcher Haltung der Einzelne damit unterwegs ist – mag ein Fahrrad auch gewiss umweltverträglicher als ein Flugzeug sein, und ist das *Gehen* ohnehin und für alle Zeit die *ursprünglich* einem Menschen gemäße Art, die umgebende Natur der wirklichen Welt aufmerksam wahrzunehmen.

Entscheidend ist das *Bewusstsein* und die *Intention*, mit der das konkrete einzelne Selbst seine eigene Glaubenswahrheit authentisch auszudrücken versucht. Immer kann es nur ein *Bemühen* und eine *Annäherung* geben, vermittelt sich im persönlichen, subjektiven Ausdruck die Besonderheit dieser eigenen Welt, die gerade in ihrer relativen Wahrheit und Unvollkommenheit so „vollkommen" ist.

Dass die „Wahrheit" der selbstbewussten Existenz eines Menschen in *Beziehungen* entsteht und in deren *unermüdlicher Sehnsucht* nach Geborgenheit in sich gerade fortwährend über sich hinaus weist, da diese Geborgenheit eben zu Lebzeiten nicht dauerhaft, sondern immer nur für erfüllte Augenblicke zu erreichen ist, macht die ganze kostbare, zerbrechliche, endliche Schönheit des menschlichen Daseins aus.

Die letzte Ungewissheit sehnsüchtig zu ertragen, ohne vor Angst süchtig zu werden, und schöpferisch Zeugnis davon abzulegen, wie das einem bestimmten Einzelnen gelungen ist und immer wieder aufs Neue gelingt – darin besteht die eigentlich schöne Arbeit an der Selbstgestaltung der eigenen Existenz, mit der jeder zugleich sich und allen anderen, die ihn dabei wahrnehmen, Freude bereitet. Darin *bestünde* die eigentlich schöne Arbeit – der

Konjunktiv erscheint in der entfremdeten Realität der Gegenwart weitaus angemessener, da im „Zeitalter der Sucht" (Schaef, 1989) eine unabhängige, selbstbewusst sehnsüchtige Existenz, die den eigenen Potenzialen gemäß lebt, als gesellschaftliche Utopie erscheint.

Das zeigt sich nicht zuletzt an den öffentlichen Debatten um die Vision eines *bedingungslosen Grundeinkommens*, die dem Menschen nicht nur die Fähigkeit der schöpferischen Selbstgestaltung und sozialen Verantwortung *zutraut*, sondern damit zugleich ein globales Umdenken in der allgemeinen Wertorientierung fordert: von der materialistischen Wachstums- und Wettbewerbsgesellschaft zu einer solidarischen Gemeinschaft eigenständiger, individuell und sozial kreativer Menschen, die selbst darüber entscheiden, was sie wo, wann und für wen arbeiten möchten, und so letztlich in jedem Moment ihr eigenes „Lebenskunstwerk" gestalten können und dies auch zutiefst ersehnen.

Die Gegner dieser Vision gehen meist von einer schwachen, süchtigen Grundstruktur aus, von einer vermeintlichen „Haltlosigkeit" des Menschen, der Disziplin und Überlebensdruck brauche, um aktiv zu werden und etwas zu leisten, und sich andernfalls nur treiben ließe und seinen egoistischen Bedürfnissen nachginge. Womit die Kritiker unbewusst gerade von ihrer eigenen Entfremdung künden, die den Glauben an eine eigene „Berufung" und freiwillige Schöpferkraft längst verloren hat und selbst nur noch angstvoll süchtig zu funktionieren versucht. Sie wehren die Angst vor der eigenen Sehnsucht durch die Verteidigung der Sucht ab, verteidigen Disziplin und Anpassung gegen die Freiheit einer selbstbewussten, eigenverantwortlichen Existenz und verklären ihr Funktionieren zur Tüchtigkeit.

Nelson Mandela zitierte in seiner Antrittsrede als Präsident von Südafrika (1994) eine Passage aus dem Buch *Rückkehr zur Liebe* von Marianne Williamson (1992, S. 180), die sich genau auf diese Angst des Menschen vor seiner eigenen Größe bezieht. Und ihre Worte verbinden sich seitdem so überaus treffend gerade mit diesem Widerstandskämpfer gegen die Apartheid. Mandela hat nie seinen Glauben an die Gerechtigkeit und Freiheit des Menschen verloren, obwohl er über 25 Jahre seines Lebens in Gefangenschaft verbrachte.

> Unsere tiefste Angst ist nicht,
> dass wir unzulänglich sind,
> Unsere tiefste Angst ist,
> dass wir unermeßlich machtvoll sind.
> Es ist unser Licht, das wir fürchten,
> nicht unsere Dunkelheit.
> Wir fragen uns: „Wer bin ich eigentlich,
> dass ich leuchtend, begnadet,
> phantastisch sein darf?'
> Wer bist du denn, es nicht zu sein?
> Du bist ein Kind Gottes.
> Wenn du dich klein machst,
> dient das der Welt nicht.
> Es hat nichts mit Erleuchtung zu tun,
> wenn du schrumpfst,
> damit andere um dich herum,

> sich nicht verunsichert fühlen.
> Wir wurden geboren, um die Herrlichkeit
> Gottes zu verwirklichen, die in uns ist.
> Sie ist nicht nur in einigen von uns,
> sie ist in jedem Menschen.
> Und wenn wir unser eigenes Licht
> Erstrahlen lassen,
> geben wir unbewusst anderen
> Menschen die Erlaubnis, dasselbe zu tun.
> Wenn wir uns von unserer eigenen
> Angst befreit haben,
> wird unsere Gegenwart
> ohne unser Zutun andere befreien.
> (Williamson, 1992)

Selbstbewusst sehnsüchtige Menschen wären „heilfroh" über die öffentliche Unterstützung, sich entsprechend ihrer eigenen Talente unabhängig entfalten zu können, mit der Gesellschaft als wohlwollender „Familie", deren *Symbol* das „Grundeinkommen" sein könnte: ein relativ abgesichertes Fundament für ein sozial weitgehend angstfreies Leben. Für den Einzelnen gibt es zum Glück jedoch die Möglichkeit, auch jenseits schicksalhafter Bedingungen und gesellschaftlicher Verhältnisse – die zudem *immer veränderbar* bleiben –, seine persönliche Welt mit seinen Fähigkeiten, nach seinen Erlebnissen und in seinem Sinn *wahrhaft schön* zu gestalten.

Eine *solidarische Gemeinschaft*, deren Mitglieder sich gegenseitiger Wertschätzung versichern und Hilfestellungen nicht nur anbieten, sondern bei Bedarf tatsächlich leisten, kann allerdings in hohem Maß die *Voraussetzung* schaffen für eine gedeihliche Entwicklung jedes Einzelnen. So wie sich in einer gesunden Stammeskultur oder Dorfgemeinschaft potenziell alle umeinander sorgen und keine Angst vor den anderen oder um ihr Überleben haben müssen, sollten auch Familienangehörige einander unterstützen und Geborgenheit vermitteln. Von hier aus vermag dann jeder Einzelne selbstbewusst seinen eigenen Lebensweg zu gestalten, im Einklang mit der eigenen Sehnsucht und in Verbundenheit mit der Gemeinschaft aller Menschen, deren Urerfahrung er in seinem familiären Umfeld gemacht hat. Dieses befördert oder beeinträchtigt das Selbstwertgefühl und Selbstvertrauen des Einzelnen, der entsprechend eher zu einem schöpferischen „Potenzialentfalter" (Hüther, 2011, S. 145) seiner Möglichkeiten wird oder zum angepassten Leistungsträger, dessen „Stellenwert" davon abhängt, welchen Beitrag er zum allgemeinen Wohl*stand* leistet – sein persönliches Wohl*ergehen* ist ihm dabei ganz unwichtig.

Ein starkes Selbstwertgefühl als Voraussetzung der bewussten Selbstliebe befreit die Sehnsucht nach einem schöpferischen Ausdruck der eigenen Person: die Sehnsucht, der wahrhaftigen Schönheit seiner eigenen Existenz Gestalt zu verleihen, aus dankbarem Staunen über dieses Wunder Dasein. Für *diese* Arbeit ist der Mensch eigentlich zur Welt gekommen. Ohne das Drama einer ohnmächtigen Angst, die ihn erlösungssüchtig werden und außerhalb seiner selbst nach Halt suchen lässt, hätte er nie etwas anderes zu tun, als sich gut zu versorgen und am Leben zu erhalten, um während dessen seine Existenz zu jenem schönen Kunstwerk gestalten zu können, das seinen Möglichkeiten und Begabungen entspricht.

Jeder Tag, und jeder Augenblick darin, wäre potenziell eine weitere Gelegenheit bewusster Selbstentdeckung und Gestaltung. Das (Dreh-)Buch des Daseins schriebe sich fort, das Gemälde erhielte immer neue Farben, die Musik eine weitere Melodie, das Gedicht eine zusätzliche Strophe, der Tanz eine andere Bewegung, das Stück oder der Film die nächste Szene. Der Inhalt fände eine angemessene Form und die Form wieder und wieder eine lebendige, schöne, wahrhaftige Gestalt. Mit jedem Tag würde das Leben reifer und reicher in seiner selbstbewussten Arbeit an der eigenen Schönheit, die nicht verdient oder geleistet werden muss, sondern erlebt und ausgedrückt werden darf – so wie die Sehnsucht nach *Geborgenheit in sich* gleichsam das „göttliche Privileg" der menschlichen Existenz ist, im Gegensatz zur Sucht nach *Erlösung von sich*, die einem Fluch (und einer Flucht) gleichkommt.

Blaise Pascal (Weischedel, 1979, S. 13) hatte die mögliche Geborgenheit und Seelenruhe in das Bild von einem räumlichen Zuhause gefasst, in dem wir uns selbstgenügsam in die Mitte unserer Aufmerksamkeit begeben könnten, um die Erkenntnis und Entfaltung des eigenen Wesens zu unserer eigentlichen Lebensaufgabe zu erheben: „... habe ich entdeckt, daß alles Unglück der Menschen von einem einzigen herkommt: daß sie es nämlich nicht verstehen, in Ruhe in einem Zimmer zu bleiben." Für Pascal war es letztlich die menschliche Schwäche, die uns aus Angst die Flucht ins Außen und in die Zerstreuung antreten lässt. Der Mensch war für ihn ein „denkendes Schilfrohr" (S. 11) im Wind des Lebens, das sein eigenes Elend bewusst zu erkennen vermag – genau darin lag für ihn andererseits unsere wahrhafte Größe (S. 64).

Für verwerflich hielt Pascal (S. 16–21) nicht die Schwäche, sondern den „Irrglauben" des Menschen, der schließlich in den Objekten seiner Begierde und in den Mitteln der Verdrängung, mit denen er seiner Angst auszuweichen und seine Ohnmacht zu kompensieren versucht, das Heil sieht und diese falschen Götzen anzubeten beginnt.

Hier kommt, wie 200 Jahre später bei Kierkegaard, der eigene christliche Glaube Pascals zum Tragen, aus dem heraus er die „Anbetung" falscher Götter letztlich als „sündhaft" verurteilen muss – statt auch darin ein Symptom des verzweifelten Selbst zu sehen, das in seiner ohnmächtigen Angst und Unsicherheit die *Sucht der Krankheit* nötig hat, um sich wenigstens durch deren Wirkung kurzzeitig zu beruhigen. Doch die „Diagnose" der Schwäche und Ohnmacht des Menschen neben seiner besonderen Fähigkeit, aus dem *Bewusstsein* seiner Lage das eigene Dasein zu gestalten, ist so existenziell wahrhaftig und zeitlos gültig wie sie nur sein konnte. Und Pascal erweist sich damit, wie auch in seiner dichterisch anschaulichen Sprache, als ein früher Vorfahre und Wahlverwandter anderer *Philosophen der Existenz* – Kierkegaard, Nietzsche, Heidegger, Camus –, die unsere Entfremdung in ihrem Dasein am eigenen Leibe erfahren und wunderbar empathisch, in vollendet schöner Sprache beschrieben haben, ein jeder auf seine unvergleichliche Weise.

Diese und viele andere dichterische Philosophen, ebenso wie die wahrhaft philosophierenden Dichter und Literaten – Shakespeare, Eichendorff, Rilke, Dickinson, Blixen, Handke, um nur einige der für mich bedeutsamen „Helden" zu nennen –, erinnern uns daran, was die ureigene Begabung und Bestimmung eines menschlichen Wesens ist: nach dem Sinn des eigenen Daseins in dieser Welt zu fragen und zu suchen, Naturforscher der eigenen Seele zu sein – auch ohne jemals zu Lebzeiten endgültige Antworten zu erhalten –, immer sehnsüchtig, zweifelnd und offen zu bleiben, in der Fähigkeit des Nachdenkens seine Freiheit, sein Maß und sein Glück zu finden. Auch wenn es oftmals das Sisyphos'sche Glück eines „Trotzdem" sein mag, das sich so blind und hilflos fühlen kann, als sei es noch in der Höhle gefesselt, ist es doch das wesentliche Glück des Menschen.

Wir sind schon als Kinder Philosophen, die fragen und staunen und sich von ganz allein auf den Weg machen wollen, die Welt zu entdecken, voller Sehnsucht und Hingabe und ohne lähmende, neurotische Angst – solange wir denn gleich zu Beginn in Liebe geborgen waren – in jener der Menschen, die uns zur Welt bringen wollten und in jener „Gottes", der alles Sein erst ermöglicht hat.

Alles, was der Einzelne aus dieser Haltung eines lebendigen, liebevollen Selbstbewusstseins gestaltet – bei sich selbst, in seiner Umgebung und im Hinblick auf die Ewigkeit –, wird *zur schönen Wirklichkeit seiner eigenen Existenz, zum zeitlosen, unvergänglichen Kunstwerk.*

Unser Dasein in der Welt sollte ein *schöpferisch (be)zeugendes, in Schönheit die Schönheit verehrendes* sein, in dem das Wunder der Geburt und die Fähigkeit, sich aus eigener Kraft am physischen Leben zu erhalten, bereits die ersten „Himmelsgeschenke" sind, und in dem die Sehnsucht nach einem eigenen Selbst das *Bewusstsein* dieser wahrhaftigen Schönheit ermöglicht, deren *Wahrnehmung*, *Erkenntnis* und persönlicher *Ausdruck* zur Vorbereitung des Einzelnen für die Ewigkeit wird. Darin liegt der Sinn menschlicher Existenz, diese schöne Arbeit liegt uns eigentlich im „Blut" unserer selbstbewussten Sehnsucht.

Die Stammeskulturen der Urvölker, die noch immer auf der Stufe der Jäger und Sammler existieren, die Yequana-Indianer, die San oder die Massai, führen der heutigen Menschheit das Ausmaß ihrer Entfremdung vor Augen und können, bis zu ihrer drohenden Ausrottung oder Vereinnahmung, noch Zeugnis unserer aller ursprünglichen Bestimmung sein.

Bevor die *Angst*, als „Krankheit zum Tode", und die *Sucht*, als Versuch der Selbsterlösung, eine sogenannte „Zivilisation" hervorbrachten, gab es für die Menschen keine andere Aufgabe, als im Einklang mit der Natur zu leben und in sich selbst und der zugehörigen Gemeinschaft geborgen zu sein.

Die sogenannten „Hochkulturen" erscheinen dagegen als eine pompöse narzisstische Abwehrstrategie, mit der unbewusst die Angst verschleiert wird, um die eigentliche Ohnmacht dahinter nicht zu entlarven. In Gesellschaften verläuft dabei, sozusagen „soziodynamisch", der gleiche Prozess wie *psychodynamisch* bei einem einzelnen Süchtigen, der seine Grandiosität inszenieren und Macht ausüben muss, um seiner Schwäche nicht zu begegnen. Und wie es für Pascal aus christlicher Sicht sündhafter Hochmut war, die eigene Zerstreuung und Oberflächlichkeit zur Tugend zu erheben, ließe es sich für den eigentlichen „Sündenfall" der heutigen Menschheit halten, dass sie die süchtige Zerstörung der Natur und materialistische Ausbeutung des Planeten zum „Fortschritt" verklärt.

Eine wahrhaftige Kultur und Zivilisation wäre nicht an Macht, Wettbewerb und Ausbeutung interessiert – die geradezu als „süchtige Gegenpole" einer sehnsüchtigen (gesunden) solidarischen Gemeinschaft gelten können –, sondern am Wohlergehen und Vertrauen jedes Einzelnen.

Die wesentlichen Grundlagen für eine angemessen selbstbewusste, schöpferische Entfaltung der menschlichen Existenz gelten *in jeder Beziehung* gleichermaßen, sei es zu sich selbst, für ein Paar, in einer Familie, einer Lebens- oder Arbeitsgemeinschaft oder eben in Gesellschaften, zwischen Völkern und Nationen.

Wie es für den Einzelnen die *Balance* zwischen Körper, Seele und Geist, zwischen Ruhe und Bewegung, Nähe und Distanz, Geborgenheit und Freiheit zu halten gilt -wobei sich deren Gelingen im Selbstverhältnis an der relativen „Ausgeglichenheit" ablesen lässt, mit der einer zwischen Arbeit und Muße zufrieden existiert –, ist ein Gleichgewicht auch für einen wertschätzend zugewandten Umgang in unseren Beziehungen zu anderen relevant.

Menschlich ist dabei nicht die Beherrschung des einen durch den anderen, des Schwächeren durch den Stärkeren, des Ärmeren durch den Reicheren, des Jüngeren durch den Älteren, sondern eine wahrhaftige *Solidarität aller* gegenüber einem letztlich unbegreiflichen, „schrecklich schönen" Schicksal zwischen Geburt und Tod, dem jeder Einzelne als auf seine einmalige, konkrete, so nur ihm gestellte Herausforderung, selbstbewusst existierend antworten kann und soll. Dies zu ermöglichen, wäre die wahrhaft bedeutsame Arbeit der Menschengemeinschaft: die liebevollen Voraussetzungen einer unabhängigen Entwicklung für jeden zu schaffen, sich untereinander gegenseitig so viel Sicherheit zu geben, dass „wie von selbst" im Einzelnen das Bewusstsein seiner eigenen Freiheit entsteht.

So gesehen sind zum Beispiel die Massai Ostafrikas wahrhaftige Lebenskünstler. Sie ziehen mit ihren Viehherden umher, die sie hüten und als Geschenke Gottes betrachten, weil sie ihr Überleben gewährleisten. Und sie werden immer nur vorübergehend sesshaft, bis das Land ihre Tiere, und damit sie selbst, nicht mehr angemessen ernährt. Das ist ihre Arbeit, die ihnen, ihren Familien und ihren Stämmen zur Lebensgrundlage wird. Unabhängig davon verabscheuen sie jede unnötige körperliche Anstrengung, setzen sich zusammen ans Lagerfeuer, unter den endlosen Sternenhimmel der afrikanischen Nacht, und erzählen sich Geschichten über ihr Leben in der Natur und das ihrer Vorfahren. Das *Erzählen* ist ihre Kunst der Überlieferung, und in ihren Geschichten und Fantasien bezeugen sie das Wunder ihres Daseins in Würde, als stolze Überlebenskämpfer der Wildnis und zugleich als Gottes schöne Diener und Hüter seines Reichtums auf Erden (Saitoti/Beckwith, 1981).

Jedes „eingeborene" Kind, überall auf der Welt, das nicht schon durch die Macht der Erwachsenen seiner selbst entfremdet wurde und nur noch zu gehorchen versucht, wirkt als Vorbild für eine *schöpferische Lebensgestaltung* und damit als „Modell" dessen, was *Arbeit* eigentlich sein kann und soll: angemessener Ausdruck der eigenen, sich zeitlebens entwickelnden Persönlichkeit.

Kinder sind Naturforscher und Philosophen, Maler, Schauspieler und Tänzer, Sänger, Dichter und Erzähler – alles zu seiner Zeit und ohne sich an anderen zu messen. Es geht ihnen zuerst nur um den Ausdruck der eigenen Bedürfnisse, und wenn sie sich und ihre

Ausdrucksweise vergleichen, dann nur, um zu lernen und es für sich zu nutzen – so wie ein Kind zum Malen alle Stifte ausprobiert, die ihm angeboten werden.

Erst ein Erwachsener, der selbst nicht frei und unbehelligt Kind sein durfte, beginnt damit, andere zu bewerten und zu beurteilen, vergibt Noten und setzt unter Leistungsdruck, der verinnerlicht wird und dann auch im Kind als gültiger Maßstab erscheint, an dem es sich und andere „auszurichten" hat.

Ursprünglich sind Kinder potenziell und ansatzweise bereits alles, was aus einem Menschen werden kann, und sie erproben spielerisch ihre Talente, um absichtslos herauszufinden, wobei ihnen besonders das Herz aufgeht und was ihnen besondere Freude bereitet, weil sie es besonders gut können und sich angesprochen, ja *gemeint* fühlen, von dem, was sie da tun.

Das Üben und Lernen aus Begeisterung von etwas und Freude über etwas „gestaltet" eine Schönheit, die Zeugnis ablegt und Ausdruck jener Haltung ist, die sie hervorgebracht hat.

Nichts ist so schön wie ein Mensch, der sich leidenschaftlich hingibt und zu vergessen scheint – in Wahrheit ist er nie selbstbewusster bei sich –, während er singt, malt, schreibt oder tanzt – *außer sich bei sich sein* zu können, weil der Ausdruck des eigenen Selbst dessen Verwirklichung als die eines schöpferischen Wesens ist. Mihály Csíkszentmihályi (2010), ein amerikanischer Psychologe ungarischer Abstammung, hat sich in seinem Buch *Flow: Das Geheimnis des Glücks* ausführlich mit diesem Phänomen beschäftigt.

Jedes Kind, das da versunken malt oder spielt oder lauscht, kündet vom Wunder dieses schönen Daseins wie aus einer zeitlosen Welt, in der es keine Not und Angst mehr gibt, sondern nichts als Vertrauen und Zuversicht bleibt. In jener Welt ist jeder Mensch ein Künstler, und er kann und sollte es in dieser schon sein – wenn ihn nicht länger die Ohnmacht in die Sucht treibt, sondern er sich von seiner Sehnsucht nach dem Schönen leiten lässt.

4.3.2 Vertrauen

Um der Künstler seines Lebens werden zu können, der sich und seine Welt schöpferisch gestaltet, in seinem Sinn, seinen besonderen Erfahrungen und Möglichkeiten gemäß, bedarf es *Vertrauen* in sich selbst und die eigene Bedeutung. *Selbstvertrauen* ist eine wesentliche Ausdrucksform der *Selbstliebe* und bringt aus dem Glauben an die eigene „Berufung" im Laufe des Lebens die konkrete Gestalt der eigenen Existenz hervor.

Dabei versucht der Einzelne die Wahrheit seines eigenen Selbst immer wieder von Neuem auszudrücken, anders und doch ähnlich wiederkehrend, immer als derselbe Mensch und zugleich immer auf faszinierende Weise anders – so wie ein Lieblingsfilm, dessen Handlung wir längst „kennen", ein vertrauter Waldweg, den wir schon oft gegangen sind oder der Anblick des Meeres vom gleichen Standort aus uns doch emotional bei jedem Wiedersehen anders und neu zu berühren vermögen. Und schon die bestimmte „Vorliebe" – für diesen Film, diesen Weg, diesen Anblick – ist ja nicht wirklich bewusst erklärbar, nicht mit Argumenten eindeutig zu „beweisen", ohne dass nicht ein anderer ähnliche Argumente für *seine* Perspektive vorbringen könnte.

Es gibt im Empfinden von wahrhaftiger Schönheit keine Vergleichskriterien, die ein Lied, einen Film, ein Buch, ein Gemälde, ein Gesicht ... als eindeutig („objektiv") „schöner" beweisen könnten. Nur durch die *Vorgabe* bestimmter Maßstäbe – also *Vorurteile* – ließe sich ein ästhetischer Rang definieren, der sich seinerseits aus der Übereinstimmung mit diesen Vorgaben herleitet und jede negative Abweichung als „Niederlage" vor der Norm beurteilt. So entsteht in „leichteren" Fällen ein Gefühl des Ungenügens oder der eigenen Hässlichkeit, in „schweren" Fällen Intoleranz, Rassismus und Gewalt gegen alles Fremde, das im Außen bekämpft werden muss, weil es im Inneren nicht sein darf. Die eigenen unterdrückten Gefühle finden sich im fremden anderen ausgedrückt und werden dort als Bedrohung erlebt – wie der Vater, der sein weinendes Kind schlägt, weil dessen Weinen ihn an seine eigene Schwäche erinnert, die er nicht haben durfte.

„Wirkliche Wahrheit", als die persönlich gültige *Glaubensgewissheit*, nach der ein Einzelner sein Leben auszurichten versucht, bemisst sich, wie die Schönheit, nur an sich selbst, und beide wurzeln in jener *Selbstliebe*, die dem Maß ihrer ureigenen *Sehnsucht* vertraut. Alle inneren und äußeren *Phänomene* – Menschen, Gedanken, Handlungen, Ausdrucksformen, Ereignisse, Landschaften oder Orte, Natur oder Kultur – werden nur danach beurteilt, ob sie den *Ideen* – „Idealbildern" – der eigenen Sehnsucht entsprechen. Diese Ideen und Vorstellungen mögen sich im Laufe des Lebens wandeln und von neuen Empfindungen und Eindrücken immer wieder umgestaltet werden, doch die *eigentliche Identität*, das *wahre Selbst*, bleibt immer der Wesenskern der konkreten einzelnen Existenz, zu der alles gehört, was sie jemals wahrgenommen hat – in ihrer Wirklichkeit ebenso wie in ihren Träumen und Fantasien.

Was von all dem Erlebten überdauert und ewig währt, wissen wir nicht, so wenig, wie sich sagen lässt, was nach dem Tod mit uns geschieht. Wenn wir es mitentscheiden könnten und uns etwas wünschen dürften, dann bliebe alles bestehen, das uns im Leben wahrhaftig Freude bereitet hat, bei dessen Wahrnehmung wir uns beschenkt und befreit fühlten, ohne uns angestrengt oder getäuscht zu haben – alles Verhalten, das *nicht* der Sucht entstammte und so nur aus der Not geboren war, mit dem wir uns vor lauter Angst zu beruhigen versuchten und zu „erlösen" hofften, doch das schon im nächsten Moment wieder an Wirkung verlor.

Wahrhaftige Geborgenheit wird uns immer geschenkt, und wir können ihr sicher vertrauen. Sie hängt nicht von Bedingungen ab, die wir zu erfüllen haben, sondern *sie ist* die Bedingung einer erfüllten Existenz.

Geborgenheit nährt unser Selbst-Vertrauen, geliebt und wertvoll zu sein, eine ganz besondere Bedeutung zu haben und der eigenen Sehnsucht folgen zu können, die das eigene Selbst befreit und verwirklicht. Ein Gefühl der *Verlassenheit* hingegen kommt dem Sturz in die Verzweiflung völliger Bedeutungslosigkeit gleich: Die Ohnmacht wirkt vernichtend, die Angst ist Todesangst, die nicht empfinden zu müssen jedes Verhalten und jeder Fluchtweg recht sind.

Es ist bei allem, was das Herz weit werden lässt, bei dem es *Ja* sagt in einem, wie mit der *Liebe* zu einem bestimmten Menschen, mit dem wir uns verbunden fühlen und zusammensein möchten, weil dieser auf unbegreifliche Weise eine Wahrheit in uns wachgerufen hat wie kein anderer sonst, obwohl wir auch viele andere als „sympathisch" erleben können. Doch dieser eine scheint uns „bestimmt" zu sein, es lässt sich letztlich gar nicht erklären und wirkt *schicksalhaft* – als ein *Geschenk des Himmels.*

Das ist auch unser eigenes Dasein in der Welt, als Grundlage aller anderen Wahrnehmungen und Einsichten, die einem je zuteilwerden können, und auch dieser Liebe zum eigenen Selbst können wir nur vertrauen und niemals endgültig sicher sein. Doch unsere Sehnsucht danach ist „vollkommen".

Mit uns selbst sind wir zeitlebens unauflöslich verbunden, von Anfang an, diese Beziehung ließe sich nur mit dem „Selbst-Mord" beenden und nicht einmal dabei ist sicher, ob sie nicht in einer anderen Form weiterexistiert. Wir können unsere Kindheit später nicht mehr verändern – ob sie nun geborgen oder traumatisch war –, sondern nur ein neues Bewusstsein über sie entwickeln und eine veränderte Haltung zu ihr einnehmen. Doch immer sind wir auch mit unserer Geschichte und unserer Zukunft unauflöslich verbunden, wie auch immer wir diese mitgestalten mögen.

Liebende, Freunde, Eltern und Kinder, Verwandte oder Kollegen können sich trennen und verlassen, um ihre eigenen Wege zu gehen, und doch bleiben alle *ein Teil unseres Selbst*, den wir womöglich bewahren oder vergessen wollen und auf den wir, da uns diese Menschen auf Erden wirklich begegnet sind, so oder so immer bezogen bleiben – je nachdem, welche Bedeutung ein bestimmter Mensch zu einer bestimmten Zeit unseres Lebens für unsere eigene Entwicklung gehabt hat.

Viele Begegnungen bleiben flüchtig und bedeutungslos, jenseits der Aufmerksamkeit und unterhalb der Bewusstseinsschwelle. Die Passanten auf einer Straße, die wir einst täglich gegangen sind, oder die Kunden in einem Geschäft, in dem wir eine Zeitlang gearbeitet haben, bleiben kaum in Erinnerung und haben meist keine bleibende Spur in uns hinterlassen, es sei denn, sie konnten für einen kurzen Augenblick eine besondere Erschütterung in uns auslösen, die dann weitergewirkt hat.

Was uns berührt und wem wir intensiver unsere Aufmerksamkeit schenken, hängt immer zugleich von uns selbst *und* vom Schicksal ab, das uns eine Begegnung erst ermöglicht, die wir bewusst wahrnehmen, vertiefen oder achtlos vorüberziehen lassen können.

Ein Beispiel für den Zusammenhang von Schicksal und Sehnsucht aus dem „dreißigsten Jahr" (meines Lebens), dem, nach jener gleichnamigen Erzählung von Ingeborg Bachmann (1972), so besonders schicksalsträchtigen – in Form einer (fiktiven) Tagebuchnotiz:

> Dass dieser Film ausgerechnet an jenem Tag im Fernsehen läuft, ich es kurz vorher in einer Programmzeitschrift entdecke und mich von der Inhaltsangabe so weit angesprochen fühle, dass ich, später am Abend, rechtzeitig einschalte, gehört in den schicksalhaften Bereich. Dass mich die Filmbotschaft allerdings gerade zu einer Zeit erreicht, da ich nicht weiß, wie es in meinem Leben weitergehen soll, hat auch mit all dem zu tun, was ich bisher selbstbestimmt mitentschieden habe, durchaus in dem Glauben, es so und nicht anders zu wollen, weshalb ich auch mitverantwortlich für die Sackgasse bin, in der ich mich zu befinden scheine. Und

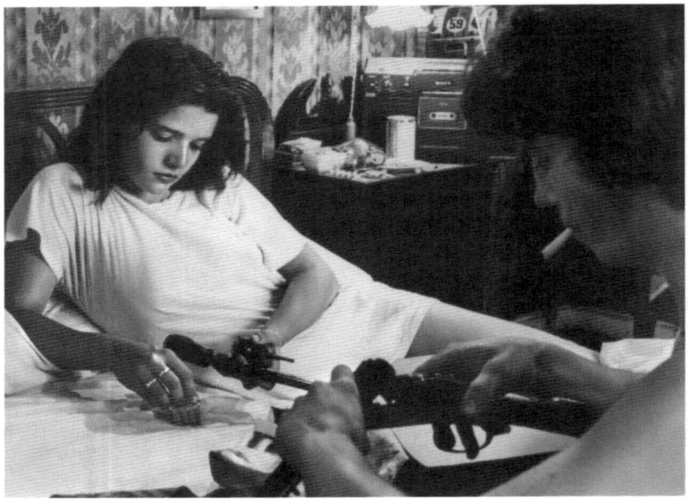

Abb. 4.4 Die jungen Liebenden bereiten ihren Coup vor. (Szene aus dem Film *Los, Tempo!;* Cinetext Bildarchiv, mit freundlicher Genehmigung)

> ebenso liegt es in meiner Verantwortung, wenn ich mir während des Filmes, der von der Kraft der Liebe und dem Mut zur Veränderung handelt, dessen Botschaft so tief zu Herzen gehen lasse, so empfänglich dafür bin, dass ich, in der bewussten Erinnerung an diesen Film, einige Monate später zu einer lebensverändernden Entscheidung fähig werde: wegzugehen aus der Heimatstadt und mich zu trennen von der Frau meines Lebens.

Alles oder nichts – auch die Protagonisten dieses schicksalhaften Filmes, *Los, Tempo!* von Carlos Saura (1980), hatten nichts zu verlieren als ihr Leben und ihre Sehnsucht, und manchmal musste offenbar alles erst so ausweglos erscheinen, bis wir den Mut fanden, in eine ungewisse Zukunft zu springen: im nackten Vertrauen in ein Leben, dass noch etwas anderes mit uns vorhat, als uns sterben zu lassen (◉ Abb. 4.4).

Damals kamen mir seit Längerem schon Körper und Seele zu Hilfe, was ich leider erst viel später verstand: Angst- und Panikattacken, schwere Schlafstörungen und Anfälle von Hoffnungslosigkeit wurden mit der Zeit immer quälender und ließen daher die Botschaft an jenem Abend umso nachhaltiger wirken.

„Komm, mit", ermuntern sich die Tiere im Märchen von den *Bremer Stadtmusikanten* (Grimm, 1999b, S. 180) gegenseitig zum Ausbruch, „etwas Besseres als den Tod findest du überall." Darauf lief auch meine eigene Sehnsucht zu jener Zeit hinaus.

Immer vollzieht sich die Existenz des Einzelnen in der Dynamik von Sehnsucht und Sucht, Freiheit und Schicksal, Leben und Tod, und so entscheidet es sich auch angesichts jeder neuen Erfahrung zwischen diesen gegensätzlichen Polen, was der Einzelne aus dem gestaltet, was die betreffende Erfahrung in ihm ausgelöst hat.

Wird er von einer neuen „Droge", einer neuen Botschaft, einem neuen Verhalten oder einem anderen Menschen *abhängig* und damit gleichsam *bewusstlos* „krank zum Tode" („verzweifelt", wie Kierkegaard [1959] meinte) – oder lässt er sich von seinen Erfahrungen zu Einsichten und Veränderungen *inspirieren*, die ihm ungeahnte Perspektiven und Schönheiten offenbaren – die wiederum zu einem wahrhaftigen Teil seines Selbst werden und es um diese neuen Erkenntnisse erweitern und bereichern?

Erkenntnis ist Liebe, und jede weitere *Erfahrung wahrhaftiger Schönheit*, jede Berührung durch den *Eros des Schönen*, ist eine der universalen – „göttlichen" – Liebe zu diesem besonderen einzelnen Menschen, der sie in diesem Moment empfängt.

Jeder wahrhaftige Film, jedes schöne Bild, jedes berührende Lied, jeder tröstliche Waldspaziergang offenbaren aufs Neue und auf je eigene Weise die Kraft einer Liebe, von der sich der Einzelne beschenkt und geborgen erleben kann. Und jede Erfahrung von Schönheit, der er sich selbstbewusst öffnet, stärkt sein Vertrauen in die Wahrheit eines „ewigen Lebens", die uns alle trägt und verbindet. Dabei ist *diese* Ewigkeit eine durchaus irdische, ganz unabhängig davon, ob der Einzelne außerdem noch an einen Himmel glaubt oder nicht.

„Die ewige Wiederkehr des Schönen" wird zur zentralen Erfahrung des Einzelnen von der zeitlosen Gültigkeit alles bejahend Wahrgenommenen, das seine wahrhaftige Schönheit niemals verliert, so oft sie einem auch wieder begegnet oder erinnert wird. (*Die ewige Wiederkehr des Schönen* ist der Titel eines bislang unveröffentlichten Essays, in dem ich eine „Religion der Wahr-Nehmung" zu entwerfen versucht habe.)

Ein für mich wahrhaftiger Film von Tarkowskij oder Wenders, ein Gedicht von Dickinson oder Rilke, ein Bild von Sisley oder Cézanne, ein Song von Stevens oder dieser Wald hinter dem Haus bleiben schön für alle Zeit. Sie sind es unabhängig von mir und bleiben es für immer – aber werden *so, wie ich bin*, erst durch meine Liebe bezeugt und durch mich „verewigt". Wundervoll, wenn andere dieselben Ausdrucksformen des Schönen wertschätzen können und dabei Ähnliches erleben, wir fühlen einander verbunden und sind selbstbewusste Wahlverwandte. Doch das eigene Selbst bedarf keines einzigen anderen Menschen als „Beweis" für die ewige Wahrhaftigkeit des Schönen als das persönliche Ergriffensein, in jedem Moment aufs Neue und immer anders intensiv.

Das „Absolute" an der Liebe zum Schönen, ob es sich dabei um einen Menschen, eine Landschaft, ein Gedicht oder ein Gemälde handelt, ist gerade das Empfinden einer zeitlosen, dauerhaften Gültigkeit, die jede Begegnung *wieder* offenbart, die uns *immer wieder* fasziniert und zur Wahrheit befreit, das Bekannte *wie noch nie* erscheinen oder plötzlich nie zuvor Wahrgenommenes erkennen lässt.

Es verhält sich dabei wie in jeder aufmerksamen, bewussten, liebevollen Beziehung, angefangen bei der zwischen Mutter und Kind über die des Einzelnen zu sich selbst – zwischen Ich und Selbst – bis hin zur Lebensgemeinschaft eines Paares: dass sich zwei verschiedene „Wesen(heiten)" einander zuwenden, sich Zeit und Aufmerksamkeit schenken, sich vertrauen und kennenlernen wollen.

In der Beziehung zu sich widmet sich das (Selbst-)Bewusstsein dem eigenen Unbewussten als dem anderen. Und auch dieses „traut" sich seine Botschaften oft erst aus der Ruhe zu schicken, wenn es sicherer sein kann, bewusst wahrgenommen zu werden. Die Panikattacke kommt erst daheim auf dem Sofa, der Zusammenbruch gerade im Urlaub oder ein entscheidender Traum nur bei ausreichendem Schlaf.

Für jeden ist der andere schicksalhaft und gewollt zugleich: Die Mutter hat genau *dieses* Kind bekommen, als sie *einem* Kind das Leben schenken wollte, das Selbst versucht, sich *freiwillig* zu erkennen, und existiert doch unausweichlich unter der Bedingung dieses konkreten einzelnen Ich, als das es geboren wurde. Die Liebe erwählt sich einen Seelenverwandten, dessen Freiheit der eigenen täglich neue Wunder offenbaren und Rätsel aufgeben kann. Mit uns selbst haben wir ein Leben lang genug zu tun, die Beziehung zu einem geliebten Du hingegen bietet Stoff für die Ewigkeit.

Wie sehr Liebe mit Vertrauen zu tun hat, das ich zuerst *mir selbst* entgegenbringen muss, um es nicht aus verzweifelter Bedürftigkeit mir und dem anderen nur vorzutäuschen – nicht einmal absichtlich, die Not glaubt, was sie braucht und glauben *muss* (wie sie Alkohol trinkt, „weil er schmeckt") –, soll hier eigens im Hinblick auf ihre besonders kostbare, zerbrechliche und höchst seltene Form der wahrhaftigen Liebe eines Paares verdeutlicht werden: zweier Liebender, die einander schicksalhaft begegnen, auserwählen und ein Leben lang treu zu erkennen versuchen.

Wir wissen längst, wie selten diese Liebe dauerhaft gelingt und meist nur zum Schein inszeniert und aufrechterhalten wird, um wenigstens aus der Idee und der Erinnerung noch Kraft zu gewinnen. Doch immer kürzer währt die Illusion, immer mehr Paare stehen immer eher enttäuscht vor dem Ende ihrer Hoffnungen, durch den anderen erlöst zu werden und ihr Glück zu finden.

Allzu oft erweist sich die „große Liebe" als unstillbares Verlangen nach ewiger Ruhe und Harmonie, um endlich nicht mehr leiden zu müssen, endlich „ganz eins" zu sein, symbiotisch verschmolzen, und nichts sonst zu spüren. So verbanden sich im Denken von Sigmund Freud (2000d) schließlich „Lusttrieb" und „Todestrieb", „Eros" und „Thanatos", mit dem letzten Ziel der Auslöschung und des Verschwindens im Nichts völliger Bedürfnislosigkeit, einer vermeintlichen Erlösung im Tod.

So umstritten diese Perspektive immer wieder gedeutet worden ist – vor allem aus der inneren Logik psychoanalytischer Ideologie –, kündet sie doch zugleich, auf innerpsychischer Ebene, von jener Ambivalenz im Menschen, die hier zwischen Sucht und Sehnsucht beschrieben wird, nur dass dieser Konflikt zwischen Krankheit und Gesundheit in unserem Zusammenhang aus der Entfremdung des Einzelnen von seinem eigenen Selbst entsteht, aus dem Verlust der geistigen Person, und gleichsam das Ringen um die Bewusstwerdung dieses Verlustes ist.

Dagegen verweist die Ambivalenz in der biologistischen Perspektive Freuds auf eine unlösbare Spannung in der menschlichen Triebnatur, die letztlich nur ausgehalten werden kann, keineswegs jedoch zu „heilen" oder gar zu überwinden ist. Insofern markiert die zunehmende Dominanz des Todestriebes beim späten Freud im Grunde die Dominanz der Sucht nach endgültiger Erlösung, die in der Person dieses kranken – süchtigen – Psychotherapeuten noch von jenem Mangel an Vertrauen in das Leben kündet, dem der Glaube an eine mögliche Geborgenheit in sich selbst fehlt. „Man möchte sagen, die Absicht, dass der Mensch ‚glücklich' sei, ist im Plan der ‚Schöpfung' nicht enthalten. Was man im strengsten Sinne Glück heißt, entspringt der eher plötzlichen Befriedigung hoch aufgestauter Bedürfnisse und ist seiner Natur nach nur als episodisches Phänomen möglich" (Freud, 2000e, S. 208).

Im Verlauf der hier vorliegenden Untersuchung zeigten sich *Angst* und *Verzweiflung* als Wurzel unserer Erlösungssucht, die in einem anderen Menschen, *dem sich* oder *der mir* unterworfen wird, ein besonders umfassend wirkendes Suchtmittel findet. Und auch diese Sucht, von einem anderen Menschen „gerettet" zu werden oder ihn zu „retten", durch ihn sich bedeutsam und liebenswert fühlen zu können, weil er für mich verfügbar ist und mir in Wort und Tat seine Liebe ausdrückt, verweist in ihrer Not auf jene fehlende Ur-Geborgenheit des Anfangs, die jedem Kind natürlicherweise zuteilwerden sollte: als Ausdruck einer innigen Beziehung zur Mutter und Voraussetzung einer guten Beziehung zu sich selbst und anderen.

Erst aus der existenziellen, in sich geborgenen, Unabhängigkeit jener Sehnsucht, die in sich ihr Maß findet und sich in ihrer *Fähigkeit zur Liebe – im Bewusstsein des Eros –*, bereits unendlich erweitert und beschenkt fühlt, begegnen sich zwei Menschen auf Augenhöhe ihres eigenen Wunders, sind sie ein jeder beglückt durch die Nähe des anderen, fasziniert und ergriffen von diesem fremden Wesen, das mir seine Aufmerksamkeit schenkt und mich wahrnehmen möchte. Doch keiner ist dann mehr auf die Zuneigung des anderen angewiesen, um sich geliebt und wertvoll zu fühlen.

Wie es keine „vollkommene Gesundheit" gibt, existiert auch keine „reine Liebe", doch nach beidem können wir uns *sehnen, im Bewusstsein ihrer Unerreichbarkeit*.

Durch die Sehnsucht danach kommen wir in die Nähe der Erfüllung, nur durch seine Zerbrechlichkeit wird das Dasein kostbar, erst im Bewusstsein des Todes wird das Leben wahrhaft ernst und schön.

Und weil wir uns so sehr nach Wahrhaftigkeit sehnen, geben wir uns niemals endgültig mit der Lüge zufrieden. Wir leiden unter der *Ersatzlösung Sucht*, die unsere Verzweiflung nur verschleiert und zu verdrängen hilft.

Die Sehnsucht nach wirklich erlebter Liebe – durch den „Glanz im Auge der Mutter" (Kohut, 1973, S. 141) und *die Spiegelung des eigenen Selbst* im Selbstbewusstsein des mich liebenden anderen – ist und bleibt jene romantische, sehnsüchtige Quelle der Schönheit, die in jedem zeitlosen Augenblick unseren Durst nach der Ewigkeit stillt.

Die *Suche* nach der „blauen Blume", *das Maß der Sehnsucht* (Teischel, 2002), bedeutet allein schon unser ganzes Glück. Nicht „alle *Lust* will Ewigkeit", wie Nietzsche (1966) formulierte – der Sucht genügt die „Gewissheit" des nächsten erlösenden Kicks –, sondern die wahrhaftige Schönheit im Bewusstsein des eigenen Selbst, das für sie empfänglich ist beziehungsweise der *durchgeistigte Eros*, der seiner schönen Wahrheit jederzeit liebend gerne wiederbegegnet, will das ewige Leben – selbst wenn es für alle Zeit in diesem einen bewussten Augenblick besteht.

Es gibt einen wunderbar einfachen, wahrhaftig berührenden, ungeheuer lebensnah und zugleich romantisch schön inszenierten und fotografierten Film – *Before Sunrise* von Richard Linklater (1994) –, der von nichts als unserer *Sehnsucht* nach dem „geliebten Anderen", nach der Wirklichkeit einer Nähe, die mit jedem kostbaren Moment, da sie gelingt und empfunden wird, dieser Sehnsucht neue „Nahrung" verleiht: sich von jetzt an für immer nach einer so wahrhaftigen Schönheit „verzehren" zu wollen und für ihre Möglichkeit empfänglich zu sein.

In diesem Geniestreich eines erst 32-jährigen Regisseurs, der mit den damals noch jugendlichen Schauspielern Julie Delpy und Ethan Hawke zwei kongeniale Darsteller fand, wird die Liebe so bezaubernd leicht und beiläufig inszeniert, dass der Zuschauer die von Szene zu Szene wachsende Nähe zwischen den beiden für deren reale Gegenwart halten könnte. Es ist die kurze Geschichte einer wahrhaftigen Liebe, die sich noch in der Erinnerung selbst genügt, beglückt darüber, dass es sie tatsächlich gegeben hat und die sich doch auch als gelebte Wirklichkeit bewahrheiten und bewahren will.

In diese Sehnsucht mündet die Begegnung der beiden Protagonisten, Jesse und Celine, deren Darsteller (Hawke und Delpy) in der Wirklichkeit ihres Lebens von „Leinwandfiguren" zu Drehbuchautoren geworden sind, die sich, Jahre später, gemeinsam mit ihrem „Schöpfer" (Linklater), selbst eine Fortsetzung der Filmgeschichte „auf den Leib geschrieben" haben, um die erste nicht im Ungewissen zu belassen und der Sehnsucht nacheinander noch zu Lebzeiten folgen zu können. Und als ob sie diese wahrhaftige Sehnsucht nach wirklicher Nähe zwischen den beiden Filmfiguren auch für den Zuschauer bewahren wollten, endete auch die Fortsetzung *Before Sunset* (Linklater, 2004) doch wieder im Ungewissen einer Sehnsucht, die es allen Beteiligten überlässt, ihr eigenes Empfinden in diesen „Seelenspiegel" (Film) zu projizieren, das heißt, sich die Deutung des Endes von der eigenen Sehnsucht her „offenbaren" zu lassen.

Inzwischen wurde sogar eine Trilogie aus dem gemeinsamen Projekt: 2013 kam *Before Midnight* in die Kinos, das die Geschichte von Celine und Jesse wiederum neun Jahre später und erneut mit ungewissem Ende weitererzählt. Kino und Leben verbinden sich so immer intensiver zu einem authentischen Gesamtkunstwerk. (Auf den Inhalt des dritten Teiles wird hier nicht eingegangen – doch die Geschichte bleibt spannend wie das Leben).

Durch das offene Ende fühlt der Zuschauer seine eigene Sehnsucht bestärkt, dass jenseits all der oberflächlichen, heillos prosaischen Beziehungsdramen auf der Suche nach dem einen, einzig „richtigen" Menschen, der uns „erlösen" möge, vielleicht erst die eigentliche Welt einer wahrhaftigen Liebe beginnt, in der wir eben nichts mehr voneinander erwarten oder gar verlangen, sondern endlich gelernt haben, allein und selbstbewusst zu leben – und einander gerade deshalb in jedem Augenblick alles bedeuten können, da wir längst wissen, dass uns ein Wunder erst dann geschehen kann, wenn wir nicht mit ihm rechnen. Die Liebe zu einem anderen Menschen erscheint so vielmehr als „Geschenk des Himmels", das uns gleichsam ein neues, zweites Leben verleiht.

Dieses zweite Wunder – nach unserer Geburt und vor dem Tod – handelt von einer Liebe, die ihre Schönheit *gemeinsam* fortzeugen kann – im Geist und im Leib.

Jesse, ein junger Amerikaner, und Celine, eine Studentin aus Paris, die von einem Besuch bei ihrer Großmutter in Budapest zurückkehrt, treffen sich „per Zufall" im Zug, auf der Fahrt nach Wien. Durch den lautstarken Streit eines Ehepaares genervt, wechselt Celine ihren Platz und setzt sich Jesse gegenüber.

Beide sind sich gleich sympathisch, und bei ihrer Ankunft in Wien, als der Zug noch wartet, schlägt Jesse Celine spontan und auf charmante Weise vor, doch zusammen mit ihm, der am nächsten Morgen nach Amerika fliegen muss, den Rest des Tages und die Nacht in Wien zu verbringen, um sich die Stadt anzusehen. Sollte es ihr nicht gefallen, könne sie ja jederzeit mit dem nächstmöglichen Zug nach Paris weiterfahren. Zögernd, doch voller Neugier, willigt Celine ein (großartig die Natürlichkeit der beiden jugendlichen Darsteller zwischen verliebtem Übermut und Scheu), und diese zauberhafte Romanze der ersten Annäherung eines jungen Paares nimmt ihren beglückenden Verlauf.

Es geschieht nichts Dramatisches oder Spektakuläres, die beiden gehen spazieren, wir sehen sie an bekannten und weniger bekannten Orten von Wien – während einer Straßenbahnfahrt am Ring, in einem Plattenladen, auf dem versteckt gelegenen „Friedhof der Namenlosen", in einer Kabine des Praterriesenrades, wo sie ihre wachsende Vertrautheit mit einem zärtlichen Kuss besiegeln, in einer Kirche, in verschiedenen Lokalen und des Nachts in einem Stadtpark … Sie reden die ganze Zeit miteinander, über Kindheit und Familie, Mann und Frau, Liebe und Freiheit, über Gott, die Welt und den Tod – und sie stellen sich und damit dem Zuschauer viele der schwierigsten Fragen, über die sich nachdenken lässt.

Das alles könnte, zumal in einem Film, formelhaft oder peinlich wirken, wenn es nicht so ergreifend echt und lebendig in Szene gesetzt und mit einer traumhaft sicheren Bilder- und Gestensprache ausgedrückt wäre. Die Dialoge der beiden – das großartige Drehbuch Linklaters in Verbindung mit der Improvisationskunst seiner Darsteller – verströmen mit jedem Satz einen so spielerischen Ernst, dass die Geschichte spannend wird wie das eigene Leben und wir – je nachdem aus welcher Perspektive wir dem Geschehen auf der Leinwand folgen – das Gefühl haben, wir selbst wären drauf und dran uns zu verlieben, und wüssten nur zu gern, ob und wie es weitergeht mit uns und der/dem schönen Unbekannten.

Gerade dass der zeitliche Rahmen von vornherein so begrenzt ist und die beiden, die nur wenige Momente zuvor von der Existenz des anderen nicht einmal ahnen konnten, so plötzlich über diese geschenkten Stunden verfügen, die ihnen als „Zeichen" des Schicksals erscheinen mögen, und die sie doch, inspiriert von einer unerklärlichen Zuneigung füreinander, aus der Freiheit ihrer eigenen Sehnsucht heraus ergriffen haben, erhöht den Reiz dieser ungewissen Situation umso mehr.

Die Tatsache, dass es – egal was mit ihnen in dieser Nacht geschieht – wegen der Entfernung der Kontinente und unterschiedlichen Lebenswelten, aus denen sie stammen, am nächsten Morgen schon wieder zum Abschied kommen wird, verleiht ihrem Verhalten in den gemeinsam verbrachten Stunden einen besonderen Ernst, ja eine besondere Würde.

Wie gehen zwei fremde Menschen, die gegenseitige Zuneigung verspüren, miteinander um, in dem Bewusstsein, dass sie sich am nächsten Tag bereits für immer trennen werden? Sind sie gerade deshalb besonders ehrlich oder nur auf ein Abenteuer aus und bereit, alle Register der Verführungskunst zu ziehen? Haben sie etwa ganz unterschiedliche Motive, oder sind sich hier wirklich zwei verwandte Seelen begegnet?

Gerade weil die beiden all ihre Befürchtungen und Zweifel vor dem anderen aussprechen, manchmal verlegen und behutsam, manchmal ungeheuer witzig und direkt, wirkt der Film so überaus glaubwürdig und empfinden wir das Aufbrechen der Liebe zwischen Jesse und Celine so echt und wahrhaftig wie das Aufgehen der Sonne über den Dächern Wiens am nächsten Morgen.

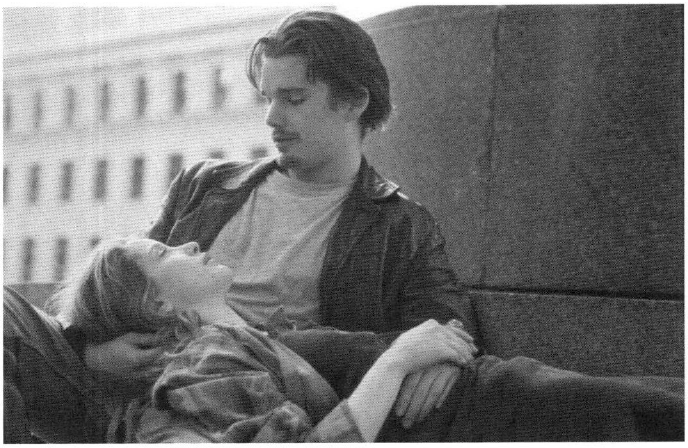

Abb. 4.5 Jesse und Celine am Morgen vor ihrem Abschied (Szene aus dem Film *Before Sunrise*; Cinetext Bildarchiv, mit freundlicher Genehmigung)

Wunderbar ist der Einfall Linklaters, die beiden, sich in einem Kaffeehaus gegenüber sitzend, ein fiktives Telefongespräch mit ihren jeweiligen Freunden führen zu lassen. Mit einer Hand den Hörer simulierend, wagen sie in dieser indirekten Form der Mitteilung an einen virtuellen Dritten, sich endlich zu sagen, was sie füreinander empfinden.

In einer besonders eindringlichen Szene, da sie, in einer kleinen Seitengasse sitzend, darüber reden, worauf es für sie im Leben ankommt, spricht Celine geradezu ein universal gültiges Credo über die Liebe. Und weil es sich so beiläufig während ihres Abendspaziergangs ergeben hat, und die Schauspielerin es so nachdenklich sagt, bleibt es dem Zuschauer für immer in Erinnerung.

„*Also ich glaube, falls irgendein Gott existiert, dann ist er in keinem von uns … nicht in dir, nicht in mir … vielmehr irgendwo zwischen uns. Und … wenn es tatsächlich irgendetwas Wunderbares auf dieser Welt gibt, dann muss es der Versuch sein, für den Verständnis zu haben, der mit uns etwas teilen will. Es ist fast unmöglich, das zu schaffen, aber … wer tut das schon … aber versuchen sollte man es trotzdem …*“

Es ist unglaublich anrührend, wie Jesse und Celine, je näher der Abschied rückt und je mehr sie ahnen, dass ihre Liebe, realistisch betrachtet, keine Zukunft haben wird, wenngleich sie beide in Gedanken mehr und mehr zu allem bereit scheinen, sich geloben, ihre einmalige, wunderbare Begegnung selbst schon wie eine Ewigkeit anzusehen: als eine unwiederbringlich kostbare Lebenszeit, die sie miteinander geteilt haben und die für immer gilt, wenn sie sich ihrer erinnern… (◉ Abb. 4.5).

Im letzten Moment, als Celine beinahe schon wieder in den Zug eingestiegen ist, verabreden sie, überwältigt vom Schmerz des Abschieds – und zur Erleichterung des mitfühlenden Zuschauers –, doch noch ein Wiedersehen: in sechs Monaten am selben Ort. Aber es bleibt am Ende unwichtig, ob die beiden sich eines Tages tatsächlich wieder treffen werden. Denn dass in diesen Stunden etwas mit ihnen geschehen ist, das in ihnen weiterleben wird, das echt und vollkommen war, was sie in den Augenblicken dieser Nacht füreinander empfunden haben, lesen wir in ihren Gesichtern.

In den Schnittfolgen der Schlusseinstellung offenbart die Kamera beim Blick auf Jesse, der sich im Bus zum Flughafen entspannt zurücklehnt, und auf Celine, die versonnen lächelnd aus dem Fenster des dahin rasenden Zuges schaut, nichts als das reine Glück der Liebe.

Die Fortsetzung des Filmes, *Before Sunset*, durchzieht eine ganz andere, tief melancholische Grundstimmung, und ohne das Bewusstsein ihrer Vorgeschichte – für den Zuschauer bedeutet das, ohne Kenntnis des ersten Teils –, ist weder die schicksalhafte Kostbarkeit dieses Wiedersehens nachvollziehbar, noch lässt sich verstehen, was dieses Paar in den Mittdreißigern eigentlich so Besonderes miteinander verbinden soll. Sie gehen zunächst eher ironisch distanziert miteinander um, haben ein nüchtern abgeklärtes, reichlich desillusioniertes Verhältnis zum Zustand der Welt und der menschlichen Gesellschaft, und sie reden über „Liebe" und Ehe in ihrem Leben, als seien sie nichts als eine Reihe von Fehlschlägen und enttäuschten Hoffnungen gewesen. Celine hatte verschiedene Beziehungen, und Jesse ist seit einigen Jahren verheiratet und hat einen Sohn.

Doch weil der Zuschauer ihrer ersten Geschichte weiß, welcher Zauber ihre erste Begegnung vor neun Jahren umgab, fragt er sich – und das macht die ungeheure Spannung dieses Wiedersehens aus –, wie sie inzwischen mit dieser einst so tief empfundenen Liebe umgehen konnten, wo ihre Gefühle geblieben sind, wie sehr sie die Wahrheit vor sich selbst verleugnen oder verdrängen mussten oder ob sie ein wesentlicher Teil ihres Lebens geworden ist.

Und da bringt uns schon die wunderbare Ausgangsidee dieser Fortsetzung auf die Spur: Jesse ist inzwischen ein bekannter Schriftsteller geworden, der auf Lesereise durch Europa gerade in Paris, ihrer Heimatstadt, Station macht. Celine hat davon erfahren und ist am Tag der Lesung unter den Gästen.

Seinen Erfolg verdankt Jesse einem Roman, der die Geschichte dieser unerfüllten, unsterblichen Liebe erzählt, die ihn einst mit Celine verband. Auch ihr ist in diesem Moment klar, dass sie einander beide nie vergessen haben. Doch die Tragik bestand darin, dass es unmöglich war, sich zu erreichen, weil beide nur ihre Vornamen wussten und damals weder ihre Adressen noch ihre Telefonnummern ausgetauscht hatten. Sie hatten sich ja erst in letzter Minute für ein Wiedersehen verabredet, zu dem es jedoch offensichtlich nicht gekommen ist.

Und der Grund dafür lag in der gleichen Kleingläubigkeit und dem gleichen Misstrauen, aus denen schon damals beide ihre Gefühle nicht ernst genug nehmen konnten, um an ihre Dauer und ihre schicksalhafte Bestimmung zu glauben. Und das ist die Schattenseite und Begrenztheit jeder großen Liebe, die Sucht hinter der Sehnsucht, in die wir alle verfallen können.

Der hoffnungsvolle, sehnsüchtige Zuschauer mag fest davon ausgegangen sein, dass sie sich ein halbes Jahr später wieder am selben Ort treffen würden, und ging mit dieser Vorstellung glücklich nach Hause. Ein zu oft selbst schon enttäuschter Zuschauer allerdings wird es bei der Flüchtigkeit des schönen Augenblicks belassen wollen: Im Kino erscheint eben alles möglich, und als Erinnerung und Fantasie einer ersten Liebe taugt der Film allemal.

Das Gespräch zwischen Jesse und Celine steuert natürlich gleich auf genau diese Frage zu: „Warst du damals wieder am verabredeten Ort?", und es stellt sich heraus, dass Jesse tatsächlich dort war, während Celine im letzten Moment durch den Tod ihrer geliebten Großmutter davon abgehalten wurde. Deren Beerdigung fand ausgerechnet am Tag des geplanten Treffens statt, und vor diese Entscheidung gestellt, im Zweifel darüber, ob der andere auch wirklich käme, fügte sie sich der Realität.

Und Jesse nahm ihre Abwesenheit an diesem Tag offenbar als Beweis für seinen „Liebeswahn", aus dem es endlich aufzuwachen gelte – sonst hätte er später gewiss nicht geheiratet.

Beide sind in ihrem Leben ohne den anderen nicht wirklich glücklich geworden. Celine hat sich vor allem in ihre Arbeit als Umweltschützerin gestürzt, und Jesse hat, neben dem Schreiben, versucht, seinem Kind ein guter Vater zu sein.

Diesmal kommen sie einander schließlich im Gespräch über ihre enttäuschten Hoffnungen und ihr mangelndes Vertrauen in die eigene Sehnsucht wieder näher, aus dem heraus letztlich beide ihre Liebe verraten haben.

Während einer Taxifahrt – dem dramaturgischen Höhepunkt des Filmes – wirft Celine Jesse indirekt vor, dass ihre Begegnung sie für jede andere Liebe verdorben habe. Diese gemeinsamen Stunden waren ihr als Ideal für die Ewigkeit erschienen, das mit keinem anderen je zu verwirklichen gewesen sei. Und sie schreit ihre Verzweiflung heraus, über diesen Irrglauben an eine „wahre Liebe" von zwei füreinander bestimmten Menschen. Und als Jesse sich ihr darauf ehrlich anvertraut und ganz offen von seinem Unglück in der Ehe spricht, haben endlich beide ihre anfänglichen Panzer gespielter Überlegenheit abgelegt.

Zuletzt lädt Celine ihn auf einen Tee in ihre Wohnung ein, um ihm zum Abschied noch eins ihrer selbstkomponierten Lieder vorzusingen.

> Let me sing you a waltz
> Out of nowhere, out of my thoughts
> Let me sing you a waltz
> About this one night stand
> You were for me that night
> Everything I always dreamt of in life
> But now you're gone
> You are far gone
> All the way to your island of rain […]
> I don't care what they say
> I know what you meant for me that day
> I just wanted another try
> I just wanted another night
> Even if it doesn't seem quite right
> You meant for me much more
> Than anyone I've met before
> One single night with you little Jesse
> Is worth a thousand with anybody

I have no bitterness, my sweet
I'll never forget this one night thing
Even tomorrow, another arms
My heart will stay yours until I die […]
(Delpy, 2003)

Auch Celines Kreativität hat sich offenbar aus der unerfüllten, unvergessenen Liebe jener wenigen gemeinsamen Stunden gespeist, die auch Jesse zu seinem Werk inspiriert haben. Beide haben vom Schicksal eine neue Chance erhalten, sich zueinander zu bekennen. Und dieses Mal lässt Jesse seinen Abflugtermin verstreichen und bleibt bei Celine. Fortsetzung folgt …

Die beiden Hauptdarsteller haben nicht nur als Autoren am Drehbuch der Fortsetzung mitgewirkt, sondern weisen in ihrer Biografie auffällige Gemeinsamkeiten mit den Filmfiguren auf. Ethan Hawke hatte damals tatsächlich längst auch als Schriftsteller erfolgreich debütiert (1996) und lebte zum Zeitpunkt des Filmes bereits in Scheidung von seiner Kollegin, Uma Thurman, mit der er zwei Töchter hat. Julie Delpy, wie Celine seinerzeit nicht verheiratet und kinderlos, hat nicht nur die Musik zu *Before Sunset* (Delpy, 2003) komponiert, sondern auch sonst selbst geschriebene Lieder interpretiert und ist verschiedentlich ins Regiefach gewechselt. Zwei vielfältig begabte Menschen, in deren Leben sich Kunst und Wirklichkeit zu einer schöpferischen Einheit verbunden haben, die offenbar ebenso sich und ihrem Talent, dem Filmpartner, mit dem sie zusammenarbeiten, und an das Wunder einer wahrhaftigen Liebe glauben.

Dieser Glaube an die Liebe wird womöglich eines Tages in Gestalt des „richtigen" Paares zu sich finden, wenn nur jeder lange und geduldig genug darauf vertrauen kann, dass ihm das Leben – das Schicksal – auch die richtigen Zeichen offenbaren wird.

Immer erst im Nachhinein können wir wissen, ob, und, wenn ja, welche Liebe – und damit ein „zweites Leben" – für uns vorgesehen war. Das ist keineswegs tragisch, sondern es ist ungeheuer spannend, ob und wann es geschieht – existieren wir doch alle längst in der Liebe „Gottes" zu uns und haben damit die Möglichkeit einer wunderbaren Beziehung geschenkt bekommen.

In dieser *selbstbewussten Liebe* wurzelt unsere Verbindung zur Schönheit in allen Gestalten, und sie reicht allemal für die Ewigkeit.

Die Figuren auf der Leinwand zu lieben, als seien sie uns wirklich seelenverwandt, inspiriert einen Menschen offenbar auf ebenso wahrhaftige Weise und erzeugt „Kinder" der Kunst, in denen sich die universale Liebe zum Schönen fortpflanzt.

Das „Zeugen im Schönen" gilt für Platon als umfassende Sehnsucht des Menschen, nicht nur nach dem Guten, Wahren, Schönen zu streben, um dadurch zu jenem Wesen reifen zu können, das als Möglichkeit in ihm „wohnt", sondern zugleich als Wille zum Schönen, der sich in der eigenen Schöpferkraft ausdrückt und der das Gute, Wahre, Schöne auch darin zu bezeugen und zu mehren versucht, dass er ihm durch sein eigenes Wahrnehmen und Handeln Ausdruck verleiht.

Dieser „Liebesdienst" aus Dankbarkeit gegenüber einer Schöpfung, der ein Mensch vertraut und seinen Dank entgegenbringen möchte, sobald er ihn zutiefst empfindet, kann sich *auch* in der Zeugung eines Kindes ausdrücken. Die macht das eigene Dasein jedoch nicht „wesentlicher" oder „erfüllter", als es ohnehin schon ist.

Jeder Vergleich und jede Quantität entwürdigt das Wunder des Lebendigen – ein Elefant hat keinen höheren Wert als ein Schmetterling –, es kommt mit jedem neuen Lebewesen ein anderes Individuum auf die Welt, das nur im Menschen die Chance einer selbstbewussten Existenz erhält.

In der Liebe zu einem anderen geliebten Menschen, mit dem ich eine Beziehung eingehe, womöglich auf Lebenszeit – und eigentlich dauert *jede* Beziehung ein Leben lang, indem sie in meiner bewussten oder unbewussten Erinnerung fortbesteht, unabhängig davon, ob sie zu Lebzeiten ihr tatsächliches Ende fand –, verhält es sich wie in der Liebe zwischen Ich und Selbst.

Der Einzelne existiert so oder so und behandelt sich entweder liebevoll oder rücksichtslos – je nachdem, was ihm persönlich widerfahren ist. Und er bekommt, unabhängig davon, wenn er sich Zeit nimmt und Aufmerksamkeit schenkt, die Möglichkeit, *sich selbst bewusst zu entfalten* und dadurch noch eine ganz andere, sehnsüchtige und verantwortliche Ebene zu erreichen.

Der Einzelne ist und bleibt das Wunder *dieses bestimmten Menschen*, der das Potenzial seines bewussten Selbst in sich trägt, und sein *unbedingter* – „absoluter" – *Wert* liegt in der bloßen Tatsache seiner menschlichen Existenz, unabhängig davon, wie er sich entwickelt, ob er gesund ist oder krank wird, ob er sich „fortzeugt" oder nicht, ob auf schöpferische oder natürliche oder beiderlei Weise.

Ein zweites Leben in der Liebe zu einem geliebten Menschen ist so schön und geheimnisvoll und fragwürdig wie ein *ewiges Leben*, von dem wir auch nicht wissen, ob es uns geschenkt wird oder nicht, und an das wir nur glauben können. Doch auch ohne die Verdopplung, Vervielfältigung oder Verewigung des Wunders ändert sich nichts am Wesen dieses wunderbaren Einzelnen, der sich existierend nach seinen Möglichkeiten auf seine Weise ausdrückt.

Quantität, Menge oder Dauer sind keine Kriterien des Wertes: Es hat vermutlich seinen besonderen, verborgenen Sinn, wie alt ein bestimmter Mensch wird, wie viele und welche Werke und Kinder er zeitlebens zur Welt gebracht hat – doch es hat *keine Bedeutung* für das Selbstbewusstsein und den Wert dieses Individuums.

Insofern erscheint es wesentlich, so zu leben, *als ob* wir nur dieses eine Dasein haben, um unsere Möglichkeiten wahrzunehmen und ihnen Ausdruck zu verleihen, um unserer gefühlten – „erkannten" – Bestimmung zu entsprechen, an die wir ebenso nur *glauben* können wie an die Liebe eines anderen Menschen, der uns seine Zuneigung offenbart.

Wie es sich „in Wahrheit" verhält, mit der eigenen Bestimmung, mit der Liebe oder der Ewigkeit, können wir zu Lebzeiten niemals *wissen*, doch wenn wir wahrhaft daran glauben, dass es sie gibt, verhalten wir uns, *als ob* es in unserer Verantwortung läge, und entwickeln einen *„heiligen" Ernst* in unserem Dasein, in allem, was wir denken und tun.

Im Bewusstsein des Todes erstrahlt der gelebte Augenblick erst als jenes unbegreifliche Wunder, das er ist. Weil jeder Tag für jeden Einzelnen der letzte sein könnte, erhält er seine persönliche Bedeutung aus dem Wert, den der Einzelne ihm verleiht. Und dieser Wert verwirklicht sich *existenziell* im verantwortlichen, „wertvollen" Denken und Handeln – *in der ewigen Sehnsucht nach dem Schönen*, desjenigen, der daran glaubt.

Das bedeutet die wahrhaftige Größe des Menschen: dass die Sehnsucht nach dem eigenen Selbst, als Ausdruck seiner selbstbewussten Freiheit, sich selbst eine Ewigkeit zu schaffen vermag, an die sich glauben lässt, egal wie lange sie dauert und ob sie vielleicht nur „eingebildet" ist.

Der Glaube an die Wirklichkeit allein kann diese so wenig „erzeugen" wie die Ewigkeit – auch „Gottesbeweise" sind keine und erscheinen nur im Denken logisch –, doch der Glaube an die Möglichkeit des ewig Schönen, im Vertrauen darauf, geliebt zu sein und zu lieben, befreit den Einzelnen zur Geborgenheit in sich, lässt ihn selbstbewusst, dankbar und schön werden.

Wie der Glaube an die wahre Liebe zu einem bestimmten anderen Menschen ebenso als schicksalhafte Bestimmung erscheinen kann, die es anzunehmen und zu erfüllen gilt – wie die eigene Existenz, die Beziehung des Einzelnen zu sich selbst –, führt uns eine „himmlische" Komödie vor Augen, die den Zuschauer ermutigt, seine Gefühle auch diesbezüglich denkbar ernst zu nehmen – im Vertrauen darauf, dass sich zuletzt alles so fügen wird, wie es der eigenen Sehnsucht entspricht, wenn der Einzelne nur aufmerksam und entschlossen genug durch sein Leben geht und die Zeichen auf dem Weg richtig zu deuten versteht.

Was für die Entdeckung der eigenen Berufung gilt, jenen „Sinnanruf" des Lebens, den der Einzelne eines schönen Tages zu „erhören" aufgefordert ist, wenn er schöpferische Erfüllung finden will, gilt erst recht für das Geschenk der Liebe eines anderen Menschen, die ihn in eine andere Dimension führen kann, in der diese beiden „Auserwählten" und füreinander Bestimmten ihre eigene, *gemeinsame* Wirklichkeit entstehen lassen.

Serendipity, der Originaltitel des Filmes *Weil es Dich gibt* von Peter Chelsom (2001), enthält seine „Message" bereits in einem einzigen wunderbar treffenden Begriff, der so viel wie *Spürsinn* meint, genau in jenem Sinn schicksalhafter, glücklicher Fügung, die einer nur richtig wahrnehmen und deuten muss, sobald sie ihm zuteilwird.

Der Film ist eine beschwingte, mit ungeheuer stimmigem Timing inszenierte und von zwei großartigen Hauptdarstellern getragene, romantisch komödiantische Reflexion über Schicksal und Freiheit, über das, was uns allen nur geschenkt werden kann, auch wenn wir gar nicht darum gebeten haben und es so vielleicht niemals haben wollten – wie das Leben und die Liebe; und darüber, was nur der Einzelne zu entscheiden und zu verantworten hat, auch wenn dabei keineswegs sicher ist, ob der wirklich weiß, was er tut und sich seinen freien Willen vielleicht nur eingebildet hat.

Am Beispiel der Liebe dreht sich diese Geschichte um das große, ureigene Thema der menschlichen Existenz: ob der Einzelne überhaupt *wirklich* existiert oder sein Leben nur „träumt", ob er sich und sein Dasein selbstbewusst mitgestalten und verändern kann, so schwierig die Bedingungen auch erscheinen mögen und so eingeschränkt die Möglichkeiten sind, oder ob jeder von uns nur Spielball einer unbegreiflichen, willkürlichen Macht ist, namens „Gott" oder „Schicksal", die unsere Fäden zieht und unsere Schritte würfelt.

Bestenfalls können wir uns dabei noch einbilden, wir hätten es genau so selbst „gewollt" – in der Logik geprügelter Kinder, die als Erwachsene behaupten, sie hätten die Schläge

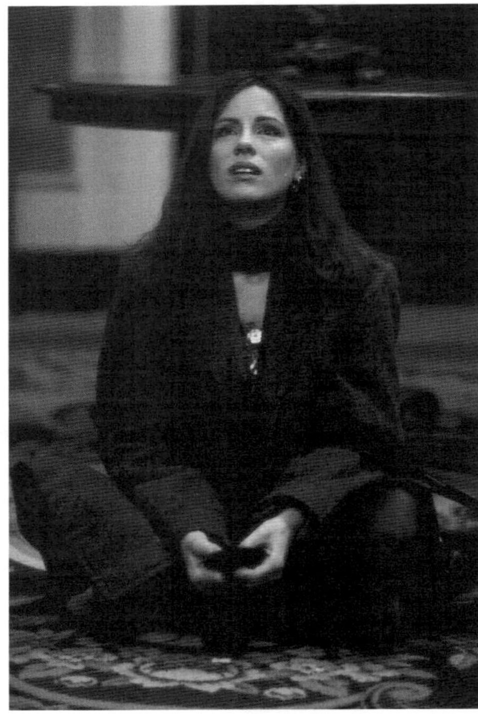

Abb. 4.6 Sara hofft auf ein Wiedersehen. (Szene aus dem Film *Weil es Dich gibt;* Cinetext Bildarchiv, mit freundlicher Genehmigung)

verdient und wären ohne sie nicht auf den rechten Weg gekommen, oder in der Perspektive jenes Existenzialismus, der den Menschen „zur Freiheit verurteilt" sah und diese Not heroisch zur Tugend verklärte.

Diese Filmgeschichte hält genau die Balance zwischen den bestimmenden Kräften des Menschen, zwischen Sucht und Sehnsucht, Schicksal und Freiheit (oder Zufall und Notwendigkeit), und führt uns den romantischen Zauber unserer sehnsüchtigen Existenz vor Augen, indem hier zwei Menschen sich die Freiheit nehmen, selbst Schicksal zu spielen. Sie stellen ihr Glück auf die Probe, um es sich zu beweisen, worauf es ihnen beinahe für immer entgleitet, bis es sie am Ende doch zueinander führt, weil sie das Vertrauen in die eigenen Gefühle nie verloren haben.

Sara Thomas und Jonathan Trager (gespielt von Kate Beckinsale und John Cusack) treffen sich wenige Tage vor Weihnachten im Kaufhaus Bloomingdale's in New York, als beide im gleichen Moment nach dem letzten Paar schwarzer Handschuhe greifen, das sie für ihre jeweiligen Partner kaufen wollen. Jonathan lässt Sara den Vortritt und wird zum Dank dafür von ihr ins Café *Serendipity* (!) eingeladen. Die beiden verbringen noch ein paar schöne Stunden zusammen und kommen sich näher beim Eislaufen im Central Park. Doch als Jonathan die Telefonnummern austauschen möchte, um in Verbindung bleiben zu können, will Sara lieber das Schicksal herausfordern, an dessen Mächte sie glaubt. Sie lässt ihn seine Nummer auf eine Fünfdollarnote schreiben, die sie am nächstbesten Kiosk in Umlauf

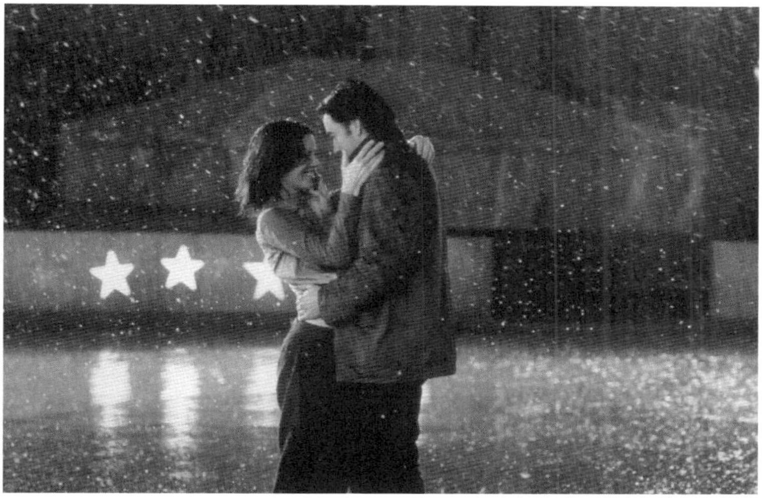

Abb. 4.7 Sara und Jon haben den Zeichen des Schicksals vertraut und einander wiedergefunden. (Szene aus dem Film *Weil es Dich gibt*; Cinetext Bildarchiv, mit freundlicher Genehmigung)

bringt, während sie ihre auf die Innenseite des Buches schreibt, das sie gerade bei sich hat – *Die Liebe in Zeiten der Cholera* (1987) – und am nächsten Tag in einem Antiquariat zu verkaufen verspricht. Wenn sie wieder zusammenfinden sollen, wird das Schicksal ihnen diese Zeichen wieder in die Hände spielen. Einen letzten spielerischen Vorschlag macht Sara noch vor den Fahrstühlen eines nahegelegenen Hotels: Beide sollen darin einen beliebigen Knopf drücken, und wenn sie auf derselben Etage aussteigen, will das Schicksal, dass sie zusammen sind. Der Zuschauer sieht, wie jeder für sich tatsächlich das 23. Stockwerk aussucht, doch während Sara dort bereits sehnsüchtig wartet (◉ Abb. 4.6), wird Jonathan gleich mehrfach von anderen Mitfahrenden aufgehalten.

Zehn Jahre später stehen beide kurz davor, ihre langjährigen Verlobten zu heiraten, und um so intensiver wird bei beiden die Erinnerung an die „Stunden der wahren Empfindung" vor so langer Zeit. Immer neue Zeichen locken sie plötzlich auf die Spur des anderen. Während Jonathan in New York die Antiquariate absucht, beschließt Sara, die in San Francisco lebt, vor ihrer Hochzeit noch einen letzten Trip in die Schicksalsstadt zu unternehmen.

Nach vielen Verwicklungen und Fast-Begegnungen der beiden geschieht dann das Wunder: Jonathan bekommt am Vortag der Hochzeit ausgerechnet von seiner Verlobten das gesuchte Buch mit Saras Telefonnummer als Geschenk – während Sara beim Geldwechseln im Flugzeug, das sie eigentlich zu ihrem Verlobten zurückbringen soll, den Schein mit Jonathans Nummer erhält.

Erst als beide sich daraufhin, überwältigt von so viel Glück, von ihren Partnern getrennt haben, führt sie das Schicksal endgültig zusammen – auf jener Eisbahn im Central Park, wo sie ihren ersten und einzigen Abend verbracht hatten (◉ Abb. 4.7).

In der Schlussszene sind Jon und Sara zu sehen, wie sie in der Abteilung des Kaufhauses, in dem sie sich vor Jahren zum ersten Mal trafen, mit einem Glas Sekt auf ihren Hochzeitstag anstoßen.

Der Plot mag, so beschrieben, banal und vorhersehbar erscheinen, ja er bedient so ziemlich alle Klischees vom kitschigen „Happy End" der „wahren Liebe" zwischen Seelenverwandten und füreinander bestimmten Menschen, deren Sehnsucht sich letztlich erfüllt. Doch der Reiz dieser bis in kleinste Nebenrollen perfekt besetzten und an manchen Stellen brüllend komisch inszenierten Geschichte liegt gerade in der geballten Unwahrscheinlichkeit der Ereignisse, die zuletzt schon wieder alles ebenso wahrscheinlich wirken lässt.

Kein Mensch kann jemals wissen, wie und wann sein Leben endet und ob und wie oft es im Laufe der Zeit erneut und scheinbar ganz anders von vorn beginnt – an einem anderen Ort, mit einem anderen Menschen, mit einer womöglich ganz anderen Lebensweise. Und so ist es eben immer zugleich denkbar, dass alles genau so vorherbestimmt war, wie es uns am Ende geschehen sein wird, oder dass es zumindest auch unserer selbstbestimmten und -bewussten Mitwirkung bedarf, die „Zeichen der Vorsehung" wahrzunehmen und richtig zu deuten.

Die beiden Protagonisten des Filmes scheinen zu ahnen, dass es darauf ankommt, solche Zeichen zu beachten, und setzen immerhin ihr Spiel mit dem Schicksal in Gang. Doch sie zerbrechen fast daran und drohen endgültig ins Unglück zu stürzen, weil sie so eine Kette dramatischer Verwicklungen auslösen. Und weil ihr Leben ohne den für sie bestimmten Anderen hochmütig vertan wirkt. Die unerfüllbare Sehnsucht nach dem geliebten Du erscheint als Fluch der voreiligen Tat. So übersieht jeder von uns oft genug die Zeichen des Augenblicks, überhört die sichere Botschaft seiner Gefühle, weil er ihnen nicht zu vertrauen gelernt hat, sondern den Vorurteilen eines Denkens folgt, das vielfach nur die Dogmen des Über-Ich in die Tat umsetzt.

Sara und Jonathan vertrauen nicht wirklich auf den Zauber ihrer Begegnung, und doch geben sie ihrer „wahren Empfindung" noch eine kleine Chance, indem sie dieses leichtsinnige Spiel beginnen – ähnlich wie Celine und Jesse „vernünftig" bleiben wollten und im letzten Moment von ihren Gefühlen überwältigt worden sind. Deren Verabredung war zwar in „heiligem Ernst" beschlossen – doch schließlich auch aus Mangel an Vertrauen gescheitert. Dabei genügt das Misstrauen einer Seite, um die „Hochzeit" der Liebe zu verhindern. Und wenn das Schicksal es trotzdem so „will" und der andere die Zeichen erkennt, genügt der Glaube des einen, beider Wege wieder zu vereinen: Jesse schreibt die Geschichte ihrer wahren Empfindung, und Celine trifft ihn, als er Jahre später in ihre Stadt kommt, um daraus vorzulesen.

In *Weil es Dich gibt* sind die Widerstände so zahlreich und groß, wirkt das Happy End so konstruiert, dass es manchen Zuschauer empört haben mag, der in der feinen Ironie dieser schicksalhaften Geschichte nicht mitschwingen konnte.

Es ließe sich auch befürchten, dass die beiden zuletzt ohnehin wieder scheitern könnten, weil sie viel zu besessen von ihrer *Idee* der Liebe waren und nur den Regeln eines Spieles folgten, ohne den anderen wirklich zu kennen – im Gegensatz zu den ihnen bereits „verlobten" Partnern an ihrer Seite.

Doch gerade die Absurdität der Verwicklungen in dieser Filmgeschichte spiegelt die Absurdität eines unbegreiflichen Daseins, in dem der Einzelne zuletzt nur in seinem persönlichen Glauben Halt zu finden vermag: dass seine tiefen Gefühle und seine kühnen Träume jenen Sinn haben, den er ihnen verleihen kann.

Auch die Liebe zu einem anderen Menschen hängt also davon ab, ob wir an ihre Möglichkeit glauben, ob wir ihre Zeichen zu deuten verstehen und ihre Chance ergreifen oder ob wir uns entscheiden, pragmatisch zu sein und das Naheliegende zu tun, das wir in unserer Situation für das „Richtige“ halten.

Dann fühlen wir uns verpflichtet gegenüber einer „Norm“, die nicht aus unserem eigenen Selbst stammt, sondern aus der Moral der Gesellschaft, in der wir leben – aus der Entfremdung einer Ordnung, die in der Angst wurzelt und nicht an die Sehnsucht des Einzelnen glaubt, die seine selbstbewusste Freiheit ist.

4.3.3 Glauben

Wenn Gesundheit als Sehnsucht des Menschen nach *Geborgenheit in sich*, das heißt im *Bewusstsein des eigenen Selbst*, verstanden wird, dann setzt das Vertrauen in eine Schöpfung voraus, die diesen Weg für den Menschen vorgesehen hat – ein Dasein, das dem Einzelnen geschenkt worden ist, um sich in seiner selbstbestimmten Freiheit zu entdecken und die eigene Existenz entsprechend seiner Begabungen und Möglichkeiten schöpferisch zu gestalten.

Die *Wahrheit des Glaubens* an diese sehnsüchtige Freiheit der menschlichen Existenz galt hier von Anfang an als das wesentliche Kriterium seelischer Gesundheit – im Gegensatz zur angstvollen Sucht nach Erlösung, der jedes wirksame Mittel recht ist, sich zu beruhigen. Wenn es wirkt, „beweist“ es scheinbar seine „objektive“ Gültigkeit.

Angst verlangt Sicherheit und findet sie im Sichtbaren, in allem, was kontrollierbar zu steuern ist und verfügbar erscheint, in allem, was sich messen und herstellen, aus dem sich eine „Wissenschaft“ machen lässt – wie die Essgestörte aus ihrer Ernährung, der Spielsüchtige aus seinen Regeln oder ein Forscher aus seinen Methoden.

Der wahrhaftige Glaube genügt sich selbst und bedarf keiner anderen als der persönlichen Gewissheit seiner Gültigkeit, die man weder sich selbst noch anderen „beweisen“ muss – was nur für verborgene Zweifel spräche. Diese können auch einen Gläubigen jederzeit überkommen, sobald er sich seinem Selbst zu entfremden beginnt und seine innere Balance verliert. Doch die lässt sich eben nicht wieder „herstellen“ – wie der Spiegel eines Alkoholikers durch ausreichendes Trinken –, sondern nur gleichsam *ersehnen*: durch die bewusste Erinnerung an den absoluten Wert des eigenen Selbst, an die unsterbliche Wahrheit dieses Daseins, das sich der Liebe verdankt und in ihr für immer geborgen ist.

Diese Erinnerung bedarf jedoch einer Grundlage in der eigenen Erfahrung, die mit dem Erleben eines Kindes in der Sicherheit liebevollen Geborgenseins beginnt. Eine sichere Bindung wird zur Voraussetzung jener Sehnsucht, die sich eines Tages selbstbewusst zu befreien vermag, um ihre eigene Welt schöpferisch und liebevoll zu gestalten.

In der *personalen Liebe* haben wir – wie in der *Sehnsucht*, jedoch auf die „Beziehung“ und Nähe zu anderen Menschen gerichtet – das wesentliche Paradox unserer Existenz vor Augen, so wie wir überhaupt erst einmal *da sein* müssen – ein Leben „haben“ –, um uns nach dem Sinn dieses Daseins *fragen* zu können. Und erst dann beginnen wir womöglich, gerade diese *philosophische Begabung*, über die schon Kinder verfügen, als unsere eigentliche Freiheit zu erachten, die uns des eigenen *Selbst* überhaupt *bewusst sein* lässt.

Ebenso müssen wir uns zuerst *geliebt* gefühlt haben, um selbst lieben zu können, abhängig gewesen sein, um uns befreien zu wollen, süchtig – krank –, um uns nach dem Heil zu sehnen, „zum Tode verurteilt“ – wie zuvor zum Leben bestimmt –, um womöglich unsterblich zu werden – zu wissen, dass wir im Grunde *nichts wissen*, doch frei genug sind, um an unsere eigene Wahrheit zu *glauben*.

Die letzte Wahrheit bleibt *ein Geheimnis* ohne Wissen um Anfang und Ende, die Existenz des Menschen ein selbstbewusstes Rätsel, das ebenso wirklich wie geträumt sein kann. Vielleicht sind wir ja alle nur Komparsen in einer endlos sich wiederholenden „Truman-Show“ (► Abschn. 3.5.3), deren Drehbücher alle schon geschrieben sind, während wir uns für selbstbewusste Individuen halten, die ihr eigenes Leben gestalten. Vielleicht sind wir seit je und für immer gefesselte Höhlenbewohner unseres Unbewussten, die sich nur einbilden, freie Entscheidungen treffen zu können, weil wir einer tröstlichen Illusion bedürfen – was uns heutzutage wieder einmal so mancher Wissenschaftler zu beweisen versucht.

Doch sind derartige Aporien paradox genug, gar keiner sicheren Antworten zu bedürfen, es genügt, so zu leben, *als ob* wir wüssten, das heißt zu glauben, was wir „wollen“ – solange wir uns nur daran halten können und jedem anderen Menschen genau diese mögliche Freiheit (oder Scheinfreiheit) ebenso einräumen.

Die Wahrheit des Glaubens erscheint für die Existenz dieses bestimmten Einzelnen Menschen und den selbstbewusst gestalteten schöpferischen Ausdruck seiner Person genauso fragwürdig und sicher zugleich wie sein Vertrauen in einen bestimmten anderen Einzelnen, den er liebt, ohne „wissen“ zu können, ob sein Glaube an diese Liebe auf Gegenseitigkeit beruht oder er selbst dabei einer Illusion verfallen ist.

Auch die Liebe des Menschen zu Gott und Gottes Liebe zum Menschen können nur zeitlebens zweifelhaft und gefährdet bleiben – gerade dadurch bleiben sie existenziell lebendig und können nur immer wieder neu erspürt und erhellt werden. Ganz so wie auch die Liebe eines Paares nur dauern wird, wenn beide sich um die innere und äußere Nähe zum anderen bemühen und sie niemals für selbstverständlich halten – das ist sie so wenig wie die Gesundheit des Einzelnen als Sehnsucht nach dem eigenen Selbst.

Eine Sehnsucht, die nicht um ihre Gefährdung weiß und nicht mehr aufmerksam ihren Weg Richtung Ewigkeit geht, im Bewusstsein, dort zeitlebens nur für „heilige Momente“ ankommen zu können, flüchtet sich jederzeit in die Scheinsicherheit süchtiger „Beruhigung“, die gerade deshalb nicht eintritt, weil sie autistisch erzeugt worden ist – ohne Glauben an den eigenen Wert, der einen aus dem Inneren der Person erfüllte, sondern nur durch die Wirkung eines Mittels, das *ich* mir zugeführt, oder einer Handlung, die *ich* zum Zweck meiner Beruhigung ausgeübt habe.

„Selbstbefriedigung“ – die richtiger „*Ich*befriedigung“ oder Selbst*betäubung* hieße – hat jedoch mit der Liebe eines anderen Menschen oder Gottes zu mir so wenig zu tun wie käufliche Lust oder Götzenverehrung. *Liebe* kann nicht gekauft oder verdient, sondern nur *zuteil*werden, auf meinem eigenen Weg zu ihr, während ich meiner selbstbewussten Liebe zum Leben Ausdruck zu geben versuche.

Während der Einzelne sehnsüchtig nach Geborgenheit im eigenen Selbst seine Existenz gestaltet, so zu leben versucht, wie es ihm angemessen erscheint, trifft er vielleicht unterwegs einen Menschen mit dem gleichen Ziel. Und auf ein wunderbares Zeichen des Schicksals hin offenbaren beide einander sich als künftige Weggefährten: wunderbar absichtslos.

Es verhält sich dabei wie mit der Berufung eines Menschen zu einer bestimmten Tätigkeit, zu einer Ausbildung oder einem Studium, zu einem Werk oder einer Reise, die plötzlich, einer Erleuchtung gleich, eine bestimmte Entscheidung von ihm verlangen, die er sogleich liebend gerne trifft, weil er ahnt, dass sie sein Leben verändert.

So wie der begnadete Tanzlehrer Royston Maldoom als einsamer, knapp 20-jähriger junger Mann ohne Plan und Ziel eines Tages im Kino durch einen Film über das *Royal Ballet*, in dem der russische Tänzer Rudolf Nurejew vorkam, plötzlich „wusste“, dass er sein Leben dem Tanz widmen würde und sich zwei Tage später bei einer Tanzschule anmeldete (Maldoom, 2010, S. 22).

Hat er damit seinem Schicksal entsprochen oder ihm einen anderen Verlauf gegeben? Immer ist es beides, wenn es um den Menschen geht, der in jedem bewussten Augenblick „antwortet“ auf das, was ihm widerfährt, und jede Antwort, jede Handlung, setzt wiederum Prozesse in Gang, die auf den Einzelnen zurückwirken und erneut beantwortet sein „wollen“ – in Verbindung mit einem anderen Menschen sogar oft wortwörtlich als meine Bezugnahme auf sein Verhalten.

Es besteht ein dynamischer, wechselseitiger Zusammenhang von Geben und Nehmen, vom ersten Augenblick unseres Daseins an. Und von unseren ersten Eindrücken, insbesondere von unseren ersten Beziehungserfahrungen, hängt es ab, wie wir dieses Dasein empfinden: ob wir uns eher als ohnmächtig ausgelieferte, angstvoll abwartende und manchmal verzweifelt angreifende *Opfer* erleben, die zum Reagieren gezwungen sind, wenn sie überleben wollen, oder ob sich der Einzelne vor allem als *selbstbewusster Gestalter* der eigenen Existenz zu begreifen vermag, dem die Freiheit seines eigenen Selbst geschenkt wurde, aus Liebe zu sich und zum Menschen, die innere und die äußere Welt schöpferisch, empathisch und solidarisch in Schönheit zu bewahren oder zu verwandeln.

Der Einzelne hat sich weder die Tatsache des eigenen Daseins noch dessen „Rahmenbedingungen“ ausgesucht, schon gar nicht *diese Eltern*, die ihn zur Welt gebracht haben. Esoterische Ideologien, die so etwas behaupten (Hardo, 2002), sind nichts als fortgesetzter Missbrauch an den Opfern, wie Schläge gegen ein Kind, das selbst schuld daran sei, wenn es sie bekommt.

Doch jeder Mensch hat ursprünglich die Freiheit, am Kunstwerk seines Lebens in jeder ihm vorstellbaren Art und Weise *mitzugestalten*, ganz wie es seinen eigenen Bedürfnissen,

Sehnsüchten und Möglichkeiten angemessen erscheint, und unabhängig davon, ob er seinen ihm seelenverwandten Gefährten findet oder nicht.

Wenn der Einzelne nicht früh schon zu sehr verletzt und dem eigenen Selbst entfremdet wurde, noch bevor er überhaupt ein Bewusstsein davon entwickeln konnte, findet er mit der Zeit zu einer Geborgenheit in sich, zum Maß seiner Sehnsucht, die zur Wahrheit seiner Existenz wird, selbst (!) dann noch, wenn die Bedingungen der Welt, in der er zu existieren hat, oft genug als absurde, himmelschreiende Ungerechtigkeit anmuten, gegen die er sich nur wie Sisyphos trotzig und unermüdlich empören kann.

Und sogar ein verletztes, unterdrücktes Selbst, das *notgedrungen krank* werden musste, um sich wenigstens *unbewusst* die Möglichkeit seiner Freiheit zu bewahren, kann durch die Liebe sehnsüchtiger einzelner Menschen wieder gesunden oder erstmals zur Welt kommen, indem diese im Kranken, Süchtigen, den Glauben an ein Dasein in der Geborgenheit des Schönen wachrufen, ihn wieder erinnern an jene Wahrheit außerhalb der Höhle, jene Heimat in der Ewigkeit, der er entstammt und in die er eines schönen Tages zurückkehren wird.

Für die Wahrheit gibt es keinen Beweis als ein Empfinden von ihr, dem der Einzelne Glauben schenken kann – worum auch immer es sich dabei handelt. Und immer kann es nur eine persönliche, diesen konkreten Einzelnen betreffende Wahrheit geben, weil das Empfinden ihrer Gültigkeit auf dem schicksalhaften *und zugleich* selbst gestalteten Boden der eigenen Existenz wurzelt (Frankl, 2005, S. 130) – oder eben keine Wurzeln ausbilden kann. Alles andere, alle Beschwörungen oder Behauptungen von Wahrheit, oder jene vermeintliche Wahrheit des Nihilismus, dass es überhaupt keine Wahrheit geben kann, bleibt pure Ideologie, Herrschaftswissen, das den anderen ausgrenzt oder unterwirft, um sich dadurch zu erhöhen und die eigene Ohnmacht nicht spüren zu müssen.

Ob Gott existiert – oder „tot“ ist, wie Nietzsche (1980b, S. 480) schrieb, kann nur der Einzelne für sich entscheiden, der an ihn glaubt oder nicht. Und jeder kann seiner eigenen Glaubenswahrheit persönlichen Ausdruck verleihen – ebenso wie der Liebe, die er für einen anderen Menschen empfindet.

Ob ein anderer seine Liebe erwidert, liegt nicht im Ermessen des Liebenden. Wenn die Wieder-„Liebe“ des anderen die „Bedingung“ der eigenen ist, bedeutet das allenfalls einen „Tauschhandel der Gefühle“, aber keine Liebe. So wenig wie der Glaube an Gott oder die Ewigkeit davon abhängen kann, ob wir ein angenehmes Leben haben und reich belohnt werden oder nicht. Not lehrt vielleicht beten, aber nicht wahrhaft glauben.

In diesem Zusammenhang sei die Aufmerksamkeit noch einmal den in ▶ Abschn. 4.3.1 erwähnten Filmen *Der Himmel über Berlin* und *In weiter Ferne, so nah!* von Wim Wenders (1987; 1993) gewidmet. Die erste der beiden Geschichten über die Liebe der Engel zum sinnlichen Dasein des Menschen sollte gerade in der damals noch geteilten, schicksalhaft zerrissenen Stadt spielen, wohin Wenders nach seinen Jahren in Amerika ganz bewusst zurückgekehrt war.

Im zweiten Film, der Jahre später, als auch der Mauerfall bereits Vergangenheit war, wieder in Berlin spielt, geht es vor allem um die *Entfremdung des Menschen*: um die Kälte und Lieblosigkeit in einer materialistischen Gesellschaft, die nach dem Zusammenbruch der einen Ideologie – des *Kommunismus* – die Vorherrschaft der anderen – des *Kapitalismus* – als blinde Gier nach Geld und Macht veranschaulicht. Aus Sicht der Engel lässt diese Geschichte auch den Zuschauer darüber nachdenken, wie es mit den Menschen so weit kommen konnte, dass sie den Glauben an ihr wahres Selbst verloren haben.

Die *Zeit für sich selbst* und für eine bewusste, schöpferische Gestaltung der eigenen Existenz hat der Einzelne längst vertrieben durch die Jagd nach Besitz – daran erinnert im Film jener dunkle Engel zwischen den Welten, *Emit Flesti*, der gleichsam „die Zeit selbst" verkörpern soll.

In seiner Erlösungsbedürftigkeit versucht sich der Mensch von seiner verzweifelten Angst mit oberflächlichen Zerstreuungen abzulenken, im Film vor allem mit Alkohol, Spielen und illegalen Geldgeschäften – dem Handel mit Pornografie und Waffen.

Der Engel Cassiel gerät dabei in seiner Naivität als Mensch ausgerechnet in die Komplizenschaft mit einem skrupellosen amerikanischen Geschäftsmann, Tony Baker (Horst Buchholz), der einst mit seinem Vater vor den Nazis aus Berlin fliehen musste. Dieser Mann, der ursprünglich Becker hieß, ist nach Berlin gekommen, um dort vom politischen Umbruch zu profitieren. Erst gegen Ende der Filmgeschichte trifft er seine Schwester Hanna wieder, die seinerzeit, nach einem Streit der Eltern, mit der Mutter in der Stadt zurückgeblieben war, und läutert sich schließlich, nach dramatischen Verwicklungen, zu einem mitfühlenden Menschen. Seine Nichte ist jenes kleine Mädchen, Raissa, für dessen Rettung Cassiel freiwillig Mensch geworden war – und für die er am Ende, als Sterblicher, noch einmal sein Leben lässt.

Der Film deutet dabei, in märchenhafter Leichtigkeit, auch die Entfremdung und Verrohung des Einzelnen durch den Verlust seiner biografischen Identität an, die ihn nur noch tiefer verunsichern kann – was die Geschichte, in einer Rückblende, auch für jene brüchige Familiendynamik nahelegt, aus der die Bande zwischen Eltern und Kindern inmitten der Flucht dauerhaft zerrissen sind.

Heinz Rühmann, in seiner letzten Filmrolle, spielt Konrad, den Chauffeur der Familie Becker, der sich einst des verwaisten Mädchens angenommen hatte.

Als er, müde und alt geworden, schließlich auf Cassiel trifft, der ihn einst als Engel schon begleitet hat, ahnt er gleich, wem er da begegnet ist, und bittet ihn, ihm seine Geschichte zu erzählen. Kinder und Sterbende standen auch im *Himmel über Berlin* schon in besonderer spiritueller Verbindung zu den Engeln, die für sie auch als menschgewordene ihre Herkunft noch spürbar ausstrahlen.

„Bist du das also? Ich hab keine Angst vor dir. Wie lange kennen wir uns schon … und haben uns doch nie gesehen … Ich weiß nicht mal, wie du heißt … du … du kennst mein ganzes Leben … Ich erinnere mich an so wenig … Wenn man stirbt, muss man doch wissen, wie man gelebt hat. Komm … erzähl mir meine Geschichte."

Damit greift der Film eine weitere wunderschöne Fantasie aus dem ersten Teil wieder auf, wo am Schluss, mit den Worten des seinerzeit bereits greisen Schauspielers Curt Bois, der im *Himmel über Berlin* als Zwischenkommentator auftrat, die *Erzählung der eigenen Geschichte* als die ureigene Ausdrucksweise menschlicher Wesen beschworen wurde.

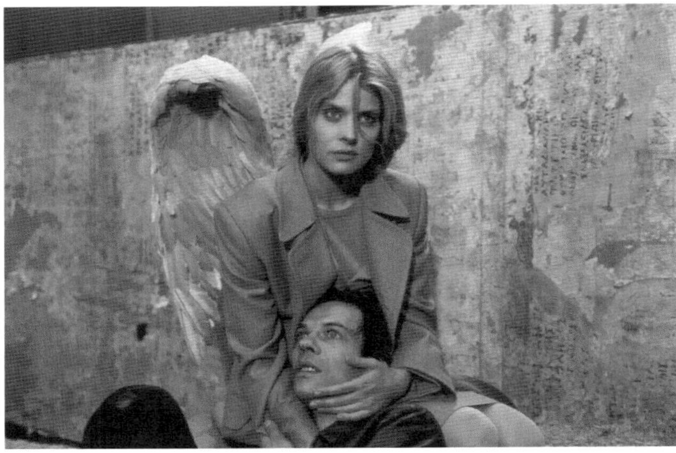

Abb. 4.8 Die Engel sind bei uns, doch wir sehen sie nicht. (Szene aus dem Film *In weiter Ferne, so nah!*; Cinetext Bildarchiv, mit freundlicher Genehmigung)

Cassiel beginnt mit der Erzählung von Konrads Leben, und als er sich, erschöpft, für eine Weile schlafen legt, beantwortet an seiner Stelle Raffaela (Nastassja Kinski), eine „Kollegin" aus der unsterblichen Zeit der Engel, Konrads Fragen.

„Einer muss mir doch sagen, ob ich richtig gelebt habe. Ich war, glaube ich, kein sehr mutiger Mann. Korrekt ja, aber mutig?"

„War das kein Mut, als du damals die kleine verängstigte Hanna zu dir genommen hast?"

„Darauf darf man sich nichts einbilden. Das hätte jeder anständige Mensch an meiner Stelle getan. Sie hatte doch keine Familie mehr."

„Und doch hast du damals begonnen, andere Fragen zu stellen … anders zu denken. Da bist du ein anderer Konrad geworden. Einer der die Welt erklären sollte und das auch konnte. Der erzählen musste und dem seither Tausende und Abertausende Geschichten eingefallen sind … Menschengeschichten, von der ältesten bis zur letzten, die die anfängliche sein wird. Du hattest jemanden zu beschützen und warst darin selbst beschützt. Dein Leben hatte endlich einen Spiegel, und ein anderes, noch kleines Leben hat angefangen zu wachsen, weil es in dir, weil es alles, was es brauchte, in dir fand. Was soll ich dir noch antworten, Konrad … du bist einer, der gefunden wurde."

In seiner Verzweiflung ruft im Lauf der Filmgeschichte der verwirrte, zwischen seiner irdischen Existenz und seiner himmlischen Herkunft gleichfalls sich selbst entfremdete Cassiel immer wieder Raffaela um Hilfe an – die er zwar nicht sehen, aber in sich hören kann –, um diesem Engel über die Sucht der Menschen auf Erden sein Leid zu klagen und sie dadurch womöglich besser zu verstehen.

Häufig sind die Gedanken der Engel und der Menschen – die ja von den Engeln „vernommen" werden können, worin ein wesentlicher Zauber dieser Filmidee besteht – als Off-Kommentare in die Geschichte einbezogen, die dann, in Verbindung mit dem sichtbaren Handlungsgeschehen, beim dafür empfänglichen Zuschauer tiefes Nachdenken auslösen können (⊙ Abb. 4.8).

Zu Beginn des Filmes sprechen Raffaela und Cassiel noch sichtbar auf Augenhöhe miteinander, während Cassiels Sehnsucht nach einer menschlichen Existenz wächst. Die Engel können mühelos durch die Geschichte reisen, und Cassiel hat sich, aus einem Versteck in Konrads Auto, einen Zahn der kleinen Hanna besorgt, den diese einst auf der Flucht dort versteckt hatte. Er fragt sich, diesen bestaunend, nach der Bedeutung der menschlichen Zeit:

„Wenn ihnen die Zeit aber nichts als ein Schmerz wäre, dann wäre doch ihre Vollkommenheit ganz umsonst. Dieses kleine Stück Mensch ist vollkommen: ein Zahn. Wer ihn betrachtet, der sieht ein Gesicht, der sieht Augen, der hört einen Atem …"

Im gleichen Moment lösen, durch eine Überblende sichtbar gemacht, Cassiels Gedanken in der erwachsenen Hanna gleichfalls Gedanken über den Sinn der Zeit aus:

„An manchen Orten scheint die Zeit einfach länger bleiben zu wollen. Nicht, dass sie stillstünde, sie bewegt sich nur anders. Das sind vielleicht Orte, wo früher viele Menschen gearbeitet, durcheinandergeredet, geschimpft haben … Eines Tages waren dann diese Orte nicht mehr wichtig genug, und alle sind weitergezogen. Und dann erst kann jemand wie Konrad in sein altes Kalkwerk kommen und sagen: ‚Hier ist gut sein, hier kann ich jetzt bleiben …'"

Cassiel fährt in seinen Gedanken fort: *„Dieser Atem ist Jetzt … und Jetzt … und Jetzt … und immer schon Jetzt …"*

Begeistert präsentiert er der „Kollegin" Raffaela seinen Fund:

„Schau dir das an, Raffaela, wir haben nie Milchzähne gehabt, nie an ihnen herumgewackelt, und nicht einen, wenn wir ihn denn zwischen Daumen und Zeigefinger gehalten hätten, wie einen Glücksbringer über die Schulter geworfen. Wir können die Zeit nicht bestimmen …"

„Wir haben die Zeit nicht erwartet, Cassiel. Noch als sie schon da war, haben wir nicht geglaubt, dass sie uns eines Tages zu Beobachtern machen könnte. Es ist schwer, diese Zeit, die ihr Ausmaß nicht kennt und die so wenig von sich weiß, zu beobachten …"

Ein zentraler Dialog zwischen den Engeln, noch vor Cassiels Menschwerdung, beschreibt die Situation der ungläubigen Menschen, die ihre Verbindung zu den Himmelsboten ganz zu verlieren drohen. Sie sitzen da bei den Pferden der *Quadriga* auf dem *Brandenburger Tor*:

„Ich bin beinahe müde, Cassiel. Es ist so mühsam geworden, jemanden zu lieben, der immer hartherziger vor uns davonläuft. Warum meiden sie uns immer mehr, die Menschen?"

„Weil wir einen mächtigen Feind haben, Raffaela. Die Menschen glauben der Welt so viel mehr als uns."

„Und damit sie ihr immer mehr glauben können, haben sie sich von allem ein Bild gemacht, antwortet Raffaela. Mit Bildern glauben sie sich ihrer Angst entledigt, mit Bildern glauben sie ihre Hoffnung erfüllt, ihre Freude befriedigt, ihre Sehnsucht gestillt …"

„Die Menschen haben sich nicht die Erde Untertan gemacht, sie sind ihr Untertan geworden", stellt Cassiel fest, und Raffaela erwidert:

„Erinnerst du dich, wie einfach es einmal war? Wir sind ihnen erschienen und haben ihnen Worte ins Herz gelegt. Wir konnten sagen, fürchte dich nicht, denn ich verkünde dir …"

„Zu einer Zeit, als wir die einzigen Stimmen waren", bemerkt Cassiel wehmütig. *„Heute werden den Menschen Tag für Tag neue Lügen verkündet … immer lauter, gemeiner und aufdringlicher, sodass sie abgestumpft sind und unsere Botschaft nicht mehr heraushören können."*

Raffaela scheint kaum noch Hoffnung zu haben: *„Aber das Herz dieses Volkes ist verstockt, ihre Augen sind verschlossen, und ihre Ohren hören schwer, damit sie nicht etwa mit den Augen sehen, mit den Ohren hören und mit dem Herzen verstehen."*

Doch Cassiel hält noch immer an seiner Sehnsucht nach den Menschen fest: *„Wie gern wäre ich einmal einer von ihnen – mit ihren Augen sehen, mit ihren Ohren hören und enträtseln, wie sie die Zeit erleben und das Sterben erfahren. Wie sie die Liebe empfinden und die Welt wahrnehmen. Einer von ihnen sein, um so dem Licht ein hellerer Bote zu werden, in dunkler Zeit …"*

Nach seiner Verwandlung, aus der Perspektive eines Menschen, wird vor allem die *Zeit* für Cassiel zum Problem, die Frage, wie sich diese sinnvoll gestalten ließe, im Angesicht der Vergänglichkeit. Immer wieder sucht er den Kontakt zur ihm jetzt unsichtbaren Raffaela:

„Alles geht hier so schnell vorbei, Raffaela. Ein Tag ist wie ein Augenaufschlag für dich. Eine Woche ist, wie wenn ein Engel den Kopf abwendet. Ein Menschenleben ist wie … ja, das weiß ich noch nicht …"

Nachdem er mit Emit Flesti, der ihn dazu verführt hat, in einer Bar seinen ersten Alkoholrausch erleben musste, irrt Cassiel betrunken und verzweifelt durch Berlin und richtet seine Gedanken wieder laut an seine himmlische Kollegin:

„Das ist also die Einsamkeit, Raffaela … Oh, das ist schlimm, sag' ich dir. Keiner hört, was im anderen vorgeht, keiner sieht dem anderen ins Herz. Niemand fragt mal etwas, nicht mal nach dem Weg. Was soll ich denn hier überhaupt? Rumlungern und zugucken, wie es ständig Tag wird und wieder Nacht? Nichts hat mehr Sinn … Ich darf meine Mission nicht aus den Augen verlieren: wie sehen und hören die Menschen … Im Moment kann ich nur sagen: Es ist alles verführerisch schön … es ist warm, der Abend senkt sich, die Vögel feiern ein Fest, die Farbe des Himmels ist pastellen geworden. Nur … dahinter … dahinter sehe und höre ich nicht mehr den Atem der Ewigkeit, nicht mehr die Weltgesetze, nicht mehr das Licht der Liebe … Für die Menschen, Raffaela, gibt es, glaube ich, kein Dahinter. Es schafft sich jeder in seinem eigenen Hören und Sehen seine eigene Welt, und darin ist man ein Gefangener. Und aus einer Zelle sieht man die Zellen der anderen …"

Die Situation auf Erden erscheint Cassiel immer unerträglicher, und er versteht, dass die Probleme der Menschen aus ihrem *verlorenen Glauben* herrühren. Sie können es in ihrer Angst ohne sichtbare „Beweise" nicht mehr aushalten. Ihre Sucht muss sofort beruhigt werden. Als einsamer Mensch ruft auch Cassiel verzweifelt um Hilfe:

„Raffaela, wo bist du? Die Zeit vergeht so schnell, dafür hab ich nicht die Nerven … Wo seid ihr denn? Das ist doch kein Leben … das ist kein Leben … Raffaela! Ich kann nicht mehr … Wir Menschen sind ja so was von angewiesen auf das Sichtbare, Raffaela. Nur was wir

sehen können, zählt, nur daran glauben wir. Das Unsichtbare kommt nicht mehr an. Nur was wir anfassen können, gibt es für uns auch wirklich."

Als Cassiel zuletzt im Sterben liegt, in Raffaelas Armen – nachdem er Hannas Tochter erneut das Leben retten konnte, dabei jedoch von einem ehemaligen Komplizen Tony Bakers erschossen wird, der diesen und seine Angehörigen entführt und erpresst hatte –, erscheinen die beiden Geistwesen einen Moment lang wieder vereint, jenseits der menschlichen Welt.

„*... Ich bin also heimgekehrt von der Reise, in deine Stimme...*", wundert sich der Sterbende.

„*Deine habe ich immer gehört, Cassiel ... und alles mit angeschaut. Mehr noch, ich habe die Welt durch deine Augen gesehen. Menschen sehen anders. Sie sehen nicht mehr wie wir.*"

Cassiel stimmt ihr zu: „*Ihre Augen sind nur noch gewohnt zu nehmen. Sie nehmen wahr, nehmen auf ... ihre Blicke geben nicht mehr ...*"

„*Sie haben vergessen, dass das Licht durch das Auge ins Herz fällt und dann aus dem Herzen hinaus durch das Auge nach außen leuchtet.*"

„*Der Kreislauf ist unterbrochen.*"

Und in den letzten Sätzen, die beide Engel gemeinsam aus dem Off an die Menschen und uns Zuschauer im Kino richten, beschwören sie die verlorene Kraft des Glaubens wie eine Erinnerung an die Zeit *vor* der Entfremdung vom eigenen Selbst:

„*Ihr ... ihr, die wir lieben, ihr seht uns nicht, ihr hört uns nicht, ihr wähnt uns in weiter Ferne, und doch sind wir so nah ... Wir sind die Boten, um die Nähe zu bringen, zu denen in der Ferne. Wir sind nicht die Botschaft, wir sind die Boten. Die Botschaft ... ist die Liebe. Wir ... sind nichts. Ihr ... seid uns alles. Lasst uns in euren Augen wohnen. Seht eure Welt durch uns hindurch. Erobert euch mit uns den liebevollen Blick zurück. Dann sind wir euch nahe ... und ihr ... Ihm.*"

Durch die distanzierte Perspektive dieser „überirdischen" Wesen – an deren Existenz wir ebenso wenig glauben „müssen" wie an diejenige „Gottes", um über unsere menschliche Situation reflektieren zu können – ergibt sich, von der schöpferischen, (film-)künstlerischen Metaebene her, zugleich eine Gelegenheit zur „Analyse" *und* „Therapie" unserer Daseinsbedingungen.

Der Film legt einen Zusammenhang zwischen der *Krankheit Entfremdung* mit unserem *verlorenen Glauben* nahe, was uns hier von überaus empathischen, „feingeistigen" Wesen gespiegelt wird, die uns zuliebe sogar Sterbliche sein wollen und unter unserer Blindheit mindestens so leiden wie an ihrer eigenen Hilflosigkeit, da sie zwar verstehen, aber nicht direkt eingreifen können.

Dadurch kann gerade dieses Kunstwerk besonders eindringlich das Wunder unserer Sehnsucht nach einem eigenen Selbst bezeugen, das aus dem Glauben an seine Möglichkeit geboren wird.

Solange solche Werke entstehen – und gerade die Filme von Wim Wenders sind immer auch *Gesamtkunstwerke*, deren Geschichte aus magischen Kamerabildern, kongenialer Musik und überaus inspirierten Darstellern komponiert ist –, und solange wir ihre Kunst wahrnehmen können, werden sie zum Ausdruck einer Schönheit, die uns an jene Ewigkeit erinnert, in der wir ursprünglich zu Hause sind.

Wahrhaftige Kunst bezieht ihre Wirkung eben nicht aus spektakulären, oberflächlich lauten Effekten, sondern aus der Sehnsucht einer poetischen Fantasie, die von dem „Dahinter" kündet, von jener Wahrheit außerhalb der Höhle, von unserem wahren Selbst hinter der Fassade des angepassten Ich. So wie ein wahrhaftiger Film zwar die Dunkelheit eines Kinosaales, als einer „künstlichen Höhle", braucht, um seine Bildergeschichten auf die Leinwand projizieren zu können, handelt er doch vom wirklichen Dasein und Zusammenleben der Menschen jenseits des Kinos.

Alle Kunst der Menschheit entsteht, weil Einzelne an etwas *glauben*, dem sie Ausdruck verleihen wollen, ganz unabhängig davon, ob sich ihr Glaube aus eigener Sucht oder Sehnsucht entwickelt hat, ob sie von ihrer Verzweiflung künden müssen oder anderen Menschen ihre Hoffnung vermitteln wollen. Die *Kunst* an sich ist schon ein wesentlicher Hinweis auf die *Geistigkeit* des Menschen, auf seine *Sehnsucht nach Transzendenz* und seine Fähigkeit zur Distanz – zum Ich und zur Welt, in der dieser Mensch existiert.

Erst aus dem *Nachdenken* über das eigene Dasein, im *Philosophieren* des Einzelnen, erwächst das *Bewusstsein der Existenz des eigenen Selbst*, das die Freiheit hat, sich schöpferisch zu entfalten und seine Person in dieser Welt zu verwirklichen.

Diese *Freiheit* belohnt sich selbst als jenes Wunder, das ihr geschenkt worden ist, so wie die Tatsache des eigenen Daseins in der Welt jederzeit einen absoluten Wert bedeutet, der nicht erst unter Beweis gestellt werden oder „verdient" werden muss.

Jeder Vergleich zwischen Menschen, jedes Messen und Beurteilen, verliert seinen Sinn, wenn es um den Wert der konkreten einzelnen Existenz geht. Die kann sich nur am Maß ihrer eigenen Sehnsucht orientieren und nur für sich allein wahrnehmen und eingestehen, wie krank oder gesund – süchtig oder sehnsüchtig –, unfrei oder frei, ungläubig oder gläubig sie sich empfindet und entsprechende Konsequenzen daraus ziehen.

Wenn die Freiheit zur Entfaltung eines eigenen Selbst potenziell zum Wesen des Menschen gehört, so ist *jeder Einzelne* dazu berufen und trägt für sich die *Verantwortung*, dieser Berufung zu entsprechen oder nicht. Das bedeutet keineswegs, dass er *allein* dafür verantwortlich ist, was aus ihm wird, oder dass er gar „selber Schuld" daran hat, wenn er erkrankt und seine Entwicklung gestört ist. Kein Mensch erkrankt „freiwillig", jeder unbewusste „Krankheits*gewinn*" – schon das Wort verrät seine Herkunft aus dem Ungeist der Wettbewerbsgesellschaft – ist eine Kompensation der Not fehlender Ausdrucksmöglichkeiten und der Gewalt unabänderlich erscheinender Lebensverhältnisse.

Doch trotz aller Widrigkeiten bleibt die Möglichkeit von Freiheit immer daran gebunden, dass der Einzelne an sie *glaubt* und die *letzte Verantwortung* – wie die, über Sein oder Nichtsein zu entscheiden – sich und dem anderen tatsächlich zutraut, mögen die Handlungsräume auch noch so eingeschränkt sein und oft nur *die Freiheit zu erkranken* als „Ausweg" offenlassen.

Wie in diesem Buch immer wieder betont wurde, ist die *Sucht* nur die andere, leidvolle Seite der *Sehnsucht*, ihr verzweifelter Gegenpol, der noch im Mangel an Gesundheit und Geborgenheit von jener Freiheit kündet, sein eigenes Selbst schöpferisch gestalten zu können. Diese Ambivalenz bedeutet eben gerade, dass es die Freiheit des Menschen nur als eine *existenzielle* geben kann, und dazu wird sie nur, wenn der Einzelne an ihre Wirklichkeit *glaubt* und sie von sich aus ergreift, um tatsächlich jenes eigene Selbst werden zu können, das er der Möglichkeit nach ist. Dabei sind so viele Hindernisse und Widerstände des Schicksals zu überwinden, wie sich Gelegenheiten bieten, eigene Antworten zu geben und neue Wege zu finden. Jede Situation, jeder Augenblick kann einem als nie gehörte Frage erscheinen und vor ungeahnte Rätsel stellen, die zu Antworten und Lösungen herausfordern.

Die Welt könnte in jedem Moment wunderbar und geheimnisvoll wie für ein Kind erscheinen – wenn wir uns das Staunen bewahren und ihren Phänomenen wirklich unsere ganze Aufmerksamkeit widmen würden.

Und alles bliebe offen, interessant und geheimnisvoll, jeder Tag ein unergründlich vielschichtiges Rätsel voller *augenblicklicher* Abenteuer, wenn der Mensch, noch wie ein Kind so unbefangen der Welt zugewandt, sich von seinen inneren Impulsen begeisterter Aufmerksamkeit leiten ließe – wenn ihn, jenseits des Notwendigen, nichts als die eigene Sehnsucht inspirierte.

Doch *am Anfang war die Angst*, und sie ist und bleibt der erste Eindruck im Leben, den jedes Neugeborene hat. Weil der Einzelne zunächst fremd ist auf der Welt, nackt und hilflos aus der warmen und nährenden Heimat des Mutterleibes unter Schmerzen hervorgebracht, hängt so vieles von den Menschen seiner Umgebung ab, ob er das Dasein an diesem neuen Ort als geborgen erleben kann oder nicht.

Wir kommen gewissermaßen krank und erlösungssüchtig zur Welt und müssen erst einmal vom Schock der Geburt und dem Trauma unserer Vertreibung aus dem Paradies „geheilt" werden, bedürfen der intensiven Beruhigung und liebevollen, mit allen Sinnen erfahrbaren Nähe, um uns auch in der neuen Situation wohlfühlen zu können.

In dieser besonders heiklen, schutzbedürftigen und gefährdeten Lebensphase geschehen die tiefgreifendsten *Verletzungen* eines Menschen, von denen in diesem Buch vielfach die Rede war. Hier bildet sich die Grundlage seines Vertrauens und seines Glaubens an die Bedeutung seiner Existenz für die Ewigkeit und an die ihm geschenkte Freiheit zur schöpferischen Entfaltung des eigenen Selbst, mag sie auch viel später erst bewusst werden. Oder es können sich bereits, massiv oder latent, die Wurzeln einer mehr oder weniger früh, mehr oder weniger stark ausgeprägten *Störung* seines *Selbstwertgefühls* entwickeln, das bei jeder psychischen Erkrankung entscheidend verletzt worden ist. Dann wird seine Entfremdung chronisch.

So erscheint diese Filmgeschichte von Engeln und Menschen als mögliche Metapher einer *Psychosomatik der Existenz*: Mensch und Engel als die beiden Seiten ein und desselben Wesens, eines geistbegabten *Leibes* (Mensch) und körperlosen *Geistes* (Engel), eines süchtigen Ich und eines sehnsüchtigen Selbst, die ihre natürliche Verbindung zueinander verloren haben und so beide in ihrer Entfremdung erstarrt bleiben – *In weiter Ferne, so nah!*

Die *Menschen* haben ihre Sehnsucht nach Transzendenz verloren und begnügen sich mit ihren oberflächlichen Zerstreuungen, wollen mit ihren Süchten jene existenzielle Angst vor dem Tod vertreiben, als dem vermeintlichen Ende aller Zeit, obwohl gerade das

Bewusstsein der Endlichkeit zum Ursprung ihres eigenen Selbst werden könnte. Und die *Engel* spüren ohne ihre schönen, sinnlichen Gefährten, denen sie geistige Inspiration und Sehnsucht nach der Ewigkeit schon zu Lebzeiten schenken möchten, denen sie das Licht bringen wollen in die Finsternis und sagen, „Fürchtet euch nicht", keine lebendige Kraft mehr in sich, keine irdische Liebe, die sie beflügelt.

Die Entfremdung zwischen Menschen und Engeln auf der Leinwand symbolisiert dabei die tragische „Spaltung" im Einzelnen: seine persönliche Entfremdung zwischen Ich und Selbst, zwischen Sucht und Sehnsucht, zwischen Diesseits und Jenseits der Höhle, in der er sich gefangen fühlen muss – oder aus der er sich himmelwärts befreien kann.

Und wie es gelingen könnte, diese Entfremdung zu überwinden, wie der Einzelne diese vermeintlichen Gegensätze in sich auf einer anderen Ebene verbindet, sie transzendiert auf etwas Neues, Ureigenes hin, in dem er sich beheimatet fühlt und alle früheren Entwicklungen im doppelten Wortsinn *aufgehoben* erscheinen, das zeigt dieser Film inhaltlich und zugleich in seiner schönen und wahrhaftigen Gestalt als ein von Menschen geschaffenes *Kunstwerk*.

Der Sinn unserer Existenz verwirklicht sich in ihrem eigenen, selbstbewussten, schöpferischen Ausdruck, in ihrer eigenen Sehnsucht nach dem *Schönen* (*Guten, Wahren*), die sich selbst und dem „Nächsten" zuliebe aus dankbarer Freude über das Wunder ihres Daseins eine persönliche Antwort geben möchte.

In der schöpferischen Gestaltung seiner eigenen „Persönlichkeit" – nur ein anderer Begriff für das *Selbst* – entsteht das *Kunstwerk der Existenz* dieses konkreten einzelnen Menschen in der Welt, der sich auf seine unvergleichliche, unersetzbare Weise ausdrückt. Dabei ist ganz unerheblich, welche bestimmten, von anderen wahrnehmbaren Schöpfungen er zeitlebens hervorbringen mag.

In diesem Sinn ist tatsächlich „jeder Mensch ein Künstler" (nach dem viel zitierten Diktum von Joseph Beuys) und als solcher zugleich *Bote* einer Wahrheit aus einer anderen als der bloß sichtbaren Welt – und zugleich etwas anderes als eine bloße Idee oder reiner Geist, sondern lebendiges Zeugnis einer zeitlosen Wahrheit für die Ewigkeit:

„*Wir sind die Boten, um die Nähe zu bringen, zu denen in der Ferne … Wir sind nicht die Botschaft, wir sind die Boten … Die Botschaft … ist die Liebe.*"

Künstler sind Boten des Schönen und der Liebe, und, im Unterschied zu den Engeln, sinnliche Menschen voller Sehnsucht nach der Ewigkeit. Jeder Mensch ein Künstler, jeder Künstler ein Bote des Himmels, in dem das Schöne ewig wiederkehrt.

Der letzte Abschnitt dieses Buches bezieht sich auf den *Glauben* des Menschen als einer wesentlichen *Ausdrucksweise* seiner Existenz und deren „Entfaltung für die Ewigkeit". Damit schließt sich der Kreis zum Ausgangspunkt dieser Überlegungen zum Verständnis von Krankheit als Ausdruck der Entfremdung vom *wahren Selbst* des Menschen, das immer die Sehnsucht des Einzelnen nach einem *eigenen Selbst* ist – und zur Tatsache aller menschlichen Erkenntnis als einer immer nur *möglichen Glaubenswahrheit*, deren Gültigkeit jeder Einzelne immer nur für sich selbst existierend bezeugen kann.

Diese existenzielle Dimension von Krankheit und Gesundheit des Menschen sollte hier in einer Weise ernst genommen werden, dass sich darin gleichermaßen ein Bewusstsein der Verletzbarkeit und Ohnmacht des Einzelnen vermittelt, wie sich die mögliche Freiheit seines Selbstbewusstseins erhellt, das ihm aufträgt, unter allen Umständen die Sehnsucht nach dem Schönen zu bewahren – dieses *Schöne* ganz ursprünglich verstanden, als zu Lebzeiten *unerreichbare Vollkommenheit*, die sich auf *Körper*, *Seele* und *Geist* bezieht, wie in jenem Mythos der Diotima, von *Eros* als dem Sohn von Überfluss und Mangel.

Platon (1983b) lässt in seinem *Gastmahl* Sokrates ihre Geschichte überliefern. Darin erscheint Eros gleichsam als die personifizierte Sehnsucht des Menschen, die diesen zu jenem „Zwischenwesen" bestimmt hat, das sich, seiner Natur gemäß, immerfort nach dem Schönen, Guten und Wahren sehnt, ohne es jedoch zu Lebzeiten wirklich erreichen zu können:

> Was wäre also, sprach ich, Eros? Etwa sterblich?
>
> Keineswegs.
>
> Aber was denn?
>
> Wie oben, sagte sie, zwischen dem Sterblichen und Unsterblichen.
>
> Was also, o Diotima?
>
> Ein großer Dämon, o Sokrates. Denn alles Dämonische ist zwischen Gott und dem Sterblichen.
>
> Und was für eine Verrichtung, sprach ich, hat es?
>
> Zu verdolmetschen und zu überbringen den Göttern, was von den Menschen, und den Menschen, was von den Göttern kommt, der einen Gebete und Opfer und der andern Befehle und Vergeltung der Opfer. In der Mitte zwischen beiden ist es also die Ergänzung, so daß nun das Ganze in sich selbst verbunden ist. Und durch dies Dämonische geht auch alle Weissagung und die Kunst der Priester in bezug auf Opfer, Weihungen und Besprechungen und alle Wahrsagung und Bezauberung. Denn Gott verkehrt nicht mit Menschen, sondern aller Umgang und Gespräch der Götter mit den Menschen geschieht durch dieses, sowohl im Wachen als im Schlaf. Wer sich nun hierauf versteht, der ist ein dämonischer Mann, wer aber nur auf andere Dinge oder irgend auf Künste und Handarbeiten, der ist ein gemeiner. Solcher Dämonen oder Geister nun gibt es viele und von vielerlei Art, einer aber von ihnen ist auch Eros.
>
> Wer aber, fragte ich, ist sein Vater und seine Mutter?
>
> Weitläufiger, sprach sie, ist dies zwar zu erzählen; doch will ich es dir sagen. Als nämlich Aphrodite geboren war, schmausten die Götter, und unter den übrigen auch Poros, der Sohn der Metis. Als sie nun abgespeist, kam, um sich etwas zu erbetteln, da es doch festlich herging, auch Penia und stand an der Tür. Poros nun, berauscht vom Nektar, denn Wein gab es noch nicht, ging in den Garten des Zeus hinaus, und schwer und müde wie er war, schlief er ein. Penia nun, die ihrer Dürftigkeit wegen den Anschlag faßte, ein Kind mit Poros zu erzeugen, legte sich zu ihm und empfing den Eros. Deshalb ist auch Eros der Aphrodite Begleiter und Diener geworden, wegen seiner Empfängnis an ihrem Geburtsfest, und weil er von Natur ein Liebhaber des Schönen ist und Aphrodite schön ist. Als des Poros und der Penia Sohn aber befindet sich Eros in solcherlei Umständen: Zuerst ist er immer arm und bei weitem nicht fein und schön, wie die meisten glauben, vielmehr rauh, unansehnlich, unbeschuht, ohne Behausung, auf dem Boden immer umherliegend und unbedeckt, schläft vor den Türen und auf den Straßen im Freien und ist der Natur seiner Mutter gemäß immer der Dürftigkeit Genosse. Und nach seinem Vater wiederum stellt er dem Guten und Schönen nach, ist tapfer, keck und rüstig, ein gewaltiger Jäger, allezeit irgend Ränke schmiedend, nach Einsicht strebend, sinnreich, sein ganzes Leben lang philosophierend, ein arger Zauberer, Giftmischer und Sophist, und weder wie ein Unsterblicher geartet noch wie ein Sterblicher, bald an demselben

> Tage blühend und gedeihend, wenn es ihm gut geht, bald auch hinsterbend, doch aber wieder auflebend nach seines Vaters Natur. Was er sich aber schafft, geht ihm immer wieder fort, so daß Eros nie weder arm ist noch reich und auch zwischen Weisheit und Unverstand immer in der Mitte steht. Dies verhält sich nämlich so: Kein Gott philosophiert oder begehrt, weise zu werden, sondern er ist es, noch auch, wenn sonst jemand weise ist, philosophiert dieser. Ebensowenig philosophieren auch die Unverständigen oder bestreben sich, weise zu werden. Denn das ist eben das Arge am Unverstande, daß er, ohne schön und gut und vernünftig zu sein, doch sich selbst ganz genug zu sein dünkt. Wer nun nicht glaubt, bedürftig zu sein, der begehrt auch das nicht, dessen er nicht zu bedürfen glaubt.
>
> Wer also, sprach ich, Diotima, sind denn die Philosophierenden, wenn es weder die Weisen sind noch die Unverständigen?
>
> Das muß ja schon, sagte sie, jedem Kinde deutlich sein, daß es die zwischen beiden sind, zu denen auch Eros gehören wird. Denn die Weisheit gehört zu dem Schönsten und Eros ist Liebe zu dem Schönen; so daß Eros notwendig weisheitsliebend ist und also als philosophisch zwischen den Weisen und Unverständigen mitteninne steht. Und auch davon ist seine Herkunft Ursache; denn er ist von einem weisen und wohlbegabten Vater, aber von einer unverständigen und dürftigen Mutter. Dies also, lieber Sokrates, ist die Natur dieses Dämons. Was du aber glaubtest, daß Eros sei, ist nicht zu verwundern. Du glaubtest nämlich, wie ich aus dem, was du sagst, vermuten muß, Eros sei das Geliebte, nicht das Liebende. Daher, meine ich, erschien dir Eros so wunderschön. Denn das Liebenswerte ist auch in der Tat das Schöne, Zarte, Vollendete, Seligzupreisende. Das Liebende aber hat ein anderes Wesen, so wie ich es beschrieben habe. (Platon,1983b)

Die menschliche *Sehnsucht nach Vollkommenheit*, nach Überwindung aller Gegensätze, kann immer nur für schöne, selbstbewusste Augenblicke, im Ausdruck der eigenen (Lebens-)Kunst, Erfüllung finden, und sie existiert inmitten der Gegensätze, deren wesentlicher die menschliche Existenz selbst ist.

Weil wir auf Erden Sterbliche sind, sehnen wir uns nach einer Antwort auf die Frage nach dem *Warum* und können sie nur in der Tatsache unserer Existenz selbst finden, im Maß unserer Sehnsucht nach jenem vollkommen Schönen, das die „absolute Wahrheit" Gottes wäre.

Wenn wir jeden einzelnen Menschen als einen ursprünglichen Schönheitssucher begreifen, als einen „vollkommen Sehnsüchtigen", der er ist, als sein eigener Lebenskünstler, dann entwickeln wir ein anderes Bewusstsein seiner Bedeutung und ein anderes Verständnis von Krankheit und Gesundheit des Einzelnen: eines, das seinen Selbstwert nicht länger verletzt, in dem es ihn zwingt, einer Macht zu gehorchen, die ihn dafür benutzt, ihre eigene Ohnmacht nicht erkennen zu müssen.

Erst im Verständnis unserer eigentlichen Größe als menschliche Wesen kann eine solidarische Kraft zwischen uns allen erwachsen.

Der Glaube des Einzelnen – dem dieser in seiner Existenz schöpferisch liebevollen Ausdruck verleiht –, inspiriert und befreit auch den Nächsten zu sich selbst. Es ist der Glaube daran, im Selbstbewusstsein der eigenen Sehnsucht nach dem Schönen eine Geborgenheit für die Ewigkeit zu finden.

Wir alle existieren nur im und durch den Glauben an die *Möglichkeit* einer Wahrheit, die uns Sinn und Hoffnung schenkt, wie uns das Leben geschenkt wurde, an dessen Wirklichkeit und Transzendenz wir ebenfalls nur glauben können.

Jede Eindeutigkeit, die definiert ist, ob durch die Lehre einer Wissenschaft, einer Partei oder einer Sekte, jede Wahrheit, die angeblich offenbart wurde, jedes Gesetz, dem es sich zu beugen gilt, unterdrückt diese Freiheit des Glaubens und damit die Existenz jedes Einzelnen. Sie beschränkt seine Selbstständigkeit, bestreitet sein Empfinden, widerspricht seiner Sehnsucht und verletzt seine Würde als menschliches Wesen, die ihm gerade mit der Freiheit des Glaubens an die Bedeutung seines eigenen Selbst zukommt.

Wer oder was ihm diese Bedeutung verliehen hat, muss dabei ebenso der Glaubensentscheidung des Einzelnen überlassen bleiben, nur so bewahrheitet sich faktisch die *Möglichkeit* von der Freiheit jedes Einzelnen. Ob er zuletzt unfrei ist und bleibt, ein Spielball kosmischer Gesetze oder göttlicher Willkür, ob am Ende oder im Jenseits eine der philosophischen, religiösen, wissenschaftlichen oder politischen Ideologien „recht" hat oder keine oder jede ein wenig, ist ganz unerheblich und spielt keine Rolle im Angesicht einer Ewigkeit, an die nur von jedem Einzelnen als seiner eigenen geglaubt werden kann.

Es *muss* gerade offenbleiben, was „absolut" wahr ist, denn wir alle existieren nicht losgelöst von diesem menschlichen Dasein in dieser Welt, die wir nur verschieden interpretieren und entsprechend verändern können.

Doch solange darin nicht für die Existenz *jedes konkreten Einzelnen* die *Möglichkeit* gegeben ist, seiner Sehnsucht nach einem eigenen Selbst bewusst zu werden und sie zeitlebens angemessen schöpferisch auszudrücken, herrscht die Gewalt der Macht und macht uns krank statt gesund und frei.

Gewalt steckt an, denn sie verbreitet Angst und Schrecken, auf die mit Gegengewalt reagiert wird, die uns und andere krank werden lässt, weil sie ebenso der *Sucht* entstammt. Wer eine Sucht mit Gewalt bekämpft, wer nur Symptome unterdrücken oder beseitigen will, ist immer schon *co-abhängig* und braucht den Beweis seiner Macht, um sich stark zu fühlen – wie der Spielsüchtige den Kick eines Gewinns oder der Ängstliche seine Beruhigungspille.

Sobald wir an die Sehnsucht glauben, glauben wir an die Liebe und in ihrem Geist an die Freiheit eines anderen Weges.

Noch im Dunkel der Höhle sehnen wir uns schon nach dem Licht, in jeder Krankheit verbirgt sich die Sehnsucht nach Heilung, und auf Gewalt können wir eines Tages womöglich mit Liebe antworten – wenn wir in unserem eigenen Selbst geborgen sind.

Der Weg dorthin ist oft schwer zu finden und voller Hindernisse. Wir können uns verirren und vom Weg abkommen, rückfällig werden in die Gewalt der Sucht und die Hoffnung beinahe aufgeben, weil die Krankheit schon viel zu lange dauert.

Wenn wir jedoch nur einen klaren Augenblick im hellen Licht unseres wahren Selbst geborgen waren, jenseits der ohnmächtigen Angst, wenn wir die Stimme des Engels in uns vernehmen konnten, der von der Bedeutung unseres Daseins für die Ewigkeit sprach, existieren wir für immer aus seiner Gewissheit und sehnen uns danach, dass dieser Augenblick wiederkehrt, wie lange es bis dahin auch dauern mag.

Dann folgen wir diesem Aufleuchten der Liebe als unserer Sehnsucht nach dem Schönen, dessen Kraft wir wachrufen und entfalten wollen, in uns und für andere, jetzt und in alle Ewigkeit.

Wir werden gesund durch Sehnsucht nach dem Schönen und bleiben es in jedem wahrhaftigen Augenblick – wie krank von Gewalt wir auch jetzt noch sein mögen.

Jenseits der Entfremdung nichts als die Dauer des eigenen Selbst.

Literatur

Ainsworth, M., *Bindung zwischen Mutter und Kind und soziale Entwicklung*, in: Grossman, K.E./ Grossmann, K. [Hrsg.], *Bindung und menschliche Entwicklung. John Bowlby, Mary Ainsworth und die Grundlagen der Bindungstheorie, 2003*

Angell, M., *Der Pharma-Bluff – Wie innovativ die Pillenindustrie wirklich ist*, 2005

Bachmann, I., *Das dreißigste Jahr*, 1972

Baeumler, A., *Nietzsche, der Philosoph und Politiker*, 1931

Bartens, W., *Die Pille für jede Lebenslage*, in: *Süddeutsche Zeitung*, 15.01.2008

Beck, U., *Risikogesellschaft – Auf dem Weg in eine andere Moderne*, 1986

Bowlby, J., *Bindung. Eine Analyse der Mutter-Kind-Beziehung*, 1975

Brisch, K. H., *Bindungsstörungen*, 2006

Burnett, F. H., *The Secret Garden*, 1911

Camus, A., *Die Pest*, 1950

Camus, A., *Der Mythos von Sisyphos – Ein Versuch über das Absurde*, 1959

Camus, A., *Der Mensch in der Revolte: Das mittelmeerische Denken*, 1969

Camus, A., *Zwischen Ja und Nein – Frühe Schriften: Hochzeit in Tipasa*, 1986

Canterbury, A. von, *Proslogion*, 2005, Kapitel 2–4

Chelsom, P. (Regie), *Weil es Dich gibt*, Buch: Marc Klein, USA, 2001 Gabriel García Márquez, *Die Liebe in den Zeiten der Cholera*, 1987

Chua, A., *Die Mutter des Erfolgs. Wie ich meinen Kindern das Siegen beibrachte*, 2011

Cioran, E. M., *Vom Nachteil, geboren zu sein*, 1979

Coixet, I. (Regie und Buch), *Das geheime Leben der Worte*, Spanien, 2005

Csíkszentmihályi, M., *Flow: Das Geheimnis des Glücks*, 2010

Dawkins, R., *Der Gotteswahn*, 2008

Delpy, J., *Let Me Sing You A Waltz*, 2003

Ehrenberg, A., *Das erschöpfte Selbst – Depression und Gesellschaft in der Gegenwart*, 2004

Fairweather Low, A., *Half as Nice* (gesungen von Amen Corner), 1969

Figal, G., *Sokrates*, 2006

Frankl, V. E., *...trotzdem Ja zum Leben sagen – Ein Psychologe erlebt das Konzentrationslager*, 1982

Frankl, V. E., *Der unbewusste Gott*, 1992

Frankl, V. E., *Der leidende Mensch: Anthropologische Grundlagen der Psychotherapie*, 1996

Frankl, V. E., *Existenzanalyse als Explikation personaler Existenz*, in: *Logotherapie und Existenzanalyse*, 1998

Frankl, V. E., *Logotherapie und Existenzanalyse*, Kap. 5: *Grundriß der Existenzanalyse und Logotherapie* 1998 [1959]

Frankl, V. E., *Der Mensch vor der Frage nach dem Sinn*, 2004

Frankl, V. E., *Ärztliche Seelsorge: Drei Wertkategorien*, 2005

Freud, S., *Neue Folge der Vorlesungen zur Einführung in die Psychoanalyse*, 1974

Freud, S., *Drei Abhandlungen zur Sexualtheorie, II. Die infantile Sexualität*, 2000a

Freud, S., *Vorlesungen, 32. Angst und Triebleben*, 2000b

Freud, S., *Ratschläge für den Arzt bei der psychoanalytischen Behandlung, Studienausgabe, Ergänzungsband*, 2000c

Freud, S., *Jenseits des Lustprinzips*, in: *Studienausgabe*, Band III: *Psychologie des Unbewussten*, 2000d
Freud, S., *Das Unbehagen in der Kultur*, in: *Studienausgabe*, Band IX: *Fragen der Gesellschaft – Ursprünge der Religion*, 2000e
Fromm, E., *Haben oder Sein*, 1976
Giebel, M., *Das Orakel von Delphi*, 2001
Graeber, D., *Schulden – Die ersten 5000 Jahre*, 2012
Grimm, Brüder, *Schneewittchen*, in: *Kinder und Hausmärchen*, 1999a
Grimm, Brüder, *Die Bremer Stadtmusikanten*, in: *Kinder- und Hausmärchen*, 1999b
Grossmann, K./Grossmann/K. *Bindung – Das Geflecht des Lebens*, DVD des Vortrags bei den 59. Lindauer Psychotherapiewochen, 2009
Hamer, D., *Das Gottes-Gen*, 2006
Hardo, T., *Das große Karma-Handbuch*, 2002
Hawke, E., *Hin und weg*, 1996
Heidegger, M., *Sein und Zeit*, 1977, 6. Kapitel, § 41
Heidegger, M., *Gesamtausgabe, 11: Die Kehre*, 2006
Holland, A. (Regie), *Der geheime Garten*, Buch: Caroline Thompson (nach dem Roman von Frances Hodgson Burnett), USA, 1993
Holsboer, F., *Psychische Störungen sind Hirnerkrankungen*, Interview in: Gehirn & Geist, 11.11.2011
Hüther, G. *Auf der Suche nach dem verlorenen Glück der Einheit von Denken, Fühlen und Handeln*, Vortrag auf dem Kongress „Dimensionen des Lebens" in Wels, DVD, 2009
Hüther, G., *Was wir sind und was wir sein könnten*, 2011
Jaspers, K., *Vernunft und Existenz*, 1935
Kierkegaard, S., *Die Krankheit zum Tode*, 1959
Kierkegaard, S., *Gesammelte Werke*, Abt. 15: *Stadien auf dem Lebensweg*, Bde. 1 und 2, 1959
Kohut, H., *Narzißmus*, 1973
Lavrin, J., *Dostojevskij*, 1963
Leuzinger-Bohleber, M., *Frühe Kindheit als Schicksal?*, 2009
Leuzinger-Bohleber, M./Brandl, Y./Hüther, G. (Hrsg.), *ADHS – Frühprävention statt Medikalisierung*, 2006
Libet, B., *Haben wir einen freien Willen?*, in: Geyer, C. (Hrsg.), *Hirnforschung und Willensfreiheit. Zur Deutung der neuesten Experimente*, 2004
Liedloff, J., *Auf der Suche nach dem verlorenen Glück – Gegen die Zerstörung unserer Glücksfähigkeit in der frühen Kindheit*, 1980
Linklater, R. (Regie und Buch), *Before Sunrise*, Buch mit Kim Krizan, USA/Österreich/Schweiz, 1994
Linklater, R. (Regie und Buch), *Before Sunset*, Buch mit Kim Krizan, Julie Delpy und Ethan Hawke, USA, 2004
Linklater, R. (Regie und Buch), *Before Midnight*, Buch mit Kim Krizan, Julie Delpy und Ethan Hawke, USA, 2013
Lukas, E., *Lehrbuch der Logotherapie: Das Menschenbild der Logotherapie*, 2006
Maldoom, R., *Tanz um Dein Leben, Meine Arbeit – meine Geschichte*, 2010
Masson, J., *Was hat man dir, du armes Kind getan? Sigmund Freuds Unterdrückung der Verführungstheorie*, 1991
McLuhan, M., *Das Medium ist die Botschaft*, 2008
Miller, A., *Das verbannte Wissen*, 1988
Nietzsche, F., *Also sprach Zarathustra, Vierter Teil, Das trunkne Lied 11*, 1966
Nietzsche, F., *Also sprach Zarathustra, Erster Teil, Von der schenkenden Tugend 3*, 1966
Nietzsche, F., *Zur Genealogie der Moral, Erste Abhandlung, „Gut und Böse", „Gut und Schlecht"*, in: *Kritische Studienausgabe*, Bd. 5, 1980a
Nietzsche, F., *Die fröhliche Wissenschaft*, Zweites Buch, Aphorismus 125: *Der tolle Mensch*, in: *Kritische Studienausgabe*, Band 3, 1980b

Oz, F. (Regie), *Was ist mit Bob?*, Buch: Tom Schulman, USA, 1991
Platon, *Die Briefe: Der siebente Brief*, 1947
Platon, *Menon*, in: *Sämtliche Werke 2*, 1983a
Platon, *Symposion*, in: *Sämtliche Werke 2*, 1983b
Platon, *Phaidros oder vom Schönen*, in: Platon, *Drei große Dialoge*, 2002
Preisner, Z./Kaz, E., *Winter Light* (gesungen von Linda Ronstadt), 1993
Riemeyer, J., *Die Logotherapie Viktor Frankls*, 2002
Ross, W., *Der ängstliche Adler, Friedrich Nietzsches Leben*, 1980
Safranski, R., *Romantik. Eine deutsche Affäre*, 2007
Saitoti, T. O./Beckwith, C., *Die Massai: Land und Menschen*, 1981
Saura, C. (Regie und Buch) *Los, Tempo!*, Spanien, 1980
Scheler, M., *Der Formalismus in der Ethik und die materiale Wertethik*, in: *Gesammelte Werke, Band 2*, 1966
Schmidbauer, W., *Die hilflosen Helfer*, 1977
Schmidt, H., *Das Gesetz des Dschungels*, in: Die ZEIT, Nr. 50, 12.2003
Schulz, G. (Hrsg.), *Novalis Werke, Aus dem „Allgemeinen Brouillon" 1798–1799*
Stein, S., *Afrika und Picasso*, 2008, www.journal-ethnologie.de
Stevens, C., *The First Cut is the Deepest*, 1967
Strasser, P., *Glück – Über das Gefühl, lebendig zu sein*, 2011
Teischel, O., *Selbstsein – Notwendigkeit und Paradox einer Philosophie der Existenz*, 1984
Teischel, O., *Das Maß der Sehnsucht*, 2002
Theodor W. Adorno, *Minima Moralia – Reflexionen aus dem beschädigten Leben* 2008
Weir, P. (Regie) *Die Truman Show*, Buch: Andrew Niccol, USA 1998
Weischedel, W., *Größe und Elend des Menschen.* Aus den „Penseées" von Blaise Pascal, 1979
Weiss, W., *Korrupte Medizin*, 2008
Wenders, W. (Regie und Buch), *Der Himmel über Berlin*, Buch mit Peter Handke, Deutschland, 1987
Wenders, W. (Regie und Buch), *In weiter Ferne, so nah!*, Buch mit Richard Reitinger und Ulrich Zieger, Deutschland, 1993
Williamson, M., *Rückkehr zur Liebe*, 1992
Wilson Schaef, A., *Im Zeitalter der Sucht*, 1989
Wilson Schaef, A., *Die Flucht vor der Nähe*, 1990
Wilson Schaef, A., *Co-Abhängigkeit*, 1996
Wilson Schaef, A., *Leben im Prozess*, 2004
Wilson Schaef, A., *Leben im Prozess*, 2009
Wilson Schaef, A., *Mein Weg zur Heilung*, 1993

Anmerkungen

Einleitung: Die Idee und ihre Entwicklung

Novalis, *Heinrich von Ofterdingen*, 2001, 1. Kapitel,
Deutsches Wörterbuch von Jacob und Wilhelm Grimm, Band 20, Internetausgabe
Wolfgang Welsch, *Unsere postmoderne Moderne*, 2002
Paul Feyerabend, *Wider den Methodenzwang*, 1981, S. 35
Martin Heidegger, *Sein und Zeit*, 1977, 2. Abschnitt, 1. Kapitel
Alice Miller, *Das Drama des begabten Kindes und die Suche nach dem wahren Selbst*, 1979

Sucht und Sehnsucht: Zur Existenzphilosophie der Krankheit

Allgemeine Erklärung der Menschenrechte, UN-Resolution vom 10.12.1948
WHO (Weltgesundheitsorganisation), *Internationale statistische Klassifikation psychischer Störungen (ICD-10)*, 2005
APA (American Psychological Association) (Hrsg.), *Diagnostisches und Statistisches Manual Psychischer Störungen (DSM-IV)*, 2000
Carl Sandburg, *The People, yes*, 1936, S. 43
Alice Miller, *Am Anfang war Erziehung*, 1980
Sören Kierkegaard, *Unwissenschaftliche Nachschrift*, in: *Gesammelte Werke*, 1962, 1. Teil, S. 194

Vom Wesen des Menschen

Georg Wilhelm Friedrich Hegel, *Phänomenologie des Geistes*, 1973
Stavros Mentzos, *Lehrbuch der Psychodynamik. Die Funktion der Dysfunktionalität psychischer Störungen*, 2010

O. Teischel, *Krankheit und Sehnsucht – Zur Psychosomatik der Sucht*,
DOI 10.1007/978-3-642-41771-9, © Springer-Verlag Berlin Heidelberg 2014

Körper – Seele – Geist

Georgi, Schischkoff/Martin, Gessmann (Hrsg.), *Philosophisches Wörterbuch*, 2009
Gerd, Jütemann/Michael, Sonntag/Christoph, Wulf (Hrsg.), *Die Seele – Ihre Geschichte im Abendland*, 2005
Platon, *Phaidon oder Über die Unsterblichkeit der Seele*, in: Platon, *Drei große Dialoge*, 2002a
Platon, *Kratylos*, in: *Sämtliche Werke 2*, 1983a, S. 143
Platon, *Phaidros oder vom Schönen*, in: Platon, *Drei große Dialoge*, 2002b
Werner Beierwaltes, *Platonismus im Christentum*, 2001
Sigmund Freud, *Entwurf einer Psychologie*, 1895, in: *Gesammelte Werke, Nachtragsband*, 1999, S. 387
William, Masters/Virginia, Johnson, *Die sexuelle Reaktion*, 1967

Mensch – Ich – Selbst

Robert Merle, *Ein vernunftbegabtes Tier*, 1969
Theo Löbsack, *Versuch und Irrtum. Der Mensch: Fehlschlag der Natur*, 1974
Jean-Paul Sartre, *Ist der Existentialismus ein Humanismus?*, 1989, S. 155
Wolf Singer, *Ein neues Menschenbild?: Gespräche über Hirnforschung*, 2003
Wilhelm Weischedel, *Hegel oder Der Weltgeist in Person, in: Die philosophische Hintertreppe*, 1995, S. 209
René Descartes, *Philosophische Schriften in einem Band. Abhandlung über die Methode*, 1996, S. 55

Unbewusstsein – Bewusstsein – Selbstbewusstsein

Sigmund Freud, *Abriß der Psychoanalyse*, 1972, 1.Teil, 1. Kapitel,
Platon, *Apologie*, in: *Sämtliche Werke 1*, 1957, 6. Kapitel, S. 12

Materialismus – Idealismus – Sehnsucht (Existenz)

Karl Vorländer, *Philosophie des Altertums, Erste Periode: Vorsokratische Philosophie*, 1969
Hans Küng, *Existiert Gott?*, 1978
Florian Henckel von Donnersmarck (Regie und Drehbuch), *Das Leben der anderen*, 2006
Platon, *Phaidon oder Über die Unsterblichkeit der Seele*, in: Platon, *Drei große Dialoge*, 2002a
Johann Gottlieb Fichte, *Grundlage der gesamten Wissenschaftslehre*, 1997
Georg Wilhelm Friedrich Hegel, *Phänomenologie des Geistes*, 1973
Sören Kierkegaard, *Der Begriff der Angst*, 1844
Sören Kierkegaard, *Die Krankheit zum Tode*, 1849
Wilhelm Weischedel, *Kierkegaard oder Der Spion Gottes*, in: *Die philosophische Hintertreppe*, 1966
Otto Teischel, *Selbstsein – Notwendigkeit und Paradox einer Philosophie der Existenz*, 1984
Jean-Paul Sartre, *Das Sein und das Nichts*, 1993

Zur Psychosomatik des Geistes

Albert Camus, *Der Mythos von Sisyphos – Ein Versuch über das Absurde*, 1959, S. 9
Antoine de Saint-Exupéry, *Der kleine Prinz*, 1956, S. 54

Das verletzte Selbst

Daniel Goleman, *Emotionale Intelligenz*, 1997

Krankheiten des Körpers und der Seele

Sigmund Freud, *Abriß der Psychoanalyse/Das Unbehagen in der Kultur*, 1972
Henry F. Ellenberger, *Die Entdeckung des Unbewußten*, 1985, Kapitel VIII und IX

Hedwig Raskob, *Die Logotherapie und Existenzanalyse Viktor Frankls*, 2005
Viktor von Weizsäcker, *Warum wird man krank? Ein Lesebuch*, herausgegeben von Wilhelm Rimpau, 2008
Theodor W. Adorno, *Minima Moralia – Reflexionen aus dem beschädigten Leben* 2008, S. 59
Gottfried Wilhelm Leibniz, *Theodizee*, 1977
Alice Miller, *Die Revolte des Körpers*, 2004

Die Not der Sucht und unsere Suche nach dem Heil

Thure von Uexküll, *Das Placebo-Phänomen*, in: *Psychosomatische Medizin*, 1996
Platon, *Politeia*, in: *Sämtliche Werke 3*, 1983b, 7. Buch 106a–c,

Krankheit als verzweifelte Sehnsucht: Symptome

Alice Miller, *Das Drama des begabten Kindes und die Suche nach dem wahren Selbst*, 1979
Joachim Bauer, *Das Gedächtnis des Körpers*, 2004
Karl Jaspers, *Philosophie II, Existenzerhellung*, 1973
WHO (Weltgesundheitsorganisation), *Internationale statistische Klassifikation psychischer Störungen (ICD-10)*, 2005

Angst

Albert Camus, *Der Mensch in der Revolte: Das mittelmeerische Denken*, 1969, S. 21

Anpassung (Depression)

Josef Giger-Bütler, *Sie haben es doch gut gemeint – Depression und Familie*, 2003
Josef Giger-Bütler, *Endlich frei – Schritte aus der Depression*, 2007
Klaus Grossmann (Hrsg.), *Bindung und menschliche Entwicklung: John Bowlby, Mary Ainsworth und die Grundlagen der Bindungstheorie*, 2003
Karl Heinz Brisch, *Bindungsstörungen*, 2006, S. 44
Mary Ainsworth, *The Strange Situation*, YouTube, 2009
Karl Heinz Brisch, *Grundlagen, Diagnostik und Konsequenzen für sozialpädagogisches Handeln*, AGSP, 2007
Gerald Hüther, *Auf der Suche nach dem verlorenen Glück der Einheit von Denken, Fühlen und Handeln*, Vortrag auf dem Kongress „Dimensionen des Lebens" in Wels, DVD, 2009
Karl Heinz Brisch, Videoaufzeichnungen auf einem Seminar zur *Bindungstheorie*, Graz, 2008

Widerstand (Aggression)

Louis Mandoki (Regie), *When a Man Loves a Woman*, Buch: Ronald Bass und Al Franken, USA, 1994
Alice Miller, *Wie kommt das Böse in die Welt?*, Artikel auf der Webseite, 01.06.2002
Joachim Bauer, *Schmerzgrenze – Vom Ursprung alltäglicher und globaler Gewalt*, 2011
Konrad Lorenz, *Das sogenannte Böse*, 1963
Terry Gilliam (Regie) *König der Fischer*, Buch: Richard LaGravenese, USA, 1991
Jean, Laplanche/Jean-Bertrand, Pontalis, *Das Vokabular der Psychoanalyse*, 1973

Ichsucht (Narzissmus)

Claude Sautet (Regie und Buch), *Die Dinge des Lebens*, Frankreich, 1970
Alice Miller, *Das Drama des begabten Kindes, II. Die Illusion der Liebe*, 1994
Gerald, Hüther/Inge, Krens, *Das Geheimnis der ersten neun Monate – Unsere frühesten Prägungen*, 2011
Heinz Kohut, *Narzißmus*, 1973, S. 141
Friedrich *Also sprach Zarathustra, Vorrede 5*, 1966, S. 11
Heinz L. Ansbacher, Rowena Ansbacher (Hrsg.), *Alfred Adlers Individualpsychologie – Eine systematische Darstellung*, 1982
Frank Oz (Regie), *Was ist mit Bob?*, Buch: Tom Schulman, USA, 1991
Otto Teischel, *Die Filmdeutung als Weg zum Selbst – Einführung in die Filmtherapie*, 2007
WHO (Weltgesundheitsorganisation), *Internationale statistische Klassifikation psychischer Störungen* (*ICD-10*), 2005

Fluchtwege (Zwänge)

Heinrich Heine, *Ich weiß nicht, was soll es bedeuten* (1822), in Briegleb, K. (Hrsg.): *Heinrich Heine. Sämtliche Gedichte in zeitlicher Folge*, 1997
Henri Bergson, *Die schöpferische Entwicklung*, 1912
Viktor E. Frankl, *Die Sinnfrage in der Psychotherapie*, 1981, S. 22
Karl Jaspers, *Philosophie II, Existenzerhellung*, 1973, S. 201–254

Alkohol

Ulrich Schnabel, *In der selbst gebauten Falle*, in: *DIE ZEIT*, 18.05.2006
Bernd, Heidenreich/Sönke, Neitzel (Hrsg.), *Medien im Nationalsozialismus*, 2010
Joachim Bauer, *Warum ich fühle, was du fühlst. Intuitive Kommunikation und das Geheimnis der Spiegelneurone*, 2005
Louis Mandoki (Regie), *When a Man Loves a Woman*, Buch: Ronald Bass und Al Franken, USA, 1994
Josef Giger-Bütler, *Sie haben es doch gut gemeint – Depression und Familie*, 2003, S. 152
Gerald, Hüther/Inge, Krens, *Das Geheimnis der ersten neun Monate – Unsere frühesten Prägungen*, 2011
Alice Miller, *Das Drama des begabten Kindes und die Suche nach dem wahren Selbst*, 1979
Otto Teischel, *Seelenspiegel Film – When a Man Loves a Woman. Eine exemplarische Deutung*, 2011

Drogen

WHO (Weltgesundheitsorganisation), *Internationale statistische Klassifikation psychischer Störungen* (*ICD-10*), 2005
Sigmund Freud, *Zur Dynamik der Übertragung*, 1912
Sigmund Freud, *Bemerkungen über die Übertragungsliebe*, 1915
Martin Buber, *Werke I, Schriften zur Philosophie*, 1984, S. 97
Karl Jaspers, *Vernunft und Existenz*, 1935
Erik Skjoldbærg (Regie), *Prozac Nation – Mein Leben mit der Psychopille*, Buch: Elizabeth Wurtzel, USA, 2001
Elizabeth Wurtzel, *Prozac Nation. Young and depressed in America. A memoir*, 1994
Elizabeth Wurtzel, *Verdammte schöne Welt – Mein Leben mit der Psychopille*, 1996

Arbeit

Karl Marx, Einleitung *zur Kritik der Hegelschen Rechtsphilosophie*, in: Marx/Engels, *Werke*, Bd. 1, 1990, S. 378
Peter Weir (Regie) *Die Truman Show*, Buch: Andrew Niccol, USA 1998

Spiel

Brockhaus-Enzyklopädie, Band 16, 2006, S. 93–94
Paul Virilio, *Rasender Stillstand*, 1992
Paul Virilio, *Die Eroberung des Körpers*, 1994
Paul Virilio, *Fluchtgeschwindigkeit*, 1996
Paul Virilio, *Ereignislandschaft*, 1998
Paul Virilio, *Information und Apokalypse – Die Strategie der Täuschung*, 2000
Götz W. Werner, *Einkommen für alle*, 2007
Andreas Tönnesman, *Monopoly: Das Spiel, die Stadt und das Glück*, 2011
Rainer Maria Rilke, *Mir zur Feier*, 2000 (1897/1898)
Kay Pollack (Regie und Buch), *Wie im Himmel*, Schweden 2004

Sexualität

Juvenal, *Panem et circenses*, in: *Satiren* 10, 1986, S. 81
Wilhelm Schmid, *Die Geburt der Philosophie im Garten der Lüste*, 1987
Platon, *Symposion*, in: *Sämtliche Werke 2*, 1983, Kapitel 23, S. 233; Kapitel 15-16, S. 221–224
Immanuel Kant, *Werkausgabe in 12 Bänden*, Bd. 8: *Metaphysik der Sitten*, 1977, § 24
Steve McQueen (Regie und Buch), *Shame*, Großbritannien, 2011
Friedrich Nietzsche, *Also sprach Zarathustra*, Vorrede 5, 1966, S. 11
Ulrich, Egle/Sven, Hoffmann/Peter, Joraschky (Hrsg.), *Sexueller Missbrauch, Misshandlung, Vernachlässigung*, 2004
Steven Soderbergh (Regie und Buch), *Sex, Lügen und Video*, USA, 1989
Theodor W. Adorno, *Negative Dialektik*, 1966, S. 364
Steven Soderbergh, *Sex, Lies, and Videotape: Introduction*, 1990

Hungern

Ulrike Jongbloed-Schurig (Hrsg.), „Ich esse deine Suppe nicht", in: *Psychoanalyse gestörten Essverhaltens*, 2006
Mathias Hirsch, *„Mein Körper gehört mir … und ich kann damit machen, was ich will!" – Dissoziation und Inszenierungen des Körpers psychoanalytisch betrachtet*, 2010
Arno Gruen, *Der Fremde in uns*, 2000

Essen

David E. Kelley (Idee), *Ally McBeal*, USA, 1997–2002
Charles Chaplin (Regie und Buch), *Moderne Zeiten*, USA, 1936
Sharon Maguire (Regie), *Bridget Jones – Schokolade zum Frühstück*, Buch: Richard Curtis und Andrew Davies (nach dem Roman von Helen Fielding), Großbritannien, 2001
Simone de Beauvoir, *Das andere Geschlecht. Sitte und Sexus der Frau*, 1992
Marco Ferreri (Regie), *Das große Fressen*, Buch: Rafael Azcona und Francis Blanche, Frankreich/Italien, 1973

Rituale

Stavros Mentzos, *Neurotische Konfliktverarbeitung*, Zweiter Teil, VIII., 2. *Der zwangsneurotische Modus*, 1984, S. 159

Margaret S. Mahler, *Die psychische Geburt des Menschen, Symbiose und Individuation*, 1980
Alice Miller, *Das Drama des begabten Kindes, II. Die Illusion der Liebe*, 1994
Otto Fenichel, *Hysterien und Zwangsneurosen*, 1931, Kapitel IV

Chronische Wesensveränderungen (Persönlichkeitsstörungen)

Friedrich Nietzsche, *Zur Genealogie der Moral, Erste Abhandlung, „Gut und Böse", „Gut und Schlecht", in: Kritische Studienausgabe, Bd. 5*, 1980
Michael Haneke (Regie und Buch), *Das weiße Band*, Deutschland/Österreich, 2009
Michael Haneke, Interview in: *Falter* 38, 16.09.2009
Peter Kümmel, *Von diesen Kindern stammen wir ab?* in: *DIE ZEIT* 42, 08.10.2009
Arno Gruen, *Wahnsinn der Normalität*, 1987
Frank Oz (Regie), *Was ist mit Bob?*, Buch: Tom Schulman, USA, 1991
Charles Crichton (Regie), *Ein Fisch namens Wanda*, Buch: John Cleese, Großbritannien, 1988

Chronische Krankheiten (Psychosomatik)

Erika, Chopich/Margaret, Paul, *Aussöhnung mit dem inneren Kind*, 1990
Karin, Grossmann/Klaus, E. Grossmann, *Bindung – Das Geflecht des Lebens*, DVD des Vortrags bei den 59. Lindauer Psychotherapiewochen, 2009

Schmerzen

Michel de Montaigne, *Philosophieren heißt Sterben lernen*, in: *Essais, Erstes Buch, Zwanzigstes Kapitel*, 1998
Wilhelm Weischedel, *Größe und Elend des Menschen.* Aus den „Penseées" von Blaise Pascal, 1979
David Morris, *Geschichte des Schmerzes*, 1996
Alice Miller, *Die Revolte des Körpers*, 2004
Klaus Ratheiser, *Dauerfeuer: Das verborgene Drama im Krankenhausalltag*, 2006
Klaus Ratheiser, beim Seminar *Salutogenese für Psychotherapeuten* an der Universität Klagenfurt, 2009
Christina Berndt, *Wann beginnt der Schmerz?*, in: *Süddeutsche Zeitung*, 09.09.2011
Viktor von Weizsäcker, *Gesammelte Schriften in zehn Bänden*, 1988
Alexander Mitscherlich, *Gesammelte Schriften in zehn Bänden*, 1983
Caroline Walter, Alexander Kobylinski, *Patient im Visier: Die neue Strategie der Pharmakonzerne*, 2010
Hans Weiss, *Korrupte Medizin: Ärzte als Komplizen der Konzerne*, 2010

Asthma

Viktor E. Frankl, *Ärztliche Seelsorge*, 2005, S. 130
Clemens de Boor, *Zur Psychosomatik der Allergie insbesondere des Asthma bronchiale, X. Diskussion der Ergebnisse*, 1965, S. 257
Clemens de Boor, *Zur Psychosomatik der Allergie insbesondere des Asthma bronchiale, IX. Spezielle Psychosomatik des Asthma bronchiale*, 1965
Fritz B. Simon/Ulrich Clement/Helm Stierlin, *Die Sprache der Familientherapie*, 2004, S. 146
Jon Lee Anderson, *Che. Die Biographie*, 1997
Walter Salles (Regie), *Die Reisen des jungen Che*, Buch: José Rivera, USA, 2004

Rheuma

Wilhelm Busch, *Die fromme Helene*, 16. Kapitel, 2003
Bettina Alberti, *Seelische Trümmer*, 2010

Krebs

Elisabeth Kübler-Ross, *Interviews mit Sterbenden*, 2001
Haneke, M. (Regie und Buch), *Das weiße Band*, Deutschland/Österreich, 2009
Irwin Winkler (Regie), *Das Haus am Meer*, Buch: Mark Andrus, USA, 2001

Wahnsinn (Psychosen)

Alice Miller, *Du sollst nicht merken*, 1983
Alice Miller, *Das verbannte Wissen*, 1988
Albert Camus, *Der Mythos von Sisyphos - Ein Versuch über das Absurde*, 1959, S. 21 und S. 101

Selbstverletzungen

Suanne Kaysen, *Girl, Interrupted*, 1993
James Mangold (Regie und Buch), *Durchgeknallt* (nach dem Roman von Susanna Kaysen), USA, 1999
Susanna Kaysen, *Seelensprung – Ein Leben in zwei Welten*, 1994
Ken Kesey, *Einer flog über das Kuckucksnest*, 1962
Hannah Green, *Ich hab dir nie einen Rosengarten versprochen*, 1964
Milos Forman (Regie), *Einer flog über das Kuckucksnest*, Buch: Bo Goldman und Laurence Hauben (nach dem Roman von Ken Kensey), USA, 1975
Anthony Page (Regie), *Ich hab dir nie einen Rosengarten versprochen*, Buch: Gavin Lambert und Lewis John Carlino (nach dem Roman von Hannah Green), USA, 1977
Martin Heidegger, *Sein und Zeit*, 1977, S. 126
Arno Gruen, *Wahnsinn der Normalität*, 1987

Spaltungen

Joachim Bauer, *Das Gedächtnis des Körpers*, 2004, S. 179
Stavros Mentzos, *Lehrbuch der Psychodynamik*, Kapitel 17: *Der psychotische Modus der Konflikt- und Traumaverarbeitung*; Kapitel 18: *Die Psychodynamik der Schizophrenie*, 2010
Jana, Hallberg/Alexander, Wewerka (Hrsg.), *DOGMA 95– Zwischen Kontrolle und Chaos*, 2001
Thomas Vinterberg (Regie und Buch), *Das Fest*, Dänemark, 1997
Isabel Coixet (Regie und Buch), *Das geheime Leben der Worte*, Spanien, 2005

Gesundheit als Sehnsucht nach Geborgenheit in sich: Heilungswege

Isabel Coixet (Regie und Buch), *Das geheime Leben der Worte*, Spanien, 2005
Marianne Leuzinger-Bohleber, *Frühe Kindheit als Schicksal?*, 2009, S. 67
Sigmund Freud, *Neue Folge der Vorlesungen zur Einführung in die Psychoanalyse*, 1974, S. 516
Dean Hamer, *Das Gottes-Gen*, 2006
Richard Dawkins, *Der Gotteswahn*, 2008
Erich Fromm, *Haben oder Sein*, 1976
Ulrich Beck, *Risikogesellschaft – Auf dem Weg in eine andere Moderne*, 1986

Werner Bartens, *Die Pille für jede Lebenslage*, in: *Süddeutsche Zeitung*, 15.01.2008
Florian Holsboer, *Psychische Störungen sind Hirnerkrankungen*, Interview in: *Gehirn & Geist*, 11.11.2011
Marcia Angell, *Der Pharma-Bluff – Wie innovativ die Pillenindustrie wirklich ist*, 2005
Hans Weiss, *Korrupte Medizin*, 2008
Janko Lavrin, *Dostojevskij*, 1963
Emil M. Cioran, *Vom Nachteil, geboren zu sein*, 1979
Albert Camus, *Der Mythos von Sisyphos – Ein Versuch über das Absurde*, 1959, S. 9

Voraussetzungen

Anselm von Canterbury, *Proslogion*, 2005, Kapitel 2–4
Viktor E. Frankl, *Existenzanalyse als Explikation personaler Existenz*, in: *Logotherapie und Existenzanalyse*, 1998, S. 62
Viktor E. Frankl, *… trotzdem Ja zum Leben sagen – Ein Psychologe erlebt das Konzentrationslager*, 1982
Theodor W. Adorno, *Minima Moralia – Reflexionen aus dem beschädigten Leben* 2008, S. 59

Bindung

John Bowlby, *Bindung. Eine Analyse der Mutter-Kind-Beziehung*, 1975
Karl Heinz Brisch, *Bindungsstörungen*, 2006
Mary Ainsworth, *Bindung zwischen Mutter und Kind und soziale Entwicklung*, in: Grossman, K.E./ Grossmann, K. [Hrsg.], *Bindung und menschliche Entwicklung. John Bowlby, Mary Ainsworth und die Grundlagen der Bindungstheorie*, 2003
Sigmund Freud, *Drei Abhandlungen zur Sexualtheorie, II. Die infantile Sexualität*, 2000a, S. 97
Jeffrey Masson, *Was hat man dir, du armes Kind getan? Sigmund Freuds Unterdrückung der Verführungstheorie*, 1991
Friedrich Nietzsche, *Zur Genealogie der Moral, Erste Abhandlung, „Gut und Böse", „Gut und Schlecht"*, in: *Kritische Studienausgabe*, Bd. 5, 1980a

Freiheit

Anne Wilson Schaef, *Leben im Prozess*, 2004
Alain Ehrenberg, *Das erschöpfte Selbst – Depression und Gesellschaft in der Gegenwart*, 2004
Werner Ross, *Der ängstliche Adler. Friedrich Nietzsches Leben*, 1980
Friedrich Nietzsche, *Also sprach Zarathustra, Erster Teil, Von der schenkenden Tugend 3*, 1966, S. 71
David Graeber, *Schulden – Die ersten 5000 Jahre*, 2012
Otto Teischel, *Selbstsein – Notwendigkeit und Paradox einer Philosophie der Existenz*, 1984

Selbsterkenntnis

Gerald Hüther, *Auf der Suche nach dem verlorenen Glück der Einheit von Denken, Fühlen und Handeln*, Vortrag auf dem Kongress „Dimensionen des Lebens" in Wels, DVD, 2009
Albert Camus, *Die Pest*, 1950
Albert Camus, *Der Mensch in der Revolte: Das mittelmeerische Denken*, 1969, S. 241
Albert Camus, *Zwischen Ja und Nein – Frühe Schriften: Hochzeit in Tipasa*, 1986, S. 64
Sören Kierkegaard, Gesammelte Werke, Abt. 15: *Stadien auf dem Lebensweg*, Bde. 1 und 2, 1959
Marion Giebel, *Das Orakel von Delphi*, 2001
Grossmann, K.E./Grossmann, K. *Bindung – Das Geflecht des Lebens*, DVD des Vortrags bei den 59. Lindauer Psychotherapiewochen, 2009

Marianne, Leuzinger-Bohleber/Yvonne, Brandl/Gerald, Hüther (Hrsg.), *ADHS – Frühprävention statt Medikalisierung*, 2006
Gerhard Schulz (Hrsg.), *Novalis Werke, Aus dem „Allgemeinen Brouillon"*, 1798–1799, S. 491

Haltungen

Viktor E. Frankl, *Ärztliche Seelsorge: Drei Wertkategorien*, 2005, S. 72
Elisabeth Lukas, *Lehrbuch der Logotherapie: Das Menschenbild der Logotherapie*, 2006, S. 16
Viktor E. Frankl, *Der unbewusste Gott*, 1992, S. 64
Viktor E. Frankl, *Logotherapie und Existenzanalyse*, Kapitel 5: *Grundriß der Existenzanalyse und Logotherapie* 1998 [1959]
Albert Camus, *Der Mythos von Sisyphos*, 1959, S. 9

Selbstliebe

Jean Liedloff, *Auf der Suche nach dem verlorenen Glück – Gegen die Zerstörung unserer Glücksfähigkeit in der frühen Kindheit*, 1980
Agnieszka Holland (Regie), *Der geheime Garten*, Buch: Caroline Thompson (nach dem Roman von Frances Hodgson Burnett), USA, 1993
Frances Hodgson Burnett, *The Secret Garden*, 1911
Zbigniew, Preisner/Eric, Kaz, *Winter Light* (gesungen von Linda Ronstadt), 1993
Alain Ehrenberg, *Das erschöpfte Selbst – Depression und Gesellschaft in der Gegenwart*, 2004
Andy Fairweather Low, *Half as Nice* (gesungen von Amen Corner), 1969

Empathie

Alice Miller, *Das verbannte Wissen*, 1988
Benjamin Libet, *Haben wir einen freien Willen?* in: Christian Geyer (Hrsg.), *Hirnforschung und Willensfreiheit. Zur Deutung der neuesten Experimente*, 2004
Grimm, Brüder, *Schneewittchen*, in: *Kinder- und Hausmärchen*:, 1999a, S. 297
Martin Heidegger, *Sein und Zeit*, 1977, 6. Kapitel, § 41
Martin Heidegger, *Gesamtausgabe, 11: Die Kehre*, 2006, S. 117
Sigmund Freud, *Vorlesungen, 32. Angst und Triebleben*, 2000b, S. 524
Anne Wilson Schaef, *Co-Abhängigkeit*, 1996
Anne Wilson Schaef, *Im Zeitalter der Sucht*, 1989
Anne Wilson Schaef, *Die Flucht vor der Nähe*, 1990
Anne Wilson Schaef, *Mein Weg zur Heilung*, 1993
Anne Wilson Schaef, *Leben im Prozess*, 2009
Viktor E. Frankl, *Der Mensch vor der Frage nach dem Sinn*, 2004, S. 156

Liebe

Friedrich Nietzsche, *Also sprach Zarathustra, Erster Teil, Von der schenkenden Tugend 3*, 1966
Alfred Baeumler, *Nietzsche, der Philosoph und Politiker*, 1931
Rüdiger Safranski, *Romantik. Eine deutsche Affäre*, 2007
Platon, *Phaidros oder vom Schönen*, in: Platon, *Drei große Dialoge*, 2002
Peter Strasser: *Glück – Über das Gefühl, lebendig zu sein*, 2011
Karl Heinz Brisch, *Bindungsstörungen*, 2006
Wolfgang Schmidbauer, *Die hilflosen Helfer*, 1977
Frank Oz (Regie), *Was ist mit Bob?*, Buch: Tom Schulman, USA, 1991
Amy Chua, *Die Mutter des Erfolgs. Wie ich meinen Kindern das Siegen beibrachte*, 2011
Gerald Hüther, *Was wir sind und was wir sein könnten*, 2011

Ausdrucksweisen

Janko Lavrin, *Dostojevskij*, 1963
Platon, *Die Briefe: Der siebente Brief*, 1947, S. 63
Günther Figal, *Sokrates*, 2006
Platon, *Menon*, in: *Sämtliche Werke 2*, 1983a, S. 21
Viktor E. Frankl, *Ärztliche Seelsorge: Drei Wertkategorien*, 2005
Viktor E. Frankl, *Der leidende Mensch: Anthropologische Grundlagen der Psychotherapie*, 1996, S. 202

Gestalten

Jörg Riemeyer, *Die Logotherapie Viktor Frankls*, 2002, S. 47
Max Scheler, *Der Formalismus in der Ethik und die materiale Wertethik*, in: *Gesammelte Werke, Band 2*, 1966
Karl Jaspers, *Vernunft und Existenz*, 1935
Viktor Frankl, *Ärztliche Seelsorge: Drei Wertkategorien*, 2005, S. 72
Sören Kierkegaard, *Gesammelte Werke*, Abt. 15: *Stadien auf dem Lebensweg*, Bde. 1 und 2, 1959
Sebastian Stein, *Afrika und Picasso*, 2008, www.journal-ethnologie.de
Sigmund Freud, *Ratschläge für den Arzt bei der psychoanalytischen Behandlung, Studienausgabe, Ergänzungsband*, 2000c, S. 171
Wim Wenders (Regie und Buch), *In weiter Ferne, so nah!*, Buch mit Richard Reitinger und Ulrich Zieger, Deutschland, 1993
Wim Wenders (Regie und Buch), *Der Himmel über Berlin*, Buch mit Peter Handke, Deutschland, 1987
Helmut Schmidt, *Das Gesetz des Dschungels*, in: *DIE ZEIT* 50, 12.2003
Peter Weir (Regie), *Die Truman Show*, Buch: Andrew Niccol, USA 1998
Marshall McLuhan, *Das Medium ist die Botschaft*, 2008
Anne Wilson Schaef, *Im Zeitalter der Sucht*, 1989
Marianne Williamson, *Rückkehr zur Liebe*, 1992, S. 180
Gerald Hüther, *Was wir sind und was wir sein könnten*, 2011
Wilhelm Weischedel, *Größe und Elend des Menschen*. Aus den „Penseées" von Blaise Pascal, 1979
Tepilit, Ole Saitoti/Carol, Beckwith, *Die Massai: Land und Menschen*, 1981
Mihály Csíkszentmihályi, *Flow: Das Geheimnis des Glücks*, 2010

Vertrauen

Ingeborg Bachmann, *Das dreißigste Jahr*, 1972
Los, Tempo!, Regie und Buch: Carlos Saura, Spanien, 1980
Grimm, Brüder, *Die Bremer Stadtmusikanten*, in: *Kinder- und Hausmärchen*, 1999b, S. 180
Sören Kierkegaard, *Die Krankheit zum Tode*, 1959
Sigmund Freud, *Jenseits des Lustprinzips*, in: *Studienausgabe*, Band III: *Psychologie des Unbewussten*, 2000d
Sigmund Freud, *Das Unbehagen in der Kultur*, in: *Studienausgabe*, Band IX: *Fragen der Gesellschaft – Ursprünge der Religion*, 2000e, S. 208
Heinz Kohut, *Narzißmus*, 1973, S. 141
Otto Teischel, *Das Maß der Sehnsucht*, 2002
Richard Linklater (Regie und Buch), *Before Sunrise*, Buch mit Kim Krizan, USA/Österreich/Schweiz, 1994
Richard Linklater (Regie und Buch), *Before Sunset*, Buch mit Kim Krizan, Julie Delpy und Ethan Hawke, USA, 2004
Ethan Hawke, *Hin und weg*, 1996

Peter Chelsom (Regie), *Weil es Dich gibt*, Buch: Marc Klein, USA, 2001
Gabriel García Márquez, *Die Liebe in den Zeiten der Cholera*, 1987

Glauben

Royston Maldoom, *Tanz um Dein Leben, Meine Arbeit – meine Geschichte*, 2010, S. 22
Trutz Hardo, *Das große Karma-Handbuch*, 2002
Viktor Frankl, *Ärztliche Seelsorge: Drei Wertkategorien*, 2005, S. 130
Friedrich Nietzsche, *Die fröhliche Wissenschaft*, Zweites Buch, Aphorismus 125: *Der tolle Mensch*, in: *Kritische Studienausgabe*, Bd. 3, 1980b, S. 480
Wim Wenders (Regie und Buch), *Der Himmel über Berlin*, Buch mit Peter Handke, Deutschland, 1987
Wim Wenders (Regie und Buch), *In weiter Ferne, so nah!*, Buch mit Richard Reitinger und Ulrich Zieger, Deutschland, 1993
Delpy, J., *Let Me Sing You a Waltz*, 2003
Platon, *Symposion*, in: *Sämtliche Werke 2*, 1983b, Kapitel 23, S. 232

Film- und Abbildungsverzeichnis

(in der Reihenfolge ihrer Erwähnung)

Das Leben der anderen, Regie und Drehbuch: Florian Henckel von Donnersmarck, 2006 (Abschn. 2.1.4)
When a Man Loves a Woman, Regie: Louis Mandoki, Buch: Ronald Bass, Al Franken, USA, 1994 (Abschn. 3.3, Abschn. 3.5.1, Abb. 3.3)
König der Fischer, Regie: Terry Gilliam, Buch: Richard LaGravenese, USA, 1991 (Abschn. 3.3)
Die Dinge des Lebens, Regie und Buch: Claude Sautet, Frankreich, 1970 (Abschn. 3.4)
Was ist mit Bob?, Regie: Frank Oz, Buch: Tom Schulman, USA, 1991 (Abschn. 3.4, Abschn. 3.6, Abb. 3.1, Abb. 3.2)
Prozac Nation – Mein Leben mit der Psychopille, Regie: Erik Skjoldbærg, Buch: Elizabeth Wurtzel, USA, 2001 (Abschn. 3.5.2, Abb. 3.4)
Die Truman Show, Regie: Peter Weir, Buch: Andrew Niccol, USA, 1998 (Abschn. 3.5.3, Abb. 3.5, Abb. 3.6)
Wie im Himmel, Regie und Buch: Kay Pollack, Schweden 2004 (Abschn. 3.5.4)
Shame, Regie und Buch: Steve McQueen, Großbritannien, 2011 (Abschn. 3.5.5)
Sex, Lügen und Video, Regie und Buch: Steven Soderbergh, USA, 1989 (Abschn. 3.5.5, Abb. 3.7, Abb. 3.8)
Ally McBeal, Idee: David E. Kelley, USA, 1997–2002 (Abschn. 3.5.7)
Moderne Zeiten, Regie und Buch: Charles Chaplin, USA, 1936 (Abschn. 3.5.7)
Bridget Jones – Schokolade zum Frühstück, Regie: Sharon Maguire, Buch: Richard Curtis, Andrew Davies (nach dem Roman von Helen Fielding), Großbritannien, 2001 (Abschn. 3.5.7)
Das große Fressen, Regie: Marco Ferreri, Buch: Rafael Azcona, Francis Blanche, Frankreich/Italien, 1973 (Abschn. 3.5.7)
Das weiße Band, Regie und Buch: Michael Haneke, Deutschland/Österreich, 2009 (Abschn. 3.6)
Ein Fisch namens Wanda, Regie: Charles Crichton, Buch: John Cleese, Großbritannien, 1988 (Abschn. 3.6)
„Der Autor als Patient" – auf der Fahrt ins Kinderhospiz, 1956 (Abb. 3.9)
Die Reisen des jungen Che, Regie: Walter Salles, Buch: José Rivera, USA, 2004 (Abschn. 3.7.2)

Das Haus am Meer, Regie: Irwin Winkler, Buch: Mark Andrus, USA, 2001 (Abschn. 3.7.4, Abb. 3.10, Abb. 3.11)

Durchgeknallt, Regie und Buch: James Mangold, nach dem Roman von Susanna Kaysen, USA, 1999 (Abschn. 3.8.1, Abb. 3.12, Abb. 3.13)

Einer flog über das Kuckucksnest, Regie: Milos Forman, Buch: Bo Goldman, Laurence Hauben (nach dem Roman von Ken Kensey), 1962, USA, 1975 (Abschn. 3.8.1)

Ich hab dir nie einen Rosengarten versprochen, Regie: Anthony Page, Buch: Gavin Lambert, Lewis John Carlino (nach dem Roman von Hannah Green), USA, 1977 (Abschn. 3.8.1)

Das Fest, Regie und Buch: Thomas Vinterberg, Dänemark, 1997 (Abschn. 3.8.2, Abb. 3.14)

Das geheime Leben der Worte, Regie und Buch: Isabel Coixet, Spanien, 2005 (Abschn. 3.8.2, Abb. 3.15, Abb. 3.16)

Der geheime Garten, Regie: Agnieszka Holland, Buch: Caroline Thompson (nach dem Roman von Frances Hodgson Burnett), USA, 1993 (Abschn. 4.2.1, Abb. 4.1, Abb. 4.2)

In weiter Ferne, so nah!, Regie und Buch: Wim Wenders, Buch mit Richard Reitinger, Ulrich Zieger, Deutschland, 1993 (Abschn. 4.3.1, Abschn. 4.3.3, Abb. 4.3, Abb. 4.8)

Der Himmel über Berlin, Regie und Buch: Wim Wenders, Buch mit Peter Handke, Deutschland, 1987 (Abschn. 4.3.1)

Los, Tempo!, Regie und Buch: Carlos Saura, Spanien, 1980 (Abschn. 4.3.2, Abb. 4.4)

Before Sunrise, Regie und Buch: Richard Linklater, Buch mit Kim Krizan, USA/Österreich/Schweiz, 1994 (Abschn. 4.3.2, Abb. 4.5)

Before Sunset, Regie und Buch: Richard Linklater, Buch mit Kim Krizan, Julie Delpy, Ethan Hawke, USA, 2004 (Abschn. 4.3.2)

Before Midnight, Regie und Buch: Richard Linklater, Buch mit Kim Krizan, Julie Delpy, Ethan Hawke, USA, 2013 (Abschn. 4.3.2)

Weil es Dich gibt, Regie: Peter Chelsom, Buch: Marc Klein, USA, 2001 (Abschn. 4.3.2, Abb. 4.6, Abb. 4.7)

Printed by Printforce, the Netherlands